L. BARD

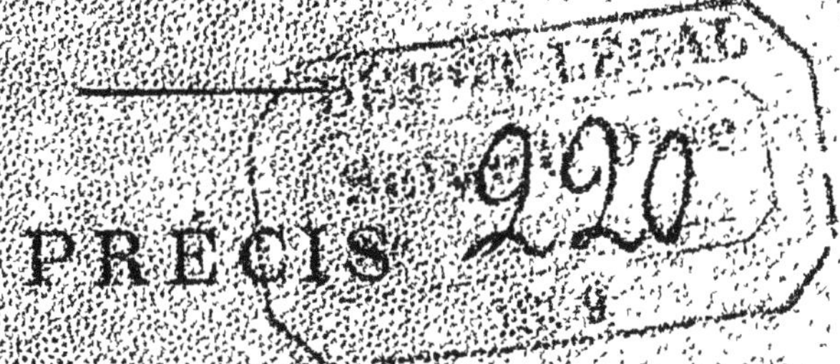

PRÉCIS

D'ANATOMIE PATHOLOGIQUE

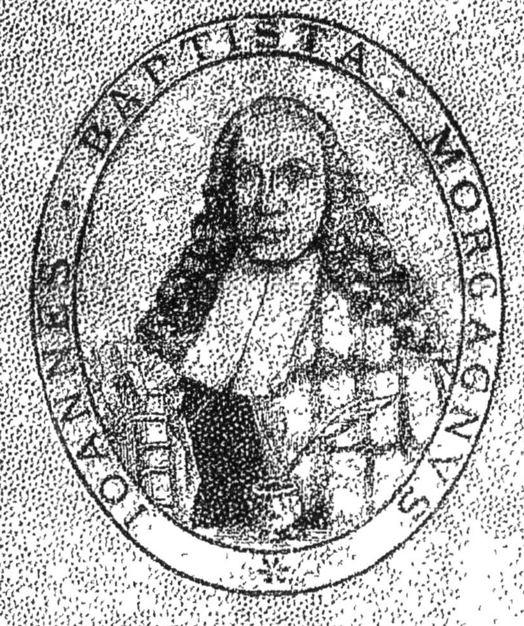

PARIS

MASSON & Cie ÉDITEURS

PRÉCIS

D'ANATOMIE PATHOLOGIQUE

3969-98. — Corbeil. Imprimerie Éd. Crété.

PRÉCIS

D'ANATOMIE PATHOLOGIQUE

PAR

L. BARD

PROFESSEUR A LA FACULTÉ DE MÉDECINE DE L'UNIVERSITÉ DE LYON
MÉDECIN DE L'HOTEL-DIEU

DEUXIÈME ÉDITION REVUE ET AUGMENTÉE
avec 125 figures dans le texte.

PARIS
MASSON ET Cie, ÉDITEURS
LIBRAIRES DE L'ACADÉMIE DE MÉDECINE
120, boulevard Saint-Germain.

1899

PRÉFACE

Les programmes d'études donnent à l'anatomie pathologique une place importante dans l'enseignement général de la médecine et lui attribuent une épreuve pratique dans les examens; elle est destinée à compléter les notions théoriques, qui résultent des leçons de pathologie pure, par les données précises et les réalités matérielles et tangibles sans lesquelles le médecin ne peut se faire qu'une idée très imparfaite et plus ou moins inexacte des maladies. Pour atteindre ce but il faut que l'étude de l'anatomie pathologique soit essentiellement basée elle-même sur des connaissances pratiques, sur de véritables *leçons de choses*; elle exige, pour être fructueuse, la fréquentation des salles d'autopsies et des laboratoires, qu'aucun traité d'anatomie pathologique ne saurait avoir la prétention de remplacer.

Le Précis dont je présente aujourd'hui au public médical la seconde édition est moins encore un résumé d'anatomie pathologique destiné à la préparation des examens, qu'une sorte de manuel propre à servir de guide aux observations personnelles de chacun. D'une part, j'ai résumé dans un appendice spécial les indications techniques qui sont nécessaires aux débutants pour aborder avec fruit la pratique des autopsies; d'autre part, je me suis toujours attaché à décrire les lésions anatomiques telles qu'elles se voient, tant à l'œil nu qu'au microscope, en insistant particulièrement sur les détails que l'expérience de l'enseignement m'a montrés être les plus nécessaires pour éviter les confusions ou les causes d'erreur.

Pour pouvoir condenser en un volume de cette nature les principales données de l'anatomie pathologique macroscopique et histologique, j'ai dû non seulement apporter dans les descriptions toute la concision compatible avec la clarté de l'exposition, mais encore écarter de mon cadre tout ce qui pouvait en être distrait sans compromettre le but à atteindre. C'est ainsi que, à part quelques rares exceptions, j'ai complètement laissé de côté les données historiques et les indications bibliographiques, qui se trouvent d'ailleurs avec tous les développements désirables dans les traités plus volumineux et qu'on ne vient guère chercher dans un modeste Précis. De même je n'ai accordé aucune place à l'anatomie normale, dont la connaissance préalable est indispensable, au même titre que celle de la pathologie, à ceux qui abordent l'étude de l'anatomie pathologique.

J'ai dû aussi, et pour les mêmes raisons, ne pas chercher à embrasser tout le domaine pathologique; je me suis limité pour chaque organe aux seules affections importantes à connaître et j'ai laissé complètement de côté les lésions des organes génitaux, des organes des sens et de la peau elle-même ; j'ai pu agir ainsi parce que les affections de ces divers organes font généralement aujourd'hui l'objet d'enseignements spéciaux, dans lesquels on comprend au même titre l'étude de leur pathologie pure et celle de leurs lésions anatomiques. Pour les affections de la peau notamment, la description des phénomènes pathologiques ou cliniques est absolument inséparable de la description des lésions anatomiques, cette dernière constituant toujours la partie essentielle et parfois la partie unique de leur nosologie.

A l'encontre de presque tous les ouvrages récents consacrés à l'anatomie pathologique, je n'ai fait aucune place à la description ni même à la simple énumération des microbes pathogènes; cette place eût été, en effet, quoi qu'on pût faire, ou trop envahissante ou trop restreinte pour son objet. La microbiologie est aujourd'hui une branche trop importante des sciences médicales pour rester une annexe de l'anatomie pathologique; elle possède déjà, et elle possédera toujours, de plus en plus, des traités qui lui seront spécialement consacrés ; c'est à eux que doivent s'adresser ceux qui veulent apprendre à la connaître.

Je dois encore prévenir le lecteur qu'il trouvera dans ce Précis des notions d'anatomie pathologique générale qui s'écartent par bien des points des notions généralement admises ; les chapitres consacrés aux tumeurs et aux lésions de cause parasitaire notamment ont été rédigés conformément aux idées personnelles que je me suis faites sur ces matières, et que j'ai publiées déjà dans la première édition de cet ouvrage, de même que dans un certain nombre de mémoires parus dans divers recueils. Je n'oublie pas néanmoins que ma manière de voir n'a pas acquis sur tous les points droit de cité dans la science ; aussi, pour éviter les confusions qui pourraient résulter pour les élèves de la lecture de descriptions différentes de celles qui ont généralement cours, j'ai eu soin d'indiquer ce qui m'était personnel dans les théories ou dans les doctrines exposées.

Si l'on fait abstraction des détails secondaires, les divergences qui séparent des notions classiques les données que j'ai cherché à faire prévaloir en anatomie pathologique générale peuvent se ramener à deux points fondamentaux :

En premier lieu, au lieu d'admettre la théorie classique de l'indifférence des cellules embryonnaires, de l'existence d'un substratum unique, commun à tous les protoplasmas cellulaires et capable de donner naissance à tous les tissus par des adaptations, des métaplasies ou des différenciations, j'ai cherché à démontrer, par l'interprétation des faits d'observation, que les diverses cellules de l'organisme sont au contraire étroitement spécifiques, que cette spécificité domine toute leur histoire biologique et qu'elle se retrouve dans toutes les modalités de leurs réactions pathologiques.

En second lieu, je ne saurais admettre avec les auteurs que les lésions cellulaires n'aient aucune spécificité en rapport avec le mécanisme de leur production, que des causes d'essence différente puissent produire des effets anatomiques identiques et que les diverses altérations des cellules puissent être regardées comme le développement successif d'un processus fondamental unique. En réalité, on a méconnu la délicatesse de réaction des cellules vis-à-vis des causes pathogènes; on a cherché des échelles ascendantes, des étapes successives, là où il y avait le plus souvent des lésions de nature et de mécanisme pathogénique différents. J'ai la conviction, basée sur les diverses recherches que j'ai poursuivies, que l'anatomie pathologique peut permettre dans bien des cas, et permettra toujours davantage, de distinguer les lésions cellulaires suivant leur nature pathogénique; j'ai cherché, pour ma part, à discerner et à faire connaître les caractères généraux qui peuvent mettre à même de remonter de l'effet à la cause première et de préciser la nature d'une lésion pathologique; c'est ainsi que j'ai été amené à attribuer des lois et des caractères différents aux *dégénérescences*, nées sous l'influence des simples agents toxiques, et aux *fermentations*, produites par l'action directe des parasites virulents sur les protoplasmas eux-mêmes.

Un simple coup d'œil jeté sur la table des matières suffit à faire comprendre le plan que j'ai suivi : la pathogénie et la physiologie pathologique des lésions cellulaires ont toujours servi de base aux classifications que j'ai adoptées; c'est ainsi que dans tout le cours de cet ouvrage j'ai résolument séparé les lésions parasitaires des autres processus pathologiques, tels que les tumeurs et les lésions de nutrition. Je dois déclarer tout de suite que la répartition des diverses affections pathologiques dans l'une ou l'autre de ces classes a été uniquement basée sur des caractères anatomo-pathologiques ou cliniques; je n'ai fait aucun appel pour cela aux données expérimentales, parce que j'estime que pour le moment, et jusqu'à nouvel ordre, les constatations étiologiques et cliniques, et j'ajouterai pour ce qui me concerne les caractères propres des lésions cellulaires, fournissent à ce point de vue une base d'appréciation plus sûre que l'expérimentation elle-même.

J'ai fait subir à cette édition nouvelle les additions et les remaniements rendus nécessaires par les progrès de la science, mais je n'ai rien changé au plan primitif, je n'ai rien changé surtout aux idées générales directrices, que les recherches poursuivies au cours des années écoulées depuis la première édition n'ont fait que développer et confirmer de plus en plus solidement dans mon esprit. Les deux notions fondamentales de la spécificité des cellules et de la spécificité d'action des causes pathogènes sont aujourd'hui, comme il y a neuf ans, la base principale des divergences qui séparent ma manière de voir de celle des auteurs classiques.

Au cours de cette période la notion de spécificité cellulaire a fait d'incontestables et d'immenses progrès, et si je suis encore à peu près seul à soutenir le caractère absolu de la loi que j'ai formulée, du moins voit-on grandir tous les jours le nombre de ceux qui admettent une assez grande fixité des types cellulaires, une spécificité relative, qu'ils font d'ailleurs chaque jour de plus en plus étroite, abaissant ainsi peu à peu toutes les barrières qui les séparent encore de la spécificité vraie.

Par voie de conséquence directe la classification et les descriptions spécifiques des tumeurs ont fait de grands progrès dans l'esprit général, et je ne crois pas me faire d'illusions en pensant que le jour n'est plus loin où les dernières résistances seront vaincues et où ma manière de voir sur les tumeurs sera universellement admise.

La seconde notion fondamentale de ma doctrine, la spécificité d'action des causes pathogènes et la conception des fermentations spécifiques qui en résulte, a été moins heureuse ; elle n'a pas même eu la bonne fortune de soulever des discussions et des controverses. Je n'en conserve pas moins le plus grand optimisme sur son avenir ; mes observations anatomo-pathologiques et cliniques m'ont trop puissamment convaincu de la réalité de cette donnée pour que je n'attende pas avec confiance les confirmations ultérieures.

En publiant la première édition de ce Précis, je ne me dissimulais pas que la prépondérance accordée dans mes descriptions à mes doctrines personnelles était de nature à diminuer la valeur de l'ouvrage aux yeux de ceux qui ne partageaient pas ma manière de voir, et plus encore peut-être aux yeux de ceux qui ne demandent à un ouvrage élémentaire que l'exposé des notions généralement admises et partant les plus utiles à connaître pour les besoins des examens ou des concours. Je n'avais pas hésité néanmoins à faire œuvre personnelle, moins désireux d'obtenir un succès utilitaire, que de propager mes idées, d'éveiller les réflexions et les critiques qu'elles pouvaient comporter.

Le but que je poursuivais a été atteint, puisque la première édition est aujourd'hui épuisée, et qu'elle a eu de plus les honneurs de deux traductions en langues étrangères. Qu'il me soit permis de remercier ici M. Federico Oloriz, professeur d'anatomie descriptive à la Faculté de médecine de Madrid, l'auteur de la traduction espagnole, et M. P. G. Spinelli, chirurgien assistant à la Clinique universitaire de Naples, auquel je suis redevable de la traduction italienne.

J'espère que ce Précis continuera à être de quelque utilité à ceux qui voudront y joindre le complément indispensable d'observations pratiques personnelles; la lecture en pourra paraître plus ardue à ceux qui voudraient se contenter d'études théoriques faites dans les livres. Tel qu'il est, dans sa concision et dans son cadre restreint, sans pouvoir tenir lieu des traités plus étendus, il pourra suffire à ceux qui ne demandent à l'anatomie pathologique que le complément nécessaire de leurs études médicales; à ceux qui sont dominés par les préoccupations scientifiques il pourra apporter les premiers éléments de l'anatomie pathologique; je m'estimerai heureux s'il peut leur inspirer le désir de la mieux connaître.

PRÉCIS
D'ANATOMIE PATHOLOGIQUE

PREMIÈRE PARTIE
ANATOMIE PATHOLOGIQUE GÉNÉRALE

PREMIÈRE SECTION
TUMEURS

CHAPITRE PREMIER
Considérations générales.

I. — Définition.

Le terme de tumeur est souvent employé en clinique pour désigner toute augmentation de volume bien circonscrite, quels qu'en soient d'ailleurs le siège et la nature, par opposition au terme de tuméfaction, qui s'applique aux gonflements diffus et sans limites précises. Les anatomo-pathologistes ont pendant longtemps désigné sous ce nom les productions les plus diverses ; c'est ainsi que Virchow ne cherchait pas à faire des tumeurs un groupe de productions similaires, de même nature et de même essence ; il n'admettait à l'extension de ce terme général que des limites artificielles, basées, disait-il, sur les besoins de la pratique.

Tout le monde s'accorde aujourd'hui à restreindre considérablement ces limites trop vastes, mais les descriptions classiques les plus récentes font encore aux tumeurs une part trop large ; on y voit figurer encore des lésions parasitaires et des malformations diverses. Tous les processus inflammatoires, quelle qu'en soit la forme extérieure, les gommes de la syphilis aussi bien que les nodules tuberculeux, ne doivent pas plus être décrits au nombre des tumeurs que les processus d'enkystement des trichines ou des échinocoques. On ne doit pas davantage y faire figurer les kystes par rétention ou par altérations des produits sécrétés. Tous ces processus appartiennent à d'autres chapitres de la pathologie générale ; leur présence parmi les tumeurs ne peut qu'obscurcir l'idée que l'on doit s'en faire.

L'anatomie pathologique des tumeurs est restée jusqu'à ces dernières années un des chapitres les plus obscurs et les plus embrouillés de la science. Les principes généraux qui commandent leur structure et leur physiologie pathologique, nous paraissent cependant des plus simples et des plus précis, mais ils ont été en grande partie méconnus par les auteurs.

Les *tumeurs proprement dites* sont des productions spéciales, parfaitement distinctes par leur nature essentielle et par leur structure des autres lésions pathologiques. Elles constituent un groupe bien défini de tissus de nouvelle formation dont l'individualité nosologique est indiscutable. Au point de vue anatomique, *les tumeurs sont constituées par des éléments anatomiques des tissus normaux, doués d'une vitalité excessive et en voie d'hyperplasie indéfinie, par le fait d'une anomalie spéciale, d'une sorte de monstruosité du développement des tissus; ces éléments conservent d'ailleurs les attributs essentiels de leur espèce originelle, ils évoluent dans leur direction atavique primitive, mais s'arrêtent, suivant les cas, à des étapes diverses de leur développement physiologique.*

II. — Origine.

Depuis que l'on n'admet plus la genèse spontanée des éléments cellulaires au sein de liquides organiques, de blastèmes générateurs ; depuis que l'axiome de Virchow, *omnis cellula e cellulâ*, est généralement accepté, tout le monde est d'accord pour faire naître les cellules des tumeurs des éléments préexistants de l'organisme ; mais les divergences commencent quand il faut préciser la filiation qui les relie aux cellules normales.

Virchow fait dériver toutes les tumeurs du *tissu conjonctif* ; c'est là pour lui le tissu germinatif par excellence ; seul il peut donner naissance à des proliférations cellulaires, seul il peut édifier tous les néoplasmes. On ne devait pas tarder cependant à reconnaître la même propriété au *tissu épithélial* de revêtement de la peau et des muqueuses. Thiersch et Waldeyer démontrèrent l'origine épithéliale des épithéliomes de la peau et des carcinomes des glandes ; un grand nombre d'auteurs restèrent cependant encore longtemps fidèles à la théorie de l'origine conjonctive des carcinomes.

Peu à peu on s'est vu obligé d'étendre à un grand nombre de tissus la propriété de donner naissance à des tumeurs ; on l'accorde aujourd'hui tout à la fois à toutes les variétés de tissus conjonctifs, au tissu osseux, aux tissus lymphatiques, aux endothéliums, à tous les épithéliums ; mais on se refuse encore à reconnaître là une *propriété générale commune à tous les tissus*. Pour le plus grand nombre des auteurs, et notamment pour tous les classiques, les tissus réputés nobles, hautement différenciés, très élevés en organisation, ne seraient jamais le point de départ de néoplasmes.

Dans une théorie célèbre, toujours citée et souvent mal comprise, Cohnheim s'est placé sur un tout autre terrain. Il refuse à tous les tissus de l'organisme adulte, quels qu'ils soient, la propriété de donner naissance à des tumeurs. La puissance proliférative nécessaire pour cela n'appartient d'après lui qu'aux tissus de l'embryon; s'il arrive que des tumeurs peuvent apparaître à l'âge adulte, c'est que, pense-t-il, quelques cellules de l'embryon ont été incluses au milieu des tissus de l'adulte, qu'elles ont pu vivre là d'une vie latente, sans poursuivre leur évolution, jusqu'au jour où une cause occasionnelle inconnue vient réveiller leur activité et provoquer à leurs dépens la formation d'une tumeur.

Cette théorie de Cohnheim est en général accueillie avec faveur; elle est acceptée par quelques-uns dans toute sa rigueur, par les autres avec quelques réserves; en réalité elle ne repose sur aucun fondement. Tout d'abord elle est purement hypothétique et ne s'appuie sur aucun fait d'observation; en second lieu elle tombe devant ce fait, que nous mettrons en lumière par la suite, que les tumeurs nées des cellules de l'embryon présentent une structure spéciale et typique, différant radicalement de celle des tumeurs qui naissent des cellules de l'organisme adulte.

Pour notre part, à l'encontre tout à la fois de l'opinion des auteurs classiques et de celle de Cohnheim, nous soutenons depuis quinze ans, et nous croyons avoir démontré, que *toutes les espèces cellulaires de l'économie, à toutes les périodes de la vie, sont capables, à des degrés divers de fréquence, de donner naissance à des tumeurs.*

Hétérotopie. — Cette loi est générale; elle s'applique non seulement aux tissus qui entrent normalement dans la composition de chaque organe, mais encore à ceux des nodules aberrants qui peuvent s'y trouver par *hétérotopie*. Il arrive en effet quelquefois que l'on rencontre dans des organes d'ailleurs normaux, en dehors de tout processus néoplasique, de petits nodules plus ou moins considérables constitués par un tissu qui ne figure pas normalement à cette place. Tantôt il s'agit d'un tissu tout à fait étranger à l'organe, retardaire inclus au milieu d'un tissu différent, comme un fragment osseux typique au sein d'un muscle ou du parenchyme pulmonaire ; tantôt simplement d'un tissu antérieur incomplètement disparu, comme un îlot de cartilage au sein d'une diaphyse osseuse. Les tumeurs qui reconnaissent une pareille origine sont assez rares ; comme on n'est nullement fixé sur le degré de fréquence des îlots hétérotopiques dans les organes normaux, il est difficile de savoir si les *îlots aberrants* sont plus exposés à être le point de départ de tumeurs que les tissus normaux eux-mêmes.

Quoi qu'il en soit, il ne faut pas confondre cette donnée, comme on le fait trop souvent, avec la théorie pathogénique de Cohnheim. Non seulement il s'agit ici de l'origine de quelques tumeurs exceptionnelles, et non de la genèse de toutes les tumeurs ; mais encore il n'est nullement question de l'inclusion et de la vie latente d'une cellule de l'embryon au milieu de ses congénères. Il s'agit simplement d'un fait souvent constaté directement, d'une distribution topographique anormale, par laquelle un îlot de tissu différencié, et d'ailleurs adulte, se trouve accidentellement inclus au milieu de tissus différents.

III. — Variétés.

Tous les types cellulaires de l'économie peuvent donner naissance à des néoplasmes ; *chacun d'eux possède une série de tumeurs qui lui est propre*. Telle est la seconde donnée fondamentale qui résulte pour nous de leur étude. Toutes les tumeurs d'un même tissu ne possèdent pas toutefois des caractères identiques ; on trouve entre elles de nombreuses différences ; celles-ci correspondent aux étapes diverses de l'évolution physiologique du tissu considéré. Dans les unes les cellules sont adultes, elles réalisent plus ou moins exactement la structure du tissu d'origine ; dans les autres elles sont encore jeunes, plus ou moins embryonnaires, et elles ne font qu'ébaucher le tissu auquel elles appartiennent.

Il existe ainsi, pour chaque espèce cellulaire, une sorte d'*échelle* de tumeurs presque ininterrompue, dans laquelle viennent prendre place les cas particuliers, étagés depuis les formes les plus jeunes et à peine reconnaissables, jusqu'aux formes les plus adultes, les plus complètes et les mieux caractérisées.

Dans notre manière de voir, l'analyse histologique d'une tumeur comporte toujours un double problème à résoudre : quel est le tissu dont elle émane ; quelle est sa place particulière dans l'échelle néoplasique du tissu auquel elle appartient ? Nous verrons plus loin quels sont les caractères évolutifs généraux des tissus néoplasiques et quelles sont les données qui peuvent permettre de répondre à cette double question. Nous dirons seulement dès à présent qu'il est toujours facile de préciser la nature du tissu constitutif d'une tumeur, quand il a atteint les stades adultes de son développement ; par contre, cette détermination est d'autant plus difficile que le tissu s'est arrêté à un stade plus inférieur d'évolution. Ajoutons qu'il est également facile de préciser la place que prennent dans l'échelle néoplasique d'un tissu donné les formes extrêmes, nettement *adultes* ou nettement *embryonnaires*, mais qu'il est parfois difficile d'apprécier exactement le rang qui convient aux cas *intermédiaires*.

Cette loi s'applique aussi bien aux tissus de l'embryon qu'aux tissus de l'organisme adulte : les uns et les autres possèdent chacun une série de tumeurs qui leur est propre. Disons tout de suite que des différences fondamentales séparent ces deux grandes classes de tissus, différences qui se retrouvent dans les tumeurs qui en proviennent. Dans les paragraphes qui vont suivre, nous n'aurons en vue que les tumeurs émanées des tissus définitifs de l'organisme adulte ; nous consacrerons plus loin un chapitre spécial aux tumeurs qui tirent leur origine des tissus transitoires de la période du développement.

Spécificité cellulaire. — Les données qui précèdent diffèrent radicalement de celles qui sont généralement admises. Elles ont été méconnues parce que les anatomo-pathologistes se sont toujours laissé dominer dans leurs recherches par le dogme classique de l'*indifférence cellulaire*. On a admis longtemps en anatomie générale que les cellules embryonnaires, nées des segmentations cellulaires, étaient indifférentes et aptes à reproduire au besoin tous les tissus de l'organisme ; c'est tout au plus si quelques auteurs restreignaient dans certaines limites le champ de ces transformations. Sous l'influence de cette doctrine on se préoccupait peu de préciser l'origine et l'évolution des cellules des tumeurs ; on n'attachait de réelle importance qu'à leur structure confirmée. Qu'importe en effet la détermination du tissu d'origine d'une tumeur, si celui-ci peut par différenciation ou par *métaplasie* (le mot est de Virchow) donner naissance à des tissus divers ?

Il en est tout autrement quand on admet avec nous que *tous les types cellulaires sont fixes et spécifiques*. Nous avons consacré plusieurs mémoires à établir cette donnée fondamentale. Les différences essentielles qui séparent les types cellulaires sont précisément le fait de leur spécificité étroite, acquise par le travail de générations multiples, et nullement la conséquence d'adaptations individuelles, d'influences de milieux par trop rapides et multipliées. Pour nous, c'est à tort que les auteurs cherchent à mettre les cellules en séries, suivant les degrés successifs de leur développement, en les étageant de la plèbe conjonctive jusqu'aux éléments de la noblesse nerveuse. Si les cellules se répartissent en castes, c'est à la manière hindoue, c'est-à-dire en castes héréditaires, dans lesquelles chaque individu a sa place assignée par sa naissance même. Il n'existe pas de cellule embryonnaire indifférente, tous les tissus se reproduisent directement, par la prolifération des cellules qui leur appartiennent en propre; tous possèdent leurs *formes embryonnaires*, aussi spécifiques que leurs *formes adultes*, moins bien caractérisées et plus difficiles à reconnaître, mais qu'une étude attentive permet cependant de discerner.

Cette notion, féconde en conséquences dans tous les chapitres de l'anatomie pathologique, n'est nulle part plus indispensable à connaître que dans l'histoire des tumeurs. La spécificité des cellules normales se retrouve dans les cellules des tumeurs qui en dérivent; c'est elle qui commande tous les détails de leur anatomie et de leur physiologie pathologiques.

IV. — Structure.

L'hyperplasie cellulaire, qui aboutit à la formation d'une tumeur, édifie *un tissu présentant les mêmes caractères généraux de structure que le tissu originel, et qui constitue le* **tissu fondamental** *du néoplasme.* Toutes les tumeurs qui proviennent des tissus définitifs de l'organisme sont constituées par un *tissu fondamental unique*; dans quelques-unes d'entre elles on rencontre à côté de lui des *éléments accessoires* qui lui sont étroitement subordonnés et qui résultent simplement de la présence de tissus voisins, plus ou moins intimement mélangés au tissu fondamental.

Tissu fondamental. — D'une manière générale le tissu constitutif des tumeurs est identique au tissu d'origine, mais il diffère de l'état normal de ce dernier par les caractères propres aux étapes évolutives auxquelles il s'est arrêté dans son développement. Quand il s'agit de tumeurs dont le tissu atteint les limites les plus avancées de son évolution, la similitude est absolue et n'exige pas de longues explications; elle est moins évidente, et parfois difficile à retrouver, quand le tissu fondamental est resté à un stade inférieur de son développement, à une sorte d'état embryonnaire.

L'arrêt des cellules néoplasiques à un stade inférieur de leur développement est en rapport avec l'action de l'influence pathogène qui commande la production du néoplasme. Cet arrêt se traduit tout à la fois par l'imperfection du développement morphologique individuel des cellules, et par les modifications de leur arrangement d'ensemble; l'imperfection morphologique des cellules les a fait qualifier d'*atypiques* ou de *métatypiques*; l'imperfection de leur arrangement, le désordre de leurs couches qui en résulte, ont été particulièrement étudiés par Fabre Domergue sous le nom de *désorientation cellulaire*. Ce sont ces deux ordres d'imperfections qui ont longtemps fait méconnaître l'homœomorphie des tissus des tumeurs. Ce sont elles aussi qui permettent de reconnaître facilement, le plus souvent, le caractère embryonnaire d'un tissu néoplasique.

Par contre, dans l'état actuel de la science, les caractères histologiques des stades embryonnaires des divers tissus ne sont précisés nulle part. Dominés par la doctrine de l'indifférence cellulaire, les observateurs se sont bornés à étudier et à décrire les différences qui séparent les formes adultes, *différenciées*, des éléments cellulaires. Les formes jeunes sont absolument confondues entre elles sous le terme générique de *tissu embryonnaire*. C'est un axiome banal qu'il n'existe aucune différence entre les cellules nées des segmentations cellulaires, non seulement parce que le microscope ne révèle entre elles aucune dissemblance, mais encore parce que leur nature encore indécise leur permet de donner naissance, suivant les circonstances ou les milieux, aux tissus les plus divers. Un grand nombre de tumeurs seraient constituées par un tissu indifférent de cette nature.

Nous ne saurions accepter cette manière de voir;

pour nous le tissu fondamental d'une tumeur est de la même nature que le tissu d'origine dans tous les cas. Il importe seulement d'étudier et d'apprendre à reconnaître tous les tissus à tous les stades de leur développement. Il faut utiliser dans ce but tous les détails de structure et toutes les propriétés spéciales de leurs éléments constituants.

1. En premier lieu intervient la *morphologie des cellules* du tissu qu'on étudie. Les cellules de tous les tissus sont distinctes et spécifiques, même à l'état embryonnaire. Sans doute, quand elles sont extrêmement jeunes, et en quelque sorte à l'état naissant, leur détermination histologique peut être impossible, mais en fait elles ne restent pas longtemps à ce stade; très rapidement elles prennent quelques caractères distinctifs, et il y a tout lieu de penser que ces caractères apparaîtront d'autant plus nombreux et d'autant plus précis qu'on les étudiera davantage. Dans les tumeurs la détermination de la nature du tissu est facilitée par ce fait que toutes les cellules ne se présentent pas au même stade évolutif; à côté de celles qui sont très jeunes et mal caractérisées, il en est d'autres plus avancées et plus faciles à reconnaître. De plus, par une particularité assez importante à signaler, qui se rattache peut-être à leur excessive vitalité, les cellules des tumeurs présentent en général un volume plus considérable qu'à l'état normal; leurs détails de structure plus apparents et comme grossis deviennent par là plus caractéristiques. C'est ainsi, par exemple, que les caractères typiques de la cellule épidermique du corps muqueux sont plus faciles à étudier et à reconnaître sur une tumeur qui en dérive que sur la peau normale elle-même.

2. La morphologie des cellules n'est pas le seul caractère qui permette d'en préciser la nature; à ce point de vue il n'est pas même le principal. La spéci-

ficité des types cellulaires se révèle aussi par les *affinités chimiques* spéciales des divers protoplasmas. L'électivité de certains *réactifs tinctoriaux* commence déjà à s'accuser sur les diverses cellules embryonnaires, dans le même sens que sur leurs formes adultes.

3. Les produits qui résultent de l'*évolution* ou de la *sécrétion* des cellules constituent à leur tour un indice important de leur nature. Ils sont faciles à constater au microscope quand ils se concrètent en amas ou en granulations typiques extra ou intra-cellulaires.

Pour tirer de leur présence les conclusions qu'elle comporte, il suffit de savoir que les cellules des tumeurs restent étroitement fidèles à leurs propriétés ataviques; qu'elles réalisent plus ou moins complètement, suivant le stade de développement qu'elles atteignent, les évolutions et les sécrétions normales des cellules dont elles descendent. C'est ainsi, par exemple, qu'elles donnent naissance à des productions graisseuses, à du tissu colloïde, etc., suivant qu'elles émanent de l'épiderme corné, de l'épiderme sébacé, de l'épithélium mammaire ou du corps thyroïde.

Quelques substances sécrétées sont déjà reconnaissables à un œil exercé quand elles ne sont encore qu'infiltrées et comme diffusées au milieu des cellules jeunes. Dans certains cas, même sur les tumeurs les plus embryonnaires, elles peuvent être déjà décelées à l'examen macroscopique par des réactions spéciales; il en est ainsi, par exemple, de la substance mucilagineuse que sécrètent les cellules thyroïdiennes.

4. La nature des cellules s'accuse aussi par les caractères de structure et de distribution des *substances intercellulaires* qu'elles édifient; c'est ainsi que des fibres conjonctives, des fibres élastiques, des îlots de chondrine ou des travées d'osséine suffiront à révéler la nature des cellules qui les ont produites.

5. La nature de l'espèce cellulaire se traduit encore par les particularités biologiques des cellules vivantes. C'est ainsi que *le mode de distribution* des cellules jeunes, la forme de leurs colonies, pourrait-on dire, affectent des caractères différents suivant les espèces considérées. Ici encore la connaissance des propriétés normales du tissu d'origine suffit à servir de guide ; les cellules des tumeurs conservent intactes leurs mœurs ataviques : elles tendent à se disposer, par exemple, en nappes, en traînées, en tubes ou en acini, suivant la forme des édifications normales du tissu dont elles proviennent.

6. Il n'est pas jusqu'à la nature et au mode de distribution des *tissus accessoires* qui ne soient commandés, dans les tumeurs, par les affinités ataviques du tissu fondamental, et, par conséquent, qui ne puissent contribuer dans quelques cas à rendre sa détermination plus facile ou plus rapide.

Tous ces détails sont plus nets et plus marqués dans les *parties centrales* des tumeurs, parce que là les cellules sont plus anciennes et ont pu poursuivre plus longtemps leur évolution. Ce sont ces points qu'il faut recueillir de préférence pour l'étude d'une tumeur. La périphérie présente au contraire des tissus plus récents, moins bien caractérisés, et les erreurs sont ainsi plus faciles à commettre.

Les caractères sur lesquels nous venons d'insister procèdent tous en dernière analyse des propriétés spécifiques des divers types cellulaires. En utilisant toutes les données qui en résultent, le problème de la détermination exacte du tissu fondamental d'une tumeur embryonnaire n'est pas aussi insoluble, ni même aussi ardu qu'il pourrait le paraître au premier abord. Sans doute il existe des causes d'erreur et des cas difficiles, pas plus qu'en clinique le diagnostic n'est infaillible, mais dans la grande majorité des cas l'affirmation est parfaitement possible.

Les détails qui précèdent diffèrent dès données généralement admises sur bien des points qu'il est nécessaire de préciser. En ce qui concerne les tumeurs constituées par un tissu adulte, les divergences sont peu importantes. Laënnec considérait déjà leurs tissus comme *analogues* aux tissus normaux; la plupart des auteurs admettent aujourd'hui une véritable identité. Notre opinion ne se sépare de la doctrine classique que par cette affirmation catégorique que la tumeur dérive toujours, par descendance directe, du tissu normal dont elle reproduit les caractères.

Les différences sont par contre radicales et profondes pour les tumeurs constituées par des tissus embryonnaires.

Hétéromorphie. — Pendant longtemps on a admis avec Laënnec que ces tumeurs étaient constituées par des tissus *hétérologues* ou *hétéromorphes*, c'est-à-dire sans analogues dans l'économie normale. Cruveilhier et Lebert, tout en acceptant cette manière de voir, avaient cherché à préciser les caractères des tissus hétéromorphes. Cruveilhier leur donne comme caractéristique un liquide particulier, le *suc cancéreux*, qu'ils laissent exsuder sur leurs surfaces d'incisions, et qu'il définit : « un suc blanc crémeux, galactiforme, miscible à l'eau, pathognomonique du cancer ». Lebert va plus loin encore, il décrit la *cellule cancéreuse*, qu'il croit spécifique des tissus hétéromorphes.

Loi de Müller. — Cependant, dès 1838, Müller vient déclarer que *le tissu qui forme une tumeur a son type dans un tissu de l'organisme à l'état embryonnaire ou à l'état de développement complet*. Peu à peu cette loi fut acceptée par tous, et les tissus hétérologues perdirent leurs partisans.

Tout d'abord la loi de Müller, qui parle d'analogie et non d'identité, compare les tissus de certaines tumeurs à ceux de la période embryonnaire de l'*organisme*, sans en faire des tissus jeunes, mais spécialisés, et sans déclarer que chaque tumeur provient précisément des tissus de même nature. A cette époque la théorie de la filiation cellulaire n'était pas encore née ; dans toutes ces discussions, on se préoccupait du type et des analogies des tissus des tumeurs, jamais de leur origine et de leur genèse.

Ce n'est que plus tard, lorsque Remack et Virchow eurent établi le principe du développement cellulaire continu, que la question d'origine et de genèse va se poser. Avec la théorie de Remack, de la spécificité des trois feuillets du blastoderme, on put croire un moment qu'elle allait devenir prépondérante. Toutefois les partisans de la théorie de Remack ne tardèrent pas à limiter son rôle à l'explication du développement embryologique des organes. Une fois l'organisme constitué, on ne renonçait pas à l'indifférence des cellules jeunes. La théorie cellulaire n'eut en réalité d'autre résultat, au point de vue qui nous occupe, que de faire considérer avec Virchow le tissu conjonctif comme le substratum commun de toutes les productions nouvelles de tissus, y compris les tumeurs.

La loi de Müller n'apportait d'ailleurs aucune innovation pour les tumeurs homœomorphes, qui avaient leur type dans les tissus de l'organisme à l'état de développement complet. En déclarant que les tumeurs hétéromorphes avaient leur type dans les tissus de l'organisme embryonnaire, elle reconnaissait néanmoins leur hétéromorphie chez l'adulte, et par là les théories qu'elle a inspirées ont toujours présenté en fait les plus grandes ressemblances avec l'ancienne théorie de l'hétéromorphie. La classe des tumeurs hétérologues se trouvait seulement divisée en deux grands groupes : dans le premier les néoplasmes sont constitués par le tissu embryonnaire lui-même non encore différencié ; dans le second les néoplasmes sont constitués par ce même tissu ayant subi déjà un commencement d'évolution ou d'aptation, mais suivant un mode *atypique* ou *métatypique*.

Enfin la loi de Müller est en partie inexacte et n'exprime pas la réalité des faits. Les tumeurs dites hétéromorphes n'ont nullement leur type dans les *tissus de l'organisme embryonnaire*, mais bien dans les *tissus embryonnaires de l'organisme adulte*, c'est-à-dire dans les formes naissantes et jeunes de ces tissus. Or ces deux données, très différentes par leurs conséquences générales, ne sont pas même équivalentes morphologiquement ; la forme embryonnaire d'un tissu d'un organe adulte n'est nullement semblable aux tissus de ce même organe pendant sa période de développement ; bien au contraire, la plupart des tissus de l'embryon sont des tissus transitoires spéciaux, sur lesquels nous insisterons plus loin et qui ne doivent pas être confondus avec les stades embryonnaires des tissus définitifs.

Tissus accessoires. — Quelques tumeurs contiennent exclusivement le tissu fondamental qui les constitue. Dans la plupart d'entre elles on trouve, à côté de lui, des tissus qui entrent dans la composition de la tumeur à titre accessoire, et qui, le plus souvent, servent à son soutènement ou à sa nutrition.

La présence et la disposition de ces tissus accessoires sont elles-mêmes commandées par la spécificité cellulaire et par la loi générale de la conservation des propriétés biologiques ataviques des cellules des tumeurs. Les tumeurs qui possèdent des tissus accessoires sont celles qui émanent de tissus qui à l'état normal possèdent aussi des tissus satellites. C'est ainsi par exemple que les tumeurs épithéliales glandulaires possèdent un *stroma* conjonctif, analogue à la charpente similaire interposée à l'état normal entre les éléments du tissu épithélial glandulaire. Les tissus accessoires présentent ainsi des caractères parallèles à ceux qu'ils possèdent dans le tissu normal correspondant; c'est par là que, suivant les cas, le tissu conjonctif de soutènement d'une tumeur se présente soit en nappe continue, soit en travées circonscrivant des alvéoles.

Nous verrons par la suite qu'il existe des tumeurs dans lesquelles on rencontre plusieurs tissus constituants, spécifiquement distincts, et prenant une signification égale dans la constitution du néoplasme. Ce sont là des tumeurs *complexes, à tissus multiples*, bien différentes de celles que nous étudions en ce moment. Par contre la présence de tissus accessoires n'enlève pas aux tumeurs qui en sont pourvues le caractère essentiel de *tumeurs simples*, parce que le tissu fondamental, celui sur lequel porte l'incitation néoplasique, est unique, et que les autres lui sont étroitement subordonnés. Les choses se passent comme s'il existait entre les tissus considérés, l'épithélium glandulaire et la charpente connective, dans l'exemple choisi plus haut, une solidarité automatique telle que la prolifération de l'un d'eux, non seulement entraîne dans quelque mesure la prolifération de l'autre, mais encore la dirige et la commande de telle sorte que l'édification en ait lieu d'une manière donnée.

Il résulte de là que la nature et la distribution des tissus accessoires, étant elles-mêmes fonctions du tissu fondamental, contribuent à caractériser l'aspect histologique des néoplasmes. Dans bien des cas, les caractères de cette nature sont les plus saillants et les plus faciles à reconnaître ; ce sont eux le plus souvent qui permettent de discerner au premier abord, à un faible grossissement, la nature de la tumeur que l'on examine.

Cette solidarité spéciale née d'une *influence spécifique inductive*, qui unit certains tissus entre eux, est d'ailleurs réciproque. De même que la végétation néoplasique du tissu épithélial glandulaire détermine par son influence la formation d'un stroma connectif, de même la végétation néoplasique du tissu conjonctif interacineux détermine une prolifération correspondante du tissu glandulaire lui-même. Nous retrouverons par la suite ce fait important en étudiant les tumeurs épithéliales.

C'est par une influence analogue qu'on peut expliquer la leucocytose signalée dans certains cas de tumeurs malignes, et qui atteint son plus haut degré dans les tumeurs d'origine lymphatique.

Outre le tissu conjonctif, certaines tumeurs contiennent des vaisseaux ; quelques-unes même possèdent des nerfs.

Les *vaisseaux sanguins* émanent par bourgeonnement des vaisseaux normaux, ou se forment de toutes pièces, par l'évolution de cellules angioplastiques.

On ne rencontre de vaisseaux que dans les tumeurs des tissus qui en contiennent à l'état normal ; pour la même raison ils atteignent leur plus grande abondance précisément dans les tumeurs qui émanent de tissus normalement très vasculaires ; c'est ainsi que les tumeurs déciduales d'origine placentaire sont spécialement riches en vaisseaux lacunaires.

Les *vaisseaux lymphatiques* ont été signalés et décrits

depuis longtemps. On admet d'ailleurs que tous les espaces connectifs sont en connexion étroite avec le réseau lymphatique général; Cornil et Ranvier ont spécialement démontré cette communication directe pour les tumeurs à stroma alvéolaire, à l'aide d'injections colorées. Dans une étude récente très documentée, Regaud et Barjon (1) concluent, au contraire, non seulement qu'il n'y a jamais de vaisseaux lymphatiques néoformés dans les tumeurs malignes, et qu'il n'y a pas de communication entre les alvéoles cancéreux et les lymphatiques préexistants, mais encore que ces derniers disparaissent par oblitération graduelle à mesure que le néoplasme se développe.

Les *nerfs* ont été beaucoup plus rarement constatés dans les tumeurs. Il en existe cependant dans quelques tumeurs bénignes, notamment dans les myomes utérins et dans quelques tumeurs sous-cutanées douloureuses.

V. — Accroissement et généralisation.

Toutes les tumeurs débutent par un nodule unique qu'on désigne sous le nom de *noyau primitif*. On a signalé quelques cas, extrêmement rares, d'apparition simultanée de plusieurs tumeurs primitives similaires sur des points différents. Quelques-uns de ces faits sont bien établis, mais ils sont assez exceptionnels pour pouvoir relever de simples coïncidences. Il n'existe pas de tumeur à proprement parler multiple, c'est-à-dire donnant lieu à l'apparition simultanée de foyers primitifs indépendants (2).

(1) Regaud et Barjon. Anatomie pathologique du sytème lymphatique dans la sphère des néoplasmes malins. *Annales de l'Université de Lyon*, 1897.

(2) L. Bard. De la coexistence de deux cancers primitifs sur le même sujet. *Archives gén. de méd.*, 1892, I, p. 541.

Accroissement. — Toutes les tumeurs tendent à persister et à s'accroître, mais la rapidité de leur accroissement est extrêmement variable suivant les cas particuliers. Le noyau primitif présente de bonne heure des caractères anatomiques différents, suivant qu'il s'agit d'une tumeur **bénigne** ou d'une tumeur **maligne.** Dans le premier cas, il présente des contours distincts, il est souvent mobile et entouré d'une capsule d'enkystement; ses limites histologiques sont nettes, *sans rupture des couches limitantes,* sans pénétration dans les interstices conjonctifs ou dans les lymphatiques voisins. Le noyau primitif d'une tumeur maligne, au contraire, présente une périphérie diffuse, une forme rameuse; il pousse des *racines* dans les tissus ambiants; de là, par comparaison avec le crabe ou l'écrevisse, la dénomination de cancer qui lui a été donnée depuis longtemps.

Il y a tout lieu de penser que *la tumeur débute à l'origine par une cellule unique.* Celle-ci prolifère activement; elle transmet par hérédité à ses produits la puissance de multiplication qui est en elle, et l'indépendance dont elle jouit vis-à-vis des influences modératrices de ses voisines. *La multiplication indéfinie des éléments de la tumeur est pour nous le facteur unique de son accroissement.* Cette multiplication, admise de tout temps, se trouve confirmée par l'existence de la karyokinèse dans les noyaux des cellules des néoplasmes, constatée par Arnold dès 1879, et étudiée depuis par un grand nombre d'observateurs. La présence du *glycogène* dans les tumeurs en voie d'accroissement rapide, démontrée par Brault, se rattache également à l'activité proliférative de leurs tissus.

L'intensité des proliférations cellulaires des tumeurs est quelquefois assez grande pour s'accompagner de phénomènes pseudo-inflammatoires, de turgescence, d'augmentation de la température locale, et très exceptionnellement même d'élévation de la température du corps.

Les cellules les plus voisines du noyau néoplasique, *quand elles appartiennent au même type que celles qui le constituent*, sont notablement influencées par lui; elles sont plus volumineuses, leurs détails de structure apparaissent plus nets, comme grossis ; les papilles s'allongent, les culs-de-sac ou les tubes s'hypertrophient. Il s'agit là très probablement d'un simple processus d'hypertrophie réactionnelle ; il ne nous semble nullement démontré, bien que ce soit là une opinion généralement admise, que ces cellules voisines puissent être entraînées en quelque sorte dans le mouvement néoplasique, participer elles-mêmes à l'hyperplasie, et apporter leur contingent à l'accroissement de la tumeur.

On a admis longtemps, et quelques auteurs admettent encore, que l'accroissement des tumeurs se fait à leur périphérie par l'absorption des tissus voisins les plus divers. Au contact de la tumeur et parfois même à distance, leurs cellules se modifieraient, suivant une formule trop souvent employée, elles feraient retour à l'état embryonnaire, puis évolueraient dans le sens de la tumeur elle-même. Les globules blancs, apportés là par la circulation et par la diapédèse, se feraient remarquer par l'importance de leur apport et seraient particulièrement aptes à ces transformations. Après ce que nous avons déjà dit de la spécificité étroite des éléments cellulaires, il est à peine besoin d'ajouter que nous repoussons formellement ces descriptions hypothétiques.

Karyokinèses néoplasiques. — L'étude de la karyokinèse dans les tumeurs a pris dans ces dernières années une grande importance. D'une manière générale, les mitoses des néoplasmes sont irrégulières et anormales ; d'une part, ces anomalies créent des causes d'erreur dans l'interprétation des figures observées ; d'autre part, quelques auteurs ont considéré ces irrégularités comme spéciales aux tumeurs, et leur ont fait jouer un rôle pathogénique.

Les formes irrégulières de ces mitoses sont très nombreuses ; elles peuvent être divisées en deux grandes catégories, suivant que la division de la cellule suit celle du noyau, mitoses simplement *atypiques*, ou que la division de la cellule fait défaut, mitoses *abortives*. Dans le premier groupe, l'anomalie porte tantôt sur le *mode de la division* qui peut être simplement *asymétrique*, ou devenir *pluripolaire*; tantôt sur la *chromatine du noyau*, qui peut être augmentée, diminuée, ou dispersée et comme pulvérisée; tantôt, et plus souvent encore, sur le *volume des plaques équatoriales*, qui peuvent devenir *géantes*, dépasser 40 μ, parfois même aller jusqu'à 100 μ (1). Dans le second groupe, le noyau néoformé s'individualise, il s'isole, s'entoure de protoplasma et donne naissance à une *formation cellulaire endogène*. La cellule, le noyau même de ces formations incluses, subissent d'ordinaire des dégénérescences hyaline ou granuleuse; dans d'autres cas, elles se résorbent et ne laissent à leur place que des coques vides, ou des sphères à parois nettes, facilement colorables par les couleurs d'aniline.

Les caractères de ces formations endogènes sont très variables, suivant les conditions multiples de leur production, de leurs dégénérescences, des types cellulaires dans lesquels elles siègent. Elles ont donné lieu à de nombreux travaux contradictoires, un certain nombre d'auteurs les ayant considérées à tort comme des *parasites endocellulaires*.

Généralisation. — Un certain nombre de tumeurs peuvent prendre, par leur accroissement continu, un développement local très considérable, tout en conservant des limites très nettes et en ne quittant pas leur foyer d'origine. D'autres, au contraire, ne restent pas longtemps cantonnées dans ce foyer d'origine; pour la plupart de ces dernières, le processus d'extension à distance paraît être extrêmement rapide. Pour quelques-unes d'entre elles, il semble même que la dissémination de la tumeur débute aussitôt après son apparition.

On réunit sous le terme commun de généralisation l'ensemble du processus de dissémination dans l'organisme d'une tumeur primitivement localisée. Il y a

(1) Pianese. *Beitræge f. path. Anat.* de Ziegler, supplément à 1896.

lieu de distinguer, dans le mode de cette dissémination, trois étapes particulières, auxquelles conviennent les noms d'*extension discontinue*, d'*envahissement ganglionnaire*, et de *généralisation proprement dite.*

1. L'*extension discontinue* est la caractéristique locale d'une tumeur susceptible de généralisation ; outre les *racines* que le néoplasme plonge dans les parties voisines, il existe tout autour du noyau principal, et souvent à assez grande distance de lui, un certain nombre de petits nodules secondaires qui s'accroissent de leur côté. Les plus proches préparent la destruction des parties voisines et se fusionnent assez rapidement avec le noyau principal; les plus éloignés gardent une individualité plus ou moins durable. L'extension se fait de proche en proche dans les espaces connectifs, et à faible distance dans le système lymphatique, où les cellules néoplasiques pénètrent avec facilité. Par contre, il est fort rare que les troncs lymphatiques soient envahis et obstrués par les néoplasmes. Il existe des *lymphangites cancéreuses* bien caractérisées, celles-ci sont relativement fréquentes dans le poumon où elles atteignent un grand développement, mais elles sont alors le fait de véritables généralisations à distance et nullement d'extensions locales.

2. L'*envahissement des ganglions lymphatiques* voisins ne tarde pas à se produire; au début, il peut s'agir de simples tuméfactions inflammatoires, élastiques et variables; bientôt l'induration se caractérise et le tissu des ganglions s'infiltre de nodules néoplasiques secondaires. D'après Regaud et Barjon, l'engorgement ganglionnaire précancéreux s'accompagnerait d'hyperplasie des follicules, d'épaississement scléreux de la charpente et d'oblitération du réseau caverneux; par suite, il jouerait un rôle d'arrêt. Il n'est pas douteux par contre que les ganglions envahis deviennent à leur tour des foyers de dissémination du néoplasme.

3. La *généralisation proprement dite* succède à ces deux premières étapes; des nodules secondaires apparaissent alors dans les organes les plus divers. Dans quelques cas, ils se limitent à un seul système organique; le fait est

assez fréquent pour le squelette, pour le système nerveux et même pour les ganglions.

Certains organes, le foie, la rate et le poumon notamment, sont le siège de prédilection des foyers secondaires des tumeurs. Par contre, l'observation des faits montre que les organes qui sont le plus souvent le point de départ de tumeurs primitives sont plus rarement atteints par les foyers secondaires.

Le début, la rapidité et le mode des généralisations sont des plus variables suivant les cas particuliers. Certains nodules secondaires s'accroissent plus rapidement que le foyer primitif, ils arrivent à le dépasser en dimensions, et il ne faut jamais juger, par leur volume, de la subordination des divers foyers néoplasiques. Par contre, certaines tumeurs secondaires présentent un développement très lent ; elles peuvent parfois rester latentes pendant plusieurs années.

L'extension discontinue, avec ses foyers microscopiques souvent assez éloignés, explique les *repullulations* sur place après l'ablation chirurgicale des tumeurs. Les *récidives* sont liées à des généralisations plus ou moins latentes, qu'une opération, si large qu'elle fût, ne pouvait pas atteindre. Elles sont en général assez précoces ; mais dans quelques cas, par le fait de la lenteur du développement de certains foyers secondaires, elles peuvent être retardées de quelques années ; néanmoins elles deviennent exceptionnellement rares après une période donnée.

Foyers secondaires. — Pendant longtemps on a admis, et quelques-uns admettent encore, que les produits émanés de la tumeur provoquent sur place la prolifération et la déviation pathologique des *tissus locaux*.

Pour nous, non seulement le transport d'une cellule constituante de la tumeur primitive est la *condition nécessaire* du nodule secondaire, mais encore ce dernier provient uniquement de la germination de ces cellules transportées. Tous les foyers secondaires, quels qu'ils soient, sont des *colonies de peuplement* fondées par des cellules émigrantes. Les tissus locaux n'y prennent aucune part directe ; ils ne fournissent d'autre apport que celui de ces tissus accessoires que nous avons vus figurer dans la structure de certaines tumeurs, à titre d'éléments subordonnés et comme asservis.

Il résulte de là que les tumeurs secondaires sont toujours constituées par le même tissu fondamental que la tumeur mère ; mais il arrive souvent qu'elles ne le présentent pas à la même étape évolutive, et par là, leur structure générale peut paraître au premier abord plus ou moins différente. Il est de règle assez constante que les foyers secondaires présentent un tissu plus embryonnaire que le foyer primitif ; souvent aussi les nodules les plus récents sont en même temps les plus embryonnaires.

Le mode de genèse des foyers secondaires, que nous venons d'exposer, comporte, par le fait de la fixité du type des espèces cellulaires, des conséquences importantes. La détermination précise de l'espèce des cellules constituantes d'une tumeur secondaire, quand elle est rigoureusement possible, permet de reconnaître et d'affirmer à coup sûr le siège du foyer primitif ; bien entendu, seulement dans les cas où il s'agit d'un tissu spécialisé, à localisation topographique étroite, comme peut l'être par exemple un type glandulaire défini. La ressemblance est parfois si frappante entre l'organe d'origine et le foyer secondaire, que la confusion en est possible à un examen superficiel ; on peut constater dans le foie, par exemple, de petits îlots secondaires qui, suivant les cas, éveillent aussitôt l'idée d'un rein, d'un corps thyroïde accessoire ou de tout autre organe à type cellulaire bien caractérisé.

Il résulte de là qu'il ne faut jamais chercher à réunir dans une description commune les tumeurs primitives et les tumeurs secondaires d'un organe quelconque.

Des influences diverses interviennent pour commander le nombre et la localisation des foyers secondaires. Les unes se rapportent aux facilités de transport que rencontrent les cellules, les autres aux qualités biologiques de ces cellules elles-mêmes. Dans quelques cas, comme Lépine l'a démontré pour les séreuses, le simple adossement des surfaces, sans adhérences, suffit pour permettre le transport des cellules néoplasiques. Cette influence du *simple contact* aurait même été observée très exceptionnellement d'une lèvre à l'autre.

Pour que les cellules puissent ainsi coloniser à distance, il n'est pas besoin d'invoquer leurs mouvements amiboïdes; il est bien probable, au contraire, que les cellules, étant surtout transportées à l'état naissant, sont alors plus ou moins inertes.

Ordinairement, c'est par la *lymphe* ou par le *sang* que le transport des cellules se produit. Parfois la dissémination se fait rapidement sur toute la surface d'une cavité séreuse, par la lymphe même qu'elle contient; le plus souvent elle emprunte l'intermédiaire de la circulation. Les voies lymphatiques absorbantes s'ouvrent facilement aux éléments embryonnaires des tumeurs contenus dans les mailles interstitielles des tissus normaux; le transport se fait habituellement dans le sens du courant et arrive aux ganglions par les vaisseaux afférents; souvent aussi il est *rétrograde*, et par là s'établissent des chapelets ganglionnaires néoplasiques dans toutes les directions.

Les vaisseaux sanguins voisins des tumeurs sont souvent eux-mêmes compromis par l'existence de la lésion; les artères résistent longtemps à leur envahissement, mais on sait que les parois veineuses sont plus faciles à vaincre: on a pu constater souvent leur perforation et la saillie directe, dans leur lumière, de masses néoplasiques devenant l'origine d'embolies et de semis lointains. De là l'importance dominante des *connexions vasculaires*, et la fréquence, par exemple, de la généralisation au foie dans les tumeurs des organes appartenant au domaine de la circulation porte.

Dans certains cas plus rares, le transport peut s'effectuer mécaniquement à faible distance, sans le secours des liquides nourriciers, et sans que les cellules momentanément détachées aient perdu leur vitalité. C'est ainsi qu'on observe parfois, dans certaines parties du tube digestif, des tumeurs superposées, dont les inférieures, au lieu d'être sous-muqueuses comme il arrive d'ordinaire, sont superficielles et manifestement secondaires à la plus élevée. On connaît même des cas de cancer de l'œsophage greffé secondairement dans l'estomac par ce mécanisme.

Tous les faits de généralisation sont, en somme, le résultat d'une sorte de *greffe spontanée*. Ils sont de nature à faire repousser les méthodes d'ablation morcellaire des tumeurs, bien que jusqu'ici tous les essais artificiels de greffe des tumeurs aient échoué, ou tout au moins aient été suivis de résorption ultérieure. On ne saurait comparer les procédés imparfaits de l'expérimentation avec les ressources dont dispose la nature ; la greffe spontanée des tumeurs, qui explique leur généralisation, s'opère dans des conditions de choix, d'isolement et de conservation des cellules transportées qu'il est peut-être impossible de réaliser en dehors de l'économie.

Quelle que soit l'importance des *moyens de transport* des cellules émigrantes, ce n'est pas là le facteur unique de la généralisation ; il faut tenir grand compte des *qualités biologiques des cellules en cause*. Il ne suffit pas qu'une cellule puisse être transportée à distance, il faut qu'elle puisse supporter ce déplacement et qu'elle soit capable de germer dans le nouveau milieu où elle s'arrête. Les cellules peu délicates, à vitalité robuste, celles surtout qui vivent normalement dans les mailles connectives, comme les épithéliums glandulaires, présentent les greffes les plus faciles sur les terrains les plus différents ; d'autres sont plus délicates dans leurs affinités et ne peuvent prospérer que dans les terrains qui leur sont spécialement favorables. De là, les différences que l'on observe entre les modes de généralisation des diverses espèces de tumeurs, et la localisation, que l'on constate parfois, des foyers secondaires sur un seul système organique, qui est toujours, en pareil cas, celui auquel appartient le type cellulaire de la tumeur considérée.

VI. — Lésions secondaires.

Les tumeurs sont des tissus vivants qui peuvent subir l'influence de toutes les causes pathogènes capables d'atteindre les tissus normaux. Nous réunissons sous le nom de lésions secondaires toutes ces lésions accessoires, accidentelles et contingentes.

On trouve dans les tumeurs des lésions de nutrition et des lésions parasitaires identiques à celles des tissus normaux et répondant aux mêmes lois. Enfin les tissus néoplasiques conservent si bien toutes les propriétés des tissus normaux, qu'ils peuvent être eux-mêmes le point de départ de tumeurs surajoutées, qui méritent ainsi le nom de *tumeurs d'une tumeur*. La réalité de leur existence ressort de l'étude des tumeurs à tissus multiples que nous aborderons par la suite.

Évolutions. — Les auteurs confondent à tort, dans une description commune, les lésions secondaires des tumeurs et la plupart des évolutions physiologiques de leurs cellules constituantes. On ne doit accepter, entre ces deux ordres de phénomènes, aucune assimilation ; il ne convient pas même de les rapprocher sous le nom commun de *métamorphoses*, comme l'ont fait Pierret et Bonnet (1), qui ont eu du moins le mérite de séparer nettement les évolutions et les dégénérescences.

Pour eux, la différence de ces deux processus consiste en ce fait que les dégénérescences détruisent la vitalité des cellules, tandis que les évolutions ne la compromettent pas. En réalité, la différence est tout autre, elle résulte de ce fait que l'évolution est un acte *normal*, tandis que la dégénérescence est un phénomène *pathologique*. La dégénérescence diminue la vitalité de la cellule qu'elle frappe, mais elle n'est pas fatalement destructive et peut souvent guérir ; inversement l'évolution est la

(1) Bonnet, *Introduction à l'étude des tumeurs*, Th. Lyon, 1882.

conséquence de l'activité normale de la cellule, mais elle n'est parfois complète que lorsque celle-ci a cessé de vivre, comme il arrive par exemple pour l'évolution cornée des cellules épidermiques.

D'une façon constante et pour ainsi dire normale, les cellules des tumeurs réalisent plus ou moins complètement, suivant l'étape évolutive qu'elles savent atteindre, les évolutions physiologiques des cellules dont elles descendent. C'est à tort que les auteurs, dominés par la conception de la cellule indifférente et de ses métamorphoses, attribuent à une dégénérescence pathologique l'état normal des cellules émanées des tissus spéciaux. Ce sont là des détails de structure qu'il y a lieu d'étudier à propos des tissus auxquels ils se rattachent, mais qui ne doivent pas devenir le point de départ de groupements artificiels.

Il importe d'autant plus de séparer et d'apprendre à reconnaître, dans chaque cas particulier, les caractères distinctifs des évolutions et des dégénérescences, que les évolutions des cellules d'une tumeur contribuent à en déterminer l'espèce et fournissent souvent la base principale de cette détermination ; tandis que les dégénérescences similaires, communes aux tumeurs les plus diverses, n'ont aucune signification spéciale et ne constituent, à ce point de vue, que des causes d'erreur.

Lésions de nutrition. — On peut observer toutes les variétés des lésions de cet ordre que nous étudierons par la suite dans les tissus normaux correspondants. Nous ne pouvons que signaler rapidement leurs formes les plus fréquentes.

La *surcharge calcaire* s'observe sur quelques tumeurs bénignes quand elles ont cessé de s'accroître. Il ne faut pas la confondre avec l'ossification qui est un processus évolutif.

L'*infiltration pigmentaire* est une lésion toute spéciale qui appartient à l'histoire de la mélanose et qui ne nous arrêtera pas ici.

La *surcharge amyloïde* a été observée dans des cas fort rares.

La *dégénérescence granulo-graisseuse* ou même *caséeuse*

est fréquente au centre des tumeurs volumineuses ; elle est la conséquence de l'insuffisance de l'apport nutritif, qui se manifeste parfois de bonne heure dans les tissus exubérants et à peine vascularisés de certaines tumeurs épithéliales. C'est elle qui explique la plupart des ramollissements partiels et des cavités pseudo-kystiques qu'on rencontre dans certaines tumeurs.

On a encore décrit dans les tumeurs des dégénérescences *muqueuse* et *pseudo-muqueuse*, *hyaline*, *colloïde*, etc. ; portant tantôt sur les cellules néoplasiques elles-mêmes, tantôt sur le stroma conjonctif des tumeurs.

Le défaut commun de toutes ces descriptions est de ne pas s'arrêter à la distinction fondamentale des évolutions et des dégénérescences ; par là, non seulement on augmente outre mesure le nombre des dégénérescences, mais encore on ne donne pas une caractéristique exacte des lésions qui se rattachent réellement à ces dernières. Il arrive en effet que les dégérescences rappellent, de plus ou moins près, l'aspect de certaines évolutions ; la dégénérescence graisseuse par exemple, dont toutes les cellules sont susceptibles, rappelle l'évolution graisseuse propre à certaines espèces, telles que l'épithélium mammaire et l'épithélium sébacé. On peut en dire autant de presque toutes les dégénérescences, et le problème de leur appréciation serait assez difficile s'il ne suffisait, le plus souvent, de prendre pour base la détermination préalable de l'espèce cellulaire, et de considérer comme dégénérescence toute transformation qui n'appartient pas à l'évolution morphologique de l'espèce considérée, telle que la fait connaître l'histologie normale.

La formation de **cavités kystiques** dans les tumeurs est un fait très fréquent, mais leur mécanisme de production et leur signification sont très différents, suivant les cas.

Les unes ont le caractère de lésions secondaires proprement dites, d'origine pathologique ; ce sont celles qui relèvent de foyers hémorragiques, de désintégrations ou de dégénérescences destructives de parties de la tumeur.

Les autres se rattachent à la structure même de la

tumeur et font partie de son type évolutif; ce sont celles qui se rencontrent dans les tumeurs nées de tissus qui contiennent normalement des cavités kystiques ; tantôt celles-ci résultent de l'action du tissu morbide sur les cavités préexistantes du tissu, acinis ou culs-de-sac glandulaires ; tantôt elles sont néoformées de toutes pièces.

Les *accidents inflammatoires*, nés d'influences accidentelles, peuvent apparaître, évoluer et même guérir sur des tumeurs, bien que celles-ci continuent d'autre part leur marche progressive. C'est pour cette raison que certaines ulcérations de surface, nées sous l'influence de causes irritatives, sont susceptibles de se cicatriser même sur des tumeurs malignes.

Lésions parasitaires. — Elles ne sont pas rares dans les tumeurs, à titre de complications surajoutées.

Les *parasites* élevés en organisation ne se rencontrent guère dans les tumeurs. Les formations endocellulaires, que l'on a considérées comme des coccidies ou comme des organismes parasitaires d'ordres voisins, ne sont, en réalité, que des dégénérescences cellulaires.

Des *microbes* de diverses espèces ont été constatés à de nombreuses reprises dans les tumeurs, sans que leur présence paraisse obéir à d'autres lois que celles de pénétrations plus ou moins accidentelles, ressortissant à des infections secondaires.

Les *fermentations virulentes* se localisent, tantôt sur le tissu fondamental, tantôt au contraire sur les tissus accessoires. Par le fait même de leur durée plus longue, les tumeurs bénignes y sont plus exposées que les tumeurs malignes. On y a observé des *foyers tuberculeux*. On constate assez fréquemment, dans le stroma conjonctif de tumeurs épidermiques ou de tumeurs épithéliales glandulaires, des *infiltrations embryonnaires* qui se rapportent à de véritables fermentations interstitielles, dont la signification est ordinairement méconnue; ce sont elles sans doute qui ont servi de base à la description donnée par quelques auteurs, et notamment par Bonnet, d'une évolution embryonnaire du stroma de certains épithéliomes.

VII. — Malignité.

Les cliniciens divisent les tumeurs en deux grandes classes, les **tumeurs bénignes** et les **tumeurs malignes**. Les premières se caractérisent principalement par la lenteur de leur développement, par la netteté de leurs limites, par la rareté de leurs généralisations, et par l'absence d'influence nocive sur l'organisme; les secondes par les caractères précisément inverses. De ces divers ordres de caractères, les deux premiers sont à la fois les plus importants et les plus constants.

Il arrive précisément que, pour chaque tumeur, la rapidité de l'accroissement clinique est à peu près rigoureusement parallèle au stade évolutif moyen de ses éléments constituants. Les tumeurs constituées par des *cellules adultes* correspondent aux tumeurs bénignes, tandis que les néoplasmes à *cellules embryonnaires* sont toutes des tumeurs malignes. Il y a là par suite un moyen précieux d'apprécier la marche et le pronostic d'une tumeur à l'aide de sa structure anatomique.

La *rapidité du développement*, la *tendance aux généralisations* sont les deux caractères essentiels de la malignité d'une tumeur; tous les deux sont sous la dépendance étroite de la présence de cellules embryonnaires dans son intérieur, pour des raisons faciles à mettre en évidence.

L'accroissement de la tumeur résulte uniquement des proliférations de ses cellules constituantes; il est dès lors proportionnel au nombre de cellules jeunes qui existent parmi elles et qui sont seules capables de multiplication.

Les généralisations résultent du transport et de la pullulation à distance de cellules émanées de la tumeur. Or, d'une part, les cellules embryonnaires sont moins adhérentes entre elles et plus aptes à se mobiliser que celles des tissus adultes similaires; d'autre part, on connaît la facilité avec laquelle les tissus embryonnaires peuvent se greffer, même au sein d'un autre organisme, et on sait aussi que les greffes de tissus adultes réussissent mal ou sont éphémères.

Malignité originelle. — Pour bien comprendre la physiologie pathologique des tumeurs, il est nécessaire de donner à ce terme de malignité une signification plus précise et plus restreinte que celle qu'on lui accorde généralement. Il importe de ne pas confondre la malignité proprement dite avec la *gravité clinique*. Cette dernière est un résultat complexe, en rapport avec des facteurs multiples, dont plusieurs n'ont rien à voir avec la malignité, et dont d'autres n'en dérivent que secondairement.

En premier lieu, cette gravité peut résulter de la *gêne mécanique* que la tumeur apporte par sa situation ou par son volume à des fonctions importantes. Les tumeurs encéphaliques les plus bénignes en elles-mêmes peuvent ainsi déterminer des accidents graves et même entraîner la mort. D'autres peuvent exercer sur l'organisme une influence funeste par les *douleurs* qu'elles provoquent ou par les *hémorragies* dont elles sont le siège. Malgré l'importance prépondérante que ces accidents peuvent prendre en clinique, ils n'en sont pas moins accessoires et secondaires à un point de vue général et ne relèvent qu'indirectement de la nature intime de la tumeur.

Les phénomènes cachectiques qui accompagnent un certain nombre de tumeurs malignes, et sur lesquels nous reviendrons plus loin, se rattachent plus étroitement à l'essence de la tumeur considérée, mais ils n'appartiennent pas au même degré à toutes les espèces. La *rapidité de l'accroissement*, et en second lieu seulement la *puissance de généralisation*, voilà les véritables caractères essentiels de la *malignité* proprement dite. Ainsi comprise, *celle-ci peut appartenir à toutes les espèces cellulaires*. Toutes peuvent présenter des tumeurs à structure très embryonnaire, capables d'un développement rapide, et c'est cette malignité-là que l'étude anatomique des produits peut déceler.

La puissance de généralisation est elle-même généralement en rapport avec la malignité de la tumeur considérée; mais ce rapport est déjà moins étroit: d'une part certaines tumeurs bénignes peuvent présenter un certain degré de généralisation, les lipomes par exemple sont fréquemment dans ce cas; d'autre part la généralisation est encore commandée, dans chaque cas particulier, par les propriétés biologiques propres de l'espèce cellulaire considérée, et par là elle peut faire défaut dans les tumeurs les plus malignes.

Malignité tardive. — La malignité ou la bénignité d'une tumeur se révèle d'ordinaire dès les premières périodes de son développement. Dans quelques cas cependant, des tumeurs restées longtemps bénignes prennent tardivement un accroissement rapide, et en somme se transforment en tumeurs malignes. En pareil cas, il arrive quelquefois qu'il s'agit d'une nouvelle tumeur née d'un tissu accessoire de la première; mais en réalité, dans l'immense majorité des cas, la tumeur maligne secondaire est constituée par le même tissu fondamental que la tumeur bénigne qui la précédait; c'est là un fait assez rare, mais indiscutable, et dont l'interprétation seule peut varier. Il y a tout lieu de penser qu'il ne s'agit pas en pareil cas, à proprement parler, d'une transformation vraie, mais bien de l'apparition d'une *tumeur nouvelle*, née de la première comme elle eût pu naître d'un organe normal.

Définie comme nous venons de le faire, la malignité est inhérente à la tumeur elle-même, en rapport sans doute avec le *degré* de puissance de la cause pathogène originelle. Cohnheim soutenait une opinion absolument contraire, généralement abandonnée. Pour lui toutes les tumeurs peuvent donner des foyers secondaires, mais ceux-ci sont détruits par les échanges organiques des tissus tant que ces échanges restent normaux. C'est leur altération qui permet le développement des noyaux secondaires, et qui est par conséquent la vraie cause de leur généralisation et de la malignité apparente de la tumeur primitive. Cette insuffisance de l'organisme peut être limitée à un seul système organique; les nodules secondaires ne peuvent alors prospérer que là.

On ne saurait admettre davantage que la malignité ne puisse appartenir qu'à certaines espèces cellulaires, aux tissus les plus simples, les moins différenciés, ou à ceux qui atteignent plus vite chez l'embryon leur développement complet. On voulait expliquer ainsi que les tissus plus élevés, les muscles et les nerfs, par exemple, sont incapables de malignité et ne donnent naissance qu'à des tumeurs bénignes. En réalité le fait lui-même était inexact; pour avoir été méconnues, les tumeurs embryonnaires et malignes de ces tissus n'en existent pas moins, et, par suite, l'explication tombe avec le fait pour lequel on l'avait émise.

Appréciation de la malignité. — Le parallélisme étroit que nous avons affirmé entre la malignité d'une tumeur et le caractère embryonnaire de ses éléments constituants a été admis dès longtemps comme un phénomène habituel, mais on s'est toujours refusé jusqu'ici à l'ériger en *loi générale et absolue.* A peine le principe posé, on signale partout des exceptions capitales. En réalité, ces exceptions n'existent pas; elles résultent simplement des erreurs commises généralement dans les descriptions des tumeurs et dans l'appréciation du stade évolutif de leurs éléments constituants; erreurs qui découlent toutes de la croyance à l'indifférence cellulaire et de l'ignorance des caractères embryonnaires des divers tissus.

Pour reconnaître le caractère rigoureux de cette loi, il faut tout d'abord ne pas confondre avec les tumeurs vraies les néoplasmes infectieux. Bénins ou malins, ces derniers sont tous constitués par des cellules embryonnaires, comme nous le verrons plus loin. L'apparition des stades cellulaires adultes est pour eux un indice de guérison, la persistance des formes embryonnaires un caractère de la période d'activité, mais nullement une preuve de malignité. Le fait qu'il en soit ainsi prouve simplement que ces deux ordres de processus sont de nature différente et que les mêmes lois générales ne leur sont pas applicables. Il faut se rappeler à ce propos que les tumeurs elles-mêmes peuvent être envahies secondairement par des processus parasitaires, et qu'il y a là une cause d'erreur à éviter dans quelques cas particuliers.

En second lieu il faut tenir compte non seulement de l'étape évolutive, de la morphologie des cellules considérées en elles-mêmes, mais encore de leur disposition générale, des caractères plus ou moins parfaits de leurs groupements, des différences plus ou moins marquées qui séparent ces derniers de leurs formations physiologiques.

L'appréciation doit porter exclusivement sur l'*étape évolutive du tissu fondamental*. La disposition générale des tissus accessoires n'est pas sans valeur; nous avons signalé déjà la signification des capsules d'enkystement, la forme du stroma est à considérer dans la mesure où elle caractérise le degré de perfection des formations du tissu fondamental; mais l'étape évolutive de ces tissus accessoires n'a aucune signification à ce point de vue, ils sont souvent très adultes dans les tumeurs les plus embryonnaires et les plus malignes.

Il ne faut pas oublier, en se livrant à cette étude, que toutes les cellules d'une même tumeur ne se montrent pas à la même étape évolutive. Il faut établir entre elles, pour chaque cas particulier, une sorte de commune moyenne qui fixe son rang à la tumeur considérée. De plus cette appréciation du *stade évolutif moyen* ne peut être faite que par comparaison avec l'évolution connue du tissu spécifique considéré; elle ne doit jamais reposer sur des types artificiels de structure, non plus que sur des rapprochements établis avec les caractères théoriques du tissu embryonnaire indifférent, dont nous avons déjà si souvent repoussé l'existence.

Cachexie. — La *cachexie* proprement dite n'appartient pas à toutes les tumeurs malignes, et de plus chacune des tumeurs qui peuvent la déterminer lui imprime une modalité spéciale. La cachexie est une sorte d'auto-intoxication de l'économie par les produits excrémentitiels ou de sécrétion des cellules de la tumeur. Celles-ci, dans les tumeurs embryonnaires, sont disposées en amas plus ou moins mal coordonnés, inclus au sein des tissus, sans autre canal excréteur que les vaisseaux de la circulation générale.

On a tout d'abord émis l'hypothèse que les produits des cellules des tumeurs malignes sont des sucs anormaux et spécialement toxiques; on a même été jusqu'à décrire une *cancérine* spécifique. Nous avons déjà dit que les cellules des tumeurs les plus malignes sont des éléments normaux, qui n'ont de pathologique que leur puissance reproductrice et leur développement incomplet. Les réactions histochimiques permettent de constater qu'elles présentent les mêmes caractères qu'à l'état normal, qu'elles édifient les mêmes substances intercellulaires et qu'elles donnent naissance aux mêmes produits de sécrétion; et cela aussi bien dans les noyaux secondaires les plus divers que dans les noyaux primitifs eux-mêmes (1). Il résulte de ces diverses données que la cachexie doit résulter, non pas de la genèse de produits toxiques particuliers, mais bien de la résorption des *produits normaux* de sécrétion ou de déchet des tissus constituants de la tumeur.

Cette manière de voir est en rapport avec ce fait d'observation clinique que les tumeurs qui détermi-

(1) Waring a constaté directement la présence de ferments pancréatiques dans des noyaux secondaires de cancers du pancréas, et de ferments gastriques dans ceux de cancers de l'estomac. (*Journal of anat. and phys.*, oct. 1893.)

nent les cachexies les plus intenses appartiennent aux épithéliums glandulaires. Parmi elles, la cachexie paraît être d'autant mieux caractérisée, et d'autant plus rapide, que le suc physiologique possède lui-même une action plus puissante sur les substances organiques. La cachexie stomacale tient une place aux premiers rangs ; et nous avons montré ailleurs que la cachexie pancréatique est de toutes la plus prompte et la plus redoutable. La cachexie néoplasique est d'ailleurs aussi multiple que le sont les espèces cellulaires capables de la déterminer. Ses diverses modalités sont fonction étroite de la biologie particulière de ces cellules elles-mêmes.

La preuve la plus formelle de cette donnée est fournie par l'action que peuvent exercer sur l'organismes certaines tumeurs provenant de tissus dont les sécrétions internes ont une action spécifique bien déterminée. Une observation publiée par Eiselsberg (1) est particulièrement démonstrative à cet égard : un myxœdème, qui s'était établi après l'ablation totale d'une glande thyroïde cancéreuse, a disparu par l'accroissement progressif d'un noyau secondaire de la tumeur, éloigné d'ailleurs de son siège originel, a reparu après l'ablation de ce second foyer, pour redisparaître de nouveau sous l'influence du développement d'un second noyau secondaire, celui-là inopérable et ayant emporté le malade.

VIII. — Pathogénie.

Définies comme nous l'avons fait, les tumeurs proprement dites constituent en pathologie générale et en anatomie pathologique un *groupe naturel* bien délimité, possédant une individualité réelle et qui doit reconnaître une *pathogénie spéciale*. Les tumeurs les plus adultes confinent aux hypertrophies simples ; les plus embryonnaires se rapprochent par quelques caractères des lésions parasitaires, mais ces analo-

(1) Eiselsberg, Congrès de chirurgie de Berlin, avril 1894.

gies plus apparentes que réelles ne doivent pas faire méconnaître les différences radicales qui les séparent.

Pour se rendre un compte exact de l'autonomie et de la véritable signification générale des processus des tumeurs, il importe de les considérer dans leur ensemble, de ne pas élever de séparation radicale entre les formes bénignes et les formes malignes de ces processus, et surtout de ne pas méconnaître l'étroite assimilation qui s'impose entre toutes les tumeurs malignes, quelle que soit leur structure, quelle que soit leur origine ; toutes méritent au même titre le nom de **cancers**, que quelques auteurs veulent encore réserver aux seules tumeurs malignes épithéliales.

Le cancer étant en clinique une maladie bien spéciale, sans réelle analogie avec aucune autre, il est nécessaire de lui attribuer une pathogénie également autonome, également *sans analogue* en pathologie.

Dans notre manière de voir personnelle, les tumeurs sont le produit d'un processus tout spécial, qui constitue une sorte de *monstruosité du développement cellulaire;* ce processus peut porter son action, avec des degrés divers de fréquence, sur tous les tissus, ou plus exactement sur toutes les *cellules naissantes*, à tous les âges de la vie.

A l'état physiologique, la vie normale des tissus comporte des néoformations cellulaires plus ou moins renouvelées, de telle sorte qu'on peut dire que l'embryogénie des tissus dure toute la vie. La tumeur est précisément une anomalie spéciale de ce développement embryogénique ; elle peut sans doute apparaître dans un tissu, tant que ses cellules constituantes conservent encore la possibilité de proliférer.

Les proliférations cellulaires qui président à l'état physiologique, à l'entretien normal des tissus et à leurs régénérations accidentelles, sont dirigées par une force supérieure qui les discipline, les arrête dans certaines limites déterminées et maintient ainsi l'harmonie de développement et d'évolution nécessaire à l'organisme. D'après un ensemble de considérations qui ont trouvé place dans diverses publications et qu'il serait trop long de développer ici, nous avons été conduit à admettre que cette harmonie physiologique des tissus était le fait d'une *influence exercée par l'ensemble de l'organisme sur chacune des cellules qui le constituent.* Cette influence n'est elle-même qu'un cas particulier d'un pouvoir d'influence réciproque à distance des cellules les unes des autres, auquel, par analogie avec l'influence à distance des circuits électriques les uns sur les autres, nousavons donné le nom d'**induction vitale**.

Quelle que soit d'ailleurs la nature des forces qui disciplinent les proliférations cellulaires, on a le droit d'admettre, a priori, que ces forces ne peuvent pas être immuables et indestructibles; par suite on doit chercher dans la pathologie, avec la certitude d'en trouver, des lésions ou des maladies qui relèvent des modifications pathologiques de ces forces. Il est manifeste que c'est précisément dans les tumeurs que l'on observe la rupture de ce lien automatique incontestable qui unit à l'état normal nos différents tissus, leur impose une solidarité étroite et maintient leurs proportions harmoniques. Quand une tumeur se produit, les choses se passent comme si ce lien faisait tout à coup complètement défaut entre l'organisme et *une* des cellules nouvelles, destinée d'abord à devenir une partie constituante de cet agrégat cellulaire bien discipliné. Qu'on suppose en effet qu'*une cellule quelconque*, sans perdre d'ailleurs aucune de ses propriétés ataviques spécifiques, échappe à cette influence modératrice de ses congénères et des tissus voisins, qu'elle se multiplie dès lors pour son propre compte, sans souci de ses sœurs, à l'état rebelle et parasitaire, qu'elle transmette à sa descendance les mêmes propriétés, et la tumeur est constituée.

L'organisme n'a rien perdu de sa puissance modératrice inductive, comme le montre l'intégrité de toutes les proliférations cellulaires qui se font en dehors du foyer néoplasique primitif ou de ses colonies, mais la cellule néoplasique initiale et sa descendance ont perdu, par une sorte de *malformation originelle*, le pouvoir de recevoir et de subir cette influence. Cette incapacité a ses degrés, comme le montrent les degrés variables de la malignité ; dans une même tumeur, toutes les cellules n'échappent pas également à l'influence inductrice et c'est pourquoi elles s'arrêtent à des stades inégaux de leur développement.

Dans ses traits généraux le processus néoplasique des tumeurs est un processus essentiellement *anarchique*, il est le fait de cellules malformées, insoumises à la loi par leur malformation même, et devenant par là destructives et parasitaires.

Influences étiologiques. — Notre théorie de la pathogénie des tumeurs, qui diffère par bien des points des doctrines courantes, se concilie parfaitement avec les diverses données étiologiques dont l'observation clinique a établi l'influence occasionnelle.

La tendance à la production des tumeurs est transmissible par *hérédité*, par un mécanisme de *filiation cellulaire* comparable à celui qui commande l'hérédité des conformations normales ou pathologiques. La fréquence relative des tumeurs d'espèces diverses, sur un même sujet, dans des régions éloignées, est un fait du même ordre que l'association également fréquente des monstruosités ordinaires du développement des organes pendant la vie fœtale.

La fréquence relative des tumeurs développées aux dépens des *taches congénitales*, des nævi, peut-être même des îlots aberrants hétérotopiques, s'explique par ce fait que ces productions témoignent déjà d'un certain degré d'anomalie aux lois de l'organisme ; par là leurs éléments doivent plus facilement échapper à la solidarité générale.

Il en est de même pour les *inclusions accidentelles* des tissus superficiels dans les tissus profonds, à la suite de traumatismes, comme on en a cité des exemples pour certaines tumeurs épithéliales des doigts.

Le rôle des *traumatismes*, celui des *plaies* bourgeonnantes, mal cicatrisées ou souvent remaniées, s'expliquent par ce fait qu'ils exagèrent les proliférations cellulaires et qu'ils créent par là une prédisposition réelle à l'apparition des tumeurs. On peut supposer que les cellules anormalement surmenées échappent plus facilement à la solidarité physiologique des tissus; il suffit d'ailleurs que le nombre des cellules naissantes soit augmenté, comme il arrive par ces diverses causes occasionnelles, pour que s'accroissent par là même les chances d'en voir quelques-unes courir à des destinées pathologiques.

La même explication rend compte du rôle des diverses lésions engendrées ou entretenues par des irritations locales, telles que la *leucoplasie buccale*, qui devient le point de départ d'épithéliomes cornés, ou la dermite du scrotum, qui donne naissance au *cancer des ramoneurs*.

Conditions de fréquence. — C'est sans doute pour la même raison que les tumeurs des divers organes apparaissent de préférence sur *les points dont les fonctions sont le plus actives* : au niveau des sphincters par exemple, dans les organes tubulés; ou encore au lieu d'union de muqueuses d'espèces différentes. C'est encore pour la même raison qu'elles sont fréquentes, d'une manière générale, dans les tissus dont les renouvellements cellulaires normaux sont intenses, comme les épithéliums ; rares au contraire quand ils sont réduits à leur minimum, comme dans les cartilages ou les tendons. Dans les mêmes organes, comme l'utérus ou la mamelle, elles sont plus fréquentes quand ces organes ont présenté un redoublement antérieur d'activité, par la gestation ou l'allaitement, que dans les conditions contraires.

La même cause explique enfin pourquoi il s'en faut de beaucoup que les tumeurs des divers tissus d'un même organe présentent la même fréquence. Chacun d'eux est le point de départ d'une série de tumeurs qui lui est propre ; le sein, par exemple, sans parler des tissus de l'aréole, peut donner naissance, dans sa profondeur, à deux séries de tumeurs épithéliales, dont l'une dérive de l'épithélium glandulaire propre et l'autre de l'épithélium des canaux galactophores ; à une double série de tumeurs conjonctives. lâches et modelées, et à une série de tumeurs lymphatiques. On voit par là combien peuvent être nombreuses les variétés anatomiques des tumeurs du sein; mais *les tissus les plus fréquemment atteints sont ceux dans lesquels les proliférations physiologiques sont les plus intenses et les plus rapides*. Dans le sein, comme dans toutes les glandes, c'est par suite l'épithélium sécrétoire qui est le point de départ des tumeurs de beaucoup le plus fréquent.

THÉORIES PATHOGÉNIQUES. — La pathogénie des tumeurs a été l'objet de théories pathogéniques multiples, qui peuvent se diviser en deux groupes. Les unes attribuent au cancer une *origine intérieure*; sans refuser aux causes extérieures une influence favorisante plus ou moins puissante, elles les réduisent au rôle de causes occasionnelles et ne leur accordent pas celui de causes efficientes. Les autres recherchent au cancer une *origine extérieure* à l'organisme; on en trouve la première ébauche dans les théories anciennes de l'hétéromorphie ou de la cellule cancéreuse de Lebert; avec les données de l'expérimentation moderne, elles ont pris une allure plus précise et elles cherchent la cause du cancer dans des pénétrations parasitaires.

Théories anciennes. — Laënnec, et plus tard Lebert, voyaient dans les tumeurs malignes des *produits étrangers* à l'organisme, sans admettre cependant leur origine extérieure. Après eux la plupart des auteurs admettent au contraire une influence diathésique et croient a une maladie générale. Les divergences commencent bien vite quand on cherche à préciser la nature de la *diathèse*. Les uns en veulent *une spéciale* pour chacune des catégories de tumeurs qu'ils admettent; les autres se contentent d'*une diathèse néoplasique* unique. Les uns la veulent *primitive* et expliquent par elle l'apparition du premier foyer ; les autres la croient *secondaire* à ce premier foyer et restreignent son rôle à la pathogénie des foyers de généralisation. Plus récemment, Verneuil a fait jouer un grand rôle à l'arthritisme, qu'il considère comme la diathèse initiale dont dériverait la diathèse néoplasique elle-même.

Quelques auteurs ont aussi invoqué l'influence de la perturbation des *influences nerveuses*, bien que les névrites ou les sections expérimentales n'aient jamais rien produit de comparable à des tumeurs.

Théories cellulaires. — La *théorie de Cohnheim* est

la plus célèbre et peut-être la plus généralement admise ; on sait qu'elle consiste dans l'hypothèse que *toutes* les tumeurs tirent leur origine de cellules de l'embryon, restées inutilisées pour la formation des tissus et reprenant par la suite, sous des influences accidentelles, peut-être simplement par le fait du défaut de résistance des tissus ambiants, leur activité restée endormie. En réalité cette théorie est *insuffisante*, parce qu'elle n'explique pas pourquoi ces cellules retrouvent, pour produire des tumeurs, une puissance proliférative très supérieure à celle qui leur eût appartenu sans ce temps d'arrêt ; et surtout elle est *inexacte*, parce que les cellules de l'embryon possèdent des propriétés évolutives différentes de celles de l'adulte ; les tumeurs qui en émanent, et il en existe, possèdent des tissus multiples et se séparent nettement des tumeurs provenant des cellules de l'organisme adulte.

La plupart des auteurs admettent que la théorie de Cohnheim est partiellement vraie, mais qu'elle ne s'applique qu'aux tumeurs à tissus multiples. Cette restriction n'est autre chose, quoi qu'ils en pensent, qu'une négation formelle de l'idée pathogénique de Cohnheim ; en effet, toutes les tumeurs dont il s'agit ont une origine congénitale, et dire qu'elles procèdent des cellules de l'embryon, ce n'est que la constatation d'un fait, d'une vérité banale, et ce n'est nullement formuler une théorie pathogénique quelconque.

La *théorie parthénogénétique* des tumeurs les fait remonter, non plus simplement à des cellules nées des proliférations blastodermiques, mais à la prolifération même d'ovules inclus. Meckel et Waldeyer ont ébauché cette manière de voir ; plus tard Mathias Duval et son élève Répin l'ont formellement affirmée, mais en limitant son rôle à la production des kystes dermoïdes de l'ovaire ; nous y reviendrons plus loin.

La théorie de l'*inclusion fœtale*, c'est-à-dire d'une grossesse gémellaire, dont l'un des produits se développe dans l'autre à l'état monstrueux, fœtus in fœtu, n'a été admise également, à l'origine, que pour certaines tumeurs très complexes. Plus récemment Critzmann n'a pas craint d'en faire une théorie générale, applicable à toutes les tumeurs épithéliales, et de considérer toutes ces dernières, même les plus bénignes, comme des frères monstrueux du porteur !

La théorie *antagonistique* de Thiersch n'est également

applicable qu'aux tumeurs épithéliales; cet auteur admet l'existence d'un équilibre normal entre l'épithélium et le tissu conjonctif; l'affaiblissement de la résistance de ce dernier entraîne la surproduction néoplasique du premier.

Les théories de l'*atypie* ou de la *métatypie* des cellules des tumeurs constatent simplement le fait des caractères particuliers de ces éléments, mais ne cherchent pas même à en fournir une explication quelconque. Elles ne s'appliquent de plus qu'aux tumeurs malignes.

La notion de la karyokinèse, c'est-à-dire de la segmentation indirecte des cellules par un processus très compliqué de division symétrique des noyaux, a inspiré à son tour des théories pathogéniques, basées sur des *anomalies de la karyokinèse*.

La théorie de l'*anaplasie* des cellules des tumeurs, émise par Hansemann (1), repose sur cette donnée que les karyokinèses asymétriques des tumeurs constituent des divisions inégales, qui ramènent progressivement les cellules différenciées à l'état indifférent, qui leur restituent ainsi leurs propriétés embryonnaires, et par conséquent leur puissance de prolifération. L'auteur ne formulant aucune hypothèse sur la nature de l'incitation qui provoque ce retour en arrière, on ne saurait même voir là, à proprement parler, une théorie pathogénique ; la notion même de l'anaplasie dans les tumeurs est contraire à la réalité des faits, puisque les cellules des tumeurs restent étroitement spécifiques, au lieu de se confondre en un seul type indifférent, quelle que soit leur origine, comme le voudrait la théorie. On voit là encore une des conséquences de la confusion faite trop souvent entre les cellules naissantes des tissus déterminés de l'adulte et les cellules des tissus transitoires de l'embryon.

La théorie de la *cœnobiose*, de Knaack (2), consiste dans cette hypothèse que les divers types cellulaires résultent de stades inégaux du développement d'un type unique, et qu'une cellule qui a atteint un degré plus élevé de différenciation peut, par cœnobiose, revenir à un degré plus inférieur; les épithéliums occupent d'ailleurs pour lui le rang le plus inférieur dans cette échelle! De là le nom de *cœlomes*

(1) Hansemann, *Archives de Virchow*, 1890, p. 299.
(2) Knaack, *Centralblatt f. path. Anat.*, 1890, p. 671.

qu'il propose pour les tumeurs, homologues ou hétérologues suivant leur degré de recul; il pense que ce recul peut aller jusqu'à la ressemblance avec les cellules végétales!

La théorie de la **désorientation cytodiérétique** de Fabre-Domergue (1) repose du moins sur des constatations exactes, mais ne répond pas davantage aux exigences d'une explication pathogénique. Pour cet auteur le plan dans lequel se fait la division karyokinétique des cellules épithéliales commande l'arrangement ultérieur de leurs couches; les déviations de ce plan expliquent la structure atypique des tumeurs, leur tendance à l'envahissement et à l'ulcération. La désorientation du plan de la karyokinèse devient ainsi la *cause histologique* des néoplasmes; l'auteur n'étend d'ailleurs pas plus loin la signification de cette désorientation, et, sans formuler de théorie pathogénique précise, il est disposé à admettre une *malformation cellulaire générale*, mettant l'individu *en puissance* néoplasique, mais ayant encore besoin de l'intervention ultérieure de causes occasionnelles locales.

Notre manière de voir personnelle se rattache aux théories cellulaires; elle a été exposée plus haut et on a pu voir qu'elle diffère essentiellement de toutes celles qui ont été émises, soit avant, soit après elle.

Théories parasitaires. — A toute époque on a cherché à donner aux tumeurs malignes une origine extérieure, mais la détermination des éléments parasitaires a varié avec les conceptions régnantes en pathologie générale.

Si l'une ou l'autre des théories parasitaires était vraie, le groupe nosologique des tumeurs perdrait toute individualité et n'aurait plus qu'à disparaître; il faudrait renoncer aussi à toute assimilation entre les tumeurs malignes déclarées parasitaires et les tumeurs bénignes échappant à cette pathogénie. En réalité il s'agit là d'une conception sans bases sérieuses, née uniquement des exagérations et des erreurs de la méthode expérimentale.

Théories microbiennes. — Il y a quelques années, la constatation de microbes dans un certain nombre de tumeurs avait conduit quelques auteurs à admettre leur genèse *microbienne*; aucun des divers microbes du cancer n'a pu résister à la critique et tous ont fini par être ratta-

(1) Fabre-Domergue. Les cancers épithéliaux, 1898.

chés à des infections secondaires. Il en est de même des *levures*, des saccharomycètes décrits par d'autres. Ce n'est pas à dire pour cela que la théorie microbienne du cancer soit définitivement vaincue, nombre d'auteurs ne cachent pas leurs préférences pour elle, tout en avouant qu'on n'a pas encore découvert le vrai microbe causal.

En réalité il y a tout lieu de penser que cette recherche restera vaine; les caractères anatomo-pathologiques des processus néoplasiques sont radicalement différents de ceux des processus microbiens et plus encore de ceux des fermentations virulentes. Dans les tumeurs les cellules poursuivent leur évolution physiologique, elles restent vivantes et bien vivantes. C'est cette intensité même de la vie de la cellule proliférée qui constitue tout le danger de la tumeur, toute sa puissance d'accroissement et de généralisation. Comme nous le verrons par la suite, la dégénérescence des cellules suit au contraire de près leur prolifération dans les processus infectieux. La généralisation de ces derniers, leurs foyers secondaires, résultent de proliférations des tissus locaux, et non de cellules émigrées comme dans les tumeurs. Il existe encore d'autres différences importantes, mais ces deux seuls faits créent déjà entre ces deux ordres de lésions une différence capitale.

Sans doute, nombre de lésions infectieuses ont longtemps figuré à tort parmi les tumeurs; quelques-unes y figurent encore sans plus de raison. Il appartient à l'anatomie pathologique, venant en aide à la clinique, d'en achever le départ; de ce que pareille erreur a pu être et est encore commise, il ne s'ensuit nullement qu'on ait le droit de confondre deux chapitres aussi distincts de l'anatomie pathologique générale.

Théories coccidiennes. — Au cours de ces dix dernières années on a cherché le parasite du cancer dans la classe des protozoaires, qui comprend en effet des organismes unicellulaires vivant en parasites dans les tissus, les coccidies, dont quelques espèces sont assez bien connues par la pathologie des animaux. Après avoir joui d'une certaine vogue, la pathogénie coccidienne a été combattue par presque tous les anatomo-pathologistes qui s'en sont occupés. Les figures invoquées sont en réalité des formations endogènes, accompagnées de dégénérescences des cellules ou des noyaux, qui présentent des ressemblances plus ou moins lointaines, de vagues analogies de formes, avec des êtres unicellulaires indépendants.

Les auteurs partisans de la théorie coccidienne sont d'ailleurs en complet désaccord sur les caractères de ces parasites ; chacun d'eux a une coccidie qui lui est propre et qui est la seule légitime. Pianese (1), qui n'en admet pas d'ailleurs la réalité, les répartit en sept groupes et ajoute que la liste n'est pas close. Celle-ci s'allonge en effet à mesure que l'on apprend à connaître une nouvelle variété de dégénérescence cellulaire, susceptible d'être qualifiée de psorospermie parasitaire.

Fabre-Domergue, auquel on en doit la meilleure étude critique (2), sépare en deux grands groupes les prétendues coccidies : le premier, dans lequel rentrent celles de Darier et d'Albarran, est constitué par des parasites de taille égale ou supérieure à la cellule, qui se trouvent dans les tumeurs des types épidermiques ; le second, auquel ressortissent les coccidies de Thoma et de Nils-Sjöbring, les cellules à parasites multiples de Soudakewitch, est composé de parasites plus petits, plus délicats, souvent intranucléaires ; on les observe dans les tumeurs des épithéliums glandulaires. Enfin les corps à fuchsine de Russell, les blastomycètes de Roncali, sont également des *pseudo-parasites*, mais en rapport avec des altérations cellulaires qui méritent d'être rapprochées des levûres plutôt que des coccidies.

IX. — Classifications.

Tous les auteurs qui se sont occupés des tumeurs, depuis les plus anciens jusqu'aux plus récents, se sont efforcés de les classer, c'est-à-dire de les répartir en groupes artificiels. Après les détails dans lesquels nous sommes entré, il est facile de comprendre que tous ces efforts aient été stériles. Comme nous l'avons montré, il n'y a en réalité que des tumeurs embryonnaires ou adultes de toutes les espèces cellulaires,

(1) Pianese, Beiträge de Ziegler, 1896, *loc. cit.*
(2) Fabre-Domergue, *loc. cit.*

réunies par un certain nombre de formes intermédiaires, et formant en somme *autant de séries naturelles et indépendantes qu'il y a d'espèces cellulaires normales*. Dans cette manière de voir il faut renoncer nettement à toute espèce de classification artificielle, et revenir simplement, au nom même de l'anatomie pathologique, à l'ancienne et immuable division des cliniciens en *tumeurs malignes* et *tumeurs bénignes* de *tous les tissus* et de tous les organes. Il ne reste plus ensuite qu'à les énumérer dans un ordre naturel et à les décrire successivement.

La plupart des classifications séparent les tumeurs en deux grands groupes : les tumeurs ÉPITHÉLIALES et les tumeurs d'origine CONJONCTIVE ; ensuite elles accordent une place à part aux tumeurs complexes ou TÉRATOMES.

Dans chacun des deux groupes primordiaux on sépare avec soin les tumeurs malignes des tumeurs bénignes.

Dans le groupe épithélial, on distingue : deux genres de tumeurs malignes : les *épithéliomes* et les *carcinomes* ; les premiers se subdivisent le plus souvent en trois variétés : pavimenteux lobulé, tubulé et cylindrique ; trois genres de tumeurs bénignes : les *papillomes*, les *adénomes* et les *kystes*, dont chacun se subdivise en variétés peu nombreuses, qui diffèrent suivant les auteurs.

Dans le groupe conjonctif, on n'admet généralement qu'une seule classe de tumeurs malignes, les *sarcomes*, qu'on subdivise en un assez grand nombre de variétés d'ailleurs indépendantes des tissus d'origine. Cependant on a commencé de bonne heure à accorder des sarcomes spéciaux aux ganglions lymphatiques et aux os, sous les noms de *lymphosarcomes* et d'*ostéosarcomes*. Quelques auteurs, notamment Quénu (1),

(1) Quénu, article TUMEURS dans le *Traité de Chirurgie*.

ont commencé, depuis la première édition de ce Précis, à admettre avec nous des formes embryonnaires de tumeurs des *muscles lisses* et des *tissus nerveux*, mais ils arrêtent là la limite de leurs concessions.

Par contre, pour les tumeurs bénignes on admet depuis longtemps l'existence de formes nombreuses, correspondant, ou à peu près, à toutes les formes de tissus différenciés : *fibromes*, *lipomes*, *ostéomes*, *chondromes*, *myomes*, lisses et striés, *névromes*, *lymphomes*, *odontomes*, etc.

Enfin toutes les classifications font encore figurer dans les tumeurs un grand nombre de lésions qui appartiennent, d'après nous, à de tout autres chapitres de l'anatomie pathologique générale : ce sont tantôt des lésions devant être rattachées aux malformations, telles que les *angiomes*, sanguins ou lymphatiques, et les *maladies kystiques* ; tantôt des lésions infectieuses ou inflammatoires, telles que les *kystes sébacés* ou les tumeurs dites à *myéloplaxes*.

Nous reviendrons sur tous ces points dans les chapitres suivants, consacrés à la description spéciale des principaux types de tumeurs.

Pour notre part, nous ne reconnaissons pour une tumeur, quelle qu'elle soit, de dénomination meilleure que celle de *tumeur embryonnaire*, *intermédiaire* ou *adulte*, complétée par la désignation exacte du tissu d'origine. Toutes les expressions courantes, aujourd'hui en usage dans la terminologie des tumeurs, ont le tort commun de reposer sur des caractères artificiels et mal délimités. Le mieux serait de les abandonner complètement ; mais nous ne pouvons pas perdre de vue que notre manière de voir n'a pas encore acquis droit de cité dans la science, et que nous nous adressons à des lecteurs ou à des élèves qui ont besoin de connaître les divisions et les dénominations classiques.

Cette nécessité nous impose une étude comparative ; mais celle-ci soulève des difficultés et des incertitudes plus grandes qu'on ne pourrait le supposer au premier abord. Les genres classiques reposent sur des détails de structure qui sont d'ordinaire *communs à plusieurs tissus*, et qui n'appartiennent cependant qu'à une *étape déterminée* du développement de chacun d'eux. Il en résulte que chacun de ces genres réunit des tumeurs qui appartiennent à des espèces naturelles différentes, et par contre qu'aucun d'eux ne comprend toute l'échelle des tumeurs d'un même tissu. Dès lors, aucune synonymie précise, aucune concordance étroite ne peuvent être établies entre les *types classiques* des tumeurs et leurs *espèces naturelles*.

Les rapprochements indispensables à connaître n'en seront pas moins précisés et mis en évidence dans la mesure du possible. Nous ferons suivre la description de chaque forme déterminée de tumeur de l'indication du terme qui lui serait appliqué dans une description inspirée par les données classiques. Il importe toutefois de ne pas perdre de vue que ces termes successifs ne sont nullement synonymes en général, qu'ils ne s'appliquent simultanément qu'au cas particulier considéré, sans aucune extension possible et sans aucune réciprocité en dehors de lui.

Le nombre des espèces naturelles des tumeurs n'ayant d'autres limites que le nombre des espèces cellulaires elles-mêmes, nous ne pouvons songer à embrasser ici l'histoire même sommaire des néoplasmes de tous les tissus; nous devrons nous restreindre aux séries les plus fréquentes et les plus importantes à connaître. Nous décrirons successivement, et dans deux chapitres distincts, les principales formes des tumeurs des *tissus définitifs* de l'organisme, et celles des *tissus transitoires* de la période du développement.

CHAPITRE II

Tumeurs des tissus définitifs ou tumeurs simples.

I. — TISSUS ÉPIDERMIQUES

1° Type corné.

Formes embryonnaires. — A l'œil nu ces tumeurs présentent « une coloration d'un gris rosé, sur laquelle tranchent des points opaques ou translucides et des tractus fibreux ».

Leur cohésion très faible leur a fait donner par Cruveilhier le nom de cancer friable. La pression fait sourdre des grumeaux cohérents, non miscibles à l'eau, qui rappellent assez bien l'aspect des comédons qu'on exprime des glandes sébacées du nez. Le ramollissement des parties centrales en une sorte de bouillie athéromateuse est fréquent, par le fait de l'absence de vaisseaux nourriciers.

Structure. — Au microscope, la surface de coupe (fig. 1) présente des masses épithéliales compactes, cohérentes, séparées les unes des autres par un stroma conjonctif. Elles apparaissent, suivant la direction de la coupe, tantôt sous la forme d'îlots arrondis et isolés, tantôt sous la forme de nappes plus ou moins étendues, diversement anastomosées. La tumeur est en réalité constituée par des cylindres épithéliaux pleins, plus ou moins réguliers, dont la direction générale reste perpendiculaire à la surface de la peau. Les coupes parallèles à la surface montrent surtout des sections transversales arrondies, tandis que sur les coupes perpendiculaires les sections longitudinales prédominent.

Les cylindres épithéliaux s'anastomosent plus ou moins les uns avec les autres ; il en résulte un aspect alvéolaire, différent de celui qui se rencontre dans les tumeurs des glandes acineuses, mais parfois assez caractérisé pour mériter le nom de *carcinomes de la peau* que donnent à ces tumeurs les auteurs allemands.

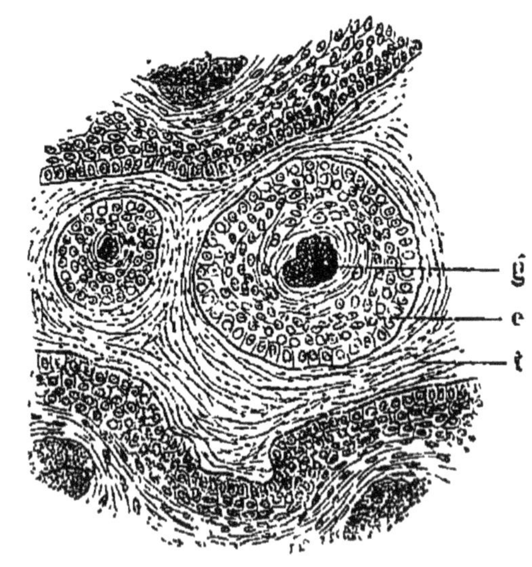

Fig. 1. — Tumeur embryonnaire du type épidermique corné (épithélioma lobulé).

e, cellules épidermiques ; *g*, globe corné ; *t*, tissu conjonctif du stroma.

Cellules. — Les cellules qui constituent par leur réunion les cylindres que nous venons de décrire présentent les caractères typiques de l'épiderme. Elles sont réunies en masses compactes, soudées par un ciment, sans interposition de vaisseaux ou d'aucun tissu étranger. Elles affectent une disposition pavimenteuse ; les couches se succèdent dans le même ordre et avec les mêmes caractères que dans la peau normale ; avec cette différence essentielle que, l'accroissement se faisant dans la profondeur des tissus, les cellules les plus anciennes ne peuvent s'étaler en surface et sont comme emprisonnées au centre des cylindres pleins.

La couche la plus jeune est à la périphérie des îlots ; elle rappelle l'aspect de la couche génératrice de Malpighi ; les cellules sont là plus ou moins embryonnaires, un peu cylindriques, plus colorées, plus homogènes, moins distinctes les unes des autres qu'elles ne le seront plus tard. La limite externe est d'ordinaire nette et tranchée avec le stroma.

Les cellules plus anciennes sont polygonales, volumineuses, très caractérisées ; leur noyau est ovalaire, à contours nets, de coloration inégalement répartie, nettement multi-nucléolé.

Elles sont unies entre elles par les fines dentelures anastomotiques connues sous le nom de pointes de Max Schultze. Ces cellules sont identiques en somme à celles du corps muqueux normal; mais elles sont beaucoup plus volumineuses et montrent plus nettement leurs détails de structure.

Au centre, l'évolution épidermique se poursuit avec ses phases ordinaires : infiltration d'éléidine ; aplatissement, dessiccation des cellules ; état vacuolaire des noyaux ; évolution kérato-hyaline du protoplasma, transformation cornée, que le picrocarmin colore vivement en jaune.

Par le fait même de son mode de développement cette partie centrale est constituée par des couches de cellules aplaties, disposées en couches concentriques en bulbe d'oignon ; on lui donne le nom de *globe corné* (fig. 2).

Dans les *formes ordinaires*, les globes cornés sont très distincts au centre des cylindres épithéliaux, dont ils n'occupent que la partie centrale (**épithélioma lobulé**).

Dans les *formes très malignes*, l'évolution épidermique est moins avancée, les globes sont plus rares sans faire complètement défaut; ils sont aussi moins colorés, leurs cellules restent plus distinctes, l'aspect est moins feuilleté. De plus les masses épithéliales sont plus rapprochées et plus diffuses. La périphérie moins nette et plus embryonnaire n'est pas aussi nettement séparée du stroma.

Ces formes rentrent souvent dans l'**épithélioma**

tubulé de Cornil et Ranvier, sans constituer d'ailleurs à elles seules ce groupe artificiel.

Dans les cas *à marche lente*, les globes cornés très secs et très développés sont prédominants; leur périphérie touche directement le stroma, les couches plus jeunes faisant à peu près défaut (**épithélioma perlé**).

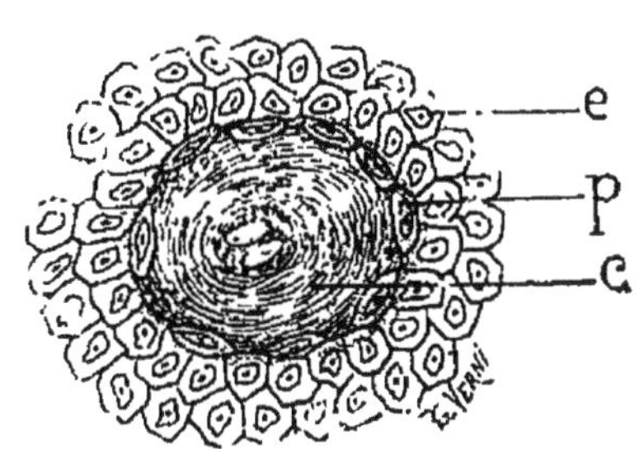

Fig. 2. — Globe corné très grossi.

e, cellules épidermiques de la périphérie; *p*, cellules épidermiques aplaties en voie de transformation; *c*, couches concentriques de cellules complètement cornées.

Toutes les surfaces à revêtement épidermique pavimenteux peuvent donner naissance à des tumeurs de cet ordre; mais leurs diverses régions présentent à l'état normal des cellules, variétés de l'espèce principale, qui diffèrent entre elles par quelques caractères de forme, de volume, de cohésion, de richesse en substance cornée. De là résultent autant de *variétés* de tumeurs épidermiques cornées, assez fixes pour permettre de reconnaître l'origine de chacune d'elles : peau, muqueuses de la gorge, de l'œsophage ou de la vessie urinaire, par exemple. Pour accorder au degré d'évolution cornée, observé dans une tumeur de cet ordre, la valeur qu'elle mérite pour l'appréciation de la malignité, il faut tenir compte de son lieu exact d'origine, et ne pas demander, par exemple, à une tumeur de la face inférieure du voile du palais une évolution cornée aussi accentuée qu'à une tumeur des lèvres ou de la peau.

Stroma. — Le tissu conjonctif du stroma est pauvre en vaisseaux; il est disposé en nappes connectives vaguement concentriques aux cylindres épithéliaux. Il présente d'ordinaire une structure fasciculée et adulte ; cependant, d'après Cornil et Ranvier, dans les formes à marche rapide, le stroma est entièrement embryonnaire, surtout à la périphérie de la tumeur ; il peut alors présenter l'aspect du tissu muqueux.

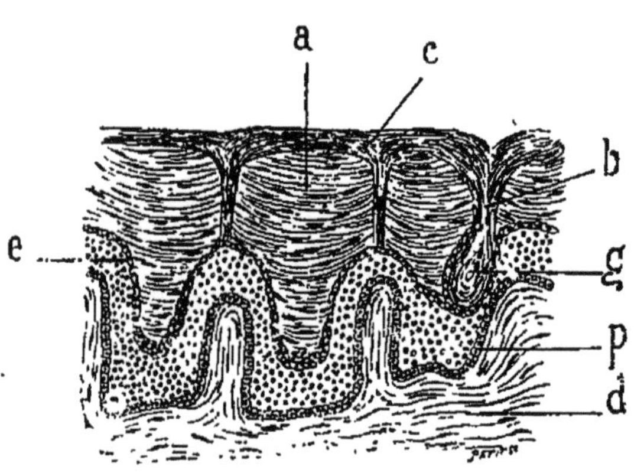

Fig. 3. — Tumeur adulte du type épidermique corné (papillome corné).

d, derme cutané sous-jacent ; *p*, couche génératrice du corps muqueux ; *e*, couche granuleuse chargée d'éléidine ; *a*, cellules aplaties en voie de transformation cornée ; *c*, couche superficielle cornée ; *g*, portion incluse de couche cornée rappelant l'aspect des globes cornés des tumeurs embryonnaires ; *b*, traînée de communication de ce globe avec la couche superficielle.

Au voisinage de la surface, le stroma est souvent le siège d'infections secondaires : sous cette influence il devient embryonnaire et végétant, au sein des masses épithéliales elles-mêmes. Quand cet état est très accusé, il donne à la surface de la tumeur un aspect villeux.

FORMES ADULTES. — L'aspect d'ensemble (fig. 3) rappelle celui de la peau simplement hypertrophiée. La ligne profonde de séparation de l'épiderme et du derme reste régulière ; elle n'est pas rompue par les végétations épithéliales, comme il arrive toujours dans les formes embryonnaires. Dès lors l'évolution des cellules proliférées se poursuit vers la surface, les couches cornées sont parallèles et superposées, avec des ondulations papillaires. Assez souvent la prolifération est encore assez exubérante pour donner naissance à des globes cornés, mais ils sont alors ovalaires, allongés ; en continuité avec les couches épidermiques de la surface, et non plus inclus au sein de cylindres profonds.

Les papilles dermiques plus ou moins effacées ne prennent pas une part importante à ces formations (**papillomes cornés**).

Les papillomes cornés des auteurs constituent une classe des plus complexes ; on y voit figurer, à côté des formes

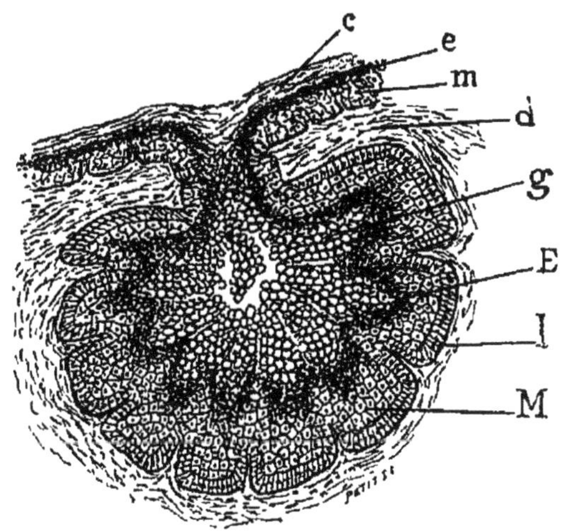

Fig. 4. — Molluscum contagiosum ou acné varioliforme.

M, couches de corps muqueux en continuité avec le corps muqueux de la peau normale, *m* ; E, couche granuleuse infiltrée d'éléidine, en continuité avec la couche correspondante de la peau normale, *e* ; *c*, couche cornée superficielle ; *d*, derme cutané ; *l*, lobules du molluscum ; *g*, cellules épidermiques transformées en corpuscules isolés par la fermentation spéciale.

adultes des tumeurs du type épidermique corné, des formations de nature irritative ou parasitaire.

Les **cors** sont le fait d'une hypertrophie irritative de cause mécanique, qui porte sur les couches cornées, et entraîne la disparition atrophique des papilles dermiques.

Dans les **verrues**, au contraire, l'épiderme s'amincit, pendant que les papilles s'hypertrophient, s'allongent, se ramifient et s'infiltrent de cellules embryonnaires conjonctives. Il s'agit en pareil cas d'une fermentation conjonctive dermique.

L'*acné varioliforme* ou **molluscum contagiosum** (fig. 4) est une fermentation qui porte au contraire sur les cellules épidermiques elles-mêmes. Les cellules proliférées donnent naissance à un refoulement en cul-de-sac, pseudo-glandulaire, de la couche cornée dans le derme sous-jacent. Pour Renaut (1), il s'agit d'une évolution toute particulière des cellules des glandes sébacées, devant prendre place, comme une sorte de type évolutif anormal, à côté des évolutions physiologiques cornées et sébacées.

Pour nous, la modification des cellules qui les transforme en boules hyalines, d'un aspect très caractéristique, est en réalité une fermentation spéciale, avec le sens que nous attachons à ce terme et que nous préciserons plus tard. De plus les cellules altérées appartiennent au corps muqueux, comme le montrent tout à la fois l'éléidine qui les infiltre, les traces très nettes de l'évolution cornée, et les vestiges encore apparents des papilles atrophiées.

2° Type sébacé.

Formes embryonnaires. — La prolifération néoplasique des cellules du type sébacé s'observe plus rarement que celle des cellules cornées. L'aspect général de la coupe, la distribution des cylindres épithéliaux, les caractères du stroma sont les mêmes que dans les tumeurs correspondantes du type corné. La différence réside tout entière dans les caractères propres aux cellules fondamentales. Celles-ci sont plus petites, moins distinctes, moins cohérentes ; elles ne présentent pas de pointes de Schultze ; leur noyau est prédominant ; elles rappellent en un mot les cellules pavimenteuses de la périphérie des glandes sébacées. Leur évolution aboutit à la fonte graisseuse ; de là l'existence, au centre des cylindres épithéliaux, ou disséminées entre les cellules elles-mêmes, de petites masses claires, d'aspect sébacé, qui remplacent les

(1) *Archives de dermatologie*, 1880.

globes cornés du type précédent (fig. 5.) Dans quelques cas la substance graisseuse encore jeune, mal formée, reste diffuse dans ou entre les cellules ; claire, non colorable par les réactifs, elle peut faire croire à une dégénérescence hyaline.

Cette forme de tumeur décrite dans notre première édition, était restée méconnue ; suivant les cas on en faisait tantôt un **épithélioma en dégénérescence graisseuse**, tantôt simplement un **épithélioma tubulé**, tantôt même une tumeur à corps oviformes, un **cylindrome.**

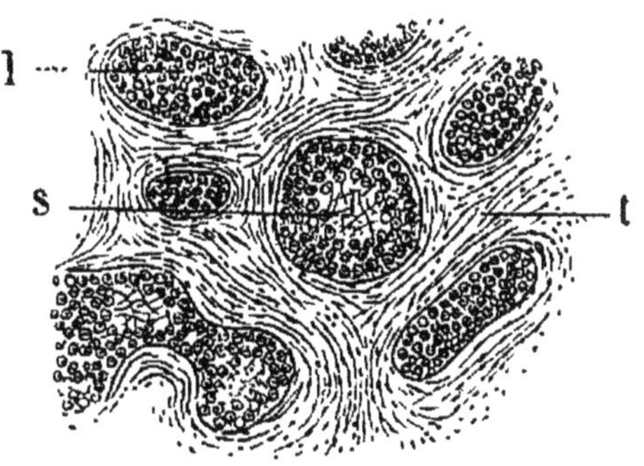

Fig. 5. — Tumeur embryonnaire du type épidermique sébacé (épithélioma tubulé à dégénérescence graisseuse).

l, lobule formé par des cellules épithéliales sébacées ; *s*, centre d'un lobule en évolution sébacée complète ; *t*, tissu conjonctif du stroma.

Pour Cornil et Ranvier les **épithéliomes tubulés** sont des tumeurs composées de cylindres *pleins* ou de traînées d'épithélium pavimenteux *ne subissant pas d'évolution épidermique*, anastomosés les uns avec les autres et logés au milieu d'un stroma conjonctif. La définition de ce groupe repose surtout sur des caractères négatifs ; on y range en fait toutes les tumeurs constituées par des cellules nettement épithéliales, quand ces dernières ne sont pas cylindriques, qu'elles ne montrent pas d'évolution cornée, et que de plus la structure générale de la tumeur ne présente pas les caractères des *carcinomes.* Il en résulte que les tumeurs d'origine épithéliale les plus diverses méritent également le nom d'épithéliomes tubulés, et qu'on ne saurait en donner dès lors une description générale précise.

Formes adultes. — La prolifération cellulaire aboutit à la formation de glandes sébacées qui ne diffèrent guère des glandes normales que par leur nombre excessif, leur mode de distribution et par l'absence ou l'irrégularité de leurs canaux excréteurs. Dans l'*acné hypertrophique* du nez, la couche néoformée arrive à atteindre plusieurs centimètres d'épaisseur.

Les **kystes sébacés simples** des auteurs ne sont pas des tumeurs vraies, mais des inflammations des glandes sébacées. Les **comédons** sont le fait de la rétention simple du sébum dans les follicules pileux, provoquée parfois par la présence du *demodex folliculorum.*

Les **kystes sébacés** proprement dits sont le fait de la dilatation des glandes sébacées par leurs cellules constituantes, proliférées, mais ayant subi une dégénérescence pathologique spéciale. Celle-ci présente pour nous les caractères d'une fermentation virulente ; elle aboutit à la désintégration des cellules en une masse d'aspect graisseux, dans laquelle on reconnaît, plus ou moins bien, la forme des cellules préexistantes, et qu'on appelle *mellicérique* ou *stéatomateuse*, suivant qu'elle rappelle, par sa consistance, le miel ou la cire.

Le kyste sébacé est ordinairement constitué par une cavité unique résultant de la distension d'une seule glande. Quand la région est riche en glandes sébacées, la lésion s'étend à des glandes multiples ; peut-être même provoque-t-elle la formation hypertrophique de culs-de-sac nouveaux ; la tumeur présente alors un aspect lobulé, tel est souvent le cas des **loupes** du cuir chevelu. Sur les coupes, il arrive parfois que l'aspect rappelle celui d'un épithélioma lobulé dont les lobules seraient pressés et réguliers ; mais cette régularité même n'appartient pas à l'épithélioma, et de plus les caractères du mode fermentatif des cellules épithéliales sont très différents de leurs évolutions physiologiques.

L'**épithélioma pavimenteux calcifié** de Malherbe de Nantes paraît être également une lésion inflammatoire des glandes sébacées, guérie par calcification.

Les **kystes dermoïdes**, qui figurent parmi les kystes sébacés des auteurs, sont des tumeurs à tissus multiples, ressortissant aux néoplasies des tissus fœtaux transitoires, qui feront l'objet d'un chapitre particulier.

3° Type sudoripare.

Formes embryonnaires. — Bien que l'épithélium des glandes sudoripares appartienne à la famille épidermique, il se distingue nettement des deux premiers types que nous venons de décrire. Les tumeurs qui en dérivent se rapprochent beaucoup plus des tumeurs glandulaires, que nous étudierons plus tard, que des autres tumeurs d'origine cutanée.

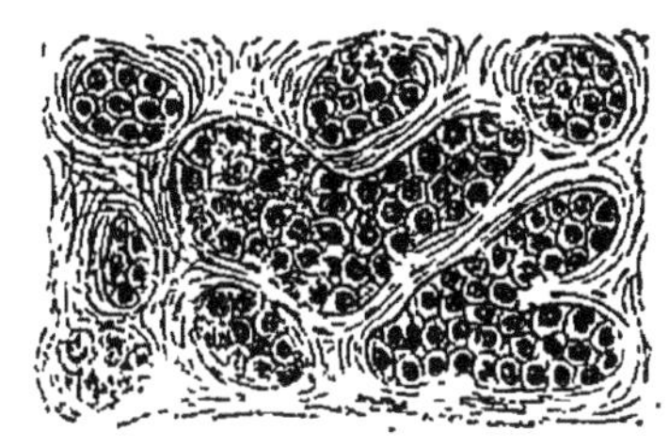

Fig. 6. — Tumeur embryonnaire du type sudoripare (épithélioma tubulé).

Les formes de malignité moyenne sont les plus fréquentes, ce sont celles qui ont été bien étudiées par Verneuil. Le tissu épithélial s'y présente sous la forme de tubes ou de cylindres pleins, anastomosés entre eux par des bourgeons latéraux (fig. 6), les uns se présentant en sections transversales rondes, les autres en sections longitudinales cylindriques.

Les *cellules* qui les constituent rappellent encore un peu le type épidermique : elles sont encore plus petites et moins soudées entre elles que les cellules sébacées; leur noyau est moins distinct; elles sont cubiques plutôt que polygonales. Enfin, elles ne présentent ni évolution cornée ni évolution sébacée.

Le *stroma* intertubulaire est adulte. A cette étape évolutive, ces tumeurs répondent à la description de **l'épithélioma tubulé**; mais elles ne sont pas seules à constituer ce groupe. De plus la distribution tubulaire et l'aspect cubique des cellules épithéliales n'appartiennent qu'aux formes de malignité moyenne. Dans les formes très embryonnaires, les cellules sont plus arrondies; elles se répartissent en îlots irréguliers ou ovalaires au sein d'un stroma moins bien organisé; la tumeur devient un **carcinome**.

FORMES ADULTES. — Les tubes sont plus longs, un peu enroulés; les cellules s'y disposent en deux rangées latérales régulières; l'ensemble prend l'aspect des glandes hypertrophiées. On les confond souvent dans les descriptions courantes avec les formes embryonnaires tubulées; les **polyadénomes sudoripares** des auteurs répondent tantôt à l'une, tantôt à l'autre de ces deux étapes évolutives des tumeurs sudoripares.

II. — TISSUS ÉPITHÉLIAUX DES REVÊTEMENTS MUQUEUX

1° Type cubique.

FORMES EMBRYONNAIRES. — Elles présentent les plus grandes ressemblances avec les tumeurs de même nature des glandes sudoripares; elles sont assez rares et ne nous arrêteront pas.

Au niveau du sein, les tumeurs superficielles d'origine sudoripare et les tumeurs profondes d'origine galactophore présentent entre elles de notables ressemblances. Les petits canaux galactophores, seuls pourvus d'un épithélium cubique, sont le point de départ de ces formes; comme les formes correspondantes des épithéliomas sudoripares, elles deviennent alvéolaires à l'état très malin, et restent tubulées à un moindre degré de malignité.

FORMES ADULTES. — Elles sont constituées par des tubes ramifiés au sein d'un tissu conjonctif en nappe. Les tubes présentent une lumière de petite dimension; ils sont tapissés par des cellules épithéliales cubiques disposées sur une seule rangée.

2° Type cylindrique.

FORMES EMBRYONNAIRES. — La cellule cylindrique haute, à bords droits, à partie périphérique claire, est la forme adulte du type que nous étudions; c'est dire qu'elle est relativement rare dans les tumeurs embryonnaires de cette origine.

Cellules. — Les cellules jeunes du type cylindrique sont arrondies et tassées; elles se réunissent en amas qui tendent assez rapidement à prendre une forme ovalaire ou à se rapprocher de la disposition tubulée.

Dans les cas de malignité moyenne (fig. 7) on trouve côte à côte des amas de cellules très embryonnaires, qui ne peuvent être caractérisées; d'autres dans lesquels les cellules sont encore peu avancées en évolution, mais trahissent déjà leur origine par la forme tubulée de leurs colonies; d'autres enfin dans lesquelles les cellules, disposées en tubes creux, prennent la forme cylindrique plus ou moins parfaite, et sont très reconnaissables. Dans ces tubes, le plus souvent, les cellules sont disposées en couches multiples sans stratification régulière; les plus profondes sont petites et rondes, les superficielles seules sont allongées et cylindriques.

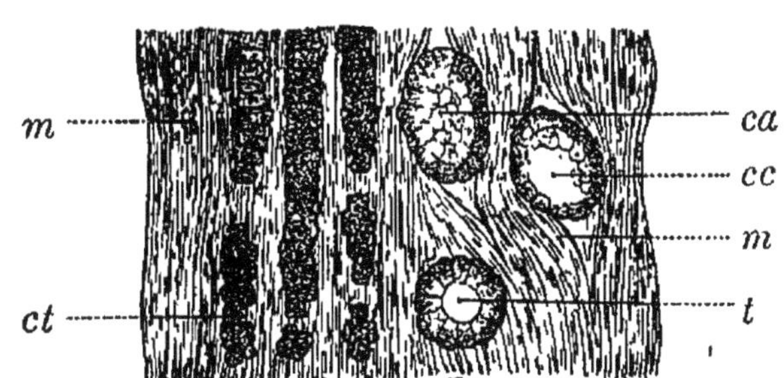

Fig. 7. — Tumeur embryonnaire du type épithélial cylindrique (épithélioma cylindrique).

ct, cellules épithéliales embryonnaires, disposées en traînées; *ca*, cellules épithéliales réunies en amas cylindriques pleins; *cc*, cellules plus avancées commençant à s'ordonner en cylindres creux; *t*, tubes néoformés constitués par des cellules cylindriques voisines de l'état adulte; *m*, fibres musculaires lisses des couches envahies par le néoplasme.

Stroma. — Le stroma suit les variations des colonies cellulaires; il est peu abondant, souvent muqueux et mal organisé. Dans les formes très malignes l'aspect devient alvéolaire; le tissu conjonctif qui forme les alvéoles est peu abondant, souvent il fait plus ou moins défaut ; les cellules épithéliales sont alors simplement infiltrées au milieu des tissus préexistants, peu influencés par leur présence et qui ne cèdent qu'à leur nombre. Dans la figure 7, il s'agit d'une tumeur maligne de l'estomac, dans laquelle le stromaest presque exclusivement représenté par les fibres lisses de la tunique musculaire.

Ce n'est que dans les *formes intermédiaires* que les cellules épithéliales se présentent presque toutes à l'état cylindrique et tapissent régulièrement des tubes allongés ou des cavités kystiques arrondies. La disposition en tubes ou en cavités dépend elle-même de la nature de la cellule cylindrique considérée.

Variétés. — Bien que nous ayons réuni dans une description commune les tumeurs des divers types cylindriques, celles-ci présentent en réalité des différences spécifiques qui les séparent les unes des autres. L'épithélium cylindrique de l'estomac, par exemple, ne saurait être identifié avec l'épithélium cylindrique des grands canaux galactophores ; ce dernier paraît être le point de départ de ces tumeurs volumineuses du sein dont la structure correspond à une étape intermédiaire et qu'on décrit sous le nom de **cystosarcomes**. Les cavités kystiques y sont régulières, l'épithélium adulte ; le stroma est relativement embryonnaire. Le développement est assez lent, mais continu ; il peut atteindre des proportions énormes ; la généralisation et les récidives font habituellement défaut.

Formes adultes. — Les cellules sont adultes, bien caractérisées, et de plus disposées uniquement en tubes ou en kystes réguliers. Les différences entre les diverses variétés spécifiques du type cylindrique apparaissent encore plus nettement que pour les formes embryonnaires.

Les unes, qui se caractérisent par des cavités kystiques, sont décrites sous le nom de **kystes muqueux** ;

les autres sont constituées par des tubes juxtaposés bien formés, assez réguliers, se présentant sur les préparations avec des formes diverses déterminées par l'incidence de la coupe (**adénomes tubulés**).

Quand ces tumeurs adultes proviennent des conduits excréteurs inclus dans les tissus, comme ceux du sein par exemple, elles se développent en noyaux arrondis bien limités. Sur les surfaces libres elles ont une grande tendance à prendre la forme de **polypes**.

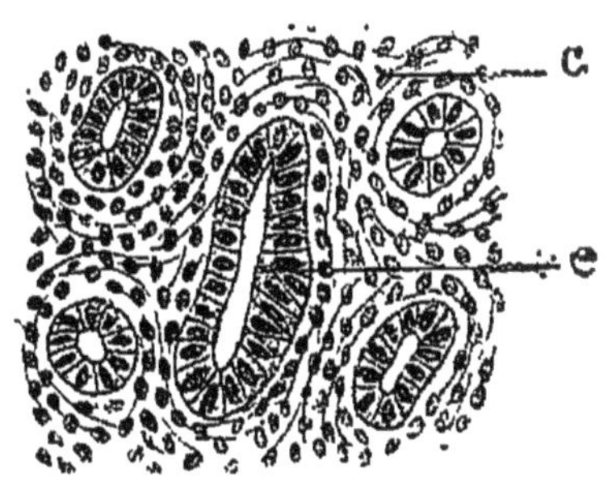

Fig. 8. — Tumeur adulte du type épithélial cylindrique de revêtement (polype muqueux).

e, tubes creux tapissés par un épithélium cylindrique adulte à une seule couche; *c*, tissu conjonctif lâche de soutènement.

La surface de ces derniers porte une couche de revêtement cylindrique, en continuité directe avec un nombre plus ou moins considérable de replis tubulés, inclus dans la profondeur de la tumeur, et dont la plupart affectent une direction générale perpendiculaire à la surface de la muqueuse sur laquelle ils s'ouvrent (fig. 8).

Le tissu conjonctif qui sépare les tubes est ordinairement peu avancé en organisation, aussi bien dans les formes sessiles que dans les formes polypeuses, mais surtout dans ces dernières. Il est lâche, plus riche en fibres élastiques qu'en travées connectives, parfois muqueux, toujours fortement imprégné de lymphe.

La distinction est habituellement facile entre les formes adultes et les formes embryonnaires des tumeurs cylindriques; par contre, dans quelques cas, il est difficile de reconnaître si l'on a affaire à une tumeur adulte du type cylindrique, ou à une tumeur du tissu cellulaire lâche sous-muqueux. La prolifération néoplasique du tissu sous-muqueux entraîne une hypertrophie secondaire des glandules qui peut en imposer pour une tumeur d'origine épithéliale. La difficulté de distinguer le tissu fondamental du tissu accessoire en pareil cas est le fait de la solidarité étroite qui existe entre le tissu épithélial et le tissu conjonctif. On la rencontre également, et à un plus haut degré, dans l'étude des tumeurs glandulaires.

La classe des **kystes**, admise par tous les auteurs, est artificielle et très complexe ; nous avons déjà vu ce qu'il fallait penser des kystes sébacés ; les **kystes séreux**, **muqueux ou colloïdes** présentent la même complexité. Les **cavités séreuses**, comme l'hygroma, sont des hypertrophies d'origine mécanique. Les **kystes des glandes** réunissent des processus divers : des *tumeurs vraies*, mais surtout des *hydropisies* par irritation inflammatoire ; des *rétentions* de produits sécrétés ; enfin les *maladies kystiques* de divers organes, et en particulier des seins, du foie, des testicules et des reins. Ces maladies kystiques constituent d'après nous une espèce nosologique bien définie, étrangère aux tumeurs proprement dites.

Les **kystes prolifères** des ovaires sont des tumeurs vraies, analogues par leur signification aux kystes dermoïdes. Comme ces derniers, elles sont des tumeurs à tissus multiples, qui ressortissent aux tissus transitoires de la période du développement.

3° Type à cils vibratiles.

Ce genre d'épithélium donne beaucoup plus rarement naissance à des tumeurs que les deux précédents. Les formes embryonnaires, très rares, se confondent avec celles des types cylindriques.

Les formes adultes s'observent quelquefois, surtout dans les fosses nasales, et constituent quelques-uns des polypes de cette région. Elles ne diffèrent que par le caractère de leurs cellules des adénomes tubulés ou polypeux du type cylindrique vulgaire.

4° Type décidual.

FORMES EMBRYONNAIRES. — Les tumeurs de cette origine n'ont été décrites que depuis une dizaine d'années et avaient été confondues jusque-là avec les autres cancers de l'utérus; le premier cas que nous ayons observé et étudié nous-même remonte à 1892. Ces tumeurs surviennent quelques mois après un accouchement à terme ou après un avortement; on n'en connaît pas encore de cas chez une femme vierge. Le noyau d'origine siège sur la face interne de l'utérus; la tumeur a pour point de départ les débris placentaires, envahit les parois utérines et se généralise dans divers organes, principalement dans les poumons (**déciduomes malins**).

Les formes *intermédiaires*, de moindre malignité, se développent surtout dans la cavité utérine, y provoquent des hémorragies graves; elles infiltrent aussi et peuvent perforer les parois utérines, sans se généraliser à distance (**polypes placentaires destructifs**).

Structure. — Le tissu de la tumeur rappelle la structure des couches déciduales du placenta, avec une grande abondance de leurs cellules spéciales; il existe de nombreux vaisseaux lacunaires et les *foyers hémorragiques* ne sont pas rares. Le stroma conjonctif est peu abondant et n'affecte pas de disposition spéciale. Dans les parois utérines le stroma est presque exclusivement représenté par le tissu musculaire de l'organe, en voie de destruction, dans les interstices duquel s'insinuent les cellules néoplasiques, tantôt isolées, tantôt réunies en amas peu volumineux, qui ne présentent aucun arrangement spécial, aucune orientation définie; elles sont placées au contact les unes des autres ou simplement séparées par un fin réticulum.

Les vaisseaux préexistants, les veines surtout, sont perforés et envahis avec une facilité toute particulière par le néoplasme.

Cellules. — Les cellules néoplasiques sont très caractéristiques; elles sont très *volumineuses*, deux ou trois fois plus grosses en moyenne que des globules blancs (fig. 9). Leur forme est très variable; elles peuvent être arrondies, polygonales ou fusiformes, mais l'aspect piriforme ou en virgule est le plus fréquent. Le *protoplasma* est abondant, clair, granuleux, parfois même fibrillaire, coloré en orange par le picrocarmin.

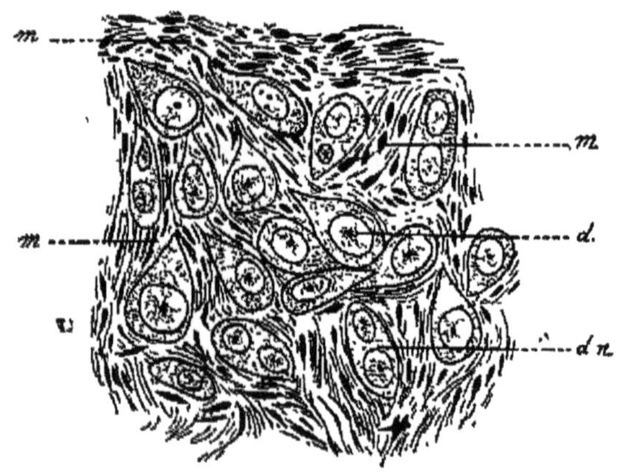

Fig. 9. — Tumeur embryonnaire du type décidual (déciduome).

d, cellules déciduales piriformes; *dn*, cellules déciduales à deux noyaux; *m*, fibres musculaires des parois utérines envahies par le néoplasme.

Le *noyau* est généralement unique, ovalaire, faiblement coloré, sans homogénéité; la cellule est souvent si volumineuse que le noyau ne peut être aperçu que par des variations de la mise au point.

Outre les cellules volumineuses assez claires, très semblables aux cellules déciduales de la caduque utérine normale, on rencontre aussi des amas protoplasmiques semés de noyaux sans démarcations cellulaires nettes; la forme de ces amas est très variable, leur volume très considérable; leur signification est encore discutée : les uns n'y voient que des cellules déciduales géantes à noyaux multiples, et décrivent tous les intermédiaires; les autres les désignent sous le nom de *masses plasmodiales* et leur accordent l'importance prépondérante.

On les trouverait surtout dans les formes les plus malignes et sur les points d'accroissement de la tumeur, ce qui pourrait faire supposer qu'il s'agit de la forme la plus embryonnaire du tissu décidual, ressortissant à sa prolifération la plus active.

FORMES ADULTES. — Elles sont connues depuis plus longtemps et décrites sous le nom de **polypes placentaires.** Saillantes dans la cavité utérine, ordinairement pédiculées, elles présentent la structure de villosités choriales presque régulières, revêtues de cellules déciduales adultes, bien caractérisées, plus colorables et moins volumineuses que celles des formes embryonnaires. On n'y rencontre pas de masses plasmodiales.

L'existence de tumeurs malignes du type décidual n'a rien qui puisse surprendre ; elle prouve simplement que les tissus dont l'activité physiologique et la caractéristique morphologique complète ne sont que transitoires, rentrent néanmoins dans la loi générale des néoplasmes. Jusqu'ici tous les cas connus ont eu pour point de départ une *caduque placentaire*, mais rien ne s'oppose, a priori, à ce que la tumeur puisse naître d'une caduque menstruelle. La similitude des cellules fondamentales de ces tumeurs avec les cellules de la caduque utérine est si frappante que les premiers observateurs ne s'y sont pas trompés et leur ont donné pour ce motif le nom de déciduomes. Il semble que leur origine et leur pathogénie n'auraient pas dû soulever de grandes discussions ; il en a été tout autrement, et celles-ci n'ont pas plus manqué que les théories pathogéniques. Nous ne pouvons exposer longuement ces dernières : toutes les hypothèses possibles ont eu leurs défenseurs et ont inspiré des dénominations spéciales. L'origine conjonctive, admise par le plus grand nombre, leur a valu le nom de *sarcome décidual* ou *déciduocellulaire* ;

l'origine épithéliale, admise par d'autres, les faisait appeler *carcinome syncitial*, par les partisans de la provenance de l'épithélium utérin; *épithéliome fœtal*, ou encore *épithéliome ecto-placentaire*, par les partisans de la provenance fœtale (1). Leur richesse en vaisseaux lacunaires leur a encore valu le nom d'*endothéliome à cellules géantes*.

La lésion pathologique du placenta décrite sous le nom de **môle hydatique** ou de **myxome hydatiforme**, est rapprochée par tous les auteurs des tumeurs précédentes; elle est constituée par des masses arrondies, de volume variable, assez semblables à des grains de raisin, groupées sans formes régulières, reliées les unes aux autres par des fragments de villosités placentaires (fig. 10). Ces grains sont les uns transparents et d'aspect muqueux ; les autres opaques et graisseux ; parfois aussi ils sont le siège d'hémorragies interstitielles.

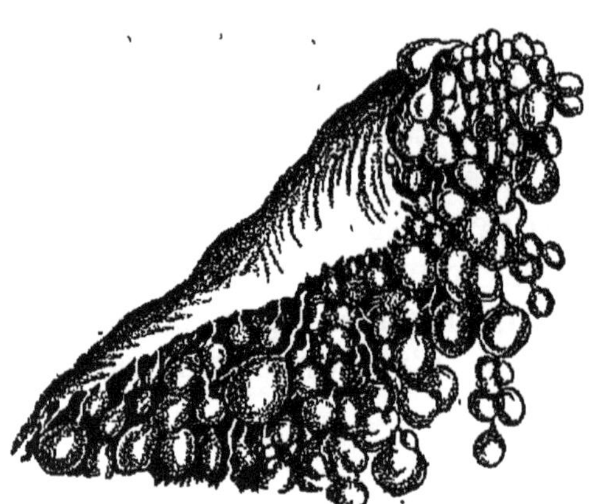

Fig. 10. — Môle hydatiforme du placenta (d'après Virchow).

Cette lésion est constituée essentiellement par la *dégénérescence muqueuse* des villosités choriales ; elle est généralement considérée comme une tumeur (**myxome papillaire ;** plus récemment, **adénome placentaire**). Sa véritable place nosologique est encore à déterminer, mais elle s'éloigne des tumeurs vraies par ce double fait, qu'elle est ordinairement revêtue d'une caduque épaissie qui l'isole de la cavité utérine, et qu'elle porte à la fois sur toute la surface de l'œuf, atteignant toutes les villosités. Elle survient d'ordinaire avant le troisième mois de la grossesse et finit

(1) Durante a soutenu spécialement cette manière de voir, en s'appuyant sur les recherches de Mathias Duval sur le développement du placenta des rongeurs. (*Revue médicale de la Suisse romande*, 1896, p. 614.)

par être expulsée sous forme d'une simple masse charnue, quelquefois entourant une cavité amniotique, celle-ci contenant ou non un embryon arrêté dans son développement. Dans quelques cas la môle devient le point de départ de tumeurs envahissantes, perforant la caduque et envahissant l'utérus ; des déciduomes ont été rapportés à cette origine.

III. — TISSUS ÉPITHÉLIAUX DES ORGANES GLANDULAIRES

Les tumeurs de cette origine sont les plus fréquentes et les plus importantes à connaître de toutes les tumeurs. Les *formes adultes*, relativement plus rares, sont assez bien connues, mais les descriptions que donnent les auteurs des *formes embryonnaires* sont confuses et inexactes, parce qu'on a méconnu la spécificité étroite qui sépare les épithéliums glandulaires les uns des autres, spécificité en vertu de laquelle chaque épithélium glandulaire donne naissance, par sa végétation néoplasique, à une série de tumeurs qui lui est propre. C'est ainsi qu'il y a des tumeurs embryonnaires mammaires, pancréatiques, gastriques, hépatiques, etc.; de plus, dans chaque organe, il y a lieu de distinguer autant de séries différentes de tumeurs qu'il y a d'espèces cellulaires qui entrent dans sa composition normale.

Nous ne pouvons entrer ici dans la description détaillée de toutes les tumeurs glandulaires, nous devrons nous contenter d'en décrire quelques-unes prises pour types. Les autres espèces se rapprochent plus ou moins des types choisis, suivant les affinités et les ressemblances physiologiques de leurs cellules fondamentales ; mais elles en diffèrent toujours par *quelques caractères particuliers en rapport avec les propriétés spéciales à leur tissu d'origine*. On ne doit jamais oublier cette notion essentielle dans l'étude des tumeurs viscérales.

Les descriptions classiques des tumeurs épithéliales glandulaires sont des plus confuses, par le fait de deux erreurs fondamentales de point de départ. D'une part on veut distinguer des *types néoplasiques abstraits*, synthétiques, indépendamment de l'espèce cellulaire originelle ; d'autre part, confondant évolutions et dégénérescences, on fait entrer dans la définition de ces types, au même titre, des *évolutions* en rapport avec leur nature vraie, et des *dégénérescences* accidentelles ou contingentes, communes à des espèces physiologiques différentes.

L'adénome pour les tumeurs bénignes, le carcinome pour les tumeurs malignes, sont les types essentiels autour desquels s'édifient toutes les variétés admises dans les diverses classifications, variétés composées d'ailleurs de tumeurs d'origines très diverses.

Les **adénomes** comprennent toutes les tumeurs qui reproduisent plus ou moins exactement la structure d'une glande. Cornil et Ranvier les subdivisent en adénomes *acineux* et adénomes *tubulés* (à cellules cylindriques) ; avec les **kystes**, ils renferment pour eux toutes les tumeurs bénignes des glandes. Ziegler distingue des adénomes *tubulés*, *alvéolaires*, *papillaires*, et des *adénokystomes*.

Le **carcinome** est généralement opposé, comme forme maligne, aux adénomes ; mais sa définition n'a pas été comprise de la même manière à toutes les époques et il est manifeste que son individualité perd chaque jour du terrain. Il y a quelques années, on était d'accord pour opposer les carcinomes aux épithéliomes, et pour chercher les bases de leur différenciation dans les caractères du stroma plus encore que dans celui des éléments cellulaires ; la séparation était d'autant plus profonde que l'on a admis longtemps l'origine conjonctive des carcinomes. Cornil et Ranvier, restés partisans de cette séparation, donnent du carcinome la définition suivante :

Tumeur composée d'un stroma fibreux limitant des alvéoles qui forment par leur communication un système caverneux : ces alvéoles sont remplis de cellules libres les unes par rapport aux autres, dans un liquide plus ou moins abondant.

Pour ces auteurs, le stroma est la caractéristique essentielle du carcinome ; il est formé par des travées fibreuses, réunies en un système continu, et disposées de telle façon que les cavités qu'elles limitent s'ouvrent les unes dans les autres (fig. 11).

Chaque travée comprend un ou plusieurs faisceaux de tissu conjonctif, accompagnés de leurs cellules normales ; celles-ci sont plus nombreuses au niveau des confluents des travées. Sur la surface du stroma, qui correspond à la cavité des alvéoles, les cellules conjonctives se transforment souvent en cellules plates, comparables à celles qui tapissent les travées du grand épiploon.

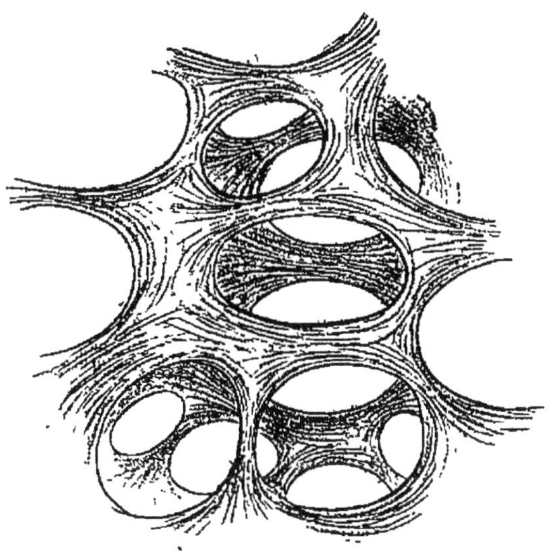

Fig. 11. — Stroma du carcinome d'après Cornil et Ranvier.

Le *suc lactescent* de Cruveilhier en est un caractère macroscopique important. Par contre, les cellules que contiennent les alvéoles sont reléguées au second plan ; on les dit très variables, très inégales, essentiellement *polymorphes*. Cependant cette polymorphie elle-même ne caractérise pas le carcinome, « car il en est où toutes les cellules sont semblables, qu'elles soient rondes ou polygonales ». Leur seul caractère constant, c'est qu'elles ne paraissent pas avoir de membrane propre, et qu'elles ne sont pas soudées les unes aux autres.

Ces cellules sont sujettes à diverses modifications nutritives, dont on ne cherche pas à pénétrer l'origine, mais dont on se sert pour différencier les espèces des carcinomes, concurremment avec les variations d'importance du stroma lui-même. C'est ainsi que Cornil et Ranvier distinguent cinq espèces de carcinomes, dont deux sont caractérisées par les caractères de leur stroma, et trois par les modifications nutritives de leurs cellules.

Le **carcinome squirrheux** possède des travées épaisses et résistantes ; leur aspect fibrillaire est atténué ; elles sont homogènes, très réfringentes, riches en fibres élastiques.

Habituellement les parties centrales de la tumeur s'atrophient, par une sorte de fonte granuleuse des cellules, qui se résolvent en un détritus que résorbent les lymphatiques. Dans ce cas le **squirrhe** est dit *atrophique*. Le squirrhe se développe d'ordinaire lentement et *peut même disparaître localement*; il atteint rapidement les ganglions, et se généralise constamment mais lentement à la majorité des organes et des tissus.

Le **carcinome encéphaloïde** ou **médullaire** possède des travées minces et des alvéoles plus grands, parfois visibles à l'œil nu. Il s'accroît plus rapidement, mais sa généralisation est plus discrète. Il est *pultacé* quand il est très mou ; *érectile* ou *hématode* quand ses parois contiennent des vaisseaux sanguins très nombreux, souvent anévrysmatiques, et pouvant devenir le point de départ d'hémorragies interstitielles plus ou moins importantes.

Les carcinomes **lipomateux**, **muqueux** ou **colloïde**, et **mélanique**, empruntent leurs caractères d'espèces à l'apparition dans leurs cellules de substances graisseuses, muqueuses ou colloïdes, ou enfin de pigment mélanique. Ces *cinq formes* de carcinomes doivent leur signification d'espèces distinctes à ce qu'elles peuvent donner naissance à des tumeurs secondaires, qui présentent les mêmes caractères que les tumeurs initiales.

Les carcinomes de toutes les espèces peuvent être le siège de *dégénérescence graisseuse* et de *transformation caséeuse*; ils peuvent *s'enflammer* ou devenir *villeux*. De là naissent *quatre variétés*, qui ne méritent pas d'être élevées au rang d'espèces, parce que leurs caractères se perdent dans les tumeurs secondaires.

Cette opposition du carcinome avec l'épithéliome a été plus vite abandonnée en Allemagne ; on a commencé à lui adjoindre les épithéliomes lobulés sous le nom de carcinomes de la peau, et bientôt les épithéliomes des autres origines ont pris le même chemin. Dans son édition la plus récente (1898) Ziegler ne prend plus l'acception de carcinome que dans le sens très compréhensif de cancer épithélial, et il en distingue quatre variétés : les carcinomes *à épithélium pavimenteux*, à *cellules cylindriques*, *simplex* et le *cystocarcinome*. Le carcinome simple qui répond au carcinome proprement dit, se subdivise lui-même en carcinome *acineux*, *tubulaire*, *médullaire*, *muqueux* (ou gélatineux ou colloïde), *giganto-cellulaire*.

La séparation des adénomes et des carcinomes n'étant pas elle-même absolue, on a dû leur adjoindre des formes de passage sous les noms de *polyadénome*, d'*adénome malin* (*destruens* des Allemands), d'*adénome carcinomateux*, ou inversement de *carcinome adénomateux*; sans compter l'intervention des **sarcomes**, que nous décrirons plus loin, et dont la combinaison avec les formes précédentes a fait créer les *sarcomes alvéolaires* ou carcinomatodes, les *carcinomes sarcomatodes* et les *adénosarcomes*.

Toutes ces expressions se comprennent d'elles-mêmes, après un moment de réflexion, mais elles rendent compte par leur variété de l'inexprimable confusion des descriptions classiques. Les caractères assignés à ces divers types, leurs identités respectives sont si artificiels, et si peu conformes à la réalité des choses, que la détermination de l'espèce est, dans chaque cas particulier, un problème laborieux, sur la solution duquel des observateurs différents sont presque toujours en complet désaccord.

En réalité les tumeurs de presque tous les épithéliums glandulaires peuvent être qualifiées de sarcomes, de carcinomes, de polyadénomes et d'adénomes, suivant l'étape évolutive de leur tissu fondamental, c'est-à-dire suivant le degré de malignité des diverses tumeurs considérées, et souvent même suivant les points examinés d'une même tumeur ou de ses divers foyers secondaires. La notion d'*espèce* doit être cherchée uniquement dans la détermination de l'espèce cellulaire originelle ; il ne reste plus ensuite qu'à fixer la place occupée par la tumeur particulière dans l'échelle des tumeurs de son espèce, en se référant pour cela aux formes évolutives connues de son tissu constituant et aux règles que nous avons développées dans nos considérations générales. Fabre-Domergue, qui a reconnu à notre exemple cette donnée essentielle, propose d'appeler *enthéliomes* les formes adultes bénignes, *épithéliomes* les formes intermédiaires, et *carcinomes* les formes malignes des tumeurs épithéliales. Ces deux derniers termes se trouveraient ainsi détournés de leur sens traditionnel, ce qui ne serait pas fait pour faire cesser la confusion ; le premier serait assez bien choisi, mais il faudrait alors créer une série de termes analogues pour toutes les espèces de cellules, et il est beaucoup plus simple et tout aussi efficace de se contenter des termes que nous avons proposés de tumeurs embryonnaires, intermédiaires et adultes, complétés par le nom de l'espèce cellulaire normale originelle.

1° Type mammaire.

FORMES EMBRYONNAIRES. — Dans les cas de moyenne malignité la structure de la tumeur répond assez exactement à la description classique du carcinome. La tumeur se substitue à la glande qu'elle envahit, non seulement de proche en proche, mais aussi par un mode d'extension discontinue, tel que certains îlots paraissent éloignés les uns des autres, disséminés au sein du tissu cellulo-adipeux, sans présenter de continuité directe.

Ce mode d'extension discontinue appartient à un degré plus ou moins élevé aux tumeurs analogues de toutes les glandes acineuses ; il explique l'existence de nids néoplasiques microscopiques, à une assez grande distance du noyau principal, dans des tissus en apparence sains et qui pouvaient paraître loin de la zone d'accroissement ; il résulte de la facilité avec laquelle les cellules épithéliales glandulaires, peu ou point adhérentes entre elles, se laissent transporter par les courants de la lymphe ; et d'autre part de la biologie spéciale de ces cellules, de la puissance de germination que possèdent leurs semis au sein des mailles du tissu conjonctif.

Cellules. — Les cellules épithéliales mammaires se disposent en nappes ou en foyers arrondis, mais elles n'ont aucune tendance à se grouper en traînées cylindriques; elles obéissent ainsi aux mœurs normales de leur espèce, qui construit des acini et non des tubes.

Les cellules mammaires embryonnaires présentent un aspect épithélial rapidement accusé; leurs noyaux sont volumineux, ovalaires, à contours nets, à nucléoles multiples et bien colorés. Le protoplasma est peu abondant quand les cellules sont très embryonnaires, elles sont alors à peu près égales entre elles; à une étape plus avancée le volume des cellules s'accroît; quelques-unes peuvent présenter des noyaux multiples. Leur évolution normale donne naissance à des matières grasses, analogues aux globules du lait; celles-ci forment des granulations ou des gouttelettes dans l'intérieur des cellules, elles peuvent arriver à les détruire et à s'infiltrer dans leurs intervalles.

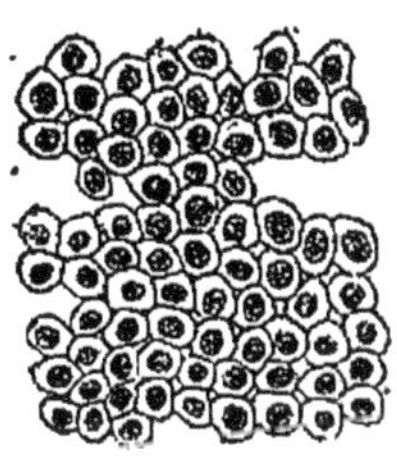

Fig. 12. — Tumeur très embryonnaire du type épithélial mammaire (sarcome globocellulaire).

Ce caractère manque complètement dans les formes très embryonnaires, pour atteindre son maximum dans les formes squirrheuses à développement lent.

Structure. — Dans les formes très malignes (fig. 12) le stroma fait complètement défaut; les cellules sont relativement petites, égales, arrondies; leur aspect épithélioïde seul permet de reconnaître la nature de la tumeur (**sarcome encéphaloïde globo-cellulaire**).

Dans les formes moyennes, les cellules sont très polymorphes et le stroma est très apparent (**carcinome encéphaloïde**). Il devient épais et prédominant dans les formes plus lentes, en même temps qu'un assez grand nombre de cellules subissent l'évolution graisseuse (**carcinome squirrheux**).

A une étape encore plus avancée, *intermédiaire* entre l'état embryonnaire et l'état adulte, les acini glandulaires de nouvelle formation sont très bien caractérisés, le tissu conjonctif est très abondant et l'ensemble rappelle l'aspect de la glande normale (**polyadénome**).

Formes adultes. — Elles correspondent exactement aux **adénomes acineux** de Cornil et Ranvier, et paraissent avoir servi de base à leur description. Elles se montrent sous la forme de petites tumeurs, du volume d'une noisette ou d'une noix, peu distinctes de la glande elle-même, et ne contenant pas de kystes lacunaires.

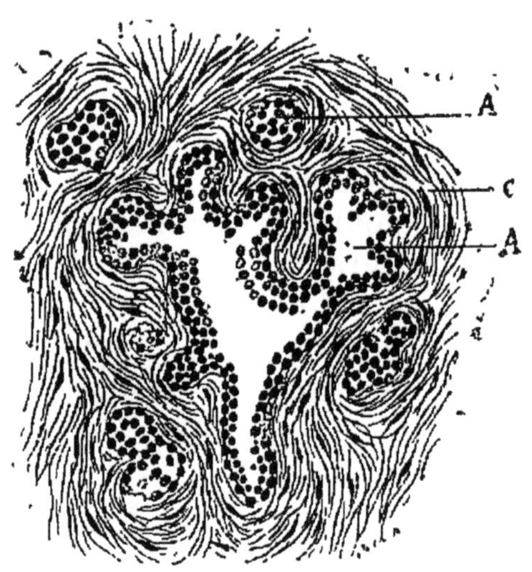

Fig. 13. — Tumeur adulte du type épithélial mammaire (adénome acineux).

A, amas de cellules épithéliales disposées en acini avec lumière centrale ; A', les mêmes amas sans lumière centrale ; c, tissu conjonctif du stroma.

Elles sont constituées par la juxtaposition de culs-de-sac glandulaires, anastomosés et continus, séparés les uns des autres par du tissu conjonctif adulte (fig. 13). Les uns présentent une lumière plus ou moins large, les autres sont à peu près comblés par les cellules épithéliales; tous possèdent une paroi nette et un revêtement épithélial très régulier. Les cellules y sont disposées en plusieurs couches, très adultes, bien distinctes, mais petites, nullement graisseuses, très semblables aux cellules du sein normal au repos, en dehors des périodes de lactation.

Il ne faut pas confondre ces adénomes avec les tumeurs bénignes correspondantes nées du tissu conjonctif de la glande, que nous étudierons plus loin.

Maladie kystique du sein. — Reclus a décrit sous ce nom une dégénérescence kystique spéciale qui possède une *individualité nosologique* plus grande qu'il ne l'a admise lui-même. La lésion consiste essentiellement dans la *dilatation progressive* de tous les acini et de tous les conduits excréteurs, s'accompagnant d'un aplatissement parallèle du revêtement épithélial, d'autant plus accusé que la dilatation kystique progresse elle-même davantage, et, plus tardivement, d'un léger degré de *sclérose péricanaliculaire* et périkystique. On n'y rencontre jamais ni obstruction des voies excrétoires, ni saillie néoplasique dans l'intérieur des kystes, ni irruption du tissu épithélial dans les espaces interkystiques ou intercanaliculaires.

On rencontre des lésions analogues dans *tous les organes glandulaires*, notamment dans le rein; c'est peut-être la maladie kystique de cet organe qui est la plus fréquente et la mieux connue. Il importe d'apprendre à ne confondre cette lésion très spéciale, ni avec les inflammations interstitielles chroniques, ni avec les tumeurs kystiques vraies. C'est cette confusion qui a inspiré les deux théories pathogéniques classiques de cette affection, celle de la *sclérose avec rétention des produits sécrétés*, et celle de la *néoplasie épithéliale.* Pour nous, la maladie kystique est une lésion très spéciale, d'origine congénitale; elle résulte d'un *vice de conformation* initial de la gaine vitrée qui sert de soutènement au revêtement épithélial des acinis et des canaux excréteurs. Cette gaine, par défaut de qualité de sa substance, est incapable de résister à la pression normale des produits sécrétés et la dilatation survient graduellement et progressivement; le processus pathologique est tout à fait comparable à celui qui permet la dilatation des réseaux capillaires mal conformés, sous l'influence de la pression sanguine restée normale.

La maladie kystique *essentielle* des organes glandulaires est un **angiome des appareils sécrétoires** (1); la maladie kystique du sein n'est qu'un cas particulier de ce processus spécial.

(1) Voir le mémoire spécial que nous avons consacré à l'exposé et à la discussion de cette théorie : Bard et Lemoine, De la maladie kystique essentielle des organes glandulaires, ou angiome des appareils sécrétoires (*Archives générales de médecine*, 1890, II, p. 151).

2° Type digestif.

Formes embryonnaires. — Les formes *très malignes* sont composées exclusivement de petites cellules rondes, de type encore peu distinct.

Dans les formes *ordinaires*, les cellules se disposent en nids arrondis dans un stroma alvéolaire ; elles sont incluses ou disséminées au sein d'une substance muqueuse claire très spéciale, qui donne à la tumeur un aspect gélatiniforme tout particulier.

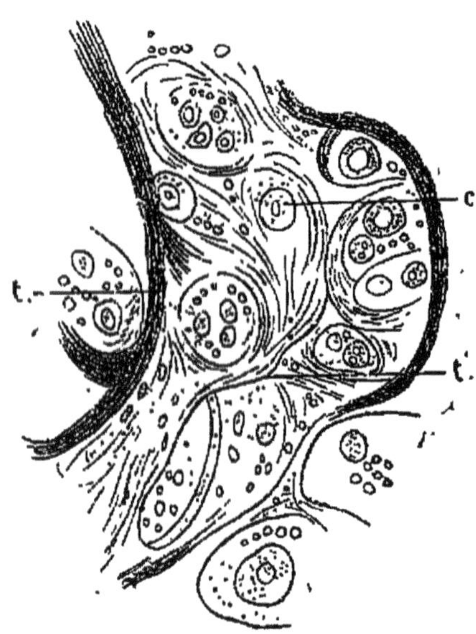

Fig. 14. — Tumeur embryonnaire du type épithélial digestif (carcinome colloïde).

c, cellules épithéliales ; *t*, travées principales du stroma conjonctif ; *t'*, travées secondaires.

Ces formes servent de base à la description du **carcinome muqueux** ou **colloïde** de Cornil et Ranvier; on les trouve surtout dans l'estomac, quoiqu'elles y soient moins fréquentes que les tumeurs malignes de l'épithélium cylindrique. On les rencontre aussi sur d'autres points du tube digestif, notamment dans certaines parties du gros intestin.

Le stroma (fig. 14) est plus facile à voir parce que les alvéoles sont distendus par le liquide muqueux ; il est lui-même parfois œdémateux. Il affecte une disposition particulière : les alvéoles sont plus ou moins sphériques ; les travées principales donnent naissance à des travées secondaires très délicates, dont les extrémités se perdent en se ramifiant au sein de la masse qu'elles cloisonnent.

Celle-ci est constituée par une substance claire qui ne se colore pas ou se teinte très légèrement par le picrocarmin. Elle n'a nulle tendance à se collecter en globes ou en vésicules clos. Elle est diffuse ; elle infiltre les cellules qui deviennent sphériques, vésiculeuses, parfois énormes ; ailleurs elles sont granuleuses, comme *dissoutes dans leur propre sécrétion* ; celles qui peuvent encore absorber les matières colorantes sont peu nombreuses et comme perdues au sein de cette masse d'aspect muqueux. Les alvéoles dans lesquels les cellules sont bien colorées et paraissent confluentes sont extrêmement rares.

L'aspect des coupes histologiques de ces tumeurs est très caractérisque, et le diagnostic se fait au premier coup d'œil.

Formes adultes. — Elles sont assez rares et mal étudiées. On ne les distingue guère des lésions inflammatoires ou simplement hypertrophiques des muqueuses ; nous y reviendrons dans le chapitre consacré aux maladies de l'estomac.

3° Type thyroïdien.

Formes embryonnaires. — A l'état très malin, les cellules thyroïdiennes constituent seules la tumeur, elles sont très nombreuses et très serrées, petites, arrondies, mais réduites presque à leur noyau, qui est alors homogène et sans nucléoles (**sarcome globocellulaire à petites cellules**). L'aspect de ces tumeurs est tout particulier ; les cellules sont peu distinctes les unes des autres, agglutinées par une substance intercellulaire mucilagineuse, qui se colore en jaune par l'acide picrique et donne aux cellules un aspect flou.

Dans les tumeurs très malignes cette substance est

peu visible et ne manifeste guère sa présence que par la teinte nuageuse de la préparation; elle se collecte aussi quelquefois en *boules jaunâtres* disséminées deci delà au sein des nappes cellulaires. Elle se produit d'ailleurs très rapidement, en telle abondance que sur les pièces macroscopiques elles-mêmes on obtient les réactions très nettes des substances mucilagineuses. Cette substance n'est autre que la substance colloïde qui, à l'état normal, remplit les vésicules du corps thyroïde et que les cellules de la tumeur sécrètent conformément à leur biologie propre.

Dans les tumeurs de malignité moyenne, les cellules se caractérisent mieux; elles restent petites, mais elles deviennent cubiques et elles tendent à se disposer en amas arrondis, à contours nets, dans l'intérieur desquels apparaissent de distance en distance des globes colloïdes, un peu jaunâtres. L'ensemble rappelle déjà l'aspect des vésicules thyroïdiennes. Un stroma très peu abondant, délicat, sépare les amas de cellules les uns des autres, sans donner naissance à une véritable charpente (**sarcome muqueux, épithéliome à dégénérescence colloïde, carcinome encéphaloïde**, suivant les cas et suivant les auteurs). Dans les cas de faible malignité, les vésicules sont plus nombreuses, plus caractéristiques, elles constituent la plus grande partie de la tumeur (**adénome malin, polyadénome**).

D'une manière générale les tumeurs thyroïdiennes sont *plus pauvres en stroma* que celles des deux types précédents; leurs cellules sont plus petites, de caractère épithélial moins évident : aussi ces tumeurs affectent beaucoup plus souvent que les précédentes l'aspect sarcomateux, et ne réalisent jamais au même degré qu'elles l'aspect carcinomateux. Ce sont là des caractères d'espèces dont on doit tenir le plus grand compte pour l'appréciation de la malignité dans les divers cas particuliers.

Formes adultes. — Elles sont constituées par la juxtaposition de vésicules à contenu colloïde, qui ne diffèrent guère des vésicules de la glande normale que par l'irrégularité de leurs formes et de leurs dimensions. Dans les espaces angulaires qui les séparent, on rencontre des cellules thyroïdiennes en prolifération plus ou moins active suivant la vitesse d'accroissement de la tumeur. Ces lésions sont d'ailleurs très mal étudiées ; elles n'ont pas été suffisamment différenciées des dégénérescences kystiques et des hypertrophies toxiques, inflammatoires ou congénitales de la glande thyroïde.

4° Type lacrymal.

Formes embryonnaires. — Ces tumeurs sont rares et l'occasion de les étudier se présente exceptionnellement. Les cellules sont serrées, adhérentes et peu distinctes; elles se disposent en amas arrondis dont la disposition tient le milieu entre les formes lobulées des épithéliomes épidermiques et les formes tubulées des épithéliomes cubiques. Le stroma qui les sépare n'est pas franchement alvéolaire.

Ce qui donne à ces tumeurs leur caractère principal, c'est l'apparition de corps hyalins au milieu des cellules épithéliales (fig. 15); ils apparaissent d'abord dans l'axe même des cordons cellulaires, puis ils s'étendent et affectent des dispositions variées, formant tantôt des boules arrondies simples, tantôt des cordons cylindriques réguliers ou en massue, tantôt des arborisations diverses. Ils sont toujours disposés en traînées au sein de la masse cellulaire, mais ils peuvent s'en isoler assez facilement par dilacération. Cette substance hyaline est amorphe et incolore; pour nous elle résulte des propriétés spéciales des sécrétions des cellules constituantes de la tumeur; elle se crée, par distension, des espaces libres où elle se collecte, mais les cellules ne s'ordonnent pas autour d'elle en vésicules closes comme le fait se produit dans le type thyroïdien.

Formes adultes. — Nous n'avons jamais eu l'occasion d'en observer; elles doivent vraisemblablement se rapprocher des adénomes des glandes similaires.

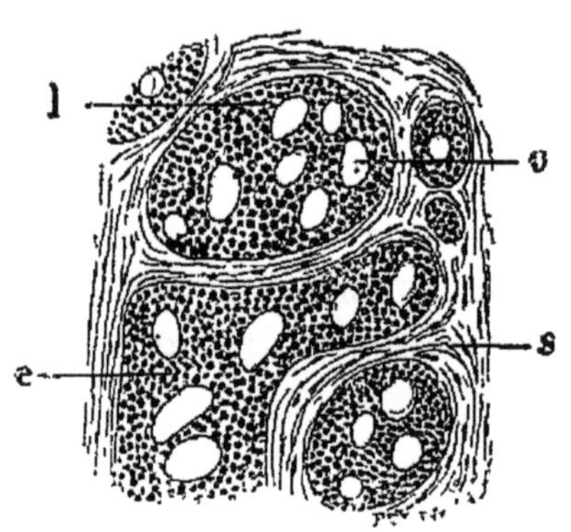

Fig. 15. — Tumeur embryonnaire du type lacrymal (épithélioma à dégénérescence muqueuse, cylindrome).

c, cellules épithéliales réunies en amas lobulés; *l*, *o*, corps oviformes constitués par des boules claires de substance mucilagineuse; *s*, stroma conjonctif.

Ces tumeurs ont été l'objet des interprétations les plus diverses; elles font partie de ce groupe mal délimité qui reçoit suivant les auteurs le nom de **cylindrome** (Billroth), de tumeur hétéradénique à **corps oviformes** (Robin), d'épithéliome tubulé ou alvéolaire avec **envahissement muqueux** (Cornil et Ranvier, Malassez). Pour ces derniers auteurs les masses hyalines sont constituées par des végétations de tissu conjonctif muqueux qui arrivent à pénétrer la masse épithéliale.

En réalité on a confondu sous ces mêmes dénominations deux groupes distincts de tumeurs, eux-mêmes assez complexes. Dans l'un, constitué par des tumeurs des origines cellulaires les plus diverses, il s'agit de la *surcharge hyaline* du stroma, atteignant accessoirement quelques éléments cellulaires; tel est le cas des tumeurs cylindromateuses du sein. Dans l'autre, il s'agit d'une *évolution muqueuse* ou *hyaline*, propre à quelques espèces cellulaires et ne se rencontrant que dans les tumeurs qui en dérivent: tel est le cas des cylindromes de la région orbitaire qui répondent au type des tumeurs lacrymales; d'autres appartiennent au type sébacé, etc. Les globes hyalins ne se montrent bien développés que dans les cas de faible malignité, ce qui explique pourquoi ces tumeurs récidivent facilement, mais se généralisent rarement. Dans les formes très malignes, la sécrétion hyaline ne se collecte pas en masses isolées. Ce caractère est d'ailleurs général dans les tumeurs épithéliales à sécrétion solidifiable ; nous l'avons déjà rencontré dans l'étude des tumeurs du type thyroïdien.

Nous limitons à ces quatre types, pris pour *exemples*, la description des tumeurs des épithéliums glandulaires. Celles des espèces que nous avons dû laisser de côté se rapprochent de l'un ou de l'autre des types choisis ; elles tirent leurs caractéristiques propres, tantôt du *mode de groupement* des cellules et des dispositions du stroma, tantôt des *sécrétions* et des *évolutions* spéciales de leurs cellules ; il suffit le plus souvent pour les reconnaître, ou même pour prévoir leurs caractères, de se reporter aux détails de leur structure physiologique. Nous nous contenterons de rappeler, à ce point de vue, les *boules claires* de sécrétion restées incluses dans les cellules des cancers glandulaires du pancréas, et les grosses *gouttelettes graisseuses* qui infiltrent les cellules des cancers de la capsule surrénale. De même les cancers du rein, à point de départ labyrinthique, ébauchent des *formations tubulées à cellules cubiques*, tandis que ceux du parenchyme hépatique édifient des *trabécules sans lumière à grosses cellules polyédriques granuleuses*.

La conservation des propriétés spéciales de chaque épithélium glandulaire dans ses tumeurs est le plus souvent assez marquée pour permettre à un observateur familiarisé avec elles d'en déterminer la véritable origine ; elle est à peu près toujours suffisante pour permettre de distinguer facilement, dans les diverses tumeurs primitives d'un même organe, celles qui proviennent de son épithélium fondamental et celles qui, nées de l'épithélium de ses canaux excréteurs, reproduisent les types habituels aux épithéliums des revêtements muqueux.

IV. — TISSUS ENDOTHÉLIAUX

Les tumeurs d'origine endothéliale sont rares et incomplètement connues. Les divers types d'endothéliums, celui des surfaces séreuses, celui des vaisseaux et des espaces lymphatiques, celui des vaisseaux sanguins, donnent probablement naissance chacun à une série distincte de néoplasmes, mais leurs différences sont trop faibles pour permettre d'en donner une description séparée.

Formes embryonnaires. — Elles ont été surtout observées sur les séreuses cérébrales, plus rarement sur la plèvre et sur le péritoine. Ces tumeurs peuvent s'accroître assez vite et récidivent facilement, mais elles se généralisent rarement.

Elles sont constituées par des travées conjonctives bien développées, renfermant dans leurs mailles des cellules endothéliales, gonflées, cubiques ou même cylindriques ; ces cellules sont disposées en traînées pleines, formant des réseaux, qui rappellent le mode de pullulation des tumeurs épithéliales épidermiques (**endothéliomes** proprement dits).

Les tumeurs nées de l'endothélium lymphatique (**lymphangiosarcomes**) s'observent dans divers organes et plus spécialement dans les seins et dans la peau.

Celles nées de l'épithélium des vaisseaux sanguins (**hœmangiosarcomes**) s'observent dans un plus grand nombre d'organes, spécialement dans les os, dans le testicule, les reins, etc. Elles présentent des caractères macroscopiques assez particuliers; elles sont très vasculaires, télangiectasiques même, et il semble qu'il faille rattacher à elles toutes les tumeurs décrites autrefois sous les noms de **sarcomes pulsatiles** ou d'**anévrysmes des os.**

Formes adultes. — D'une manière générale les cellules endothéliales ont de la tendance à se disposer en couches concentriques, qui forment des blocs pleins rappelant la structure des globes cornés des tumeurs épidermiques, ou qui s'ordonnent autour de petites cavités en communication avec le vaisseau dont elles dérivent. Cette tendance se manifeste sur-

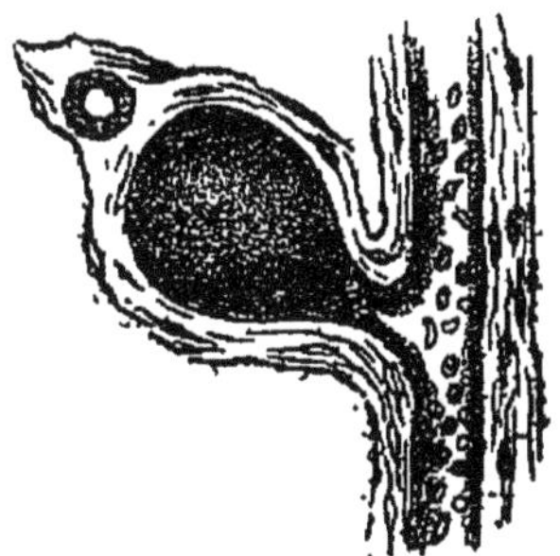
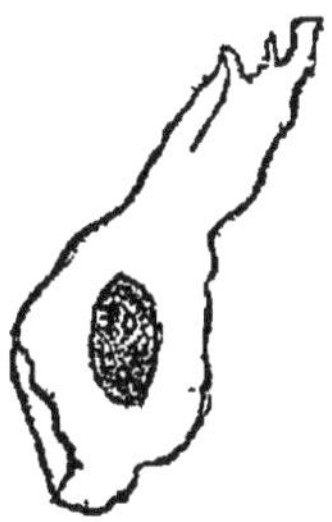

Fig. 16. — Tumeur adulte du type endothélial vasculaire (sarcome angiolithique).

A gauche : corps ovoïde appendu à un vaisseau et constitué par des couches emboîtées de cellules endothéliales. A droite : cellule endothéliale isolée et très grossie (d'après Cornil et Ranvier).

tout sur les tumeurs qui proviennent des endothéliums des vaisseaux sanguins; celles-ci s'observent sous la forme d'un petit bourgeon arrondi, ou de masses irrégulières nettement délimitées, tantôt enkystées, tantôt villeuses et composées elles-mêmes par la réunion de plusieurs bourgeons élémentaires. Elles contiennent des globes stratifiés, brillants, le plus souvent appendus à un tronc vasculaire. Leur intérieur peut être creux et rester en communication avec la lumière du vaisseau dont ils émanent (fig. 16). Dans d'autres cas ils paraissent isolés par le fait de la rupture de leur pédicule.

Les couches concentriques sont simplement constituées par la juxtaposition de cellules emboîtées que ne soude aucun ciment solide. Les cellules (fig. 16) sont aplaties, minces, de dimensions colossales et de formes irrégulières, semblables aux cellules endothéliales des veines normales.

Ces globes deviennent le siège d'infiltrations calcaires tout à fait semblables à celles qui existent normalement dans les plexus choroïdes.

Cornil et Ranvier ont décrit ces tumeurs sous le nom de **sarcome angiolithique**, qui rappelle leur origine vasculaire. Quand les globes endothéliaux sont isolés des vaisseaux et ne sont pas infiltrés de sels calcaires, ils sont facilement confondus avec les formes perlées des épithéliomes épidermiques.

Les **tumeurs perlées** de Cruveilhier, les **cholestéatomes** de Muller, ainsi appelés parce que leur surface de section est sèche, blanchâtre, légèrement miroitante comme la cholestérine, forment des groupes complexes qui contiennent, avec d'autres néoplasmes, des tumeurs endothéliales.

Il en est de même des **psammomes**. Toutefois, d'après Virchow, qui les a décrits, les globes calcaires, *sable cérébral*, qui caractérisent ces derniers, seraient constitués par une substance fondamentale conjonctive, ne contenant pas de cellules stratifiées en couches concentriques. Les sels calcaires se déposeraient d'abord au centre pour gagner peu à peu la périphérie. Les psammomes se développent surtout dans les membranes du système nerveux central et dans la glande pinéale.

Les **angiomes** et les **lymphangiomes** des descriptions classiques ne ressortissent pas aux tumeurs vraies ; nous les décrirons dans les chapitres spéciaux consacrés au système lymphatique et à l'appareil circulatoire.

V. — TISSUS CONJONCTIFS

Les tumeurs du tissu conjonctif ne sont pas rares; mais l'extrême fréquence qu'on leur attribue n'est qu'apparente, elle résulte de ce que l'on confond avec elles un grand nombre de formes embryonnaires des autres tissus, par une sorte de legs de l'époque où l'on attribuait au tissu conjonctif l'origine de toutes les tumeurs.

Non seulement il ne faut plus confondre dans un même groupe les tumeurs de tous les tissus mésodermiques sous le nom de tumeurs de la famille conjonctive, non seulement il faut séparer nettement les unes des autres les formes embryonnaires de toutes leurs espèces, mais encore il faut distinguer, dans chacune de ces espèces, autant de *variétés néoplasiques fixes* que ces espèces cellulaires présentent elles-mêmes de variétés normales. C'est ainsi que les stromas des divers organes diffèrent les uns des autres par quelques caractères propres, que la névroglie notamment est très distincte du tissu interstitiel des autres systèmes organiques. Nous ne pouvons entrer ici dans la description de toutes les variétés, mais il était nécessaire d'en affirmer l'existence en tête de ce chapitre.

Le **sarcome** forme dans les descriptions classiques la base des tumeurs embryonnaires de tous les tissus de la famille conjonctive. Il doit disparaître avec la notion de l'indifférence cellulaire, sans laquelle il n'a plus aucune raison d'être.

Les définitions du sarcome diffèrent d'ailleurs un peu suivant les auteurs, mais peuvent toutes se ramener à l'une des deux suivantes :

Les sarcomes sont des tumeurs constituées par du tissu embryonnaire pur ou subissant une des premières modifications qu'il présente pour devenir un tissu adulte. (Cornil et Ranvier.)

Les sarcomes sont des tumeurs du tissu conjonctif dont les éléments cellulaires, soit au point de vue du nombre, soit au point de vue des dimensions, prédominent complètement sur la substance intercellulaire. (Ziegler.)

Les subdivisions des sarcomes varient, plus encore que celles des carcinomes, suivant les auteurs. Nous citerons, à titre d'exemple, celles qui sont admises par les auteurs des définitions précédentes :

Cornil et Ranvier distinguent neuf espèces de sarcomes :

encéphaloïde, fasciculé, myéloïde, ossifiant, névroglique, angiolithique, muqueux, lipomateux et mélanique.

Ziegler admet de nombreuses formes, qu'il énumère plus qu'il ne les sépare ; il distingue d'abord, *au point de vue macroscopique*, les sarcomes médullaires des fibrosarcomes ; et ensuite, au point de vue des *cellules composantes*, les sarcomes simples, à petites cellules rondes (dont le lymphosarcome est une variété), à grosses cellules rondes, à cellules polymorphes ; les sarcomes à grosses et à petites cellules fusiformes, à cellules géantes ; enfin les formes dans lesquelles il se produit des *édifications différenciées* : myxosarcome, chondrosarcome, myosarcome et ostéosarcome.

1° Type cellulaire lâche.

Formes embryonnaires. — Elles constituent des tumeurs molles, gélatiniformes, qui rappellent le tissu qu'on obtient en injectant de l'eau dans le tissu cellulaire sous-cutané pour produire ce qu'on appelle, en histologie normale, la boule d'œdème. Ce tissu est comparé par les auteurs au tissu muqueux du cordon ombilical; il représente en réalité l'état embryonnaire du tissu conjonctif lâche (**myxomes**).

Les *cellules* (fig. 17) sont volumineuses, les unes arrondies et isolées, les autres étoilées et anastomosées par leurs prolongements; ces deux formes se rencontrent simultanément, mais l'une des deux est plus ou moins prédominante suivant les cas particuliers.

Quelques cellules parviennent à une étape plus avancée et deviennent des cellules adipeuses; elles sont d'autant plus rares que la tumeur est plus embryonnaire. Elles ne s'observent que là où le tissu cellulaire lâche a une tendance normale à l'évolution adipeuse; abondantes dans les tumeurs sous-cutanées. elles font défaut dans les tumeurs nées du tissu cellulaire sous-muqueux.

La *substance fondamentale* est amorphe, gommeuse, tantôt sans aucune substance intercellulaire figurée, tantôt contenant une quantité parfois considérable de fibres élastiques. Elle possède presque toujours un réseau capillaire à larges mailles assez développé ; ses vaisseaux sont quelquefois le siège de dilatations ou de ruptures (**myxomes télangiectasiques** et **hémorragiques**).

Ces tumeurs sont parfois le siège de cavités lacu-

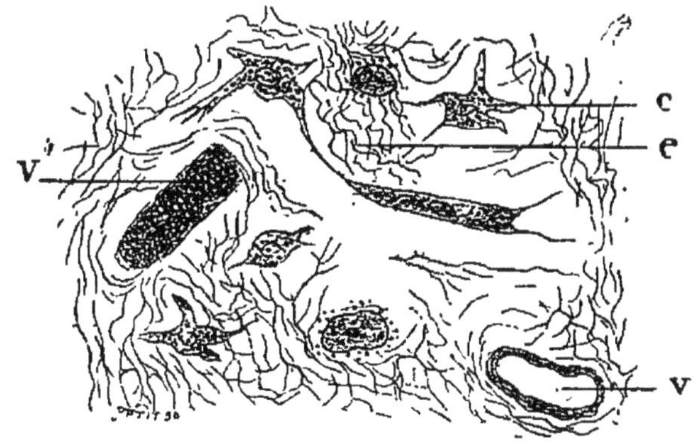

Fig. 17. — Tumeur embryonnaire du type conjonctif lâche (myxome).

c, cellules étoilées du tissu conjonctif lâche ; *e*, réseau de fibrilles élastiques ; *v*, vaisseau vide ; *v'* vaisseau gorgé de sang.

naires, nées de dégénérescences partielles ou de destructions hémorragiques suivies de résorption du sang épanché (**myxomes kystiques**).

La disparition de la substance amorphe dite muqueuse est assez exactement parallèle à l'augmentation des cellules adipeuses.

Les formes *intermédiaires* sont assez nombreuses ; elles sont constituées par le mélange en proportions variables de l'étape embryonnaire ou muqueuse, et de l'étape adulte et adipeuse, du tissu cellulaire lâche (**myxomes lipomateux, lipomes myxomateux**).

Formes adultes. — De toutes les tumeurs ce sont les plus faciles à distinguer soit à l'œil nu, soit au microscope ; elles sont exclusivement constituées par du tissu cellulaire adipeux (**lipomes**).

Les cellules qui les constituent sont généralement plus volumineuses que les cellules adipeuses normales. Elles se groupent en lobules, séparés les uns des autres par des faisceaux de fibrilles conjonctives; quand celles-ci sont très développées, la tumeur est plus dure et moins fluctuante (**lipome fibreux**).

La vascularisation est en général assez riche; exceptionnellement les vaisseaux présentent des dilatations notables et deviennent prédominants (**lipome érectile**).

La disposition en *lobules arrondis* est habituelle dans les tumeurs sous-cutanées; l'infiltration en *masses diffuses* se rencontre plus souvent dans celles qui naissent des espaces connectifs interstitiels des divers organes; les tumeurs qui proviennent des franges synoviales articulaires prennent un aspect *arborescent*.

Les tumeurs d'origine sous-muqueuse tendent à se pédiculiser et à devenir polypeuses (**polypes muqueux**); ici l'évolution adipeuse fait ordinairement tout à fait défaut. Il est alors assez difficile de distinguer les formes embryonnaires des formes adultes, difficile également de distinguer les formes adultes d'origine connective des formes adultes d'origine épithéliale.

Le **xanthome a** été considéré par Virchow comme une tumeur du tissu adipeux, à placer à côté du lipome. Ziegler y voit une espèce de lymphangiome ou d'endothéliome lipomateux. En réalité il s'agit d'une lésion d'ordre *inflammatoire*, réunissant d'une part un degré plus ou moins marqué de prolifération conjonctive, de l'autre une dégénérescence graisseuse spéciale des cellules du tissu conjonctif ancien ou néoformé.

Le xanthome, toujours jaunâtre, est *plan*, *tubéreux* ou sous forme de petites *tumeurs*. Dermique, sous-cutané, tendineux ou périostique, il est toujours bien délimité et très adhérent aux tissus ambiants qu'il infiltre; il siège de préférence dans certaines régions, telles que les paupières, les saillies des coudes et des genoux; il peut se généraliser sur les surfaces des organes viscéraux tubulés. Cette affection s'accompagne souvent de lésions du foie, mais reste toujours une lésion bénigne.

Les cellules *xanthomateuses*, ou encore *xanthélasmiques*, qui le constituent sont d'abord rondes, volumineuses, claires, comme atteintes de tuméfaction albumineuse; ensuite elles subissent une dégénérescence graisseuse et se montrent bourrées de granulations fines, pigmentées, colorables par l'acide osmique. Les cellules dominent dans les formes planes, le tissu conjonctif néoformé et scléreux dans les formes tubéreuses et en tumeurs.

2° Type conjonctif dense ou modelé.

Formes embryonnaires. — Elles présentent des différences assez accusées, suivant leur origine. C'est ainsi que les néoplasmes qui naissent du tissu conjonctif engainant participent à sa nature et ne se confondent pas avec ceux des aponévroses ou du périoste. Entre ces deux termes extrêmes, il y a place pour un assez grand nombre de formes de passage. De là des variétés dans la description détaillée desquelles nous ne pouvons pas entrer. Nous nous contenterons de signaler les deux formes extrêmes qu'elles peuvent revêtir; dans l'une les cellules restent *arrondies* ou s'allongent à peine; dans l'autre elles prennent un aspect *fusiforme*.

1. Les cellules embryonnaires du premier type sont petites, homogènes, sans protoplasma distinct. Arrondies ou un peu allongées, elles ont l'aspect de noyaux libres, et sont très semblables aux petites cellules inflammatoires conjonctives, que l'on prend ordinairement pour base des descriptions des cellules embryonnaires indifférentes. Ces cellules se colorent vivement par le carmin; elles sont moins volumineuses et beaucoup moins régulières de forme et de

structure que les cellules lymphatiques, qui sont de toutes les cellules celles qui leur ressemblent le plus. Les cellules épithéliales jeunes s'en distinguent par l'existence d'un protoplasma apparent et d'un noyau distinct, nucléolé, à contours nets.

Dans les formes très embryonnaires ces cellules peuvent constituer à peu près seules la masse de la tumeur (**sarcomes encéphaloïdes à petites cellules; tumeurs embryoplastiques**); mais le fait est plus rare qu'on ne le croit. Les **sarcomes globocellulaires** des auteurs sont plus souvent épithéliaux ou lymphatiques que conjonctifs. En général, très rapidement la substance conjonctive intercellulaire commence à s'édifier, mais elle est incomplètement formée, étendue en nappe presque homogène, à peine fibrillaire; elle rappelle la substance intercellulaire du cartilage. Les cellules se disposent en amas arrondis ou ovalaires plus ou moins nombreux, réunis par des traînées anastomotiques, et inclus dans cette masse conjonctive demi-solide (fig 18).

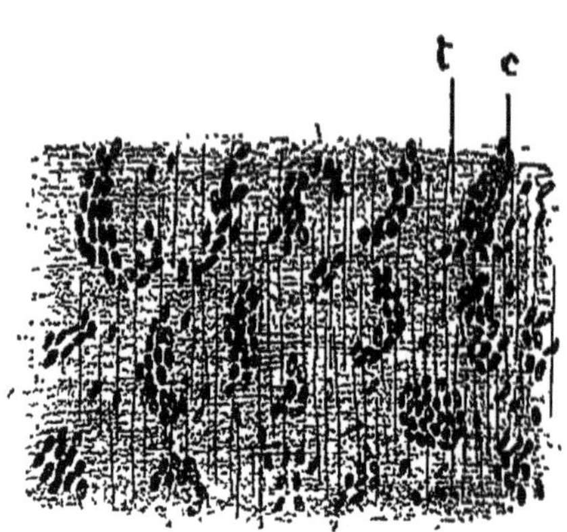

Fig. 18. — Tumeur embryonnaire du type conjonctif dense.

c, cellules embryonnaires conjonctives arrondies; *t*, tissu intercalaire vaguement fibrillaire.

2. Les cellules du second type sont plus ou moins nettement fusiformes; leurs extrémités sont effilées, parfois ramifiées. Leurs dimensions variables ne dépassent guère quinze à vingt μ de longueur. Elles n'atteignent pas les dimensions colossales et les dispositions caractéristiques qui appartiennent aux fibres-cellules contractiles.

Il est rare qu'elles constituent à elles seules le tissu de la tumeur (**sarcomes fusiformes**) ; elles sont habituellement entremêlées de fibres conjonctives plus ou moins bien développées, orientées dans la même direction que les cellules elles-mêmes.

L'ensemble présente alors un aspect plus nettement fibrillaire (**sarcomes fasciculés** ; **tumeurs fibro-plastiques**). Les noyaux sont allongés, et rappellent la forme en bâtonnets des cellules conjonctives aponévrotiques ; le protoplasma qui les entoure est disposé en fuseau ; ses limites extérieures paraissent d'autant plus indécises que les fibres conjonctives sont plus nombreuses et mieux formées.

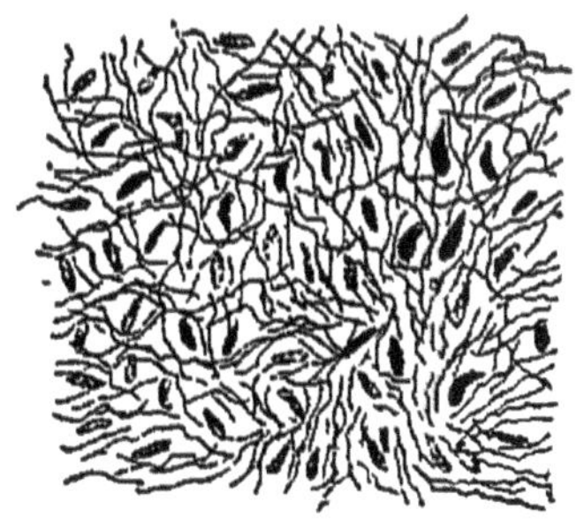

Fig. 19. — Tumeur adulte du type conjonctif dense (fibrome).

Dans quelques cas, les cellules restant arrondies, les fibres conjonctives se disposent en travées alvéolaires et la tumeur prend l'aspect anatomique des **carcinomes** ; d'où il résulte que ces derniers ne sont pas toujours des tumeurs épithéliales.

Ces tumeurs se séparent très nettement de toutes celles que nous avons décrites jusqu'à présent, mais la variété fusiforme présente les plus grandes ressemblances avec les néoplasmes correspondants du type fibro-musculaire lisse ; et de là résulte la confusion habituelle de ces deux genres de tumeurs embryonnaires.

Formes adultes. — Elles sont constituées par des lames parallèles ou par des faisceaux ondulés de tissu conjonctif, comprenant à la fois des fibres et des cellules adultes caractéristiques (**fibromes lamellaires** ; **fibromes fasciculés**).

Les faisceaux sont toujours plus ou moins parallèles

et ondulés; mais leur disposition varie; tantôt ils sont tous orientés dans une direction générale unique, tantôt ils s'entre-croisent en divers sens (fig. 19).

Les fibromes ne se confondent avec les tumeurs d'aucun autre tissu, mais ils sont souvent difficiles à distinguer histologiquement des hypertrophies inflammatoires du tissu conjonctif lui-même.

Cornil et Ranvier décrivent sous le nom de **fibromes lamelleux** des lésions dont la plupart ressortissent à l'histoire des inflammations chroniques des séreuses.

Le molluscum simplex est pour eux un fibrome œdémateux : les faisceaux connectifs sont parfaitement nets ; mais ils sont imbibés par un liquide séreux ; ils le décrivent sous le nom de **fibrome molluscoïde** ; cette lésion spéciale du type inflammatoire n'appartient pas aux tumeurs telles que nous les avons définies.

3° Types des stromas glandulaires.

FORMES EMBRYONNAIRES. — Le stroma de soutènement des glandes contient à la fois du tissu conjonctif lâche cellulo-adipeux et du tissu conjonctif dense. Par suite on peut y rencontrer toutes les tumeurs embryonnaires et adultes qui caractérisent ces deux types cellulaires. Elles présentent néanmoins quelques caractères particuliers qui résultent, les uns de la présence des canaux glandulaires, les autres de l'étroite solidarité qui unit dans les glandes le tissu conjonctif au tissu épithélial.

La présence des canaux glandulaires imprime au tissu de la tumeur un mode de distribution spécial, qui explique les dénominations classiques : **myxomes, sarcomes, fibromes papillaires** ou **végétants ; fibromes intra-canaliculaires.**

Nous avons vu que dans les tumeurs épithéliales glandulaires la végétation néoplasique de l'épithélium détermine l'hypertrophie réactionnelle du tissu conjonctif ; la réciproque est également vraie, la végétation néoplasique du tissu conjonctif détermine l'hyperplasie des cavités glandulaires. Il en résulte des difficultés assez grandes pour démêler, dans les cas particuliers, quel est le tissu fondamental de la tumeur et quel est son tissu accessoire. C'est sans doute pour cette raison que Billroth, renonçant à les distinguer, réunissait ces deux séries de tumeurs dans un groupe unique sous le nom d'**adéno-sarcomes.**

La séparation doit cependant être maintenue, et la distinction, pour être parfois difficile, n'en est pas moins le plus souvent possible. A *l'œil nu*, on constate déjà des différences ; les masses cellulo-adipeuses normales persistent d'ordinaire au sein des tumeurs épithéliales, tandis qu'elles font défaut dans les tumeurs conjonctives. Dans ces dernières en effet le tissu conjonctif normal est envahi le premier par la tumeur, tandis qu'il n'est détruit que secondairement dans les néoplasmes épithéliaux.

Sur les coupes histologiques ces tumeurs se présentent sous deux formes. Dans l'une, forme *en nappe*, les culs-de-sac sont rares, simplement disséminés au sein de la masse conjonctive ; la prédominance de cette dernière est évidente. Dans l'autre, forme *papillaire*, le tissu néoplasique repousse les parois des canaux excréteurs ou des acini et vient faire saillie dans leur intérieur. La détermination du tissu fondamental devient plus difficile, elle se base sur la disposition des bourgeons et les caractères de leur tissu. Les cavités lacunaires constituent des espaces semi-lunaires ou étoilés ; quelquefois elles sont assez étendues pour séparer la tumeur en lobes distincts.

La meilleure preuve que l'origine de la tumeur est bien exclusivement conjonctive et que les cavités à revêtement épithélial sont un tissu accessoire, résulte de ce fait, constaté par Cornil et Ranvier, que, lorsque ces tumeurs récidivent, après ablation, elles ne contiennent plus d'éléments glandulaires ou n'en possèdent qu'un petit nombre.

Formes adultes. — Dans les formes adultes (**adéno-fibromes, fibromes papillaires**) la distinction est plus difficile encore et trop souvent négligée. Cornil et Ranvier insistent avec raison sur l'extension trop grande que la plupart des auteurs ont donnée aux adénomes, en confondant avec eux presque toutes les tumeurs d'origine conjonctive. L'orientation des fibres conjonctives est régulièrement concentrique aux acini dans les tumeurs d'origine épithéliale, tandis qu'elle en est indépendante dans les tumeurs d'origine conjonctive; d'autre part le stroma des tumeurs épithéliales bénignes est relativement plus embryonnaire et moins dense que le tissu des fibromes glandulaires. Enfin dans ces derniers, le tissu conjonctif occupe des zones plus larges et les culs-de-sac épithéliaux paraissent comme perdus au milieu de lui; les cellules de ces culs-de-sac sont moins distinctes, souvent elles dégénèrent et s'atrophient; de plus les culs-de-sac eux-mêmes subissent parfois des dilatations kystiques, par suite des compressions supportées par leurs voies d'excrétion.

VI. — TISSU LYMPHATIQUE

Formes embryonnaires. — Les tumeurs malignes du tissu lymphatique prennent naissance, tantôt dans les ganglions eux-mêmes, tantôt dans les follicules lymphatiques de la rate, tantôt enfin dans les diverses formations adénoïdes normales que possèdent de nombreux organes.

Structure. — Elles sont molles, diffuses, riches en suc laiteux; elles présentent les caractères macroscopiques les plus accusés de l'état encéphaloïde; assez souvent elles contiennent des dilatations vasculaires ou des foyers hémorragiques.

Dans les cas les plus malins, la tumeur peut être exclusivement constituée par des cellules lymphatiques embryonnaires (**sarcomes encéphaloïdes globo-cellulaires à petites cellules**). Il est rare cependant que le stroma spécial que nous décrirons plus loin fasse absolument défaut.

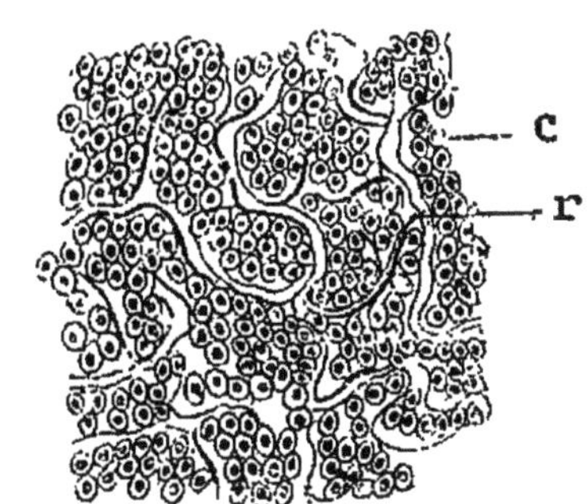

Fig. 20. — Tumeur embryonnaire du type lymphatique (lymphosarcome).

c, cellules lymphatiques; *r*, stroma du tissu réticulé.

Les tumeurs très malignes de ce tissu ne peuvent être déterminées que par exclusion.

Cellules. — Leurs cellules sont des éléments arrondis, de petites dimensions, très régulières; aucune ne tend à prendre la forme allongée. Le noyau est homogène, assez bien coloré, sans nucléoles; il constitue à peu près seul la cellule tout entière (fig. 20). Les cellules qui contiennent des noyaux multiples sont extrêmement rares.

Ces éléments peuvent se confondre avec les formes très jeunes de certains épithéliums glandulaires, parfois aussi avec celles du type conjonctif; mais, dans les tumeurs lymphatiques, toutes les cellules sont semblables, tandis que dans les tumeurs des autres types on rencontre presque toujours des cellules plus avancées en évolution qui fixent le diagnostic.

Les cellules lymphatiques sont, de toutes les cellules, celles dont les formes embryonnaires et les formes adultes sont le moins dissemblables. Les adultes sont plus nettes, plus vivement colorées par le carmin, un peu plus petites, mais là s'arrêtent les différences.

Stroma. — Dès que l'étape évolutive la plus embryonnaire est franchie, le stroma commence à apparaître, d'abord très faible, puis plus abondant et mieux caractérisé. Ce stroma présente les caractères connus du *tissu réticulé* des ganglions et des formations lymphoïdes normales. C'est lui qui fournit la caractéristique la meilleure et la plus simple des tumeurs lymphatiques. Tantôt on l'aperçoit assez facilement sur des coupes ordinaires, tantôt il est nécessaire de le mettre en évidence en chassant par le pinceau toutes les cellules qui l'encombrent. Ce mode de préparation ne réussit bien que sur les pièces qui, avant le durcissement, ont séjourné d'abord pendant vingt-quatre heures dans de l'alcool au tiers.

Les cellules lymphatiques contenues au milieu des mailles de ce stroma présentent les caractères que nous avons décrits plus haut (**lymphosarcomes**; **lymphadénomes**).

Formes adultes. — Elles diffèrent des formes embryonnaires par l'abondance du stroma réticulé, par le caractère plus adulte des cellules, par la disposition de ces dernières en amas arrondis, qui donnent à la tumeur un aspect lobulé et rappellent la disposition normale des follicules des ganglions lymphatiques (**lymphomes**).

Le terme de *cellule lymphatique* se limite pour nous au sens étroit de cellule du tissu lymphatique proprement dit, c'est-à-dire du tissu fondamental des ganglions et des formations adénoïdes. On sait d'ailleurs que ces dernières, réunies en follicules clos ou diffuses dans les tissus, se rencontrent en plus ou moins grande abondance dans divers organes et en particulier dans le tube digestif. Les auteurs donnent au contraire à cette expression de cellules lymphatiques une extension presque indéfinie; toutes les petites cellules embryonnaires rondes, quelles qu'en soient l'origine et la nature, reçoivent cette dénomination; elles la partagent même avec les globules blancs du sang et de la lymphe, qui sont des éléments bien caractérisés, plus riches en protoplasma, et plus volumineux. Pour nous, il s'agit là d'autant d'espèces cellulaires absolument distinctes.

Cornil et Ranvier, avec presque tous les auteurs, décrivent au chapitre des lymphadénomes les lésions de la leucocythémie, de l'adénie et du mycosis fongoïde; quelques pathologistes les réunissent sous le nom de **diathèse lymphogène.** C'est là en réalité un groupement artificiel de lésions absolument disparates.

La *leucocythémie* ne ressortit pas au tissu lymphatique, elle est pour nous le **cancer propre du sang.** A ce titre elle eût pu figurer dans cette partie de ce Précis; nous lui avons néanmoins conservé sa place dans la section consacrée aux maladies du sang.

La maladie de Hodgkin, *adénie* de Trousseau, comprend à la fois des processus virulents, que nous décrirons dans le chapitre consacré aux maladies des ganglions, et des tumeurs vraies du tissu lymphatique, qui répondent à la description que nous avons donnée plus haut.

C'est d'ailleurs cette confusion fréquente entre les tumeurs vraies et les fermentations du tissu lymphatique, qui a fait croire que les tumeurs lymphatiques n'obéissaient pas à la loi générale de persistance et d'accroissement indéfini des tumeurs; en réalité il n'est pas démontré que les noyaux lymphadéniques dont on peut constater la disparition soient des tumeurs vraies. Cette même confusion enlève toute portée générale aux recherches expérimentales sur les lymphosarcomes, qu'on a invoquées en faveur des théories microbiennes des tumeurs.

Le *mycosis fongoïde* est rattaché, lui aussi, aux tumeurs lymphatiques sous le nom de **lymphadénie cutanée**. Les lésions de cette maladie sont constituées par des tumeurs de volume variable, très adhérentes à la peau et logées dans l'épaisseur du derme. Ces tumeurs paraissent bien être constituées par des cellules embryonnaires du type lymphatique, mais celles-ci ne présentent pas leurs caractères absolument normaux, elles sont le siège de fermentations très accusées qui permettent de rattacher cette affection à un processus parasitaire.

VII. — TISSUS OSTÉO-CARTILAGINEUX

1° Types cartilagineux.

Les divers types cartilagineux peuvent donner naissance à des tumeurs spéciales. Nous prendrons pour base de notre description les tumeurs du *cartilage hyalin*, qui sont celles qui s'éloignent le plus des types conjonctifs.

Formes embryonnaires. — Elles sont assez rares ; le cartilage est un tissu non vasculaire, stable, de faible vitalité, toutes conditions qui expliquent la rareté des tumeurs malignes. Il est possible que les îlots cartilagineux plus ou moins hétérotopiques, qui sont surtout fréquents dans le tissu osseux lui-même, soient plus souvent le point de départ de proliférations néoplasiques que les cartilages normaux; mais il est absolument inexact de dire que les tumeurs cartilagineuses ne se développent jamais aux dépens des cartilages préexistants.

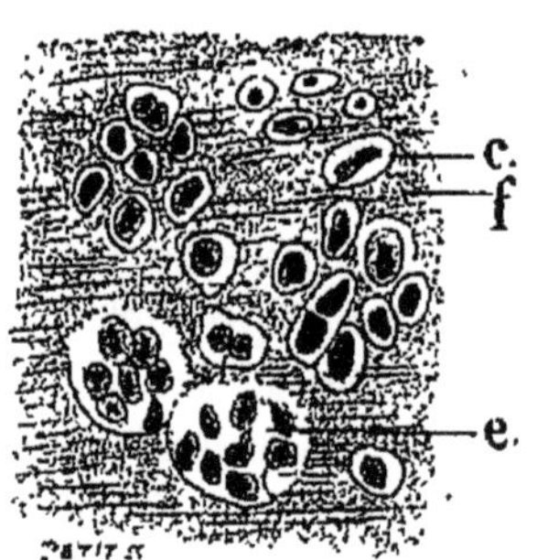

Fig. 21. — Tumeur embryonnaire du type cartilagineux hyalin (enchondrome).

c, cellules cartilagineuses isolées; *e*, amas de cellules proliférées réunies dans une capsule mère ; *f*, stroma de substance fondamentale de cartilage hyalin.

Les tumeurs embryonnaires se présentent sous la forme de noyaux diffus, non enkystés, sans limites nettes, qui envahissent surtout le tissu osseux (**chondromes diffus**). A l'œil nu ces tumeurs présentent un aspect blanc brillant et une transparence qui rappellent le tissu cartilagineux normal; elles peuvent être relativement molles.

Au microscope (fig. 21) elles sont constituées par du tissu cartilagineux embryonnaire en voie de développement rapide. Les *cellules* sont assez volumineuses, mal capsulées, arrondies ou semi-lunaires. Elles contiennent fréquemment des granulations d'une substance glycogénique d'autant plus abondante que leur développement est plus rapide.

La *substance fondamentale* dans laquelle elles sont plongées est homogène, amorphe, claire et transparente; elle ne se colore pas par le carmin. Elle est si peu apparente quand la tumeur est très embryonnaire que les cellules paraissent libres au milieu d'un liquide solidifié. Cette substance fondamentale englobe étroitement les cellules et celles-ci ne sont susceptibles d'aucun déplacement. Elles ne s'éloignent les unes des autres qu'au fur et à mesure que la substance fondamentale qu'elles édifient devient plus abondante dans leurs intervalles.

Chaque cellule qui prolifère devient le point de départ d'un groupe de cellules filles, arrondi et séparé de ses congénères par des zones de substance fondamentale plus larges que celles qui séparent ses diverses cellules constituantes. Ces *groupes isogéniques* sè divisent à leur tour en groupes secondaires, dans lesquels le travail de prolifération se poursuit de la même manière. L'aspect particulier qui résulte de l'isolement et de la *distribution irrégulière* de ces groupes est d'autant plus accusé que le développement est plus rapide.

Ces tumeurs envahissent surtout les os; elles contiennent fréquemment des fragments osseux en voie de disparition, mais elles ne donnent jamais naissance à des néoformations osseuses.

Les tumeurs malignes du cartilage sont très mal décrites dans les auteurs. La plupart se contentent de noter la malignité des chondromes comme un fait exceptionnel; ils n'insistent pas sur les caractères différentiels de leurs formes malignes.

Virchow et Rindfleisch décrivent des **chondro-sar-**

comes malins, qu'ils considèrent comme un mélange de chondrome et de sarcome mou; ce dernier serait seul cause de la malignité, qui, disent-ils, n'appartient pas en propre à l'enchondrome.

Cornil et Ranvier, après Muller et Virchow, rattachent au cartilage des tumeurs malignes, qu'ils appellent **tumeurs** ou **chondromes ostéoïdes**, et dont le tissu serait absolument semblable à celui des os rachitiques.

D'après ces auteurs, une tumeur ostéoïde est constituée par des trabécules de formes et de dimensions variées, composées d'une substance réfringente, homogène ou vaguement fibrillaire, souvent infiltrée de granulations calcaires, et comprenant des corpuscules anguleux; ces trabécules sont séparées par un tissu fibreux dans lequel cheminent des vaisseaux. Le tissu ostéoïde ne compose pas à lui seul toute la masse des tumeurs de ce nom: celles-ci sont presque toujours parsemées d'îlots de cartilage et infiltrées par places de sels calcaires. Il est difficile, d'après ces descriptions, de se faire une idée précise de pareilles tumeurs.

Formes adultes. — Quoique plus fréquentes que les formes embryonnaires, elles sont encore assez rares, beaucoup plus rares que les formations cartilagineuses d'origine rhumatismale ou autre auxquelles on donne le nom **d'ecchondroses**.

Le tissu cartilagineux adulte qui les constitue se rapporte, suivant son origine, à l'un ou à l'autre des types cartilagineux normaux, cartilage hyalin, fibro-cartilage, ou cartilage élastique.

Ces tumeurs se présentent presque toujours sous la forme de lobules arrondis, adhérents, mais distincts, séparés les uns des autres par des trousseaux de fibro-cartilage un peu vascularisé. Dans quelques cas le tissu fibreux ou fibro-cartilagineux, qui sépare les lobules, prend une certaine prédominance (**chondrofibromes** de Virchow). La disposition lobulée fait souvent défaut, surtout quand il s'agit de cartilage hyalin (**chondromes hyalins, unilobulés**).

Les cellules sont assez volumineuses, comme il arrive d'ordinaire dans les tissus néoplasiques; aussi c'est dans les tumeurs cartilagineuses qu'on rencontre les plus grandes capsules de cartilage. Quand le développement est très lent, les cellules au repos contiennent des granulations graisseuses, qui remplacent le glycogène des premières étapes évolutives. En même temps les groupes isogéniques font défaut ou sont moins apparents. La répartition des cellules est plus régulière ; elles sont sphériques au centre des lobules, tandis qu'à la périphérie elles s'aplatissent graduellement.

Rien ne prouve que ces tumeurs puissent réellement donner naissance à de l'os nouveau (**chondromes ossifiants**). Cornil et Ranvier, qui admettent la production exceptionnelle de quelques lames osseuses, déclarent qu'elles ne possèdent qu'une existence transitoire.

Les tumeurs cartilagineuses sont habituellement en rapport avec le squelette ; on les distingue en **périchondromes** et **enchondromes** suivant qu'elles se développent à la périphérie de l'os, sous le périoste, ou dans sa profondeur. Dans ce dernier cas, elles arrivent à faire saillie à l'extérieur, en refoulant le tissu osseux qui leur fournit une coque mince de revêtement.

Les glandes salivaires, et en particulier la parotide, sont souvent le siège de tumeurs fibreuses pseudo-cartilagineuses qui doivent leur aspect spécial aux caractères particuliers du tissu interstitiel normal de ces glandes ; ces caractères, peu apparents dans le stroma de leurs tumeurs épithéliales malignes, deviennent très nets dans les tumeurs adultes qui en dérivent (**chondromes à cellules ramifiées**). Leur structure générale est identique à celle des autres fibromes glandulaires, elles déterminent comme eux la prolifération hypertrophique des culs-de-sac (**adénochondromes**) ; ces derniers font défaut dans les parties de la tumeur propagées au dehors de la glande.

Il existe de plus dans diverses glandes, surtout dans le testicule, mais même dans la parotide, de véritables chondromes qui émanent vraisemblablement d'îlots cartilagineux hétérotopiques; souvent même ils sont d'origine fœtale, ce qui explique la complexité habituelle de leur structure. Il est fréquent en effet, surtout dans le testicule, d'y rencontrer côte à côte les divers types du cartilage normal.

2° Type osseux.

Formes embryonnaires. — Assez fréquentes, surtout dans le jeune âge, elles prennent le plus souvent naissance dans la profondeur des os longs.

Cellules. — A l'état de malignité moyenne, la tumeur osseuse est très facile à reconnaître. Les cellules embryonnaires sont arrondies, assez volumineuses, granuleuses et presque opaques; leur noyau est peu distinct, ovalaire; un certain nombre d'entre elles contiennent deux ou même trois noyaux, sans mériter cependant le nom de cellules géantes : ce sont les médullocelles de Ch. Robin. Les cellules plus avancées en évolution deviennent anguleuses et prennent l'aspect des ostéoblastes qui recouvrent, à l'état normal, les travées en voie d'ossification.

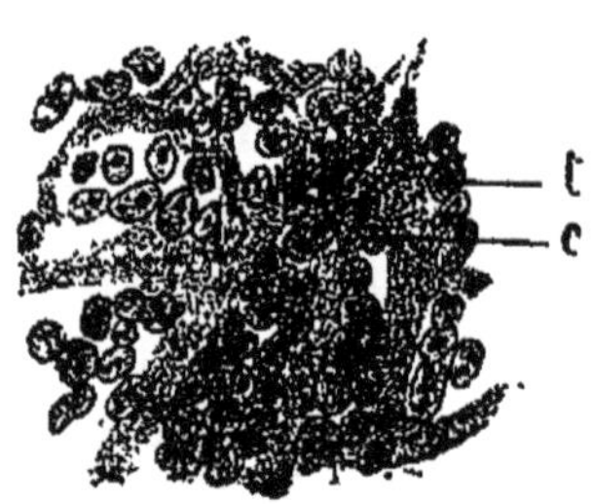

Fig. 22. — Tumeur embryonnaire du type osseux (ostéosarcome).

c, cellules osseuses embryonnaires dont quelques-unes ont des noyaux multiples; *t*, travées de substance osseuse encore homogène.

Stroma. — La tumeur (fig. 22) présente ordinairement un stroma très développé; celui-ci est constitué par une substance fondamentale homogène, disposée en travées pleines, colorées en rose par le carmin, irrégulièrement ramifiées et anastomosées. Elles circonscrivent des espaces alvéolaires communicants dans lesquels se trouvent les cellules osseuses embryonnaires (**ostéosarcomes**).

Dans les formes *très malignes*, les cellules constituent à elles seules toute la tumeur, qui, à l'œil nu, est molle et rougeâtre. La substance intercellulaire est alors à peu près absente et la tumeur est parfois difficile à caractériser (**sarcomes** ; **sarcomes myéloïdes**). Les cellules à noyaux multiples y sont d'ailleurs assez nombreuses.

Il est facile de distinguer ces tumeurs osseuses vraies des tumeurs malignes auxquelles donne quelquefois naissance le tissu cellulo-adipeux qui entre dans la composition de la moelle osseuse ; ces dernières répondent à la description générale des tumeurs de ce tissu (**myxomes des os**).

Dans les formes de *faible malignité*, l'évolution osseuse est mieux caractérisée. Les cellules prennent les caractères plus nets des ostéoblastes ; les travées cessent d'être homogènes et privées de cellules ; elles en englobent quelques-unes qui y deviennent étoilées ; sur quelques points, le tissu osseux de nouvelle formation se rapproche de l'état adulte (**sarcomes ossifiants**). Il faut se garder de confondre ces îlots osseux néoformés avec les îlots de tissu préexistant en voie de destruction, que l'on peut retrouver dans toutes les tumeurs malignes, primitives ou secondaires, qui envahissent et détruisent le tissu osseux.

Les vaisseaux sont souvent abondants ; ils présentent parfois des dilatations considérables. Les tumeurs décrites autrefois sous les noms d'*anévrysmes des os* ou de *fongus hématodes* sont des tumeurs embryonnaires, avec développement télangiectasique considérable, qui reconnaissent le plus souvent une *origine endothéliale*.

L'expression de **tumeurs à myéloplaxes** s'applique à une forme très particulière de tumeurs (fig. 23), sur la valeur clinique de laquelle Nélaton a le premier attiré l'attention. On les observe quelquefois dans les extrémités des os longs, du fémur notamment, mais le plus souvent sur les gencives; elles constituent la forme la plus fréquente des diverses tumeurs de cette région, réunies sous la dénomination générale d'*épulis*.

Tous les auteurs y voient simplement une tumeur d'origine osseuse, qui pour Cornil et Ranvier devient suivant les cas un **sarcome myéloïde** ou un **sarcome ossifiant**. Sa caractéristique spéciale lui vient de ce qu'elle renferme des cellules à noyaux multiples ou *myéloplaxes*, identiques, assure-t-on, aux médullocelles de la moelle osseuse en voie de développement.

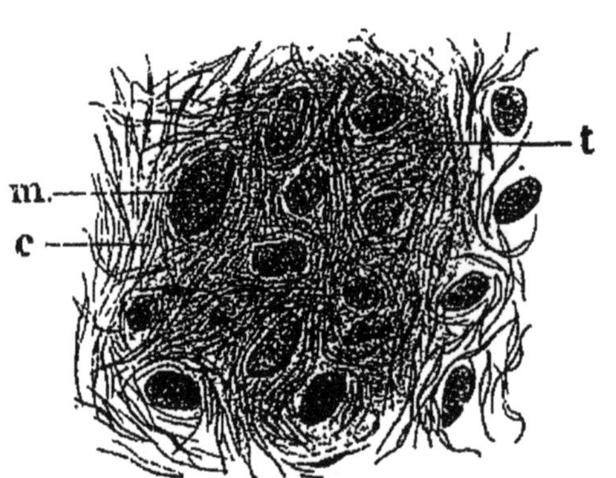

Fig. 23. — Epulis à myéloplaxes (sarcome myéloïde).

m, cellules géantes à noyaux multiples, dites myéloplaxes; *c*, cellules fusiformes intercalaires; *t*, travées conjonctives cloisonnantes.

En réalité ces productions possèdent une véritable individualité, non seulement clinique mais encore anatomique. Pour nous elles ne ressortissent pas aux tumeurs vraies, dont elles s'éloignent par tous les détails de leur structure et de leur évolution. Elles présentent au contraire les caractères anatomiques des lésions du type virulent; le périoste alvéolo-dentaire est le tissu qui sert de substratum à cette fermentation spéciale (1).

Quoi qu'il en soit, les *épulis* dites à *myéloplaxes* se développent par îlots arrondis, assez volumineux, séparés par des zones simplement conjonctives. De là, à un faible grossissement, un aspect lobulé qui n'existe pas cependant à l'inspection macroscopique. Chaque îlot contient un nombre

(1) Voir le mémoire publié sous notre direction par Désir de Fortunet : Note sur quelques cas de tumeurs des gencives (*Revue de chirurgie*, 1887).

toujours considérable de myéloplaxes, c'est-à-dire de véritables *cellules géantes* d'un type très spécial. Ces cellules sont colorées en rose; elles sont énormes, facilement visibles avec des grossissements très faibles; leurs limites sont arrondies mais un peu irrégulières. Elles contiennent des noyaux à contours ovalaires, très nets, multi-nucléolés, plus colorés que le protoplasma de la plaque. Ces noyaux sont assez nombreux, et, détail important, également répartis dans toute l'étendue du myéloplaxe. Telles qu'elles sont constituées ces cellules diffèrent radicalement des cellules à noyaux multiples de la moelle qu'on rencontre dans les tumeurs osseuses vraies; elles se rapprochent davantage des cellules géantes de la tuberculose, avec lesquelles toutefois on ne saurait les confondre et dont elles se distinguent par les détails indiqués plus haut.

Ces cellules géantes sont incluses dans un tissu constitué par des cellules fusiformes, allongées, disposées en groupes fasciculés, et qui rappellent assez bien l'aspect des cellules fusiformes des tumeurs embryonnaires fasciculées du tissu conjonctif modelé. Nulle part on ne rencontre de travées ossiformes; mais dans les cas à marche rapide, qui envahissent le tissu osseux voisin, la tumeur contient souvent des îlots osseux en voie de destruction, vestiges du tissu préexistant.

Ce qui précède ne s'applique bien entendu qu'aux épulis dites à myéloplaxes; les gencives sont souvent aussi le siège de tumeurs vraies, épithéliales, conjonctives ou osseuses.

Les lésions décrites plus récemment, sous le nom de **myélomes** des gaines tendineuses, sont des lésions de même ordre, se rattachant soit au même processus virulent que les tumeurs ordinaires à myéloplaxes, soit à un processus très voisin. D'après L. Dor ces myélomes s'associent souvent à des lésions xanthomateuses et pourraient relever de la même cause pathogène que ces dernières.

Les **exostoses sous-unguéales** réunissent des lésions multiples, dont la plupart se rattachent à des processus inflammatoires d'origine périostique.

Formes adultes. — Elles constituent des masses osseuses de nouvelle formation, qui reçoivent, suivant la nature de leur tissu, les noms d'**ostéomes compacts** ou d'**ostéomes spongieux**. Par contre les ostéomes éburnés sont des productions inflammatoires.

On appelle **exostoses** les tumeurs qui se développent à la périphérie des os; **énostoses** celles qui occupent la cavité médullaire; mais les auteurs ne décrivent guère sous ces dénominations que des processus inflammatoires qui n'ont rien à faire avec les tumeurs vraies.

Tissus dentaires. — La couche périphérique des dents présente certaines affinités avec le tissu osseux; elle donne parfois naissance à de petites tumeurs bénignes qui se développent au collet de la dent ou sur le cément; « elles ressemblent à des gouttelettes de cire qui se seraient figées à la surface de la dent » (Cornil et Ranvier). C'est là une des variétés de l'**odontome**. On décrit aussi sous' ce nom, d'une part des exostoses inflammatoires, d'autre part des tumeurs à tissus multiples d'origine fœtale, qui contiennent des productions dentaires diversement ordonnées.

La région des racines dentaires est parfois le siège de tumeurs épithéliales vraies, kystiques, bien décrites par Malassez, et rapportées par lui aux débris de l'*épithélium embryonnaire paradentaire.*

VIII. — TISSUS MUSCULAIRES

1° Types musculaires lisses.

Formes embryonnaires. — Elles ne sont pas aussi rares que pourrait le faire croire le silence des auteurs à leur égard. Elles s'observent spécialement dans l'utérus ou dans ses annexes. Elles forment des masses diffuses, d'apparence charnue, un peu molles et craquelées; elles ne présentent pas la consistance ferme et la limitation nette des formes adultes du même type.

Elles sont constituées par des cellules embryonnaires musculaires, fusiformes, très allongées (fig 24).

Ces cellules constituent à elles seules le plus souvent la tumeur tout entière; elles présentent la même disposition que celles que nous décrirons dans les tumeurs adultes, mais elles atteignent un degré de développement moins avancé. Leur protoplasma est clair, peu dense; la striation longitudinale fait d'abord défaut et il est parfois difficile de distinguer ces fibres-cellules musculaires des fibres du tissu conjonctif. Ces tumeurs sont habituellement confondues avec les formes embryonnaires des tumeurs conjonctives (**sarcomes fasciculés; sarcomes fusiformes à grandes cellules**).

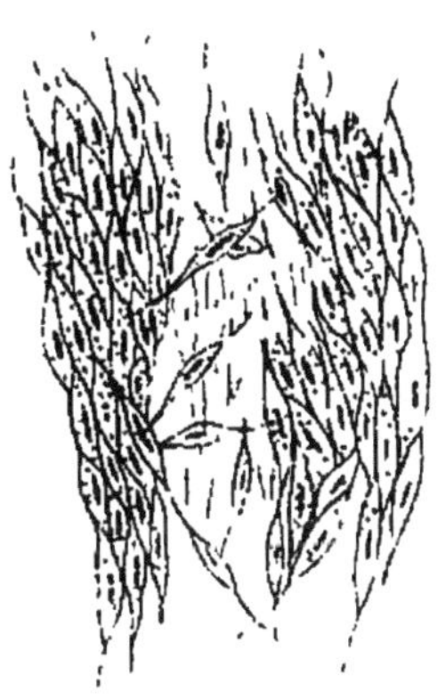

Fig. 24. — Tumeur embryonnaire du type musculaire lisse (sarcome fusiforme).

Ces tumeurs présentent d'ordinaire des nappes ou des îlots *d'aspect gélatineux*, quelquefois même des *lacunes kystiques* aplaties, qui, bien loin de traduire des dégénérescences de la tumeur, représentent au contraire des zones de prolifération active, en rapport avec la malignité du néoplasme (1).

Formes adultes. — Ce sont les seules décrites par les auteurs, sous le nom de **léiomyomes**. Leur tissu est blanchâtre, sec, fasciculé même à l'œil nu; la consistance est ferme, les limites nettes, la forme presque toujours arrondie. Elles sont constituées tantôt uniquement par du tissu musculaire, tantôt par un mélange de tissu musculaire et de tissu conjonctif de soutènement.

Le tissu musculaire lisse se présente dans l'économie sous deux formes principales un peu différentes; à l'état embryonnaire la distinction est plus ou moins

(1) J. Paviot et L. Bérard. Du cancer musculaire lisse en général et de celui de l'utérus en particulier. *Archives de méd. exp. et d'anat. path.*, 1897.

difficile entre ces deux variétés; mais à l'état adulte, les différences s'accusent, et il y a lieu de distinguer deux variétés parallèles de tumeurs bénignes :

Type fibro-musculaire lisse. — On l'observe principalement dans l'utérus. Les fibres-cellules sont très allongées, très étroites, la striation y est à peu près nulle. Les noyaux sont allongés en bâtonnets un peu sinueux. La nature musculaire de ces tumeurs est parfois difficile à apprécier sur les coupes des pièces simplement durcies; elle n'est pas douteuse quand on observe les cellules dissociées après l'action de la potasse à 40 p. 100. Ces cellules sont juxtaposées sans être étroitement serrées ; elles restent isolées ou forment des faisceaux peu denses et peu épais, ordinairement entre-croisés dans les directions les plus variables. Assez souvent ils affectent une forme sinueuse ; ils ne sont presque jamais longtemps rectilignes; de là résulte l'aspect particulier de la coupe (fig. 25). Les fibres-cellules présentent tantôt une section longitudinale fusiforme, tantôt une section transversale arrondie, tantôt encore une section oblique légèrement ovalaire. Le tissu conjonctif interstitiel est peu abondant et parfois fait totalement défaut.

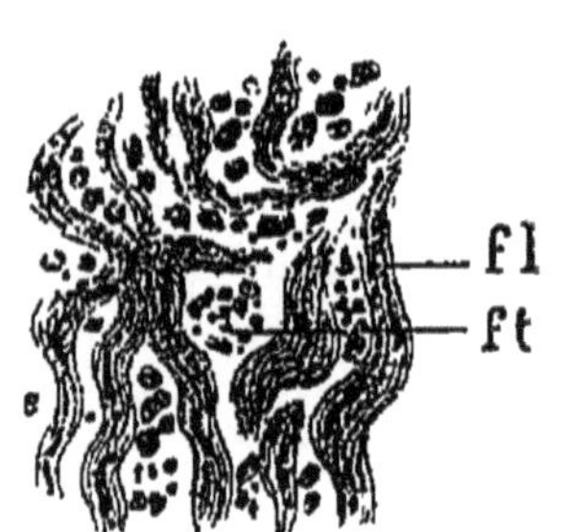

Fig. 25. — Tumeur adulte du type fibro-musculaire lisse (léiomyome)

fl, fibres musculaires coupées en long; *ft*, fibres coupées en travers.

Type musculaire lisse fasciculé. — On le rencontre dans les tumeurs qui émanent des tuniques musculaires du tube digestif, de l'épididyme, etc. Les fibres-cellules présentent un aspect plus franchement musculaire ; elles sont plus larges; le protoplasma est plus sombre, la striation longitudinale est très accusée; les noyaux sont allongés en bâtonnets rectilignes. De plus les cellules se réunissent en faisceaux denses, dans lesquels elles sont juxtaposées et serrées, les extrémités des unes s'accolant aux parties renflées des autres, de telle sorte que l'ensemble forme une masse compacte et continue.

Ces faisceaux poursuivent un trajet assez régulièrement rectiligne; ils ne s'entremêlent pas dans des directions diverses; ils alternent avec des faisceaux semblables de direction perpendiculaire; ils sont séparés les uns des autres par un tissu conjonctif lâche assez abondant. De leurs rapports assez réguliers résulte sur les coupes un aspect spécial et bien ordonné (fig. 26).

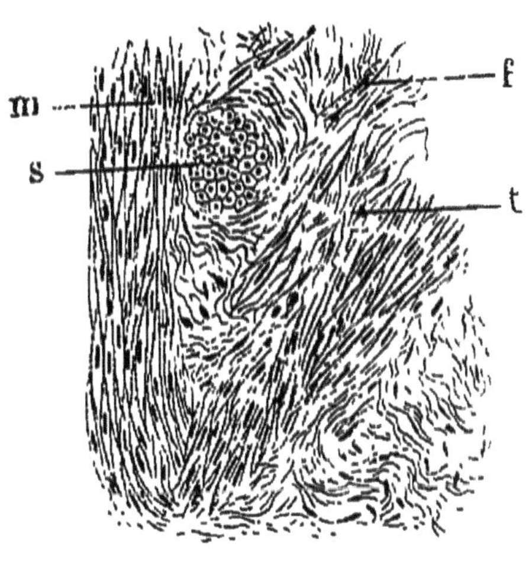

Fig. 26. — Tumeur adulte du type musculaire lisse fasciculé (léiomyome).

f, fibre musculaire isolée; *m*, faisceau de fibres musculaires coupées en long; *s*, fibres coupées en travers; *t*, tissu conjonctif ondulé intercalaire.

Certains faisceaux, coupés suivant leur longueur, permettent de bien caractériser leurs cellules constituantes; d'autres, coupés en travers, présentent des sections arrondies de dimensions variables. Sur ces dernières, les cellules montrent une coupe circulaire dont les dimensions varient suivant le point sur lequel a porté la section. Les cercles les plus larges contiennent seuls à leur centre la coupe du noyau, sous la forme d'un petit cercle concentrique au premier, opaque et fortement coloré par le carmin. Les cercles plus petits, dont le centre reste vide, appartiennent aux cellules coupées au-dessus ou au-dessous de leur noyau.

2° Type musculaire strié.

Formes embryonnaires. — Les auteurs rapportent au tissu conjonctif interstitiel toutes les tumeurs malignes primitives des masses musculaires; cependant les noyaux du protoplasma musculaire sont suscep-

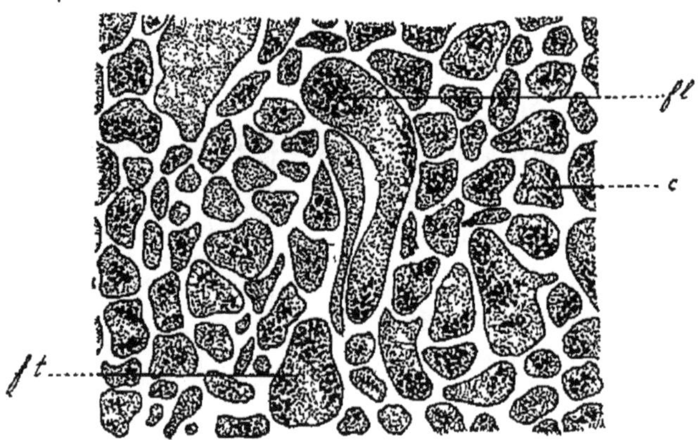

Fig. 27. — Tumeur embryonnaire du type musculaire strié.

c, cellules musculaires embryonnaires; *fl*, fibres embryonnaires coupées en long; *ft*, fibres embryonnaires coupées en travers.

tibles de prolifération sous des influences diverses; ils peuvent tout aussi bien devenir le point de départ de tumeurs malignes. Celles-ci sont beaucoup plus rares, il est vrai, que celles qui ont pour point de départ le tissu interstitiel des muscles, mais elles existent, et nous avons rencontré quelques faits de tumeurs malignes primitives des muscles striés qui devaient être rapportés à cette origine.

Le tissu des tumeurs musculaires striées est constitué par des cellules à noyau ovalaire, volumineux, qui leur donne un aspect épithélioïde; ces cellules sont très inégales, quelques-unes très larges, à noyaux multiples excentriques. Leur protoplasma granuleux un peu vitreux tend à se fusionner en plaques étendues, dans lesquelles les limites cellulaires disparaissent ou sont très peu distinctes. On rencontre aussi des *fibres embryonnaires*, sous forme de plaques allongées, cylindriques ou non, à noyaux multiples, disposés en files; ces fibres ébauchées ne présentent pas encore de striation. Ces tumeurs sont spécialement riches en glycogène.

Formes adultes. — Rares à l'état de tumeurs simples, on les observe surtout comme éléments constituants de certaines tumeurs à tissus multiples d'origine fœtale. Elles sont caractérisées par l'existence de fibres musculaires striées (**rhabdomyomes**). Elles appartiennent presque toujours au tissu strié des muscles de la vie animale. On en a observé aussi quelques cas dans le muscle cardiaque, elles sont alors constituées par des *fibres-cellules striées.*

IX. — TISSUS NERVEUX

1° Type de la substance grise.

Formes embryonnaires. — On les observe presque exclusivement dans la substance grise encéphalique et dans la rétine; elles se présentent sous la forme de tumeurs à bords diffus, molles, d'une consistance toujours assez faible, analogue à celle de la glu (**gliomes**). Leur coloration est jaune ou verdâtre; les bords sont plus rosés; les parties centrales sont souvent ramollies et dégénérées. Ces tumeurs sont habituellement très vasculaires; elles renferment souvent des foyers sanguins, dus à l'inondation hémorragique du néoplasme.

Ces tumeurs sont unanimement considérées depuis Virchow comme des tumeurs de nature conjonctive (**sarcomes névrogliques**). Il existe certainement dans les centres nerveux des tumeurs conjonctives, mais bien plus souvent encore il s'agit de tumeurs véritablement nerveuses, comme nous l'avons démontré il y a plusieurs années déjà.

Dans les formes de malignité moyenne, la tumeur est exclusivement constituée par des cellules, sans interposition de stroma ni de tissu intercellulaire bien évident. Les *cellules* sont volumineuses, leurs contours sont difficiles à différencier; souvent il semble, au premier abord, que les noyaux sont simplement distribués dans une sorte d'immense plaque protoplasmique. On peut constater cependant qu'il s'agit de cellules dont le protoplasma est abondant, mais délicat, et dont les contours tendent à se fusionner facilement; il est blanchâtre, finement granuleux, et par places légèrement fibrillaire. Quelques cellules plus avancées et mieux caractérisées présentent des prolongements longs et grêles; de là une sorte de fin réticulum qui ne se voit bien que sur les pièces durcies par l'acide chromique, ce réactif ménageant mieux que l'alcool le tissu nerveux.

Les *noyaux* sont plus volumineux et moins serrés que dans les tumeurs embryonnaires conjonctives; de plus ils sont arrondis ou ovalaires, semblables à ceux des cellules épithéliales, quoique à contours moins nets. Ils se colorent bien par le carmin, mais sans homogénéité, en montrant un ou deux nucléoles brillants, et de nombreuses granulations fines plus pâles. Par places on constate parfois quelques corps granuleux, volumineux, analogues à ceux qu'on rencontre dans les inflammations des centres nerveux.

Les *vaisseaux* sont nombreux; à côté de capillaires embryonnaires sans paroi propre, on rencontre des vaisseaux bien organisés dont la plupart possèdent une gaine lymphatique.

Dans les formes très embryonnaires, les noyaux sont moins volumineux et plus serrés, le protoplasma plus rare est moins typique et la détermination de la tumeur est plus difficile. Dans les formes un peu moins malignes, le type cellulaire est plus net, les cellules sont plus volumineuses, les prolongements grêles sont plus évidents; de plus, quelques fibrilles conjonctives du type névroglique commencent à apparaître. Virchow considère ces cas comme des formes de passage sous le nom de **gliosarcomes.**

Depuis l'époque où nous avons affirmé l'existence de tumeurs malignes nerveuses de l'encéphale, un certain nombre d'auteurs, dont Renaut, sont arrivés à admettre la nature épithéliale de la névroglie, sous le prétexte de son origine ectodermique initiale; par là ils arrivent à assimiler la névroglie aux éléments nerveux eux-mêmes, et à admettre la nature nerveuse des gliomes, tout en continuant à les attribuer à la névroglie. Telle n'est pas notre manière de voir. Dans le système nerveux central, comme dans les autres organes, à côté du tissu fondamental il existe un tissu de soutènement à fonctions conjonctives, et les deux ordres de tissu donnent naissance à des séries de tumeurs distinctes, propres à chacun d'eux. Dans les centres nerveux, il y a lieu d'affirmer l'existence et de maintenir la séparation des tumeurs *conjonctives névrogliques* et des tumeurs *nerveuses vraies.*

Formes adultes. — La consistance est plus ferme, elle rappelle le tissu conjonctif dense et parfois même le cartilage (**gliomes durs**; **sarcogliomes**; **névromes ganglionnaires**). La névroglie prend une part importante à la constitution de la tumeur, les cellules prennent le type nerveux bien caractérisé. Habituellement la répartition des cellules et du stroma fibrillaire est telle que, à un faible grossissement, la préparation histologique présente une sorte de structure alvéolaire. Les travées sont constituées principalement par de la névroglie et les alvéoles comblés surtout par des cellules nerveuses, sans que cependant cette séparation soit absolue.

Les travées rappellent leur origine névroglique par

leur délicatesse, par le petit diamètre de leurs faisceaux connectifs, par la forme de leurs cellules fixes.

Les cellules nerveuses néoformées sont de volume très inégal, quelquefois anguleuses et étoilées; leurs noyaux ont des formes irrégulières. Quelques-unes atteignent un volume très considérable, rappelant ainsi les cellules pyramidales. C'est sans doute l'observation de formes très adultes des tumeurs nerveuses qui a fait dire à Virchow que, « au milieu de la substance cérébrale blanche, il peut se faire une production nouvelle, qui semble répéter les couches granulées de la substance corticale grise ».

Variétés. — Les variétés des formes adultes sont nombreuses, comme le sont les types des cellules nerveuses ganglionnaires elles-mêmes; elles sont en rapport avec les régions où elles prennent naissance. Leurs caractères différentiels ressortissent aux dispositions variables du tissu physiologique originel. Elles sont souvent difficiles à distinguer des hypertrophies ou des scléroses locales.

2° Type de la substance blanche fasciculée.

Formes embryonnaires. — On les confond toujours avec les tumeurs émanées du stroma connectif des nerfs. La plupart des cas décrits sous le nom de **myxomes** des nerfs sont en réalité des formes embryonnaires du type nerveux fasciculé.

Ces dernières se présentent à l'observation sous la forme de tumeurs arrondies, un peu allongées en fuseaux, et disséminées le long des nerfs périphériques ou viscéraux, auxquels elles semblent limiter leur généralisation. Elles sont placées sur le trajet des cordons nerveux, dont elles paraissent interrompre le cours, et dont les faisceaux externes se dissocient de façon à s'étaler à la surface de la tumeur.

Les tubes nerveux périphériques, ainsi qu'un grand nombre de ceux qui sont contenus dans la masse même de la tumeur, résistent longtemps à la compression ou à l'envahissement du néoplasme. La généralisation se fait d'abord le long des gros troncs nerveux, elle envahit ensuite les petites ramifications, et par elles des organes viscéraux divers.

Quand elles sont très malignes, ces tumeurs sont très vasculaires, souvent dissociées par des foyers hémorragiques.

Sur les coupes, la structure est très spéciale, mais assez étrange au premier abord. On observe des îlots arrondis, juxtaposés, en plus ou moins grand nombre, qui apparaissent chacun comme la section transverse d'un tube colossal. Ils sont formés par un tissu assez homogène, presque amorphe, souvent d'apparence myxoïde, à peine coloré en rose pâle par le carmin, vaguement fibrillaire, et au sein duquel apparaissent de nombreux points plus brillants, granuleux, de morphologie mal définie. Les cylindres d'axe sont ordinairement détruits; la gaine conjonctive du tronc nerveux ne prend pas part à la prolifération ; elle se distend, s'épaissit et résiste généralement à l'envahissement au dehors des cellules du néoplasme.

Formes adultes. — Elles rappellent plus ou moins la structure des tubes nerveux. Elles contiennent tantôt des fibres nerveuses à doubles contours, tantôt des fibres de Remack, d'où les dénominations de **névromes myéliniques** et de **névromes amyéliniques**.

Dans un cas de tumeur de la moelle observé par Klebs, non seulement les tubes nerveux néoformés étaient très nets, mais encore ils paraissaient capables de transmettre les excitations centrales aux nerfs périphériques. La perfection relative du tissu néoformé était telle que l'auteur part de là pour refuser à cette production le caractère de tumeur, et pour en faire une sorte d'éléphantiasis du système nerveux.

Sur le trajet des nerfs périphériques, les formes très adultes sont constituées par de petites tumeurs, formées d'un seul lobe, sèches et consistantes, d'apparence fibreuse. Elles font perdre au cordon nerveux sur lequel elles se sont développées sa forme cylindrique, mais elles ne paraissent pas augmenter le nombre de ses cylindres d'axe. Elles se montrent constituées au microscope par un plexus de tubes nerveux à myéline, diversement entre-croisés, séparés les uns des autres par une atmosphère connective.

Dans d'autres cas, ces tumeurs adultes se présentent sous la forme de petites nodosités, formées de tubes nerveux enroulés, assez nombreuses, situées le long d'un tronc nerveux ou de ses divisions, parfois sur un plexus tout entier (**névromes en chapelet**).

Les **névromes des moignons** ne doivent pas être confondus avec les tumeurs vraies, ils résultent de l'hypertrophie des extrémités des nerfs sectionnés. En pareil cas l'extrémité de chaque tronc nerveux se termine par une petite tumeur globuleuse, piriforme. L'hypertrophie a porté tout à la fois sur le tissu connectif interfasciculaire, devenu très abondant et très dense, et sur les tubes nerveux eux-mêmes. Ceux-ci se multiplient et s'allongent ; de là un lacis de tubes sinueux et enroulés, très probablement en continuité directe avec les tubes anciens.

Les **névromes douloureux** sont de petites tumeurs sous-cutanées encore mal définies. Monod a démontré la présence de tubes nerveux dans leur intérieur. Les uns y voient des productions inflammatoires ou des fibromes, qui deviennent douloureux parce qu'ils englobent et compriment des extrémités nerveuses ; les autres en font des tumeurs spéciales, composées de couches connectives emboîtées, comparables aux capsules des corpuscules de Paccini.

Les **névromes cylindriques plexiformes** sont des productions d'origine congénitale, siégeant de préférence à la tête ou dans les parties supérieures du tronc, quelquefois sur le prépuce, constituées par des cordons flexueux, logés sous la peau, donnant au toucher la sensation de pelotons de vers enroulés. On constate de plus, au niveau de la tumeur, de la pigmentation de la peau et de l'hypertrophie des poils et des glandes sébacées.

Les cordons eux-mêmes sont constitués par du tissu conjonctif et des fibres nerveuses plus ou moins nettement reconnaissables ; tandis que certains auteurs attachent l'importance principale à la néoformation des fibres, les autres admettent leur atrophie et voient dans ces cordons un fibrome cylindrique des gaines nerveuses.

Il est difficile de dire si cette lésion ressortit aux tumeurs ou aux malformations ; dans le premier cas elle devrait être rattachée aux tumeurs complexes à tissus multiples, et non aux tumeurs simples du type nerveux. La coexistence dans ces cas d'hypertrophie de tous les éléments de la peau, sur des zones parfois très étendues, lui a valu de la part de quelques auteurs la dénomination de *pachydermatocèle* ou encore d'*éléphantiasis congénital.*

La neurofibromatose généralisée se rapproche par quelques caractères des tumeurs nerveuses, mais elle constitue une affection généralement congénitale, à développement progressif, dont la pathogénie est encore mal connue. Elle est caractérisée, au point de vue anatomo-pathologique, par l'association de trois ordres de lésions : des tumeurs cutanées, des tumeurs nerveuses et de la pigmentation cutanée.

Les *taches pigmentaires* sont nombreuses, de contenu et de dimensions variables ; les granulations pigmentaires siègent dans les cellules des couches profondes du corps muqueux de Malpighi ; elles peuvent s'accompagner de nævus pilaires, et plus rarement de nævus vasculaires.

Les *tumeurs nerveuses* se disposent en chapelets le long des branches nerveuses sous-cutanées ; elles sont constituées par un mélange de fibres nerveuses néoformées et de tissu conjonctif scléreux, souvent disposé en couches épaisses autour de ces fibres. Ces dernières peuvent dégénérer et disparaître.

Les *tumeurs cutanées* siègent dans l'épaisseur du derme ; elles sont très nombreuses, petites, molles, rappelant les grains de molluscum. Elles sont constituées surtout par du tissu conjonctif, mais elles contiennent généralement aussi des fibres nerveuses; quelques auteurs les assimilent complètement aux tumeurs situées sur le trajet des nerfs et les rattachent à leurs filets cutanés. Elles peuvent détruire ou englober les organes voisins, et de ce fait on rencontre parfois dans leur intérieur des glandes sudoripares et des fibres lisses.

Les symptômes de la maladie semblent devoir faire admettre la participation du système nerveux tout entier, mais en fait on n'a pas constaté de lésions en dehors de la peau et des nerfs sous-cutanés ; dans deux cas cependant Recklinghausen et Marie auraient constaté dans les couches sous-muqueures de l'intestin des tumeurs de même ordre que celles de la peau.

X. — TISSUS SPÉCIAUX DES ORGANES DES SENS

Nous ne pouvons entrer ici dans l'étude complète des tumeurs des organes des sens, leur nombre est illimité comme celui des espèces et des variétés des tissus normaux qui entrent dans leur composition. C'est ainsi que l'œil, par exemple, présente une structure très complexe ; chacun de ses tissus possède une série de tumeurs qui lui est propre; nous nous contenterons de décrire sommairement le type le plus spécial des tumeurs embryonnaires de cet organe, celui qui dérive de la couche pigmentaire de la choroïde.

Type pigmentaire choroïdien.

Formes embryonnaires. — La couche pigmentaire de la choroïde possède deux sortes de cellules pigmentaires : les unes sont des cellules étoilées, d'aspect conjonctif, situées dans la profondeur au voisinage des vaisseaux; les autres, beaucoup plus nombreuses, forment la couche pavimenteuse épithéliale qui unit la choroïde à la rétine. Les auteurs admettent d'ordinaire que les tumeurs mélaniques que nous allons décrire émanent des corpuscules conjonctifs étoilés; en réalité ces néoplasmes se rapprochent des types épithéliaux et émanent sans doute de l'épithélium pavimenteux choroïdien.

Mélanine. — Ces tumeurs tirent leur caractère principal de l'accumulation de la substance pigmentaire, qui résulte de l'évolution normale des cellules de ce tissu. Cette substance, à laquelle on a donné le nom de *mélanine*, présente une coloration franchement noire à l'œil nu, grise ou brune au microscope ; elle ne présente jamais les teintes variables et successives des pigments d'origine sanguine. Elle est le résultat d'une action propre des cellules ; ses caractères chimiques sont mal connus ; elle est extrêmement stable et très résistante aux agents chimiques les plus énergiques. On la retrouve dans les tumeurs avec les mêmes caractères qu'à l'état normal; elle se présente sous la forme de petites *granulations* arrondies et réfringentes, de couleur franche, variant du gris au noir, le centre toujours plus clair que la périphérie. La forme des granulations élémentaires est ordinairement sphérique, mais leurs amas peuvent être anguleux ; le plus souvent elles s'agglutinent en granulations plus volumineuses, mais également sphériques. Ces granulations composées se distinguent des granulations élémentaires par leur opacité, par leur coloration plus noire, par la présence d'une zone périphérique due au dépôt d'une substance albuminoïde. Les granulations présentent des dimensions très différentes, variant de un à neuf μ ; en dehors des tissus, les plus petites sont animées de mouvements browniens intenses et prolongés.

Les granulations noires apparaissent dans les cellules ; elles se déposent d'abord autour du noyau. Au fur et à mesure qu'elles grossissent et qu'elles deviennent plus nombreuses, elles envahissent tout le protoplasma cellulaire; elles cachent le noyau; elles finissent par détruire la cellule et par devenir libres, ou par se déposer dans la substance intercellulaire qu'elles pigmentent.

Cellules. — Les tumeurs d'origine choroïdienne (fig. 28) sont constituées par des nappes cellulaires continues, dans lesquelles le stroma fait le plus souvent complètement défaut. Leurs cellules sont arrondies, nombreuses, mal colorées par le carmin; les noyaux sont peu distincts bien que le protoplasma soit assez abondant. Les points les plus embryonnaires ne contiennent pas de granulations pigmentaires; celles-ci n'apparaissent qu'à une étape un peu plus avancée de l'évolution des cellules.

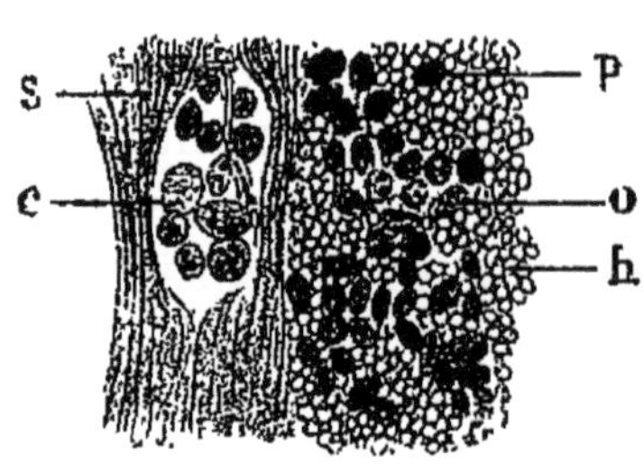

Fig. 28. — Tumeur embryonnaire du type pigmentaire choroïdien (sarcome ou carcinome mélanique).

c, cellules pigmentaires réunies en amas dans les alvéoles conjonctifs; *p*, cellules très fortement pigmentées; *o*, cellules jeunes presque incolores; *h*, globules rouges d'une nappe hémorragique; *s*, stroma conjonctif.

En général la plupart des cellules ne contiennent pas de pigment; quelques-unes n'en contiennent qu'une petite quantité; celles qui en sont totalement imprégnées se présentent sous la forme de blocs noirs arrondis. Ordinairement celles-ci se réunissent par groupes, qui forment sur les coupes des sortes d'îlots, disséminés au sein des nappes de cellules non pigmentées, comme le sont, dans les tumeurs cutanées, les globes cornés au milieu des cellules épidermiques restées au stade du corps muqueux.

La répartition inégale des cellules pigmentées détermine dans ces tumeurs des zones de colorations diverses, variant depuis le gris demi-transparent jusqu'à la teinte sépia et franchement noire. Il est très rare que la tumeur soit complètement noire dans toute sa masse.

Stroma. — Le stroma fait habituellement défaut dans les formes très embryonnaires (**sarcomes mélaniques**) ; il est plus ou moins abondant dans les formes plus lentes (**carcinomes mélaniques**). Il présente des caractères particuliers en rapport avec son origine; ses fibres sont homogènes, simplement rosées et très peu fibrillaires.

MÉLANOSE

Les descriptions classiques réunissent sous le nom de **tumeurs mélaniques** tous les néoplasmes qui contiennent dans leur intérieur des pigments mélaniques. Malgré l'importance réelle de ce caractère commun, ce rapprochement est artificiel. La plus grande incertitude règne encore sur la véritable nature de la mélanose vraie et sur la place qu'elle doit occuper dans le cadre nosologique.

Bien que cette question nous paraisse renfermer encore de nombreuses inconnues, nous pensons qu'il est nécessaire de distinguer, dans le groupe complexe des tumeurs mélaniques, trois séries distinctes que nous allons passer successivement en revue.

I. — *Tumeurs pigmentaires mélaniques.*

Ce sont des tumeurs vraies, constituées par des éléments cellulaires dont la fonction normale est de fabriquer des matières pigmentaires. Les tumeurs mélaniques, de même que les tumeurs de tous les tissus, présentent, suivant les cas particuliers, des degrés très variables de malignité.

Elles sont surtout représentées par les tumeurs du type pigmentaire choroïdien que nous venons de décrire.

Il est possible, mais non encore définitivement démontré, que les cellules épidermiques pigmentées des couches profondes du réseau de Malpighi soient capables de donner naissance à des tumeurs pigmentaires ; si ces tumeurs existent réellement, la matière pigmentaire dont elles sont imprégnées se montrera sans doute quelque peu différente du pigment mélanique proprement dit; car l'identité n'est pas absolue entre le pigment cutané normal et celui de l'épithélium pigmentaire de la choroïde.

II. — *Mélanose proprement dite.*

Cette affection donne naissance à des accumulations pigmentaires qui ne présentent aucun des caractères anatomiques des tumeurs vraies. Elle est très fréquente chez le cheval, surtout chez les sujets de robe blanche; nous l'avons rencontrée dans un dixième des cas chez les chevaux âgés qu'on conduit aux abattoirs. Elle présente, dans cette espèce animale, une marche lente et ordinairement bénigne ; chez l'homme, au contraire, elle est fort rare, mais elle présente chez lui une gravité extrême et une généralisation très rapidde.

La matière pigmentaire contenue dans ces productions présente les plus grandes ressemblances avec la mélanine des tumeurs choroïdiennes. Le pigment n'est pas cependant absolument identique dans ces deux séries de faits; le fer paraît être assez abondant dans les tumeurs mélaniques vraies et n'exister qu'à l'état de traces dans la mélanose du cheval.

La structure de la tumeur et le mode de répartition du pigment diffèrent dans les deux cas. Chez le cheval, et dans quelques cas rares chez l'homme, les foyers de la mélanose sont constitués par les productions auxquelles Cornil et Ranvier ont donné le nom de **masses mélaniques simples circonscrites sous forme de tumeurs**, et Heurtaux celui de **mélanomes simples infectieux**.

En pareil cas, l'accumulation du pigment est le fait essentiel et presque unique de la lésion ; la prolifération cellulaire active, caractéristique essentielle de toute tumeur vraie, fait plus ou moins complètement défaut. Les masses mélaniques ont des dimensions très variables, les plus petites ne sont visibles qu'au microscope, les plus grosses peuvent dépasser le volume du poing (fig. 29). Elles sont ordinairement très noires, souvent enkystées, séparées des tissus sains par une limite nette, sans aucune zone intermédiaire de coloration décroissante.

Ces foyers mélaniques se présentent sous trois formes distinctes :

1° Dans une première série de faits, des granulations pigmentaires s'accumulent simplement au milieu des tissus normaux ; elles infiltrent par grandes masses les cellules préexistantes, qu'elles masquent sans les détruire. Dans les ganglions surtout, la structure normale disparaît sous la masse noire, et l'ensemble de la coupe se présente comme un morceau de charbon dans lequel on ne peut distinguer aucun détail.

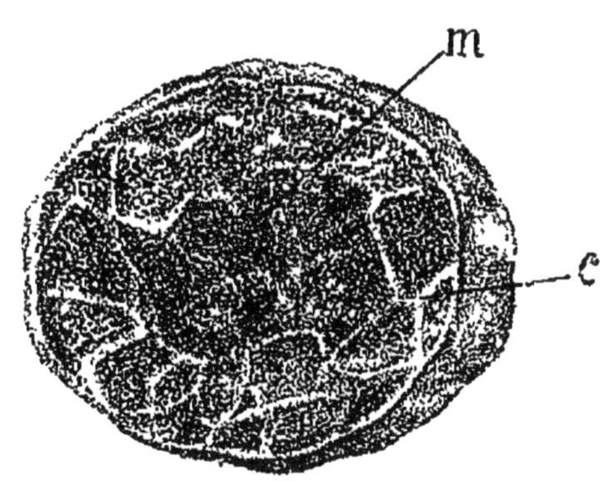

Fig. 29. — Masse mélanique (aspect macroscopique).

m, masses de pigment mélanique ; *c*, travées conjonctives cloisonnantes.

Le lavage au pinceau débarrasse, à grand'-peine, le tissu sous-jacent des granulations qui l'encombrent, un peu à la façon de la poussière charbonneuse dans un ganglion anthracosique. Il s'agit là d'un simple *encombrement mélanique*; l'absence de réaction des tissus est si complète qu'on serait tenté de n'y voir qu'une accumulation de matières inoffensives, comme peuvent l'être des granulations calcaires ou des tophus uratiques. Mais l'accroissement plus ou moins rapide, l'extension, les semis périphériques des masses mélaniques, ne peuvent laisser aucun doute sur la présence d'éléments particuliers, susceptibles d'une multiplication propre.

2° Quand les masses deviennent plus volumineuses, leur centre perd sa cohésion ; ce ramollissement commence déjà sur celles qui atteignent le volume d'une amande ; il aboutit, sur les plus grosses, à la formation d'une bouillie presque fluide, mais ordinairement tout à fait sèche.

Dans ces cas, les granulations pigmentaires ont entraîné la destruction des cellules dans lesquelles elles s'étaient accumulées ; la lésion se présente alors sous la forme d'une sorte de kyste, rempli par des granulations noires au milieu desquelles on ne trouve plus que des vestiges du tissu primitif. A ce stade ces tumeurs méritent le nom de *masses mélaniques*.

3° La troisième forme se rapproche davantage des tumeurs vraies, mais elle appartient encore à la mélanose pure. Elle est plus fréquente chez l'homme que les deux formes précédentes; elle mérite la dénomination de *nodules mélaniques*.

Les nodules mélaniques se présentent sous la forme de petits foyers globuleux, moins bien limités que les lésions précédentes, et habituellement inclus dans le tissu cellulaire sous-cutané. Les foyers noirs y sont relativement rares; ils sont disséminés dans l'épaisseur du nodule, surtout au voisinage de son centre; la tumeur est blanche dans son ensemble, tout en présentant des points pigmentés d'intensité variable. Cette forme se caractérise essentiellement par l'existence d'un certain degré de réaction des tissus, qui s'accuse par la prolifération plus ou moins abondante des cellulos conjonctives; le processus est alors plutôt exubérant que destructif. Les cellules proliférées qui constituent ces nodules appartiennent aux types conjonctifs; elles se présentent à des étapes diverses de leur développement, depuis la cellule voisine des formes embryonnaires néoplasiques jusqu'à la cellule adulte du tissu conjonctif fibrillaire. La plupart sont allongées et fusiformes, aussi ces nodules sont le plus souvent rapportés par les auteurs au *sarcome fasciculé*. Les foyers mélaniques sont englobés dans la masse; on ne constate pas toujours facilement leur siège intra-cellulaire; ils se présentent sous la forme de taches noires et opaques, homogènes, qui masquent les éléments cellulaires et paraissent leur être superposées.

Les trois formes que nous venons de décrire se rencontrent rarement à l'état pur et isolé; sur une même tumeur on peut rencontrer en un point un kyste mélanique volumineux, et à côté de lui un tissu blanc simplement infiltré de quelques petits foyers mélaniques.

La mélanose proprement dite dont nous venons de décrire les lésions s'éloigne nettement des tumeurs vraies; les données anatomo-pathologiques et cliniques nous ont fait admettre, depuis quelques années déjà, la nature parasitaire de cette affection, bien que l'on ne puisse pas même soupçonner encore quel peut en être l'organisme pathogène.

III. — *Cas mixtes : tumeurs avec mélanose.*

Un certain nombre de tumeurs pigmentées par des granulations mélaniques sont difficiles à classer. On observe en effet des cas dans lesquels les granulations mélaniques coïncident avec des proliférations cellulaires, qui dépassent la signification de simples hypertrophies irritatives, qui rappellent absolument les tumeurs proprement dites par le caractère embryonnaire des cellules proliférées, et qui ne semblent pas émaner néanmoins des formes cellulaires dont la pigmentation est une propriété normale. Les cellules fondamentales sont très variables suivant les cas : tantôt elles appartiennent au type conjonctif, tantôt à des formes épithéliales diverses ; ces dernières sont souvent réparties dans un stroma alvéolaire (**carcinomes mélaniques**). Le pigment se trouve alors distribué tout à la fois dans le stroma conjonctif, où il est très abondant, et dans les masses cellulaires néo-formées, où il se présente sous la forme de taches arrondies, ou d'îlots disséminés, assez semblables à ceux des nodules mélaniques que nous avons décrits plus haut (fig. 30).

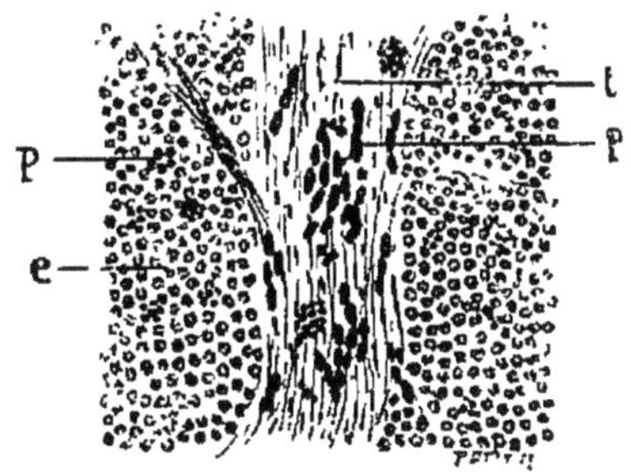

Fig. 30. — Tumeur mélanique (sarcome ou carcinome mélanique).

e, cellules embryonnaires de la tumeur; *p*, grains pigmentaires disséminés entre les cellules ou incrustés dans les travées conjonctives ; *t*, travées conjonctives.

L'interprétation de ces cas mixtes est certainement difficile; on peut se demander s'il s'agit de tumeurs vraies d'espèces cellulaires mal connues, de véritables mélanoses, ou encore de tumeurs vraies non pigmentaires, que la mélanose a envahies secondairement, comme elle eût pu le faire de tissus normaux, et auxquelles elle a imprimé, par sa présence même, une marche plus rapide et une malignité particulière.

Nous nous contentons de signaler ces diverses hypothèses, sans entrer dans aucune discussion, et sans nous dissimuler leur incertitude ; les cas de cet ordre appellent de nouvelles recherches.

CHAPITRE III

Tumeurs des tissus transitoires. Tumeurs complexes à tissus multiples ou tumeurs fœtales.

I. — CARACTÈRES GÉNÉRAUX

Définition. — Les tissus multiples qui entrent dans la composition de ces tumeurs appartiennent à des espèces ou à des variétés cellulaires différentes, et prennent une signification égale dans la constitution du néoplasme. Ils se développent, en pareil cas, côte à côte parallèlement, sans qu'on puisse invoquer, à l'origine, une influence quelconque de l'un d'eux sur le développement des autres.

Nous avons vu dans les chapitres précédents que certaines tumeurs, à tissu fondamental unique, n'en possèdent pas moins un tissu accessoire, développé au milieu d'elles par une sorte d'influence réactionnelle de l'élément principal. Tel est le cas notamment de presque toutes les tumeurs d'origine glandulaire. La définition précédente empêche toute confusion entre ces tumeurs et celles qui méritent réellement le nom de *tumeurs à tissus multiples*.

Ces dernières reconnaissent les mêmes lois générales que les tumeurs simples ; comme elles, elles ont pour origine une cellule unique, qui obéit dans ses proliférations ultérieures à ses tendances évolutives physiologiques ; mais, tandis que les tumeurs à tissu unique émanant d'une **cellule simple** de l'organisme adulte, les tumeurs à tissus multiples dérivent d'une **cellule complexe** de la période du développement.

Théorie spécifique. — Nous ne pouvons développer ici les considérations qui justifient notre manière de voir (1) ; nous nous contenterons d'exposer sommairement la théorie qui nous paraît conforme à la réalité des faits.

On sait que pour les auteurs les cellules embryonnaires sont capables de reproduire tous les tissus de l'organisme. Les cellules qui constituent l'embryon sont précisément considérées comme le type parfait de ces éléments indifférents, de telle sorte que les termes de cellules embryonnaires et de cellules de l'embryon deviennent dans le langage courant tout à fait synonymes.

Pour nous il en est tout autrement, les cellules qui constituent l'embryon sont des *formes transitoires* tout aussi spécifiques que celles de l'adulte, mais d'une tout autre nature. Ce sont à proprement parler des *cellules complexes* qui réunissent en elles, en une sorte de synthèse vivante, les éléments primordiaux des tissus simples. L'ovule est la cellule complexe par excellence, celle qui réunit en elle les éléments de tous les tissus.

Dès les premiers stades du développement, les blastomères prolifèrent non pas pour se *multiplier*, c'est-à-dire pour donner naissance à des éléments semblables entre eux et semblables à lui, mais pour se *dédoubler*, c'est-à-dire pour donner naissance à des cellules filles, différentes entre elles et différentes aussi de leur cellule mère. Les dédoublements successifs diminuent peu à peu la complexité originelle ; à chaque stade nouveau correspondent des formes cellulaires spéciales, de moins en moins complexes, mais toujours spécifiques et distinctes. Il existe ainsi une longue série de dédoublements qui permettent de passer des cellules *totales* initiales aux cellules *terminales* simples des tissus de l'or-

(1) *L. Bard.* La spécificité cellulaire et l'histogénèse chez l'embryon. *Archiv. phys.*, 1886. — *L. Bard.* Des tumeurs à tissus multiples, *Lyon médical*, 1888. — *Trévoux.* Des tumeurs à tissus multiples. Th. *Lyon*, 1888. — *L. Bard.* La spécificité cellulaire, *Collection Scientia*, 1899.

ganisme adulte : telle est la donnée fondamentale qui exp que pour nous la *constitution des espèces cellulaires* et formation des tissus, donnée qu'il était indispensable d'e poser pour faire comprendre la genèse des tumeurs à tiss multiples.

Nous avons comparé, à un point de vue purement sch matique bien entendu, la série des dédoublements des c lules de l'embryon aux branchements successifs d'un arb de là notre expression de **théorie de l'arbre histog nique**, et le terme de cellules *nodales*, par lequel no désignons les cellules complexes qui constituent les étap successives de la dissociation du germe primitif. No repoussons formellement toute assimilation entre ces c lules nodales de l'embryon et les cellules embryonnai proprement dites, c'est-à-dire les formes jeunes des c lules des tissus simples. Nous avons constamment emplo dans tout le cours de cet ouvrage le terme de *cellules e bryonnaires* dans le sens restreint de cellules jeunes d tissus de l'organisme adulte ; nous proposons, pour évi toute confusion, d'appeler *cellules fœtales* les cellules co plexes de la période du développement. Cellules fœta et cellules nodales sont pour nous deux termes synony que nous emploierons indifféremment l'un pour l'autre

Au point de vue général auquel nous nous plaçons faut entendre par période de *développement*, ou mieux *constitution* d'un tissu, toute la période qui s'étend dep l'origine de l'embryon jusqu'à la séparation définitive cellules spécifiques du tissu considéré. Cette période va pour chaque tissu et ne doit jamais être confondue avec *développement moyen* de l'organisme. Certains tissus terminé la dissociation de leurs éléments dès les premiè semaines de la vie intra-utérine, d'autres ne l'achèv qu'à une époque plus ou moins avancée de la vie, qu ques-uns même au delà de la puberté. Au sens où no l'entendons, il peut donc exister déjà des cellules simp chez l'embryon et surtout chez le fœtus, tandis que quelques points de l'organisme de l'enfant, il existe enc des cellules fœtales. C'est là une notion capitale qu'il faut pas perdre de vue dans l'étude des tumeurs à tis multiples. Ces dernières sont des tumeurs émanées des c lules fœtales telles que nous venons de les définir. El comprennent à peu près toutes les tumeurs développ chez les fœtus ; toutes celles de cette nature que l'on rencontre chez l'adulte remontent en réalité à la période du développement.

Sous le bénéfice des réserves indiquées dans le paragraphe précédent, on doit considérer comme synonymes les termes de *tumeurs complexes ou à tissus multiples*, et de *tumeurs des tissus transitoires de la période de développement*, ou plus simplement de *tumeurs fœtales*.

Structure. — Le nombre des tissus réunis dans une même tumeur fœtale est des plus variables ; il dépend uniquement du degré de complexité, et en quelque sorte de la composition élémentaire de la cellule fœtale dont elle émane. Les tumeurs les plus *précoces* contiennent un grand nombre de tissus les plus divers ; celles qui sont plus *tardives* émanent de cellules nodales moins complexes, et ne contiennent qu'un petit nombre de tissus, voisins les uns des autres. L'histoire des tumeurs fœtales, poursuivie à ce point de vue, peut contribuer à l'histogénèse elle-même, en nous montrant, par une sorte d'analyse spontanée, quels sont les divers tissus qui peuvent se trouver réunis dans une même cellule nodale.

Les tumeurs fœtales obéissent dans leur développement ultérieur à toutes les lois qui régissent les tumeurs simples ; comme elles, elles présentent, suivant les cas, des formes embryonnaires et des formes adultes.

Les unes et les autres commencent leur développement pendant la période fœtale. Suivant la règle générale, les formes embryonnaires sont malignes ; elles se développent rapidement, elles entraînent assez vite la mort des sujets ; aussi on ne peut les observer qu'à une période rapprochée de leur apparition, c'est-à-dire, pour l'immense majorité d'entre elles, chez les *fœtus* et chez les enfants *nouveau-nés*. Au contraire, les tumeurs adultes sont à développement lent : on les observe tout à la fois chez les fœtus et chez l'*adulte*; parfois même elles ne deviennent apparentes qu'à une période de la vie relativement avancée.

Formes embryonnaires. — Elles sont exceptionnelles et ont été à peine décrites. Il est fort rare qu'elles soient constituées par des cellules fœtales multipliées mais restées complexes. Ces cellules ont poursuivi leur évolution normale; elles ont, d'ordinaire, déjà donné naissance par dédoublement à leurs tissus constituants; la tumeur contient, en réalité, des cellules fœtales moins complexes, ou des cellules embryonnaires des tissus simples. Ces cellules ne sont pas simplement entremêlées sans ordre; parmi elles, les cellules similaires se réunissent par îlots, et leurs dispositions trahissent déjà une ébauche d'organisation.

Parmi les faits actuellement connus de tumeurs malignes à tissus multiples, d'ailleurs peu nombreux, nous n'avons pas trouvé de cas qui se soient accompagnés de foyers secondaires.

Formes adultes. — Les cas en sont plus nombreux et ont été mieux étudiés. Plus importantes à connaître, leur nombre est indéfini, comme celui des cellules nodales elles-mêmes. Les plus complexes contiennent des éléments de tous les tissus; elles correspondent aux **tumeurs mixtes** de Cornil et Ranvier, aux **tératomes** de Virchow, aux **inclusions fœtales** de quelques auteurs. Leur caractère de tumeur ressort nettement de ce fait, qu'elles ne présentent pas de forme générale qui rappelle, à proprement parler, un fœtus incomplètement développé.

Il est possible cependant que dans quelques cas la distinction soit difficile à faire, entre une tumeur fœtale très précoce, et par suite très complexe, et les monstruosités qui peuvent résulter de la soudure et du développement inégal de deux germes fécondés.

Les tumeurs plus tardives, celles qui naissent des cellules nodales d'une famille cellulaire restreinte, ne sont habituellement pas considérées par les auteurs comme des tumeurs à tissus multiples, et figurent à des places diverses dans les genres classiques des tumeurs ordinaires. Tel est le cas, par exemple, des kystes dermoïdes et des kystes mucoïdes que nous décrirons plus loin.

Les tissus multiples présentent, dans les tumeurs fœtales, les mêmes rapports réciproques qu'à l'état normal, par le fait même de la conservation des attributs évolutifs normaux de la cellule nodale originelle. C'est ainsi que les diverses variétés de la famille épidermique se trouvent réunies dans les kystes dermoïdes; que les dents apparaissent presque toujours implantées sur des fragments osseux, etc. Le nombre de pareils exemples pourrait être indéfiniment multiplié.

Hétérotopie. — Les tumeurs fœtales adultes sont ordinairement hétérotopiques; ce caractère s'explique tout naturellement par ce fait que ces tumeurs ont débuté à une période où l'accroissement des organes change encore rapidement leurs rapports réciproques. Les cellules nodales devenues le point de départ de tumeurs échappent, par définition même de la tumeur, au développement harmonique des tissus; elles ne suivent plus leurs congénères dans leurs migrations topographiques successives. La tumeur, à peine née, reste en retard; elle se sépare des cellules similaires dont le *loyalisme* n'a pas été entamé; elle se trouve rapidement incluse au milieu des cellules des tissus sous-jacents.

Par la suite, ces tumeurs apparaissent, suivant les cas, à une distance plus ou moins éloignée de leur point de départ. C'est dans les *organes génitaux*, dans les deux sexes, que l'on trouve les tumeurs à tissus multiples les plus complexes. Il en est sans doute ainsi parce que ces organes sont en quelque sorte le centre du développement de l'individu; ils marquent la place de l'ovule primitif, comme le prouve d'ailleurs la persistance en eux des cellules reproductrices, éléments complexes qui viennent directement des premières proliférations de l'ovule fécondé.

Fragmentation. — Dans quelques cas, le foyer, primitivement unique comme celui de toutes les tumeurs, peut être morcelé et séparé en îlots plus ou moins nombreux, par le développement naturel des organes dans lesquels il est contenu.

Cette fragmentation du foyer primitif donne ainsi naissance à des tumeurs multiples, plus ou moins séparées les unes des autres, souvent symétriques, et qui n'en doivent pas moins être considérées comme une tumeur unique.

Cette multiplicité apparente n'enlève rien à la bénignité de la tumeur, et il faut se garder de la confondre, comme le font la plupart des auteurs, avec une généralisation vraie. Ces divers foyers ne sont pas, à proprement parler, des *tumeurs filles*, mais bien des *tumeurs sœurs*. Cette multiplicité est très fréquente dans les tumeurs de l'ovaire, qui sont sans doute les plus précoces de toutes les tumeurs; elle explique la fréquence des prétendues récidives de certaines tumeurs fœtales de l'ovaire dans celui du côté opposé, après l'ovariotomie.

Les divers foyers d'une tumeur fragmentée présentent des caractères semblables, mais non pas toujours identiques, la division de l'îlot néoplasique primitif ne se produisant pas toujours avec la même régularité. Tantôt chaque segment, présentant une composition semblable, donne naissance à des tumeurs identiques; tantôt, au contraire, la répartition des cellules nodales moins complexes, nées des dédoublements de la cellule nodale initiale, est différente suivant les segments, et ceux-ci donnent alors naissance, par leur développement ultérieur, à des tumeurs quelque peu différentes.

Malignité tardive. — Il n'est pas très rare de voir des tumeurs adultes à tissus multiples, après être restées longtemps bénignes, prendre tardivement une allure maligne. Nous avons observé nous-même plusieurs faits de ce genre sur des kystes mucoïdes de l'ovaire, sur des kystes dermoïdes du même organe et sur des tumeurs très complexes du testicule. Les tumeurs secondaires ne contenaient pas de tissus multiples; elles appartenaient toutes aux formes malignes de l'un des tissus simples entrant dans la composition de la tumeur fœtale primitive; dans tous ces cas, il s'agissait de tumeurs embryonnaires épidermiques cornées ou épithéliales diverses. Dans la tumeur fœtale elle-même on trouvait, en un point limité, une véritable tumeur d'aspect embryonnaire, tout à fait semblable à une tumeur maligne primitive, et constituée par le même tissu que les foyers de généralisation. En réalité, il s'agissait simplement dans ces cas d'une tumeur de production secondaire; la tumeur fœtale première, composée en somme de cellules simples, avait servi de point de départ à une *tumeur nouvelle*, tumeur simple à tissu unique, comme eût pu le faire un organe normal.

Trévoux a réuni tous les cas qu'il a pu recueillir dans les auteurs, de tumeurs à tissus multiples devenues tardivement malignes ; de l'étude critique qu'il a faite de tous les faits qui étaient accompagnés de descriptions histologiques suffisantes, il a pu conclure que les choses se passaient toujours ainsi que nous l'avons précisé plus haut.

Après avoir indiqué les caractères généraux des tumeurs à tissus multiples, nous ne pouvons entrer dans la description de leurs formes innombrables. Nous nous contenterons de décrire les variétés les plus fréquentes et les plus importantes à connaître des tumeurs *adultes* de cette nature.

II. — FORMES RELATIVEMENT SIMPLES

1° Tumeurs fœtales de l'épiderme (Kystes dermoïdes simples).

Formes adultes. — Ces tumeurs se présentent sous la forme de poches kystiques, remplies par de la matière sébacée, au sein de laquelle on trouve habituellement des formations pileuses très abondantes, allant souvent jusqu'à former de véritables paquets de cheveux. Les poils sont tantôt implantés sur la paroi, tantôt détachés et libres dans la cavité kystique. Leur longueur considérable est déjà un indice de l'ancienneté de la lésion.

Structure. — La paroi de ces tumeurs est constituée par une couche interne épidermique, semblable à celle de la peau normale, et reposant sur une couche conjonctive dense. La couche épidermique se présente avec les mêmes stratifications que dans l'épiderme normal; elle contient des glandes sébacées et des poils ; quelquefois, mais plus rarement, des glandes sudoripares, plus rarement encore des arrectores pilorum. Le contenu du kyste est constitué par les produits de desquamation de la surface et de sécrétion des glandes; la prédominance des glandes sébacées explique bien sa composition habituelle.

Ces parois diffèrent de la peau normale par quelques caractères particuliers ; leurs éléments sont plus petits et moins nombreux ; les couches cornées sont plus minces ; la ligne de séparation de l'épiderme et du tissu conjonctif sous-jacent est rectiligne ou faiblement ondulée ; il n'y a pas de papilles dermiques, et par conséquent pas de saillies interpapillaires.

La surface dermoïde présente dans quelques cas des lésions analogues à celles qui existent sur la peau normale elle-même ; on a signalé des verrues, des condylômes, des productions cornées. Celles-ci pourraient même atteindre un développement assez considérable pour perforer la paroi opposée du kyste et arriver à faire saillie au dehors.

Après ce que nous avons dit plus haut, la pathogénie de ces tumeurs est fort simple. Il ne s'agit pas de tumeur à tissu unique, puisqu'on y trouve trois tissus spécifiques : cellules cornées, sébacées et sudoripares. Ce sont là trois variétés fondamentales de la famille épidermique, possédant chacune leur série néoplasique propre à l'état de tumeur simple. Leur réunion dans un même néoplasme doit dès lors le faire ranger dans les tumeurs à tissus multiples.

Origine. — Ce sont des tumeurs fœtales adultes, nées de la cellule nodale des couches épidermiques. Non seulement leur origine est congénitale, mais encore elle remonte au moins jusqu'au troisième mois de la vie intra-utérine, jusqu'à l'époque où l'épiderme était encore constitué par un seul type cellulaire fœtal, *avant* l'apparition des formations glandulaires. Ces tumeurs sont d'autant plus complexes que leur origine est plus lointaine. Ce sont d'ailleurs à proprement parler des tumeurs *épidermoïdes* plutôt que dermoïdes.

Siège. — Les kystes dermoïdes purs que nous venons de décrire présentent des lieux d'élection ; ils s'observent surtout dans le tissu cellulaire sous-cutané, ou à faible distance du tégument externe. Les kystes dermoïdes plus profonds, ceux de l'ovaire notamment, présentent presque toujours une structure plus complexe et appartiennent aux variétés que nous décrirons plus loin.

2° Tumeurs fœtales de l'endoderme (Kystes mucoïdes).

Formes adultes. — Ces tumeurs, connues depuis longtemps, sont habituellement décrites sous le nom de **kystes prolifères** de l'ovaire, parce qu'elles se rencontrent à peu près exclusivement dans cet organe. Elles se présentent sous la forme de kystes volumineux, qui peuvent atteindre un volume considérable. Ils sont multiloculaires, mais le nombre et le volume des poches présentent des variétés considérables.

Le *contenu* est, suivant les cas, incolore ou coloré en rouge ou en brun; séreux ou muqueux, il est habituellement riche en cholestérine, souvent il contient des peptones; il tient en suspension des cellules épithéliales régulières ou plus ou moins dégénérées.

Structure. — Les parois sont épaisses, indépendantes les unes des autres ou communes à plusieurs cavités kystiques. Elles sont essentiellement constituées par du tissu conjonctif plus ou moins adulte et très vasculaire. Elles contiennent assez souvent des fibres musculaires lisses, mais celles-ci sont surtout nombreuses vers la périphérie de la tumeur, et il paraît s'agir plutôt de restes du stroma ovarien que de fibres musculaires de formation nouvelle.

L'élément caractéristique de ces tumeurs réside dans le *revêtement épithélial* qui tapisse toutes les cavités kystiques. A l'œil nu, la surface interne des kystes présente l'aspect d'une muqueuse et supporte par places des bourgeons papillaires ou des villosités, tantôt simples, tantôt composés et parfois très compliqués.

L'épithélium de revêtement de ces cavités est essentiellement **polymorphe**; on y trouve simultanément de l'épithélium caliciforme, de l'épithélium à cils vibratiles, de l'épithélium cylindrique, tantôt disposé sur une seule couche, tantôt supporté par des couches profondes de cellules polyédriques, en un mot des exemples d'espèces cellulaires très diverses. Habituellement ces variétés différentes d'épithéliums se présentent en nappes similaires étendues ; tantôt elles tapissent des cavités kystiques distinctes ; tantôt elles se succèdent pour tapisser la paroi d'une même cavité ; tantôt enfin, mais plus rarement, elles s'entremêlent en quelque sorte une à une, de telle façon qu'on peut trouver par exemple des cellules caliciformes disséminées au milieu de cellules d'un autre type.

Les parois qui séparent les cavités plus volumineuses contiennent, par places, dans leur intérieur, des kystes de plus petites dimensions en voie de développement.

Origine. — Ces tumeurs présentent en somme les diverses formes épithéliales des revêtements muqueux et même des organes glandulaires, qui toutes constituent des types spécifiques, possédant d'autre part leur série néoplasique propre. Leur réunion dans les kystes prolifères nous montre que ces derniers sont des tumeurs fœtales ; ils émanent de la cellule nodale du feuillet interne, comme les kystes dermoïdes simples émanent de la cellule nodale du revêtement épidermique. Ces deux formes de tumeurs sont entièrement comparables : l'expression de **kystes mucoïdes** convient parfaitement aux tumeurs développées aux dépens de la cellule fœtale du revêtement muqueux ; mais ce terme de mucoïde doit alors être compris dans ce sens restreint, et ne comporte *aucune idée de dégénérescence.* La substance muqueuse que contiennent les kystes mucoïdes est un produit de sécrétion et d'évolution normales, au même titre que la substance sébacée des kystes épidermoïdes.

Théories anciennes. — Nous ne ferons que citer, sans les discuter, les principales théories pathogéniques qui ont été émises pour expliquer la genèse de ces kystes. *Cruveilhier* sépare nettement les kystes dermoïdes sous-cutanés des kystes de l'ovaire : les premiers sont tantôt des *kystes par rétention* des glandes sébacées, tantôt des kystes formés de toutes pièces aux dépens d'un *tissu cutané nouveau* ; ceux de l'ovaire reconnaissent pour cause une simple *hydropisie des follicules de Graaf*.

L'*inclusion* ou l'*invagination* de replis cutanés sont souvent invoquées. Flesch regarde les kystes dermoïdes comme l'aboutissant parfait d'un travail néoplasique, dont les kystes muqueux ne seraient qu'une forme incomplète. Rindfleisch, par contre, regarde les poches à épithélium cylindrique vibratile, comme des kystes par rétention, développés aux dépens des glandes sudoripares dont l'épithélium se serait transformé et se serait couvert de cils vibratiles !

Rokitanski fait développer les kystes de l'ovaire aux dépens des *corps jaunes* ; Virchow y voit une *dégénérescence colloïde* entraînant la formation d'alvéoles dans le stroma ovarien, et plus tard d'un épithélium pour les tapisser. Pflüger les fait provenir des *tubes* qu'il a décrits dans l'ovaire, et dont il admet la formation périodique, même chez l'adulte. Waldeyer les fait dériver de l'épithélium spécial qui tapisse la face péritonéale de l'ovaire, connu sous le nom d'*épithélium germinatif*. Celui-ci s'invaginerait pour donner naissance à des tubes épithéliaux semblables à ceux de Pflüger, mais évoluant dans un sens pathologique dès la période embryonnaire. Il admet aussi la possibilité, dans d'autres cas, d'une nouvelle invagination de l'épithélium de la surface se produisant à l'âge adulte. Malassez et de Sinety invoquent également l'invagination de l'épithélium germinatif, la formation de tubes végétant en profondeur, dont l'oblitération donnerait naissance aux kystes.

III. — FORMES PLUS COMPLEXES

1° Tumeurs fœtales méso-épidermiques (Kystes dermoïdes compliqués).

Formes adultes. — Ces tumeurs sont plus complexes que les précédentes ; aux couches épidermiques viennent s'ajouter les divers tissus de l'appareil locomoteur : des muscles, des os, des cartilages, en masses plus ou moins informes; parfois même des éléments nerveux, sous forme de tubes myéliniques, ou même d'amas de cellules nerveuses ganglionnaires.

Ces kystes complexes contiennent très souvent des dents bien constituées. Tantôt on les trouve déchaussées, libres dans la cavité kystique; tantôt elles sont implantées dans des follicules dentaires. Ceux-ci sont parfois inclus au sein du tissu fibreux, plus souvent encore ils sont supportés par une plaque osseuse, ou par un simple rebord osseux figurant un alvéole. Toutes les variétés dentaires y ont été rencontrées, depuis les incisives jusqu'aux molaires, avec les types de l'une ou de l'autre dentition. Leur nombre ordinairement restreint peut être très considérable. Reil et Autenrieth en ont compté jusqu'à trois cents dans une même tumeur.

La paroi de ces kystes est inégale, elle présente par places l'aspect d'une peau normale très complète, tandis que sur d'autres points elle est simplement fibreuse. Ces tumeurs peuvent atteindre le volume d'une tête d'adulte. Leur siège est variable, mais toujours profond; on les observe surtout dans le testicule et dans l'ovaire.

Origine. — Ce sont là des tumeurs congénitales, plus anciennes encore que celles de la variété précédente, puisqu'elles remontent à une cellule fœtale plus complexe que la cellule nodale épidermique. Bien que congénitales elles sont souvent latentes jusqu'à la puberté, pour prendre après cette époque un développement plus considérable.

Nous ne connaissons pas de kystes mucoïdes contenant dans leur intérieur, ou dans leurs parois, des tissus multiples, osseux ou autres, qui puissent permettre d'en faire une variété méso-endodermique comparable à celle des kystes méso-épidermiques précédents. Cruveilhier a vu, incrustées dans leurs parois, des plaques cartilagineuses ou osseuses, mais ce fait n'est pas absolument acquis.

2° Tumeurs fœtales à début très précoce (Kystes complexes).

Formes adultes. — Ce sont des tumeurs qui présentent réunis des kystes dermoïdes compliqués et des kystes mucoïdes, et dans lesquelles on retrouve à la fois les caractères de ces deux sortes de kystes. C'est dire qu'on observe alors, non seulement des formations épithéliales épidermiques et muqueuses, mais encore les tissus très multiples que nous avons déjà décrits dans la variété précédente.

Ces tumeurs s'observent surtout dans la région génitale, dans l'ovaire ou dans les bourses, mais elles peuvent aussi se trouver ailleurs, et jusque dans le cordon ombilical de fœtus à terme. Elles sont toujours *multiloculaires*; habituellement certaines poches présentent un revêtement épidermique et d'autres un revêtement muqueux; dans quelques cas le mélange des deux sortes de revêtement est plus intime, et on trouve simultanément, dans une même cavité kystique, de l'épiderme et de l'épithélium muqueux, alternant ensemble, souvent sans ligne de démarcation régulière.

Origine. — Ces variétés de tumeurs fœtales sont plus complexes et par suite plus anciennes encore que les précédentes. Elles contiennent des éléments de tous les tissus fondamentaux ; elles émanent d'une cellule nodale très rapprochée des premières segmentations de l'ovule fécondé. Aussi est-ce dans ces cas que l'on rencontre le plus souvent la multiplicité apparente des foyers néoplasiques, par le fait de la fragmentation que nous avons décrite précédemment.

On a appliqué à ces tumeurs très complexes la plupart des théories pathogéniques émises pour les kystes dermoïdes et nous n'y reviendrons pas; nous citerons seulement ici celles qui ne s'appliquent qu'à ces formes complexes.

Cruveilhier les rapporte à une *grossesse extra-utérine*, ou à une *inclusion fœtale parasitaire*; il entend par là l'inclusion d'un embryon fécondé, vivant en parasite dans le corps d'un autre embryon complètement développé, et conçus l'un et l'autre dans le même acte générateur.

Lebert se contente d'invoquer l'*hétérotopie plastique*. Virchow en fait des *tumeurs tératoïdes* sans s'expliquer sur leur pathogénie. Quelques auteurs, parmi lesquels il faut citer Waldeyer, ont repris sous une forme un peu différente la théorie de la *parthénogénèse* formulée par Meckel dès 1815.

Nous devons une mention spéciale à cette **théorie parthénogénétique**, qui a repris, dans ces dernières années, une certaine faveur sous l'influence de Mathias Duval et surtout du travail très important de son élève Répin (1). Ces auteurs limitent d'ailleurs le rôle de la parthénogénèse aux formes les plus complexes de ces tumeurs, et uniquement à celles qui siègent dans les ovaires. Dans cette manière de voir, la tumeur provient du *développement parthénogénétique d'un ovule du sujet qui en est porteur*, et c'est par là, qu'elle se sépare de la théorie de l'inclusion fœtale, qui fait, du tératome et du porteur, deux sujets jumeaux.

Nous ne saurions accepter cette manière de voir, qui sépare les tumeurs dermoïdes complexes de l'ovaire des tumeurs similaires des autres régions, et même de celles du testicule, puisque la parthénogénèse n'existe pas chez les mâles. Elle soulève d'ailleurs bien d'autres objections (2): la parthénogénèse se produit en histoire naturelle chez les femelles adultes et non chez les embryons; comment expliquer qu'elle puisse donner naissance à des produits d'une vitalité indéfinie et exubérante, alors que les grossesses extra-utérines après fécondation sont suivies de la mort du germe, au plus tard après la durée d'une gestation physiologique; com-

(1) Répin. Origine parthénogénétique des kystes dermoïdes de l'ovaire. Thèse de Paris, 1891.

(2) L. Bard. De l'inexactitude de la théorie parthénogénétique des kystes dermoïdes de l'ovaire. *Gaz. hebdom. de médecine*, 1893, p. 521.

ment expliquer la bilatéralité des tumeurs, et par suite la production double d'un fait aussi exceptionnel que la parthénogénèse; comment expliquer l'excès colossal de certains organes, la présence par exemple de plusieurs centaines de dents, dans un fœtus parthénogénétique; et si l'on admet l'entrée en scène de plusieurs ovules simultanément, comment expliquer la fusion intime de leurs produits?

Les auteurs de la théorie de la parthénogénèse, comme ceux de la théorie de l'inclusion fœtale, ont eu du moins raison de rapprocher les tumeurs complexes des produits de prolifération des ovules fécondés. Le processus néoplasique dû à la rupture de l'harmonie du développement des cellules, peut prendre naissance à toutes les époques du développement de l'être; les tumeurs qui naissent des premiers blastomères, des cellules de multiplication de l'ovule avant les premiers dédoublements, forment des sortes d'*embryons néoplasiques*, mais on ne saurait y voir à aucun titre les produits de la simple malformation d'un embryon indépendant. Les auteurs de ces théories ont eu le tort de vouloir attribuer ces tumeurs complexes à un processus physiologique simplement altéré, au lieu de reconnaître qu'elles relèvent du même processus pathologique général que les autres tumeurs, dont elles ne diffèrent que par le degré de complexité de leur cellule originelle.

DEUXIÈME SECTION

LÉSIONS DE NUTRITION

Les troubles profonds de la nutrition des tissus entraînent à leur suite des lésions anatomiques plus ou moins durables des éléments cellulaires. Ces troubles eux-mêmes sont le fait de causes multiples et variées, mais jusqu'à présent on s'est peu préoccupé de distinguer les lésions cellulaires au point de vue spécial de leur pathogénie ; bien au contraire, on s'efforce de disposer en série ascendante les diverses lésions d'une même cellule, pour y voir les *étapes successives d'un processus unique.* On admet généralement que des causes différentes peuvent produire des effets identiques, et on n'accorde aux lésions anatomiques aucune *spécificité en rapport avec le mécanisme de leur production.* Nous croyons au contraire qu'il sera possible un jour de rapporter toutes les lésions de nutrition à leurs causes efficientes et de préciser les modifications morphologiques ou chimiques qui appartiennent en propre à chaque mécanisme pathogénique.

Dans l'état actuel de nos connaissances, il est encore impossible de rester toujours fidèle à une division causale ; pour nous rapprocher dans la mesure du possible d'une *classification pathogénique*, nous distinguerons :

Les lésions qui procèdent directement des simples *modifications de la vitalite des cellules*, les *surcharges* ou *infiltrations* et les *dégénérescences.*

Nous donnerons une place à part au complexus de l'*inflammation*, qui a été l'objet de descriptions si divergentes et de discussions si confuses.

CHAPITRE PREMIER

Lésions par modification de la vitalité des cellules.

1° Lésions par augmentation de la vitalité.

I. — Hypertrophie. — L'hypertrophie proprement dite entraîne une augmentation de volume de l'organe sans aucun changement de structure.

L'*hypertrophie congénitale* appartient à l'histoire des monstruosités, et sort de notre cadre.

Hypertrophie des organes. — L'hypertrophie d'un organe résulte tantôt uniquement de l'augmentation de volume de ses éléments constituants : *hypertrophie* simple, ou hypertrophie proprement dite; tantôt de l'augmentation de nombre de ses éléments: hypertrophie numérique ou *hyperplasie*. Très souvent ces deux processus s'accompagnent et celui des deux qui prédomine donne son nom à la lésion.

Dans les organes constitués par des tissus multiples, l'hypertrophie n'entraîne pas toujours une *augmentation de volume*; celle-ci n'est certaine que lorsque le processus hypertrophique porte son action sur tous les tissus à la fois, elle fait presque toujours défaut quand ce processus n'intéresse que l'un d'eux. Dans les organes glandulaires, par exemple, les hypertrophies qui portent sur le tissu conjonctif seul, s'accompagnent souvent de la diminution de volume et de la disparition relative des éléments glandulaires. De là une perte de substance que l'hypertrophie de l'autre tissu ne suffit pas à compenser et qui peut se traduire en définitive par une diminution de volume.

Hypertrophie des cellules. — Les cellules hypertrophiées sont volumineuses, plus globuleuses qu'à l'état normal; on ne constate pas de modifications notables de structure; le noyau, souvent à peine visible à l'état normal, devient très apparent ainsi que le nucléole.

Le protoplasma est ordinairement gonflé et plus fortement granuleux. Dans son ensemble la cellule hypertrophiée présente des caractères morphologiques plus accusés et plus nets; on reconnaît plus facilement en elle les caractères histologiques normaux du type cellulaire auquel elle appartient.

L'hypertrophie des cellules, par excès de nutrition, gêne ou retarde leur évolution physiologique normale, sans la modifier profondément et sans entraîner de dégénérescence du protoplasma.

II. — Hyperplasie. — On sait aujourd'hui que la formation de cellules nouvelles aux dépens d'exsudations de liquides plastiques n'existe pas, et que les cellules néoformées proviennent toutes de la division des cellules préexistantes des tissus. Il en est de même dans l'hypertrophie numérique ou hyperplasie.

La prolifération s'opère tantôt par le mécanisme de la *division directe*, seule connue anciennement, tantôt et le plus souvent par division indirecte, c'est-à-dire par *karyokinèse*; sans qu'on puisse préciser toujours la part qui revient, dans chaque cas particulier, à chacun de ces deux modes de division du noyau.

On a longtemps admis, avec Virchow, que l'hyperplasie ne pouvait porter que sur les cellules conjonctives; on est plus éclectique aujourd'hui; on sait déjà que nous admettons pour notre part que les cellules de tous les types cellulaires se reproduisent par leurs proliférations propres.

Cette hyperplasie ne se présente pas cependant pour tous les tissus dans les mêmes conditions ni avec la même fréquence. De plus la faculté de reproduction n'appartient qu'aux cellules qui n'ont pas encore franchi certains stades de leur carrière évolutive; la cellule de l'épiderme, par exemple, cesse certainement de se reproduire dès que commence l'évolution cornée; il serait fort important de pouvoir préciser le point à partir duquel chaque cellule vieillie a perdu cette aptitude à proliférer.

Virchow distingue l'*hyperplasie simple*, qui donne naissance à des éléments cellulaires de même nature que leurs générateurs, de l'*hétéroplasie* dans laquelle le produit est différent du tissu d'origine. La *métaplasie* est un troisième processus, par lequel un tissu déjà différencié se transforme en un autre tissu, sans stade intermédiaire de prolifération embryonnaire. On donne, comme exemples de cette dernière, la transformation du cartilage en os, celle du tissu conjonctif en tissu muqueux, du cartilage en tissu réticulé, de l'épithélium cylindrique en endothélium dans les canaux soumis à des distensions par rétention, ou bien encore la kératinisation des surfaces muqueuses exposées à des frottements anormaux.

Pour nous toutes ces distinctions n'ont aucune raison d'être; il n'y a que des hyperplasies vraies, c'est-à-dire des proliférations dans le type d'origine. Ici, comme pour les tumeurs, l'erreur vient, d'une part, de ce qu'on n'a pas appris à distinguer les unes des autres les cellules jeunes, mais spécifiques, des divers tissus, et d'autre part, de ce que l'on confond sous une désignation commune des processus tout différents. Les prétendues métaplasies se rapportent tantôt à des *évolutions déterminées d'avance*, et par conséquent spécifiques, de certains tissus, telles que la formation des cellules déciduales de la caduque utérine; tantôt à des *substitutions* de tissus, également déterminées, telles que l'ossification du cartilage; tantôt à des *altérations pathologiques* pures et simples, telles que l'aplatissement ou l'induration de certaines surfaces épithéliales, qui ne rappellent que grossièrement et de fort loin les tissus normaux auxquels on veut les assimiler, après les modifications purement morphologiques qu'elles ont subies.

III. — RÉPARATIONS. — Lorsque des tissus ont été divisés ou détruits, l'organisme possède la propriété de combler les pertes de substance, de les *cicatriser*, pourvu qu'elles ne soient pas trop étendues. Dans certains cas il arrive même à *régénérer*, c'est-à-dire à reproduire les parties détruites.

Régénération. — La régénération s'opère par l'hyperplasie des éléments cellulaires de la région intéressée. Cette hyperplasie se révèle d'abord par la présence d'éléments embryonnaires; ceux-ci, poursuivant leur évolution normale, arrivent à reconstruire plus ou moins exactement le tissu dont ils émanent. Là encore, l'influence des doctrines classiques domine les résultats de l'observation directe; on constate que le tissu embryonnaire nouveau a de la tendance à reproduire le tissu de la région où il siège; on ajoute que parfois il a de la tendance à s'organiser dans le sens des tissus qui se trouvent dans son voisinage immédiat, et on se contente de ces deux lois pour rendre compte de tous les faits de régénération.

A des degrés différents, tous les tissus peuvent présenter une hyperplasie vraie de leurs éléments constituants et se régénérer en quelque mesure. C'est tissu par tissu qu'il faudrait étudier le mode de régénération qui est propre à chacun d'eux; mais cette étude nous entraînerait trop loin. Contentons-nous de dire que, dans tous les tissus, la régénération est **isogène**, c'est-à-dire procède toujours des cellules spécifiques du tissu considéré ou de leurs couches génératrices spéciales.

Les éléments cellulaires les plus élevés en organisation présentent en général une puissance de régénération moindre que celle des tissus plus simples. Celle du tissu conjonctif est la plus élevée de toutes; depuis les travaux d'Ollier on sait que la portion ostéogénique du périoste jouit d'un pouvoir reproducteur considérable; viennent ensuite les épithéliums de revêtement, et en première ligne l'épiderme. Les fibres nerveuses se régénèrent facilement, tandis que les cellules ganglionnaires paraissent occuper à ce point de vue l'extrémité opposée de l'échelle.

La puissance de régénération est beaucoup plus limitée chez l'homme et les animaux supérieurs que chez les espèces inférieures, elle n'en atteint pas moins un degré assez élevé. Non seulement des parties étendues d'organes viscéraux peuvent se régénérer, mais il en est de même de formations plus complexes, comme le sont les canaux excréteurs ou les organes cavitaires. En pareil cas la régénération n'en reste pas moins isogène ; au début du processus régénératif le tissu conjonctif peut prendre en quelque sorte les devants, et paraître au premier abord fournir seul à la réparation, mais en réalité l'hyperplasie des cellules spéciales de chaque couche assure seule la *restitutio ad integrum*.

Cicatrisation. — Quand le tissu conjonctif fait seul les frais de la réparation, la perte de substance est simplement comblée par une *cicatrice* fibreuse. Le tissu conjonctif des cicatrices s'écarte d'ailleurs par quelques caractères du tissu normal ; les fibres sont irrégulières, sans élasticité ; la substance conjonctive s'étend en nappe presque homogène ; les cellules sont rares et mal développées. On ajoute généralement que ce tissu néoformé a une tendance marquée à la **rétraction** progressive ; celle-ci serait liée à une modification graduelle de composition, dont la déperdition d'eau serait, d'après Rindfleisch, le caractère dominant.

En réalité cette rétraction n'appartient pas aux *cicatrices véritables*, c'est-à-dire dans lesquelles tout processus inflammatoire est définitivement éteint ; elle se rencontre uniquement dans les tissus cicatriciels où persiste un degré plus ou moins accusé d'**inflammation chronique**, se révélant au dehors par de la douleur, de la rougeur ou même des ulcérations, se traduisant sur les coupes par la persistance de traînées ou d'îlots disséminés de noyaux embryonnaires.

On a surtout étudié la réparation des pertes de substance de la surface cutanée; c'est elle qui, dans les descriptions classiques, est ordinairement prise pour type des processus de cicatrisation.

Réunion par première intention. — Quand les tissus ont été simplement divisés par une section nette, comme celle qui résulte d'un instrument tranchant, et qu'ils ont pu être réunis de suite et affrontés exactement, il se soudent d'emblée sans travail préparatoire apparent; la réunion est dite par *première intention.* On attribuait autrefois la soudure des lèvres de la plaie à une exsudation particulière, la *lymphe plastique*, formant un blastème duquel naissaient les éléments de la régénération des tissus. On sait aujourd'hui que les bords de la plaie subissent une irritation formative qui aboutit à la production d'un tissu embryonnaire; celui-ci devient plus tard adulte et solide.

La réparation est en pareil cas le fait de l'hyperplasie de tous les éléments constituants des tissus divisés, et les traces de la lésion sont réduites au minimum. Cependant, d'après Cornil et Ranvier, « les plaies les plus simples guéries par le mécanisme de la première intention, laissent des cicatrices indélébiles, bien qu'elles soient peu apparentes ».

Réunion par seconde intention. — Quand les bords de la perte de substance, pour une raison quelconque, n'ont pas pu être maintenus unis, il se forme une plaie qui ne peut se fermer que par *seconde intention.* La surface de la plaie est végétante, finement mamelonnée, couverte de **bourgeons charnus**, qui fournissent une sécrétion liquide, purulente, plus ou moins abondante. Les bourgeons volumineux, mais mal colorés, œdémateux, présagent une cicatrisation paresseuse et lente; on les désigne pour cette raison sous le nom de bourgeons de *mauvaise nature.* Les bourgeons de *bonne nature* sont petits, plus fins, bien rosés.

Toutes les descriptions anciennes, et il n'en existe guère de nouvelles, décrivent simultanément la formation du pus et la cicatrisation des plaies; la première paraissant la condition même de la seconde. On sait aujourd'hui qu'une plaie qui suppure est une plaie envahie par des micro-organismes pathogènes; la suppuration ne saurait plus être considérée comme le premier stade de la cicatrisation. De là la nécessité d'entreprendre une étude nouvelle de ces processus, dans des plaies maintenues libres de germes par des pansements antiseptiques.

Alors même que les couches épidermiques ont été complètement détruites, les plaies des parties superficielles finissent presque toujours par se recouvrir d'un épiderme nouveau, plus mince, moins stable et plus sujet à la desquamation que l'épiderme normal. On admettait autrefois que les cellules épidermiques provenaient de la transformation des cellules embryonnaires de la couche superficielle des bourgeons charnus; en réalité le nouvel épithélium se forme de la périphérie au centre, et provient des cellules épidermiques voisines. Dans quelques cas, des îlots d'épithélium peuvent se former sans rapports apparents avec la périphérie, provenant de petits fragments épidermiques, incomplètement détruits par la lésion initiale, ou résultant d'une sorte de *greffe* épidermique *spontanée*, par la migration accidentelle de cellules proliférées des régions marginales.

Cette greffe spontanée est d'ailleurs malheureusement trop rare; Reverdin a eu l'heureuse idée de chercher à la produire artificiellement, en fixant au centre des plaies de petits lambeaux d'épiderme humain, doublés du corps muqueux de Malpighi. Cette greffe artificielle exige des précautions minutieuses, mais réussit quelquefois; par contre, les greffes zoocutanées sont toujours suivies de résorption.

Exubérance des cicatrices. — La végétation réparatrice des plaies peut elle-même dépasser la mesure et donner naissance à des productions exubérantes, difformes, susceptibles même de présenter un accroissement hypertrophique *rebelle*, presque indéfini, comparable en quelque mesure aux tumeurs elles-mêmes.

Le fait a été observé surtout sur les cicatrices cutanées étendues; on désigne sous le nom de **chéloïdes** ces cicatrices exubérantes. Le tissu osseux présente dans quelques cas, après les fractures, des productions analogues qui ont été décrites sous le nom de *cals exubérants* ou de *cals hypertrophiques*.

Il ne faut pas confondre toutefois cette exubérance des cicatrices avec les tumeurs vraies, dont peuvent être le point de départ toutes les plaies, toutes les fistules incomplètement cicatrisées et de durée trop prolongée.

2° Lésions par diminution de la vitalité.

I. — Atrophie. — Nous n'avons à nous occuper ici que des atrophies qui portent sur des organes ou sur des tissus normalement développés. Les *malformations congénitales*, qu'il s'agisse du développement incomplet ou de l'absence totale d'un organe, ne sont pas de véritables atrophies; l'*involution sénile* des tissus ou des organes constitue aussi un processus un peu particulier.

Atrophie des organes. — Elle est le résultat de l'atrophie individuelle de leurs éléments constituants; celle-ci peut aller jusqu'à la disparition presque complète. Mais le processus atrophique n'agit pas toujours parallèlement sur tous les éléments constituants d'un même organe; ses diverses cellules ne présentent pas des réactions identiques vis-à-vis des mêmes causes pathogènes. Il n'est pas rare, par exemple, que la cause qui détermine l'hypertrophie du tissu conjonctif détermine en même temps l'atrophie des éléments parenchymateux. Dans d'autres cas, celle-ci peut être la conséquence de la première par une sorte d'étouffement mécanique.

L'atrophie des éléments principaux d'un organe ne s'accompagne pas toujours d'une *diminution de son volume total.* Dans quelques cas, et bien qu'il ne paraisse prendre aucune part directe au processus, le tissu conjonctif s'infiltre de graisse pour tenir la place des éléments atrophiés. Cette augmentation de volume du tissu interstitiel peut même dépasser les besoins et donner naissance à une hypertrophie apparente ; tel est le cas de certaines atrophies musculaires, désignées pour cette raison sous le nom de *paralysies pseudo-hypertrophiques.*

Atrophie des cellules. — Elle s'accuse d'abord par l'amoindrissement du protoplasma ; en même temps certains détails de la structure normale de la cellule deviennent plus apparents, telle par exemple la striation transversale dans la cellule cardiaque en voie d'atrophie. En troisième lieu, même dans l'atrophie simple, la plupart des éléments se chargent de petites granulations, tantôt graisseuses, tantôt pigmentaires, qui s'accumulent autour du noyau dans ce qui reste du protoplasma cellulaire.

L'atrophie proprement dite doit être bien séparée des dégénérescences que nous étudierons plus loin; quoique diminuées de volume, les cellules simplement atrophiées n'en conservent pas moins leurs propriétés diverses, physico-chimiques ou physiologiques, amoindries mais encore reconnaissables.

II. — Nécrose. — La mort locale de quelques éléments ou d'une région limitée de l'organisme vivant est le fait initial de la nécrose.

Les nécroses les plus importantes à connaître anatomiquement sont celles qui se produisent avec lenteur : **nécroses indirectes** des Allemands ; elles donnent lieu à des altérations ultérieures des cellules nécrosées, qui peuvent être distinguées en deux grands groupes, suivant qu'elles sont *analogues* aux processus cadavériques, ou qu'elles rappellent simplement les dégénérescences. Les premières constituent les **gangrènes**; elles doivent leurs caractères spéciaux au contact avec l'atmosphère ou à l'invasion de germes de la putréfaction ; les secondes constituent les **nécrobioses**, que l'on pourrait définir *l'ensemble des modifications que subissent les cellules mortes au sein de l'organisme vivant.*

Les destructions locales, les **escarres** qui sont le fait des influences mécaniques, chimiques ou thermiques, portées au delà des limites de résistance de nos tissus, constituent des **nécroses directes**, véritables lésions destructives d'emblée, qui n'ont pas besoin d'être décrites avec précision.

En elle-même la mort cellulaire n'entraîne que des modifications anatomiques peu appréciables, d'autant plus difficiles à préciser que l'on n'étudie guère sous le microscope que des cellules mortes, et que ce sont elles qui fournissent les types considérés comme normaux. Les *lésions ultérieures*, qui ne tardent pas à se produire sur les cellules mortes, fournissent en réalité les caractéristiques des nécroses.

Des différences fondamentales séparent d'ailleurs ces lésions des altérations cadavériques; elles possèdent une individualité propre et ne doivent pas être confondues non plus avec les dégénérescences proprement dites.

Le processus n'est pas absolument identique dans tous les tissus ; le degré de résistance que chacun d'eux oppose à la destruction nécrobiotique ou à la gangrène est très variable. Les tendons, les aponévroses, les os résistent longtemps ; il ne faut pas confondre, toutefois, la résistance réelle de leurs *cellules* à la nécrobiose, qui est toujours assèz limitée, avec la lenteur de la destruction de leurs *substances intercellulaires*, solides et peu altérables.

Gangrène. — Quand les parties nécrosées sont exposées au contact de l'air et plus ou moins gorgées de liquides, elles deviennent le siège de fermentations secondaires, qui varient depuis la simple *suppuration éliminatrice* jusqu'à la *putréfaction*.

Dans le premier cas, les *parties périphériques* sont le siège du processus fermentatif; une ligne de démarcation se creuse, et la partie nécrosée forme une sorte de corps étranger, un séquestre qui doit s'éliminer. Dans le second cas, ce sont les *parties mortifiées* elles-mêmes qui sont le siège des destructions fermentatives; elles se décomposent et s'éliminent par le fait de leur propre putréfaction; telle est la raison d'être de la **gangrène humide**, qu'on observe surtout après les oblitérations veineuses.

Dans une autre série de faits, les parties encore exposées au contact de l'air se dessèchent et se racornissent, en même temps que leur eau de constitution s'évapore, et est remplacée par de la graisse. Celle-ci provient non seulement des cellules adipeuses, mais encore des dédoublements variés des protoplasmas cellulaires eux-mêmes. Les matières colorantes du sang se transforment en pigment brun ou noir; de l'ensemble de ces modifications résulte un aspect particulier, atrophique, noirâtre et translucide, que l'on désigne sous le nom de momification ou de **gangrène sèche**. Le type le plus habituel en est la gangrène dite *spontanée*, liée en réalité à des obstructions vasculaires, surtout fréquente aux extrémités des pieds et des mains chez les vieillards athéromateux.

Les gangrènes ne sont pas susceptibles de réparation directe, mais les parties mortifiées peuvent être détachées par *inflammation éliminatrice*.

Nécrobiose. — Lorsque les cellules atteintes, isolées de l'air et du sang, sont restées à l'abri des germes que ces deux véhicules peuvent leur apporter, le processus nécrotique, en quelque sorte abandonné à lui-même, se déroule sans aucune immixtion étrangère; il consiste alors essentiellement dans la *dissociation graduelle* des éléments qui ont perdu leur vitalité. Ceux-ci se résolvent lentement en corps solubles qui sont peu à peu repris par la circulation.

Pendant un certain temps les cellules conservent leurs formes et leurs contours, elles sont seulement plus minces et plus délicates. A ce stade, la coupe d'un infarctus embolique du rein, par exemple, présente encore, très reconnaissable, la structure normale de l'organe.

La première modification matérielle du protoplasma est une sorte de *coagulation* intracellulaire, analogue à celle qui, après la mort, détermine la rigidité cadavérique du système musculaire. D'après Cohnheim, qui l'a décrite, cette coagulation reconnaît le même mécanisme que celle du sang stagnant et d'ailleurs privé de vie. Les masses granuleuses ou hyalines, qui apparaissent dans la cellule, sont le fait de la combinaison qui s'opère entre la substance fibrino-plastique du protoplasma, et la substance fibrinogène contenue normalement dans la lymphe qui pénètre alors dans l'intérieur de la cellule nécrosée.

Après ce premier stade, dans certains cas, les protoplasmas absorbent la sérosité qui arrive à leur contact; ils se liquéfient et se résolvent en substances solubles; suivant les expressions usitées par les auteurs allemands, la *nécrose de colliquation* a succédé à la *nécrose de coagulation*.

Dans une autre série de faits, au contraire, les protoplasmas se dessèchent, ce qui constitue l'*inspissation* de Virchow. Dans d'autres cas, ils s'infiltrent de granulations graisseuses; les noyaux disparaissent, les cellules se fusionnent, et le tissu apparaît sous la forme d'une masse homogène, brillante, finement granuleuse ou craquelée, insoluble et par conséquent durable; des gouttelettes graisseuses donnent à la masse un aspect blanc et opaque. Les tissus ont subi la *caséification*; celle-ci est tantôt dure, tantôt molle, sans qu'il y ait lieu de créer entre ces deux formes une distinction bien radicale; d'autant qu'elles peuvent se transformer l'une dans l'autre, suivant les influences physico-chimiques diverses qui président à leur formation.

Les **substances intercellulaires** résistent à la destruction plus efficacement et plus longtemps que les cellules elles-mêmes; mais il y a, à ce point de vue, de grandes différences entre les tissus et leur *résorption* n'est pas susceptible d'une description générale. La destruction et la résorption de ces substances sont difficiles et plus lentes quand elles ont survécu à la nécrose de leurs cellules fondamentales, tandis qu'elles sont activement consommées et résorbées par ces dernières au cours de leurs proliférations.

On attribue généralement encore aujourd'hui aux cellules migratrices et à leur action phagocytaire le morcellement et la résorption définitive des éléments nécrosés.

Infarctus. — La nécrobiose est ordinairement le fait de la suppression de la nutrition, par l'*arrêt de l'afflux sanguin*; c'est une véritable asphyxie locale. Elle se produit facilement dans les organes dont les artérioles sont terminales, et reconnaît tantôt une *thrombose* artérielle, tantôt et le plus souvent un mécanisme *embolique*. En pareil cas, la région nécrosée, qui constitue l'infarctus, se présente sous la forme d'un coin à base périphérique; elle tranche par son aspect anémique et sa coloration blanche sur le parenchyme ambiant. La configuration et la couleur des *infarctus* varient d'ailleurs suivant les organes dans lesquels ils siègent.

Une interruption circulatoire totale et absolue est toujours suivie de nécrose des éléments cellulaires ; mais celle-ci peut faire défaut quand l'interruption n'est que passagère. La durée de l'interruption nécessaire pour la produire varie suivant les différents tissus. On peut dire, d'une manière générale, que les cellules succombent d'autant plus rapidement qu'elles possèdent une structure et une physiologie plus complexes. D'après Cohnheim, deux heures suffisent pour entraîner la mort locale du tissu cérébral, de l'épithélium rénal et des épithéliums intestinaux ; tandis que dans les mêmes conditions la peau, les os, le tissu conjonctif vivent encore après douze heures.

Dans quelques cas, l'arrêt de la circulation s'accompagne d'**hémorragies** plus ou moins diffuses, prédominant ou se localisant à la périphérie des lésions nécrobiotiques. C'est là un fait paradoxal au premier abord ; on l'observe surtout dans quelques organes parenchymateux, et en particulier dans le poumon. L'hémorragie est attribuée tantôt au *reflux du sang veineux*, tantôt à l'*excès de pression* dans les réseaux capillaires collatéraux, tantôt enfin à l'ulcération et à la *rupture du vaisseau*, au-dessus du point oblitéré. Quoi qu'il en soit du mécanisme de sa production, l'hémorragie est, en quelque mesure, un accident secondaire, étranger au processus de la nécrobiose proprement dite.

Les **transformations ultérieures** des infarctus varient aussi suivant leur siège et suivant le mode évolutif de leur nécrobiose. Quand les tissus ont été dissous par le mécanisme de la *colliquation*, ils sont vite résorbés, et à leur place, tantôt le tissu normal se régénère, tantôt il se crée seulement une *cicatrice fibreuse*, tantôt enfin il reste une perte de substance comblée par une *cavité kystique*. Cette dernière terminaison est fréquente dans le cerveau.

Quand le processus a abouti, au contraire, à la *caséification*, les modifications ultérieures sont différentes. Dans certains cas, le nodule caséeux arrive à se ramollir ; il se réduit en bouillie, se liquéfie, et enfin se laisse résorber, au moins en grande partie. Souvent, au contraire, il s'entoure d'une capsule conjonctive épaisse et *enkystante* ; par la suite, il s'infiltre de *sels calcaires*, et il persiste indéfiniment au milieu des tissus, sans déterminer aucun phénomène particulier.

CHAPITRE II

Surcharges ou infiltrations.

On désigne sous ce nom l'accumulation dans les tissus de substances diverses, qui n'appartiennent pas normalement à leur structure physiologique, et qui ne sont pas nées sur place des transformations des protoplasmas cellulaires eux-mêmes.

1° Surcharges par corps étrangers.

Les corps étrangers qui pénètrent dans l'économie à l'état de **poussières**, peuvent donner naissance à des surcharges, quand ils sont plus petits que les éléments cellulaires, et qu'ils n'exercent sur les tissus aucune action physique ou chimique destructive. Ils sont d'abord *absorbés* par les cellules diverses qu'ils rencontrent, et surtout par les globules blancs de la lymphe et les cellules migratrices. Ces cellules les entraînent plus ou moins loin de leur point d'entrée, et finissent par les *déposer* au sein des cellules ou des stromas conjonctifs. On peut dès lors rencontrer ces particules étrangères à l'état de petites granulations, soit *incluses dans les cellules*, soit le plus souvent *incrustées dans les travées interstitielles.*

On a presque exclusivement étudié à ce point de vue les particules colorées, qui doivent à leur coloration même d'être plus facilement observées et suivies. Les substances insérées directement dans la peau, par accident, ou dans les opérations de tatouage, les particules charbonneuses qui pénètrent si facilement par effraction dans les voies respiratoires chez tous les sujets, dans les conditions ordinaires de la vie, ont permis de constater la tolérance parfaite de l'économie pour les particules étrangères aseptiques, et la persistance à peu près indéfinie de ces dernières là où elles se sont incrustées. La pénétration a lieu le plus souvent par *effraction*, quelquefois par *absorption* médicamenteuse, comme le montre la pigmentation qui succède à l'usage interne du nitrate d'argent.

Après avoir été immobilisées dans les tissus, les poussières peuvent s'en détacher, tomber dans les exsudats avec les cellules qui les portent, voire même, dit-on, être reprises à nouveau par des cellules migratrices et véhiculées par elles. Les *cellules à poussières*, volumineuses et rondes, s'observent à peu près constamment dans les exsudats intra-alvéolaires du poumon; elles se retrouvent dans l'expectoration, surtout dans les cas de congestion ou d'inflammation chroniques, où on les a décrites sous le nom de *cellules cardiaques*.

Les surcharges par corps étrangers se reconnaissent d'ordinaire assez facilement au microscope, tant par les caractères propres aux particules incluses que par la distribution qu'elles affectent.

2° Surcharges minérales.

I. — Infiltration calcaire. — Les sels de chaux déposés sont toujours le carbonate et le phosphate tribasique, combinés en proportions diverses; rarement le carbonate est pur, comme dans les *otolithes*.

Les parties infiltrées de sels calcaires apparaissent à l'œil nu dures et blanches, finement granuleuses; elles résistent au couteau, mais ne rappellent nullement l'aspect si spécial du tissu osseux.

Les *grains* sont arrondis ou anguleux, sans forme cristalline; souvent disposés sans ordre, ils se présentent quelquefois en *couches concentriques*. Rarement le tissu est complètement pétrifié; il retrouve alors une certaine transparence. Le microscope permet de s'assurer que le dépôt calcaire se fait dans les substances fondamentales intercellulaires, et non dans les protoplasmas eux-mêmes ; ce n'est que tardivement que ces derniers peuvent être envahis.

Les acides dissolvent les dépôts calcaires, en mettant en liberté l'acide carbonique sous forme de bulles gazeuses. Cette réaction, ainsi que les caractères de dureté pierreuse des granulations, permettent de distinguer la lésion à l'œil nu. L'infiltration calcaire, pour peu qu'elle soit accusée, ne permet pas les coupes histologiques ; quand on veut examiner des pièces de cette nature, il faut au préalable les *décalcifier*, en les laissant séjourner quelque temps dans des solutions acides appropriées.

L'infiltration calcaire se montre dans des circonstances multiples ; elle existe à l'état normal dans certains tissus, tels que les plexus choroïdes ; elle joue un rôle physiologique transitoire dans l'ossification du cartilage ; elle prend, avec l'atrophie cellulaire, une part importante à l'évolution sénile des tissus.

Elle reconnaît fréquemment aussi des causes pathologiques. Presque toujours elle survient dans des tissus frappés dans leur vitalité : soit qu'il s'agisse de produits anciens d'inflammations chroniques ; soit qu'on ait affaire à des tissus mal nourris ou qui ont déjà subi les diverses modifications de la nécrobiose.

Dans l'immense majorité des cas l'infiltration calcaire est un processus essentiellement *localisé*, relevant de causes locales. Dans quelques cas plus rares, la tendance à la calcification est *générale* et fait sentir ses effets sur divers organes, en dehors des causes signalées plus haut.

II. — Infiltration uratique. — Cette infiltration est constituée par la précipitation de l'acide urique et surtout de ses composés : le plus souvent l'urate de soude, parfois l'urate de chaux ou de magnésie.

Le dépôt se fait sous la forme de *granulations* globuleuses et réfringentes, ou sous la forme de cristaux en aiguilles, réunis d'ordinaire en véritables boules épineuses (fig. 31). Les acides faibles les décomposent et les dissolvent d'abord ; mais l'acide urique n'est guère soluble qu'à l'état naissant et se concrète bientôt en cristaux de formes variées.

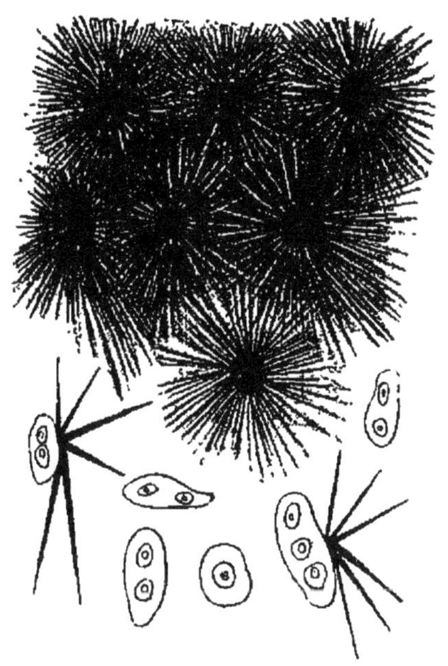

Fig. 31. — Surcharge du cartilage par des cristaux uratiques (d'après Cornil et Ranvier).

A l'inverse de ce qu'on observe dans l'infiltration calcaire, le dépôt uratique commence d'ordinaire à se produire dans les *éléments cellulaires* eux-mêmes, et c'est de là que partent les cristaux pour infiltrer les substances fondamentales. Le centre opaque des boules épineuses est constitué par la cellule qui a servi de point de départ au processus. Cornil et Ranvier en concluent que les cellules jouent un rôle actif, même dans ces phénomènes de simple dépôt.

En dehors des concrétions calculeuses uratiques des voies urinaires, et des calculs plus ou moins microscopiques d'urates amorphes assez fréquents dans les tubes droits du rein chez les enfants nouveau-nés, l'infiltration uratique ne s'observe guère que dans la goutte ou dans certaines intoxications chroniques comme le saturnisme. Le dépôt se fait principalement dans les cartilages, dans les os, les synoviales, le tissu conjonctif, le derme ou les reins.

3° Surcharges par des substances organiques normales.

I. — Surcharges pigmentaires. — Nous avons déjà décrit les surcharges par corps étrangers, qui ne doivent pas être confondues avec les infiltrations pigmentaires, malgré les ressemblances qui peuvent résulter de colorations similaires. Il faut réserver le nom d'infiltrations pigmentaires au dépôt dans les tissus de matières colorantes normalement tenues en suspension dans certains liquides organiques.

La matière colorante du *sang*, celle de la *bile*, sont le plus souvent en cause. Elles sont assez faciles à distinguer l'une de l'autre, dans les cas où elles sont encore intactes ou peu modifiées : d'une manière générale les granulations pigmentaires sanguines sont rouges ou noires; les granulations biliaires sont jaunes ou vertes; de plus le caractère commun des pigments d'origine sanguine est de donner des cristaux d'hémine quand on leur fait subir une préparation spéciale. Leur distinction devient difficile et souvent impossible quand on est en présence des dérivés plus ou moins éloignés de l'hémoglobine et de la bilirubine. Cette similitude ne doit nullement étonner, puisque ces deux séries pigmentaires paraissent en définitive avoir pour origine commune l'hémoglobine elle-même.

Le **pigment sanguin** s'accumule à la fois dans les *cellules* et dans les *substances intercellulaires* ; il se dépose localement à la suite de congestions répétées, de *stases* prolongées, ou par le fait de *foyers hémorragiques*. Il présente alors des décolorations successives rouges et jaunes, par un mécanisme identique à celui que l'on voit à l'œuvre dans les ecchymoses sous-cutanées. Il peut se présenter sous deux formes, qui diffèrent par la présence du fer dans l'une : *hémosi-*

dérine, et son absence dans l'autre : *hématoïdine*, celle-ci d'ailleurs identique à la bilirubine.

Le dépôt de pigment peut se faire aussi sur des points multiples, quand il résulte de maladies générales dans lesquelles la destruction de globules rouges a été particulièrement intense, en particulier après les formes graves de l'*impaludisme*. Cette **sidérose** d'origine hématique prédomine dans le foie, dans la rate, les ganglions, la moelle osseuse et les reins.

L'hémosidérine prend une coloration noire au contact de l'acide sulfhydrique. Le fait peut se produire exceptionnellement pendant la vie dans des plaies suppurées, sous l'influence de bactéries capables de dégager de l'acide sulfhydrique ; il est fréquent après la mort dans le canal intestinal et sur le péritoine. Il y donne lieu à des plaques limitées, noires ou vertes, ou à des colorations diffuses de même nature, auxquelles on a donné le nom de **pseudomélanose**.

Les autres pigments de l'économie, tels que ceux de la choroïde, de l'iris ou même du corps muqueux de Malpighi, peuvent aussi devenir, mais plus rarement, le point de départ de surcharges pigmentaires. La pigmentation de la maladie d'Addison reconnaît pour cause la production en excès du *pigment cutané*, qui s'accumule dans les couches profondes du corps muqueux de Malpighi. Celle-ci est plus évidente encore dans les nævi pigmentaires.

Le dépôt brunâtre que l'on constate parfois dans les fibres musculaires en voie d'atrophie, et notamment dans les cellules du myocarde, est le fait de la précipitation de la *matière colorante des muscles*.

Les cellules adipeuses, les cellules des ganglions peuvent se charger d'un pigment jaunâtre, *lipochrome*, mal connu, dérivé de la graisse elle-même.

Il importe de ne pas confondre avec les pigmentations proprement dites, accidentelles ou pathologiques, la véritable mélanose que nous avons déjà décrite. Rappelons seulement ici que les granulations de la mélanose sont franchement noires d'emblée et ne passent pas par les teintes intermédiaires de la plupart des pigments normaux.

II. — Surcharge graisseuse. — La graisse s'accumule, à l'état normal, dans certaines cellules qui l'emmagasinent et la gardent en réserve. Dans certaines circonstances, cette accumulation de graisse peut dépasser la moyenne habituelle, ou se produire dans des cellules qui normalement n'y sont point soumises; il s'agit alors de surcharge graisseuse. Ce processus ne doit pas être confondu avec la dégénérescence graisseuse que nous décrirons plus loin; dans la surcharge, les éléments cellulaires intéressés ne sont pas pour cela compromis dans leur vitalité ; leur protoplasma ne prend pas part à la formation de la graisse accumulée ; il lui sert uniquement de *réceptacle*.

Caractères anatomiques. — A l'œil nu, la surcharge graisseuse est très apparente ; d'ordinaire les tissus sont jaunâtres, mous, peu consistants ; ils sont en même temps très anémiques par le fait de l'élasticité de la graisse qui contrebalance la tension artérielle et vide les capillaires ; à l'autopsie, les tissus tachent le papier et graissent le couteau.

Au microscope, de fines *gouttelettes* de graisse apparaissent d'abord dans les cellules ; ces gouttelettes grossissent ou se fusionnent avec leurs congénères, de telle sorte que la cellule ne contient bientôt qu'une seule *goutte* graisseuse, homogène, brillante, réfringente, qui la distend et refoule à la périphérie le noyau et le protoplasma lui-même. Parfois ces derniers sont à peine reconnaissables et la graisse paraît au premier abord constituer à elle seule le globe tout entier. Les gouttelettes de graisse intracellulaires se dissolvent dans l'éther, et se colorent en noir intense par l'acide osmique; les plus grosses sont faciles à reconnaître à leurs seuls caractères morphologiques. Ces globules graisseux sont formés par un mélange, en proportion inégales et variables, d'oléine, de palmitine et de stéarine, fusibles chacune à des températures différentes.

Quand les deux dernières dominent, la graisse se précipite par le refroidissement après la mort ; elle perd sur les coupes son homogénéité et son brillant ; on aperçoit alors dans la cellule une *boule épineuse*, formée par la cristallisation de l'acide stéarique ou de l'acide palmitique en aiguilles rhomboïdales, qui rayonnent autour d'un point central. Cet aspect se montre sur un plus ou moins grand nombre de cellules adipeuses et ne change pas le jugement à porter sur la lésion.

Siège. — La surcharge graisseuse se montre à l'état normal, dans certaines circonstances physiologiques, telles que la grossesse ou la lactation. Elle ne doit pas être confondue avec l'hypergénèse de cellules adipeuses, qui est excessive et générale dans l'obésité, et qui se produit aussi localement, *ex vacuo* en quelque sorte, pour combler les pertes de substances de certaines organes ou de certaines cavités naturelles.

La surcharge de graisse est toujours *intracellulaire* ; elle ne gagne jamais de là les substances fondamentales. Certaines cellules en sont presque exclusivement le siège : ce sont en première ligne les cellules du tissu conjonctif lâche sous-cutané ou du tissu interstitiel, [dans les muscles notamment ; viennent ensuite les cellules du foie, les cellules épithéliales des voies biliaires et du tube digestif, les cellules de certains cartilages permanents.

Dans la surcharge graisseuse, le protoplasma cellulaire ne perd pas sa vitalité ; quand la graisse se résorbe, le noyau reprend sa place au fur et à mesure de sa disparition. Malgré l'intensité apparente des lésions, les fonctions des cellules sont peu diminuées; un foie atteint de surcharge graisseuse, même colossale, n'en continue pas moins à sécréter de la bile et celle-ci est à peine modifiée.

Le protoplasma ne se détruit pas pour donner naissance à la graisse intracellulaire; il se contente d'absorber et d'emmagasiner celle qui se trouve en suspension dans le sérum sanguin. Ce dernier en contient toujours une certaine quantité, qui atteint son maximum environ trois heures après chaque repas; elle est parfois si abondante que le sérum en est trouble et lactescent. Dans certains cas, cet état lactescent du sérum est permanent et constitue une véritable *dyscrasie graisseuse*. C'est alors surtout que la surcharge graisseuse se généralise.

III. — Surcharge glycogénique. — Il résulte des recherches d'Ehrlich que le glycogène, qui existe à l'état normal dans les cellules du foie, des muscles, des cartilages et de certains épithéliums, augmente considérablement dans le *diabète* et s'accumule dans les reins en quantité considérable. Dans les tubes de Henle notamment, d'après cet auteur, les cellules sont tellement remplies par le glycogène, qu'elles prennent l'aspect de vésicules vides semblables aux cellules végétales, quand le glycogène a été enlevé par un lavage prolongé dans l'eau. Le glycogène s'accumule aussi en pareil cas dans les cellules cérébrales et dans les globules blancs migrateurs, tandis qu'il ne serait pas notablement accru dans le foie et dans le muscle cardiaque.

Le dépôt de glycogène se fait surtout dans le *protoplasma* cellulaire, de préférence au voisinage du noyau; parfois aussi dans les interstices des tissus, sous la forme de boules hyalines de différents volumes. On le reconnaît dans les coupes histologiques à ses réactions spéciales : la solution iodée le colore en rouge brun ; l'alcool le précipite en granulations dans les cellules; la glycérine et l'eau le dissolvent et l'entraînent.

4° Surcharges par des substances pathologiques.

I. — Infiltration amyloïde. — Elle a été signalée pour la première fois par Meckel et bien décrite par Virchow ; on la trouve plus souvent désignée par les auteurs sous le nom de **dégénérescence amyloïde** que sous celui d'infiltration ou de surcharge.

Pathogénie. — La substance qui infiltre les tissus n'existe pas normalement dans l'économie, et par là cette lésion tient en quelque sorte le milieu entre les infiltrations simples et les véritables dégénérescences. On doit la maintenir au nombre des surcharges, parce que la substance amyloïde provient d'éléments étrangers aux cellules qu'elle infiltre ; elle se dépose en elles, sans naître des dissociations de leur protoplasma. C'est là d'ailleurs une donnée acceptée à peu près unanimement par les auteurs ; ceux-là mêmes qui emploient de préférence le terme de dégénérescence admettent l'origine extra-cellulaire de la substance amyloïde. Recklinghausen est le seul auteur qui fasse provenir cette substance pathologique du protoplasma cellulaire lui-même, le seul par conséquent qui pourrait à bon droit lui donner le nom de dégérérescence.

La substance amyloïde paraît naître de la transformation pathologique des substances albuminoïdes du sang, mais elle n'a jamais été constatée dans le sang, et on ne la retrouve que dans les tissus où elle s'est déposée.

Les suppurations osseuses prolongées, la tuberculose et la syphilis, sont considérées comme les causes les plus fréquentes de ce processus pathologique. Il faut ajouter à cette liste la néphrite épithéliale chronique. Il s'agit toujours d'affections chroniques et cachectisantes, mais les observations de Cohnheim ont montré que la surcharge amyloïde pouvait se développer en trois ou quatre mois.

Caractères chimiques. — C'est à Virchow que l'on doit la première description précise de la substance amyloïde. Il crut d'abord que cette substance se rapprochait par ses caractères chimiques des corps de la série amylacée. On sait aujourd'hui que la substance amyloïde est une substance quaternaire, qui se rapproche plus encore des substances albuminoïdes que des substances amylacées.

Les substances amyloïdes prennent en présence de l'iode une coloration rouge acajou ; si l'on ajoute de l'acide sulfurique, la coloration devient bleuâtre, verte ou violette, sans que cependant cette seconde réaction soit aussi constante que la première. On se sert pour cette recherche d'une solution iodée faible, ou mieux encore d'une solution d'iode dans l'eau iodurée.

En présence de certaines couleurs d'aniline, la substance amyloïde prend une coloration différente de celle des tissus normaux ; le violet de méthyle notamment la colore en *rouge* violacé, tandis que les parties indemnes se colorent en *bleu* violet. La différence entre les deux teintes est très nette, et par là cette réaction est plus importante que la première pour les recherches histologiques.

Par contre la réaction avec l'iode et l'acide sulfurique est utilisée dans les recherches macroscopiques ; il faut alors laver au préalable la surface de section, pour la débarrasser du sang dont la coloration propre gêne les recherches. Il ne faut d'ailleurs attribuer à cette constatation macroscopique qu'une valeur secondaire ; d'une part elle manque souvent de netteté, même dans les cas les plus accusés d'infiltration amyloïde ; d'autre part elle n'est pas suffisamment délicate pour les cas de faible intensité.

Caractères anatomiques. — Les organes atteints de surcharge amyloïde sont augmentés de volume, très anémiés, et plus ou moins vides de sang. Leur consistance devient compacte et homogène, mais molle et pâteuse ; l'organe garde l'empreinte du doigt ; la teinte en est jaunâtre, cireuse.

Quand l'infiltration est diffuse et totale, l'organe prend l'aspect du jambon fumé ; c'est dans la rate qu'on a le plus souvent l'occasion d'observer cette disposition. Le plus souvent l'infiltration amyloïde reste locale et disséminée, sous la forme de *nodules*, présentant la coloration du sagou cuit. Dans d'autres cas la substance amyloïde se présente sous la forme de *traînées* isolées, disposées le long des vaisseaux, et apparaissant comme de petits tractus blanchâtres et brillants. Il arrive quelquefois que les réactions spéciales viennent révéler la substance amyloïde là où, à l'œil nu, aucun détail optique ne permettait de la distinguer des tissus normaux.

A l'examen histologique la substance amyloïde se montre sous la forme de petits *blocs*, homogènes, brillants, quelquefois constitués par des couches concentriques, et qui tendent à se fusionner en amas irréguliers, juxtaposés et successifs. Quand cette substance se dépose dans les *cellules*, elles augmentent de volume, elles perdent leurs contours caractéristiques, les angles s'effacent, le noyau est caché ; finalement elles prennent l'aspect homogène, transparent et opalescent, propre à la substance qui les infiltre.

Siège. — Tous les organes peuvent en être le siège, mais avec des degrés divers de fréquence ; la rate vient en première ligne, puis les reins, les ganglions lymphatiques, le corps thyroïde, l'aorte, les poumons, les ovaires et l'utérus en dernier lieu.

L'étude des préparations permet de constater que les *substances intercellulaires* sont atteintes plus souvent que les corps cellulaires eux-mêmes ; Ziegler soutient même, à l'encontre de l'opinion générale, que les cellules restent toujours indemnes dans les organes glandulaires ; et que, dans le foie notamment, on croit à l'altération des cellules épithéliales, quand celles-ci sont simplement atrophiées et accolées aux blocs amyloïdes.

Dans tous les organes ce sont les *vaisseaux afférents*, et surtout les dernières ramifications artérielles et les capillaires, qui sont le siège initial et souvent unique de la lésion. L'infiltration s'y fait de dedans en dehors, atteignant d'abord l'endartère, puis la couche musculaire. Dès le début le *calibre* du vaisseau se rétrécit par le gonflement de la tunique interne infiltrée; ce gonflement arrive quelquefois à oblitérer le vaisseau, toujours il diminue la circulation artérielle. Il entraîne ainsi par anémie la dégénérescence graisseuse des épithéliums, de telle sorte qu'il est habituel de voir aller de pair ces deux lésions : infiltration amyloïde des tuniques artérielles et dégénérescence graisseuse des cellules propres de l'organe intéressé.

Dans quelques cas plus rares, la surcharge amyloïde est une *lésion locale*, en rapport avec divers processus inflammatoires ou néoplasiques.

II. — Corpuscules amylacés. — Cette forme de surcharge amyloïde relève toujours de processus purement locaux, et se présente sous la forme de noyaux circonscrits, de véritables concrétions, que l'on désigne sous le nom de corpuscules amylacés.

La substance qui les constitue est analogue à celle de la lésion précédente, mais elle est loin de lui être identique; bien que quelques auteurs, et notamment Cornil et Ranvier, réunissent ces deux formes dans une description commune, elles méritent de conserver toute leur individualité. Lancereaux seul réserve à cette seconde forme le nom de dégénérescence amyloïde, et donne à la première celui de *leucomatose*.

On rencontre fréquemment les corpuscules amylacés dans le *système nerveux central*, particulièrement dans la moelle et sur l'épendyme des ventricules; ils sont plus abondants dans divers processus dégénératifs et dans certaines tumeurs cérébrales, mais on les trouve aussi à l'état normal chez les vieillards, et souvent même dès la quarantième année.

On rencontre des corpuscules analogues aux précédents dans les tubes glanduleux de la prostate, où ils forment des concrétions quelquefois assez volumineuses pour être visibles à l'œil nu. On les rencontre aussi dans les vieux *foyers hémorragiques*, notamment dans le poumon, par le fait des transformations que subit localement la fibrine épanchée.

Ces corps amylacés diffèrent de la substance amyloïde décrite précédemment, non seulement par leur signification nosologique, mais encore par leur *structure* et par leurs *réactions*. Ils forment, ainsi que leur nom l'indique, de véritables corpuscules, ovalaires ou arrondis, formés de couches concentriques disposées autour d'un noyau central (fig. 32); leur structure est très analogue à celle des grains de fécule, dont ils se distinguent précisément par la présence de ce noyau central et par l'absence de hile. L'iode leur donne une coloration plutôt bleuâtre ou violette, tandis qu'il donne à la substance amyloïde une coloration plutôt rouge. L'origine de cette substance amylacée est, comme nous l'avons déjà dit, purement locale, soit qu'elle provienne des substances albuminoïdes des protoplasmas cellulaires, soit qu'elle naisse de la fibrine épanchée hors des vaisseaux. Elle est en quelque sorte intermédiaire entre le glycogène et la véritable substance amyloïde; traitée par la chaleur, en présence de la diastase salivaire, elle donne du sucre, ce que ne fait pas cette dernière.

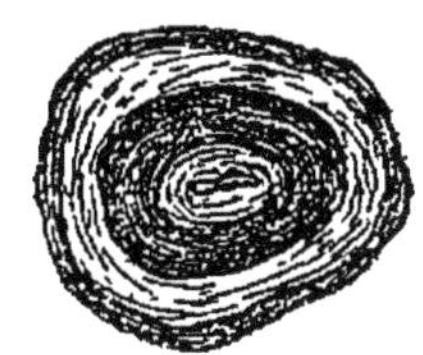

Fig. 32. — Corpuscule amylacé.

On fait provenir ces corpuscules, en partie de *modifications de l'albumine du sang*, en partie aussi de *transformations pathologiques des cellules* conjonctives ou épithéliales des organes dans lesquels on les rencontre. Par là, ils se rattachent en quelque mesure plus aux dégénérescences qu'aux simples surcharges; mais ils tirent presque toute leur importance de leur ressemblance avec la surcharge amyloïde, et c'est pourquoi il nous a paru préférable de ne pas séparer les descriptions de ces deux processus.

CHAPITRE III

Dégénérescences.

Il faut réserver le nom de dégénérescences aux altérations cellulaires qui s'accompagnent de modifications pathologiques du protoplasma lui-même. C'est par là que la dégénérescence vraie se sépare de la simple surcharge.

On distingue un certain nombre de dégénérescences, dont les différences ne reposent sur aucune donnée pathogénique et qui ne correspondent qu'à la similitude ou à la dissemblance des apparences anatomiques.

Les auteurs vont jusqu'à réunir dans une description commune les *dégénérescences* proprement dites et les processus physiologiques qui sont le fait des *évolutions* normales des éléments cellulaires. On crée ainsi une confusion des plus regrettables; sans doute on ne méconnaît pas, en principe tout au moins, la différence de ces deux termes, mais on s'efforce de trouver à chaque lésion dégénérative une évolution physiologique qui lui corresponde et l'on croît trop facilement à l'identité de leurs produits.

On a le tort habituel d'avoir recours aux tumeurs pour décrire les diverses dégénérescences, et c'est là la cause principale de cette confusion. Bien que les tumeurs soient sujettes à des dégénérescences vraies, comme les tissus normaux eux-mêmes, nous avons déjà montré que ce qu'elles présentent à l'ordinaire, et ce qui leur appartient en propre, ce sont au contraire les évolutions physiologiques des cellules dont elles émanent.

A côté de cette première cause d'erreur, les divisions classiques en contiennent une seconde, plus importante encore. On refuse aux processus pathologiques toute spécificité basée sur leur pathogénie. On croit que les éléments anatomiques n'ont vis-à-vis des causes extérieures pathogènes qu'un nombre limité de réactions propres, que des irritations de causes variées peuvent amener des effets analogues ; on déclare avec Rindfleisch que « la diversité des causes ne se retrouve pas dans les effets qu'elles produisent, et que les altérations des cellules et des tissus sont à peu près les mêmes dans tous les cas ».

C'est ainsi qu'on est arrivé à considérer toutes les lésions dont les cellules peuvent être le siège comme le développement successif d'un même processus. Brault les étage dans l'ordre suivant : « augmentation de volume des cellules ; turgescence du protoplasma par infiltration séreuse ; changement dans l'ordination des grains protoplasmiques, qui deviennent hydropiques, et perdent leur position en série linéaire ; aspect vésiculeux des noyaux dans lesquels la substance chromatique devient moins abondante ; apparition dans le protoplasma de granulations graisseuses finement émulsionnées, ou de blocs irréguliers translucides (nécrose de coagulation) ; enfin liquéfaction du noyau et désagrégation de la cellule ».

On sait déjà que pour notre part nous croyons à une influence plus directe des causes pathogènes sur les lésions qu'elles déterminent. C'est pourquoi nous séparons formellement des dégénérescences proprement dites, les *fermentations*, qui sont le fait de l'action directe des virus sur les protoplasmas cellulaires, et qui feront l'objet d'une classe spéciale.

On n'aura de description sérieuse des dégénérescences que lorsqu'elle pourra être basée sur leur nature intime ; en procédant autrement on arrive, tantôt à décrire comme des lésions différentes les étapes diverses d'un même processus pathogénique, tantôt au contraire à réunir dans une unité artificielle des processus de nature différente.

Ces réserves faites, nous décrirons successivement les principales formes admises généralement. Par le fait même du caractère artificiel de ces divisions, elles ne sont pas susceptibles de limites bien précises ; le nombre des espèces, leurs dénominations mêmes varient suivant les auteurs ; tantôt une même lésion reçoit des noms différents, tantôt le même terme sert à désigner des processus divers. Nous ne pouvons ni entrer dans les détails de ces divergences, ni chercher une conciliation, souvent impossible, entre les opinions des divers anatomo-pathologistes ;

l'étude des dégénérescences ne peut être encore, actuellement, qu'un chapitre d'attente qui appelle de nombreuses révisions.

I. — TUMÉFACTION TROUBLE. — On désigne sous ce nom, depuis Virchow, une lésion qui siège surtout dans les cellules fondamentales des organes parenchymateux et qui se caractérise par ce fait que le protoplasma cellulaire se gonfle, augmente de volume et devient globuleux, en même temps qu'il perd sa transparence et prend un aspect trouble. Dans son intérieur apparaissent des *granulations* fines et nombreuses, que leurs diverses réactions caractérisent comme de nature *albuminoïde* ou *protéique*. L'acide acétique les dissout et rend au protoplasma sa transparence; l'éther et les réactifs de la graisse n'ont aucune action sur elles. Le *noyau* peut aussi participer à la tuméfaction et à la dégénérescence.

Le nom donné à cette lésion rappelle les deux caractères essentiels de ce processus : l'*augmentation de volume* et *l'état granuleux du protoplasma*.

Les fines granulations protéiques résultent de la précipitation des substances albuminoïdes, normalement dissoutes dans le protoplasma ou dans les sucs qui l'imbibent. La tuméfaction trouble, quand elle existe seule, n'indique pas une lésion très profonde de la cellule ; elle marque le début des processus les plus divers. Elle se complique souvent plus ou moins rapidement de dégénérescence graisseuse. Elle est décrite aussi sous le nom de **dégénérescence granuleuse**.

Les organes atteints présentent un *aspect macroscopique* spécial ; ils sont anémiés, blafards, de consistance pâteuse, d'aspect homogène sur les coupes, par l'effacement des détails de leur structure normale.

II. — NÉCROSE DE COAGULATION. — Surtout décrite par Cohnheim et par Weigert, elle résulte de la coagulation des substances albuminoïdes des tissus, comparable à la coagulation de la fibrine du sang dans la formation du caillot.

La nécrose de coagulation porte son action sur le protoplasma cellulaire, et plus encore sur les substances dérivées intracellulaires, telles que les fibrilles contractiles et la myéline. On la rencontre de même, *en dehors des cellules*, dans les exsudats inflammatoires ou sur les substances intercellulaires.

Sous son influence, la cellule contient dans son intérieur de petits *blocs* translucides, ou bien elle prend un aspect homogène et hyalin. Le noyau commence par perdre son contour; il se coagule en petites granulations, puis disparaît dans la masse homogène.

Ziegler attribue ce processus à la pénétration dans l'intérieur de la cellule de la lymphe interstitielle; celle-ci contient une substance fibrinogène qui, au contact de la substance fibrinoplastique du protoplasma cellulaire, détermine la coagulation de cette dernière. En dehors des cellules elle donne naissance à des masses coagulées, fibrillaires, granuleuses ou hyalines suivant les cas.

La nécrose de coagulation représente d'ailleurs une lésion beaucoup plus grave que la simple précipitation albumineuse de la tuméfaction trouble; elle modifie plus profondément l'aspect des tissus atteints; elle entraîne souvent la mort de la cellule que la première ne détermine pas.

III. — Dégénérescence fibrineuse. — Elle a été décrite par Wagner, surtout dans les fausses membranes de la diphtérie pharyngée; c'est dire déjà que sa véritable place serait au milieu des fermentations, nous la signalons ici cependant parce que quelques auteurs la prennent pour type de la nécrose de coagulation, ou n'en font qu'une variété de cette dernière. Les cellules atteintes de cette dégénérescence fibrineuse diphtéritique sont, d'après Wagner, vitreuses, transparentes, homogènes, pourvues de prolongements arborisés particuliers; elles se colorent bien par le picro-carmin et se gonflent légèrement par l'acide acétique.

IV. — Dégénérescence graisseuse. — La dégénérescence graisseuse diffère de la surcharge graisseuse, que nous avons déjà décrite, en ce que la graisse qui infiltre la cellule n'est pas simplement déposée là par la circulation. Elle provient au contraire des *dissociations* mêmes du protoplasma au milieu duquel on la retrouve. La dégénérescence graisseuse est une lésion beaucoup plus grave que la simple surcharge de même nom.

Malgré ces différences théoriques très nettes, on ne peut pas toujours distinguer facilement les cas dans lesquels la dégénérescence intervient, de ceux dans lesquels la surcharge est seule en cause. D'une manière générale, dans la dégénérescence, la cellule augmente peu de volume, les gouttelettes graisseuses sont plus fines; elles se réunissent dans le voisinage immédiat du noyau; elles finissent par l'atteindre et le dissocier, au même titre que le protoplasma dans lequel la lésion a pris naissance. La présence de gouttelettes graisseuses plus volumineuses réunies en un seul bloc homogène, l'intégrité du noyau, simplement refoulé à la périphérie, appartiennent, au contraire de préférence à la simple surcharge.

La résistance à l'acide acétique, la solubilité dans l'éther, la coloration noire par l'acide osmique, permettent de différencier les fines granulations graisseuses des grains protéiques de la tuméfaction trouble.

La dégénérescence graisseuse s'observe surtout sur les épithéliums des organes viscéraux, sur les cellules conjonctives et musculaires. Elle peut également frapper les cellules libres dans les exsudats, et les globules de pus.

Terminaisons. — La dégénérescence graisseuse peut aboutir à la dissociation complète de la cellule:

en pareil cas, la graisse devenue libre forme tantôt une sorte d'émulsion dans un liquide plus ou moins épais, tantôt au contraire une masse plus ou moins sèche et dure. De là des variétés particulières de *pus* et de *caséification*, qui sont les derniers termes d'une dégénérescence graisseuse. Le plus souvent il n'en est pas ainsi, pus et caséification étant d'ordinaire le fait de processus fermentatifs.

Pathogénie. — Dans la surcharge graisseuse, la graisse arrive à l'élément cellulaire par le sang qui la charrie en excès; quelquefois elle est sécrétée sur place par le protoplasma cellulaire, mais par le fait de son activité physiologique normale et sans l'intervention d'aucun processus dégénératif. Dans la dégénérescence graisseuse, au contraire, la graisse provient directement du protoplasma cellulaire dont elle se sépare. Cette séparation est en rapport avec des causes diverses abaissant la vitalité des cellules, parmi lesquelles la diminution de l'apport de l'oxygène joue un rôle prépondérant.

Quelques auteurs supposent que la graisse existe en quelque sorte à l'état larvé dans le protoplasma, qui serait une sorte de mélange plus ou moins instable de substance albuminoïde et de graisse. Pour d'autres, et leur opinion paraît plus vraisemblable, ces deux substances sont unies dans une véritable combinaison; la dégénérescence graisseuse résulte de la décomposition de cette substance organique complexe. Cette combinaison s'accompagne d'une sorte de condensation, de telle sorte que le volume du produit est moins considérable que celui des composants; ce qui explique pourquoi leur dissociation entraîne avec elle une *augmentation de volume*. Fœrster va plus loin et admet la transformation directe d'une granulation albumineuse en granulation graisseuse.

On trouve aussi dans les tissus en voie de nécrobiose, et surtout dans la substance blanche du cerveau ou de la moelle, de grosses cellules complètement bourrées de gouttelettes graisseuses, qu'on désigne sous le nom de *cellules graisseuses* ou de corpuscules de Gluge, et qui sont considérées par les auteurs comme des leucocytes ou des cellules fixes mobilisées, actives, absorbant pour les phagocyter les éléments graisseux mis en liberté par la dissociation des tissus nécrosés.

Les cellules décrites par les Allemands sous le nom de *mastzellen*, sont des cellules volumineuses, deux ou trois fois plus grosses que des leucocytes, bourrées de granulations colorables pour la plupart par les couleurs basiques d'aniline, à noyau pâle et faiblement coloré. Elles sont considérées par Ehrlich, qui les a décrites, comme des leucocytes ou des cellules fixes engraissés par un excès de nutrition; mais d'autres y voient des cellules dégénérées, d'autres encore des cellules se préparant à la prolifération.

V. — Dégénérescence granulo-graisseuse. — Elle est constituée par une sorte de mélange de la tuméfaction trouble et de la dégénérescence graisseuse proprement dite. Les cellules sont infiltrées de *granulations* fines, dont les unes présentent les caractères des granulations *protéiques*, et les autres ceux des granulations *graisseuses*.

VI. — Dégénérescence séreuse. Colliquation. — Elle se caractérise par ce fait que la cellule est infiltrée par des *liquides* qui restent séreux, et dans lesquels la substance cellulaire elle-même paraît se dissoudre. Le plus souvent c'est par le noyau que débute la dégénérescence; le nucléole se remplit de liquide et prend une forme franchement vésiculeuse. Des vacuoles apparaissent aussi dans le protoplasma.

Ce processus présente quelques traits communs avec la nécrose de coagulation, en ce sens que le protoplasma est envahi dans les deux cas par un liquide d'imbibition; mais, dans l'un, la lymphe reste liquide tandis que, dans l'autre, la coagulation se produit; les deux processus peuvent d'ailleurs se succéder l'un à l'autre. On observe, par exemple, cette lésion dans les cellules épidermiques, après l'action des hautes températures ou des agents vésicants.

Dans quelques cas, la fonte séreuse n'est que le premier stade de certaines fermentations, et notamment de celle de la variole.

VII. — DÉGÉNÉRESCENCE MUQUEUSE. — Cette dégénérescence serait caractérisée par l'apparition dans le protoplasma de la *mucine*, substance albuminoïde, homogène, claire, incolore, non diffusible et capable de se gonfler énormément au contact de l'eau.

La mucine est un produit physiologique de la sécrétion de certaines cellules; l'*évolution muqueuse* est un fait normal pour un certain nombre de types cellulaires, mais l'existence d'une *dégénérescence muqueuse des protoplasmas* est moins bien établie.

Certaines *substances intercellulaires*, notamment les fibres conjonctives et la substance fondamentale du cartilage, présentent dans certaines conditions une véritable liquéfaction dégénérative qui donne naissance à une substance analogue à la mucine. C'est peut-être le seul phénomène qui mérite réellement le nom de dégénérescence muqueuse.

VIII. — DÉGÉNÉRESCENCE HYALINE. — Elle a été surtout décrite par Recklinghausen, qui en a beaucoup trop étendu le domaine.

La substance hyaline est une substance homogène, fortement réfringente, très résistante à l'eau, à l'alcool et aux acides; transparente comme du verre, elle est facilement colorée par le carmin et les couleurs acides d'aniline. Très semblable par bien des caractères à la substance amyloïde, elle en diffère notamment par l'absence de la réaction iodée.

La dégénérescence hyaline est susceptible des mêmes considérations que la dégénérescence muqueuse : l'*hyaline* est un produit normal de l'évolution de certaines cellules; la dégénérescence hyaline vraie des protoplasmas n'est pas mieux établie que leur dégénérescence muqueuse.

Par contre, on trouve de même une transformation

hyaline de certaines *substances intercellulaires*, telles que les fibres conjonctives, les parois vasculaires, les glomérules, qui sont également le terrain de prédilection de la surcharge amyloïde.

D'après Ziegler, la dégénérescence hyaline ne serait parfois que le premier degré de la surcharge amyloïde; due au dépôt d'une substance albuminoïde insoluble, elle pourrait alors être considérée elle-même comme une simple surcharge.

IX. — Dégénérescence colloïde. — La substance colloïde est, par quelques caractères, analogue à la mucine; comme elle, elle se gonfle considérablement dans l'eau, mais elle en diffère en ce qu'elle ne se précipite pas par l'acide acétique, qui ne la gonfle même pas. Elle est d'ailleurs plus consistante, gélatineuse; elle contient du soufre dans sa composition et présente normalement une coloration jaune un peu ambrée. Le carmin la colore bien, moins vivement que les noyaux, mais un peu plus que le protoplasma cellulaire normal.

Cette dégénérescence réside à peu près exclusivement dans les *cellules* elles-mêmes, ou dans les substances qu'elles sécrètent.

La substance colloïde est le produit de l'évolution normale de certaines cellules et en particulier de celles du corps thyroïde; mais elle peut être aussi le fait de dégénérescences vraies, notamment dans le rein. On n'a signalé jusqu'à présent aucun caractère distinctif entre la substance colloïde née des évolutions normales et celle qui est le fait d'altérations dégénératives proprement dites.

La **dégénérescence cireuse** n'est qu'un cas particulier de la dégénérescence colloïde. La matière cireuse est plus sèche, plus opaque; on la rencontre surtout dans les cellules épithéliales du rein, côte à côte avec la dégénérescence colloïde.

La lésion des faisceaux musculaires décrite par

Zenker sous le nom de **dégénérescence vitreuse** est aussi considérée par la plupart des auteurs comme une dégénérescence colloïde; d'autres la rattachent, et peut-être avec plus de raison, à la nécrose de coagulation. Cette dégénérescence sera l'objet d'une description plus détaillée quand nous étudierons les lésions du tissu musculaire.

CHAPITRE IV

Inflammation.

Définitions diverses. — L'inflammation a toujours tenu et tient encore une large place dans les descriptions pathologiques. Pour les anciens ce terme désignait un processus pathologique caractérisé par la réunion de quatre éléments essentiels : *rougeur, douleur, chaleur et tuméfaction.* La lésion pouvait aboutir ensuite, suivant les cas, à la *résolution*, à l'*induration*, à la *suppuration* ou à la *gangrène.*

La cause de tout le processus était rapportée par les uns à l'influence nerveuse, par les autres à des troubles circulatoires. Broussais le premier l'a attribué à l'*irritabilité* propre des tissus ; il voyait dans l'inflammation le résultat d'une irritation plus intense qu'à l'état normal.

Virchow, cherchant à pénétrer plus avant dans l'étude anatomo-pathologique de l'inflammation, a placé au premier rang les lésions des cellules elles-mêmes ; il a cherché à enlever aux phénomènes vasculaires la part prépondérante qu'on leur attribuait avant lui. A partir de ce moment, on décrivit séparément l'inflammation des tissus vasculaires et celle des tissus privés de vaisseaux.

Cette dernière était constituée exclusivement par des lésions cellulaires dégénératives, auxquelles Virchow donnait le nom d'*inflammation parenchymateuse*. L'inflammation des tissus vasculaires était plus complexe : à côté des phénomènes congestifs connus de tout temps, on constatait la prolifération embryonnaire des cellules du tissu conjonctif, et on lui accordait un rôle prépondérant et presque exclusif. Cohnheim a appelé de nouveau l'attention sur les phénomènes vasculaires ; il leur a restitué, et au delà, leur ancienne importance, en faisant de la diapédèse des globules blancs l'acte principal de l'inflammation.

Cornil et Ranvier renoncent à caractériser l'inflammation comme un processus spécial ; ils pensent que l'usage a réuni sous ce nom commun des faits complexes, et ils décrivent *des inflammations*. De plus ils cherchent à faire reposer cette étude uniquement sur l'expérimentation ; ils définissent l'inflammation : « La série des phénomènes observés dans les tissus ou dans les organes, analogues à ceux produits artificiellement sur les mêmes parties par l'action d'un agent irritant physique ou chimique. »

La connaissance des lésions parasitaires est venue compliquer encore la question, et il serait impossible aujourd'hui de trouver dans les descriptions classiques une idée un peu nette de ce qu'il faut entendre par inflammation.

Pour la plupart des auteurs, celle-ci « comprend l'ensemble des phénomènes dont les éléments anatomiques, les tissus ou les organes, sont le siège, quand ils sont soumis à des excitants non naturels » (Brault). Une pareille définition est assez large pour comprendre toute l'anatomie pathologique ; entre cette manière de voir et la négation pure et simple de l'inflammation, il n'y a guère qu'une différence de formule. Faut-il en conclure que le terme d'inflammation est un mot vide de sens, et qu'il doit disparaître de la pathologie ?

La clinique, qui est encore le meilleur guide dans les études pathologiques, a persisté, malgré les tergiversations de l'histologie pathologique, à reconnaître à des affections, d'ailleurs diverses, une *nature inflammatoire*. La solution du problème est plus facile peut-être à trouver qu'elle ne le paraît au premier abord. L'inflammation a bien une existence réelle, mais son individualité n'est pas là où on la cherche depuis Virchow.

L'inflammation ne constitue pas, en elle-même, un processus pathologique défini, elle intervient seulement à titre d'élément surajouté et de complication; elle est en quelque sorte une manière d'être, une physionomie propre, qui appartient à un certain nombre de processus pathologiques, d'ailleurs des plus divers. Ainsi compris les phénomènes inflammatoires se *superposent* à la lésion initiale; ils constituent une sorte de **syndrome anatomique**, qui accompagne et complique des lésions diverses.

Il n'y a pas lieu d'étudier, sous le nom d'inflammation, toute l'anatomie pathologique; mais il faut chercher à préciser les caractères particuliers qui donnent à une lésion le *cachet inflammatoire*.

I. — Phénomènes vasculaires. — Connus dès la plus haute antiquité, ce sont eux qui figurent au premier rang dans l'inflammation. Ce sont tout d'abord la congestion hypérémique et ses conséquences immédiates : la turgescence, la douleur et l'élévation de température; en somme les quatre éléments de l'inflammation de Celse. Ces phénomènes vasculaires ont une importance telle que les lésions des tissus pourvus de vaisseaux sont les seules qui prennent en clinique un caractère bien net d'inflammation.

Les lésions irritatives des tissus normalement privés de vaisseaux ne tardent pas le plus souvent à déterminer des *néoformations vasculaires*, c'est seulement à partir de ce moment que ces lésions prennent réellement à leur tour la physionomie inflammatoire.

Les recherches modernes ont permis de préciser mieux les détails de ces lésions des vaisseaux, qui commencent à l'hypérémie simple pour aboutir à l'exsudation et à la diapédèse.

Congestion. — Elle porte principalement son action sur le réseau capillaire et sur les origines veineuses, tandis que les artérioles y participent à peine. Au début les vaisseaux se contractent; bientôt ils se relâchent et se paralysent. A ce moment il n'existe pas à proprement parler de stase; au contraire la circulation est plus active; le sang s'accumule en plus grande quantité; il passe plus rapidement des artères dans les veines; sous cette influence les battements du pouls se transmettent jusqu'aux capillaires.

Quelque intense qu'ait été cette hyperémie, si elle est de courte durée, elle ne laisse plus de traces après la mort; quand elle s'est prolongée, on peut constater la *dilatation persistante du réseau capillaire*.

On distingue la *congestion active*, fluxionnaire, liée à des actions nerveuses ou réactionnelles, de la *congestion passive*, de la stase, en rapport avec l'affaiblissement de l'impulsion du cœur ou des vaisseaux, avec les obstacles au cours du sang. La première mérite seule l'épithète d'inflammatoire; quand elle est très intense, elle va jusqu'à la production d'*hémorragies* interstitielles.

Exsudats. — Les vaisseaux dilatés par le fait de la congestion laissent transsuder à travers leurs parois les éléments du sérum sanguin.

Il ne faut pas confondre les *exsudats*, processus actif lié à la dilatation inflammatoire des vaisseaux, à la congestion active, avec les *œdèmes*, transsudats purement passifs, en rapport avec la stase ou avec les modifications de composition du sang.

La nature des exsudats varie suivant les cas, suivant la proportion des matières transsudées, suivant la nature du processus initial lui-même. Les exsudats sont riches en albumine du sérum, mais ils contiennent presque toujours des quantités variables de fibrine : de là, suivant les cas, la distinction des exsudats *séreux* et des exsudats *fibrineux*. Dans ces derniers, la fibrine provient de l'union de la matière fibrinogène sortie des vaisseaux avec la matière fibrinoplastique venue des cellules.

Les exsudats contiennent de plus, en quantité variable, des éléments figurés du sang, globules blancs ou rouges sortis par effraction ou par diapédèse. Le nombre de ces leucocytes extravasés est beaucoup plus élevé dans les exsudats, où il dépasse 1000 à 2000 par millimètre cube, que dans les transsudats où ce nombre ne dépasse jamais 100 à 200. L'exsudat est dit *hémorragique* quand les globules rouges qu'il contient sont assez nombreux.

Cornil et Ranvier, avec la plupart des auteurs, mettent aussi à l'actif de l'inflammation des exsudats *muqueux*, des exsudats *composés de fibrine et de mucine concrètes englobant des éléments cellulaires* (exsudat *croupal* des Allemands), et des exsudats et pseudo-membranes *diphtéritiques*.

Pour nous ce sont là autant de processus spécifiques, qui n'appartiennent qu'à des lésions définies, qui n'ont pas le caractère simplement additionnel des phénomènes généraux de l'inflammation.

Diapédèse. — La *migration active* des globules blancs, sortant à travers les parois des vaisseaux pour se répandre dans les espaces interstitiels ambiants, a été décrite par Cohnheim. On connaissait depuis longtemps la formation des exsudats liquides ; on avait observé également la présence de globules blancs ou rouges et de matière colorante du sang disséminés dans les tissus péri-vasculaires ; on savait que la pigmentation durable, qui succède souvent aux processus inflammatoires, était liée à la fixation dans les tissus de cette matière colorante extravasée. On connaissait même la migration des globules blancs dans le tissu conjonctif, Recklinghausen l'avait nettement établie pour les lacunes de la cornée; mais on ne voyait là que des phénomènes passifs, liés à la stase sanguine ou lymphatique et à l'excès de pression intravasculaire. On admet, au contraire, depuis Cohnheim, que les globules blancs peuvent *perforer* les parois vasculaires, par l'activité propre de leurs *mouvements amiboïdes*.

Cohnheim a constaté directement cette migration sur des grenouilles curarisées; il l'a étudiée dans le réseau capillaire du mésentère, disposé à cet effet sur un porte-objet spécial, et observé au microscope pendant plusieurs heures consécutives. Pour faciliter l'observation, il injectait dans le sac lymphatique dorsal de l'animal des substances finement pulvérisées : celles-ci passent dans le courant circulatoire; elles sont absorbées par les globules blancs, et ceux qui sont ainsi marqués sont par là plus faciles à étudier.

Le phénomène ne se produit que *très lentement*, lorsque l'influence irritante de l'air atmosphérique a eu le temps de faire sentir son action. Tout d'abord le cours du sang se ralentit ; au fur et à mesure de ce ralentissement, les globules blancs s'amassent et s'immobilisent le long de la paroi vasculaire. Ils se fixent à elle par leurs expansions amiboïdes. Le sang ne circule plus qu'au centre du vaisseau, dans l'axe d'un manchon de leucocytes. Plus tard la diapédèse commence; elle a lieu dans les petites veines ou dans les capillaires. Un prolongement amiboïde s'insinue entre les cellules endothéliales, et perfore les parois vasculaires ; il attire peu à peu à lui le corps cellulaire tout entier, et le globule blanc se trouve transporté de l'autre côte de la paroi. Le trajet qu'il a creusé persiste un certain temps, sous la forme de *stomates*, que l'imprégnation par l'argent met en évidence sur la surface endothéliale du vaisseau. Les globules rouges se précipitent passivement dans cette voie qui s'ouvre devant eux; grâce à leur ductilité, ils la franchissent en se déformant. Les exsudats inflammatoires contiennent ainsi non seulement des substances liquides ou solubles, mais même les éléments figurés du sang.

De l'expérience de Cohnheim, on a conclu que la diapédèse existait même *à l'état normal*, et on lui a prêté les plus grandes destinées. Les altérations des parois vasculaires dans l'inflammation favorisent certainement sa production ; toutefois, Cohnheim a exagéré l'importance de la diapédèse qu'il a fait connaître : non seulement il a voulu en faire le caractère primordial de l'inflammation, mais il a attribué aux évolutions ultérieures des leucocytes extravasés, tout ce qui appartient en réalité aux lésions diverses dont les cellules fixes des tissus peuvent être le siège.

Néoformations vasculaires. — Dans un grand nombre de cas, des vaisseaux de nouvelle formation apparaissent dans les parties enflammées ; en quelques jours on peut voir se former des réseaux capillaires considérables, suivant un mode de production semblable à celui qui préside à la formation normale du système circulatoire, mais auquel les vaisseaux préexistants prennent une part prédominante.

Les réseaux capillaires néoformés se mettent en communication avec la circulation générale, par de petits troncs vasculaires afférents et efférents, qui émanent par *bourgeonnement* des vaisseaux préexistants. Ce bourgeonnement se fait suivant deux types différents, par **extension graduelle** simple ou par **expansions protoplasmiques latérales.** Dans le premier cas, une anse capillaire s'allonge et s'agrandit, ses parois se complètent et arrivent à constituer une artériole ou une veinule. Dans le second type, les éléments des parois vasculaires prolifèrent activement; leur endothélium reprend le type embryonnaire ; les anses capillaires envoient des bourgeons protoplasmiques, d'abord pleins et délicats, qui, au fur et à mesure qu'ils s'accroissent, se creusent et prennent progressivement le type vasculaire. Ces bourgeons se dirigent dans divers sens, et en s'allongeant, se rencontrent et s'anastomosent avec leurs analogues. Ce processus se poursuit avec une extrême rapidité, et arrive à former en peu de temps des réseaux capillaires d'une grande richesse.

Théories diverses. — Ce mode de néoformation aux dépens des vaisseaux préexistants est incontesté, mais il n'est pas le seul admis par les auteurs. Pour Rindfleisch, les cellules contenues dans les exsudats s'allongent et se disposent en *séries parallèles*, pour constituer au sang des voies canaliculées. Kölliker croyait à la dilatation par le sang des prétendues cavités des cellules plasmatiques et du réseau canaliculé qui les unissait. Cornil et Ranvier admettent que des réseaux capillaires complets peuvent se former dans les exsudats inflammatoires, loin des vaisseaux préexistants, par l'intermédiaire de *cellules vasoformatives*. Cornil attribue maintenant le rôle principal aux *cellules endothéliales*.

II. — Lésions cellulaires. — Les modifications des cellules jouent certainement le rôle primordial dans les lésions fondamentales des processus pathologiques; mais elles sont loin de contribuer autant que les phénomènes vasculaires à donner à une lésion quelconque le caractère inflammatoire.

Les lésions dégénératives proprement dites, quelque profondes et quelque rapides qu'elles puissent être, ne ressortissent pas à l'inflammation. La seule lésion des cellules qui contribue, avec les phénomènes vasculaires sur lesquels nous avons longuement insisté, à donner à un processus le caractère inflammatoire, c'est leur *hyperplasie intense*, leur **prolifération rapide et tumultueuse**, quel qu'en soit d'ailleurs le mécanisme pathogénique.

Cette prolifération cellulaire intense témoigne, comme les phénomènes vasculaires eux-mêmes, de la **suractivité de nutrition et de formation**, qui constitue, en somme, le caractère principal de l'inflammation. Cette prolifération rappelle celle qui donne naissance aux tumeurs, sans se confondre avec elles; elle est incomparablement plus rapide, plus tumultueuse, plus irrégulière. Aussi, elle est toujours plus ou moins confuse, et se présente plus rarement avec le type plus lent et comme étudié de la karyokinèse. Les noyaux bourgeonnent et se fragmentent; le protoplasma les suit en quelque sorte péniblement; il est peu abondant, et les cellules nouvelles, plus ou moins réduites aux formations nucléaires, ont été prises longtemps pour des *noyaux libres*.

Pour nous, les *cellules de tous les tissus* peuvent être,

suivant les cas et suivant les influences pathogènes qui sont en cause, le point de départ des proliférations cellulaires excessives du type inflammatoire.

Avec Virchow, on admettait que les *cellules conjonctives* étaient seules capables d'être le point de départ des proliférations inflammatoires. Depuis Cohnheim, la plupart des auteurs ont reporté ce rôle sur les *globules blancs* sortis par diapédèse, tout en admettant qu'aux cellules embryonnaires nées des leucocytes migrateurs, s'en ajoutent d'autres, nées de la prolifération des cellules connectives. Il est à peine besoin d'ajouter que les auteurs ne font aucune distinction entre les cellules embryonnaires de ces diverses origines, qu'ils réunissent sous le nom de *cellules lymphatiques*.

Après avoir accordé le rôle prépondérant aux cellules fixes du tissu conjonctif et plus tard aux leucocytes, Ranvier a plus récemment attribué l'importance principale à des éléments spéciaux, qu'il a décrits sous le nom de **clasmatocytes.** Ce seraient des éléments volumineux, pouvant atteindre 1/2 à 1 millimètre de longueur, ramifiés et très granuleux; pourvus de prolongements moniliformes, arborisés, non anastomosés ; provenant de la transformation et de la fixation de leucocytes et de cellules migratrices sur les travées conjonctives. Dénués d'activité à l'état normal, voués à la fragmentation ou clasmatose pour servir à la nutrition et à l'élaboration des tissus, ces éléments retrouveraient leur mobilité pour revenir à l'état embryonnaire et prendre dès lors une part active aux proliférations inflammatoires et surtout aux suppurations.

Terminaisons. — Le sort ultérieur des cellules proliférées varie suivant la nature du *processus initial*; son étude ne ressortit pas à l'inflammation telle qu'elle nous paraît devoir être comprise. La suppuration, qu'on a considérée comme la terminaison en quelque sorte caractéristique de la prolifération inflammatoire, ne lui appartient pas plus en propre que la tuberculose ou la gangrène.

En résumé, il faut voir dans l'inflammation une *modalité* particulière commune à un certain nombre de processus pathologiques, une sorte de *masque* superposable aux lésions les plus diverses. Elle résulte, comme le voulait Broussais, de l'*irritabilité* spéciale de nos tissus vis-à-vis de certaines causes pathogènes ; elle est le fait de la suractivité circulatoire et proliférative que certaines lésions pathologiques entraînent après elles.

La **suractivité circulatoire** joue le rôle principal; elle se traduit anatomiquement par la dilatation transitoire ou durable du système vasculaire, par l'altération des parois vasculaires, par la formation d'exsudats, par la diapédèse, et quand elle atteint son degré le plus élevé, par des néoformations vasculaires.

La **suractivité proliférative** est un phénomène connexe, le plus souvent parallèle aux phénomènes vasculaires, mais qui peut en être indépendant.

La réunion de ces deux éléments donne à l'inflammation sa caractéristique la plus haute. La modalité inflammatoire est encore très développée, quand la suractivité circulatoire existe seule avec toutes ses conséquences; mais quand la prolifération cellulaire est isolée, comme il arrive dans certaines lésions des tissus non vasculaires, le processus qui en résulte mérite à peine le nom d'inflammation.

Inflammation chronique. — Les lésions à marche rapide sont les seules qui s'accompagnent de phénomènes réellement inflammatoires, aussi l'inflammation vraie est-elle essentiellement aiguë. Toutefois le processus inflammatoire peut présenter divers degrés d'intensité; quelques lésions à marche subaiguë ou chronique s'accompagnent aussi de phénomènes analogues, rappelant les phénomènes caractéristiques de l'inflammation aiguë ; elles méritent par là la dénomination d'*inflammation subaiguë* ou *chronique*.

Des lésions de même nature et de même pathogénie s'accompagnent de phénomènes inflammatoires d'une acuité très différente suivant les divers cas particuliers. Cette intensité est elle-même la *résultante* complexe de facteurs multiples, et principalement de la puissance initiale de l'agent pathogène, de la sensibilité du sujet à ses atteintes, des réactions de défense qui se produisent.

Le caractère inflammatoire des lésions, les degrés variables de leur activité, ont une signification de premier ordre, parce que les *modalités* des processus pathologiques prennent une importance clinique bien supérieure à leur nature, et surtout à leur *extension*. Des destructions d'organes étendues, mais de *caractère cicatriciel*, sans mélange inflammatoire, ou même à caractère inflammatoire très torpide, sont très bien supportées par l'organisme et en troublent à peine les fonctions, tandis que des lésions restreintes, mais *actives et progressives*, provoquent autour d'elles, par perturbation ou par *inhibition*, des troubles graves.

Pour nous, la **tolérance** des lésions importe beaucoup plus que leur **compensation**, à laquelle on attribue d'ordinaire le rôle prédominant. La pathologie cardiaque fournit à ce point de vue des exemples très démonstratifs pour qui a appris à les observer (1).

On sait que la théorie classique attribue l'asystolie à la rupture de la compensation, c'est-à-dire au surmenage du muscle cardiaque, en face des obstacles mécaniques que lui opposent les maladies organiques du cœur ou des vaisseaux; tant qu'il peut lutter par un accroissement d'effort, il y a, dit-on, compensation; quand il succombe dans la lutte, éclate l'asystolie.

Nos observations nous ont conduit à opposer, à cette manière de voir, la notion absolument différente de la tolérance pour les lésions cicatricielles, grâce à l'excès prévisionnel de tous les organes et de toutes les fonctions sur les besoins stricts de l'organisme ; et par contre de l'intolérance initiale pour les lésions inflammatoires, c'est-

(1) L. Bard, Contribution à l'étude de l'asystolie. *Lyon médical*, 1892, II, p. 141. — Du rôle des poussées inflammatoires dans la genèse de l'asystolie, et des indications thérapeutiques qui en résultent. *Lyon médical*, 1893, I, p. 291.

à-dire actives et progressives. Nous avons consacré plusieurs publications à établir et à développer cette manière de voir, et il y a là, en réalité, une *loi très générale*, dont l'exemple de la pathologie cardiaque n'est qu'un simple cas particulier. C'est pourquoi il est essentiel de reconnaître le caractère purement additionnel des phénomènes inflammatoires, qui se surajoutent aux lésions les plus diverses, mais imposent à toutes, par leur présence même, une modalité spéciale; celle-ci possédant en clinique, pour les raisons précédentes, une importance plus haute encore qu'en anatomie pathologique.

TROISIEME SECTION

LÉSIONS PARASITAIRES

PREMIÈRE CLASSE

PARASITES SUPÉRIEURS

Les parasites élevés en organisation n'exercent d'autre influence sur l'économie que celle qui résulte de leur siège ou de leur volume. La plupart habitent la surface cutanée ou les diverses cavités du tube digestif, et ne déterminent pas, à proprement parler, de lésions anatomiques.

Ceux qui se logent dans l'intimité même des tissus sont assez rares ; laissant de côté leur histoire naturelle, nous nous contenterons de décrire sommairement les lésion que déterminent les plus importants d'entre eux.

I. — TRICHINES SPIRALES ENKYSTÉES. — Les trichines pénètrent par les voies digestives ; de là leurs embryons traversent les parois intestinales, se répandent dans l'économie et vont se fixer dans les **muscles striés** le plus souvent au voisinage de l'insertion des fibres musculaires sur les tendons. On les rencontre là enroulés en spirale dans l'intérieur de petits kystes ; ceux-ci, à peine visibles à l'œil nu, sont logés d'ordinaire dans l'épaisseur même des fibres musculaires, quelquefois dans le tissu conjonctif interstitiel. Ces petits kystes contiennent tantôt une seule trichine, tantôt et le plus souvent deux ou trois individus parfois jusqu'à cinq dans une même capsule. Au début le kyste ne comprend que le petit animal, entouré par le sarcolemme ; bientôt celui-ci s'enveloppe d'une **double capsule**, constituée par une sorte de *substance chitineuse* sécrétée par l'animal, et doublée au dehors par une *enveloppe connective* (fig. 33). Une masse *finement granuleuse* comble les vides laissés par les sinuosités du parasite. Plus tard la capsule *se calcifie*, alors même que les trichines sont encore vivantes dans son intérieur. Quand celles-ci succombent, le contenu du kyste se calcifie à son tour.

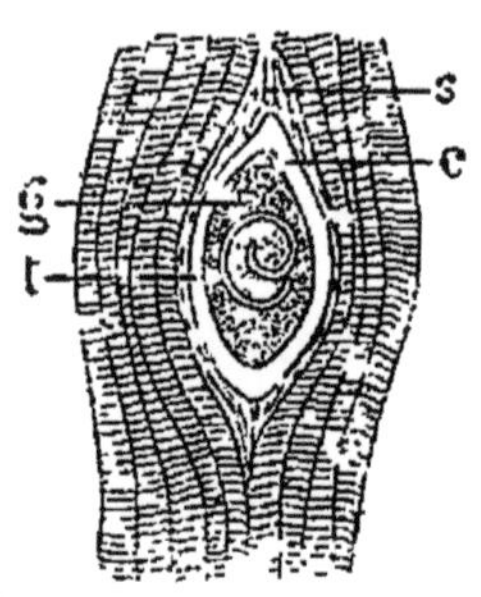

Fig. 33. — Trichine enkystée.

t, trichine ; *g*, masse granuleuse ; *c*, enveloppe chitineuse de l'animal ; *s*, enveloppe conjonctive périphérique.

Siège. — On peut trouver des trichines ainsi enkystées dans tous les muscles striés, sauf le cœur. Elles sont surtout fréquentes dans le diaphragme, la langue, les muscles intercostaux, ceux du cou, du larynx, ou des masses sacro-lombaires ; elles sont beaucoup plus rares dans les muscles des extrémités.

II. — Kystes hydatiques. — On réunit sous ce nom les parasites vésiculeux qui représentent une des phases du développement des tænias. Ils doivent leur nom au liquide transparent qu'ils contiennent.

Chez l'homme on n'observe que deux espèces d'hydatides, les *cysticerques* et les *échinocoques*.

Kystes uniloculaires. — Les **cysticerques** sont solitaires dans leur kyste ; on les rencontre surtout dans les muscles, y compris le cœur, dans le cerveau, dans l'œil, dans les cavités séreuses. Ils proviennent du *tænia solium*, et ils sont simplement constitués par une vésicule arrondie, assez petite, de 1 et demi à 2 centimètres de diamètre ; celle-ci présente en un point de sa surface une petite dépression par laquelle fait saillie le corps de l'animal, habituellement retiré dans sa vésicule caudale.

Les **échinocoques** sont incomparablement plus fréquents ; ils se logent dans les cavités séreuses et dans les divers parenchymes : le *foie* est leur siège de prédilection. Ils proviennent du *tænia echinococcus* qui existe à l'état rubanaire dans l'intestin du chien ; c'est le plus petit tænia connu, il ne possède que trois ou quatre articles. Arrivés dans l'estomac de l'homme ses œufs subissent les influences ordinaires : la capsule qui les protège se dissout dans le suc gastrique ; l'embryon hexacanthe, mis en liberté, traverse les parois intestinales, arrive dans les vaisseaux et par eux dans les tissus où il se fixe. Il devient alors le point de départ d'une vésicule qui s'accroît peu à peu et peut atteindre un volume considérable, jusqu'à contenir plusieurs litres de liquide.

Structure. — Au début les parois du kyste hydatique sont constituées uniquement par la membrane hydatique proprement dite ; bientôt, et au plus tard quand il atteint les dimensions d'un œuf de poule, le kyste provoque par l'irritation que développe sa présence, la formation d'une enveloppe conjonctive dense et épaisse.

A ce stade de son développement le kyste présente de dehors en dedans : une **membrane adventice** conjonctive, à lames parallèles et concentriques ; une **membrane propre**, formée d'une substance hyaline, qui présente la consistance et la couleur de l'albumine coagulée et qui ne contient aucun élément cellulaire.

Cette membrane est formée de *couches stratifiées*, parallèles, qui se séparent en lamelles avec la plus grande facilité ; son aspect à l'œil nu et sa structure histologique sont absolument caractéristiques (fig. 34)

Quand elle est **fertile**, cette membrane porte par places un *parenchyme granuleux*, un peu opaque, disposé en couche mince à sa surface interne, et en amas plus ou moins réguliers dans les fentes contenues dans son épaisseur. La membrane fertile montre sur quelques points des *vers embryonnaires*, pourvus de leur couronne de crochets, juxtaposés et formant par leur réunion une sorte de mosaïque assez semblable

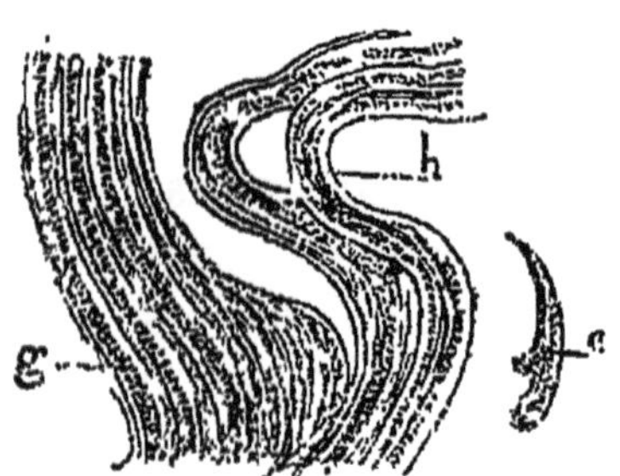

Fig. 34. — Membrane hydatique.

h, couches hyalines ; *g*, couches granuleuses ; *c*, crochet isolé.

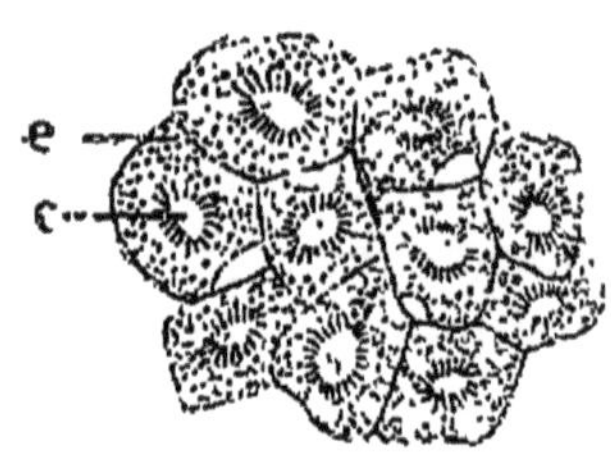

Fig. 35. — Membrane fertile d'échinocoques.

e, échinocoque ; *c*, couronne de crochets.

à un épithélium (fig. 35). Le **contenu** est constitué par un liquide clair, *séreux*, auquel l'absence de l'albumine donne sa caractéristique principale.

Dans certains cas la couche granuleuse existe seule, sans formation de scolex d'aucune sorte, sans donner naissance à des crochets; on a alors affaire à des **acéphalocystes**, qu'on regarde simplement comme des kystes stériles. Le plus souvent le parenchyme granuleux donne naissance à de petits *nodules blanchâtres*, qui restent appendus à la paroi, formés par des échinocoques pourvus d'un scolex.

Souvent aussi, quoique un peu plus rarement, les îlots granuleux de l'intérieur des vésicules donnent naissance à des **vésicules secondaires**, qui possèdent aussi leur membrane hydatique propre. Ce n'est que dans ces *vésicules filles* que les échinocoques apparaissent avec leur scolex, le plus souvent au nombre de trois ou quatre par vésicule. Dans quelques cas rares il existe encore à l'intérieur de ces vésicules secondaires des *vésicules petites-filles*.

Les vésicules filles, régulièrement sphériques, peuvent atteindre le volume d'un œuf de poule; le plus souvent elles s'arrêtent à un volume plus petit; elles prennent dans le liquide où elles flottent l'aspect de grains de raisin blancs.

Terminaisons. — Quand le kyste atteint un développement trop considérable, il détermine des accidents divers par compression, de la péritonite limitée, des adhérences. Il peut arriver à *s'ouvrir* dans la plèvre, dans le péritoine, dans l'intestin sur des points divers, dans les voies biliaires et jusque dans la veine porte. Parfois aussi il suppure et détermine des accidents infectieux secondaires.

Quand il arrive que les hydatides succombent dans le kyste, son contenu subit des modifications régressives spéciales. Tout d'abord le liquide devient *albumineux*; puis il se charge tantôt de *graisse* et de cholestérine, tantôt de *sels calcaires*. On ne trouve plus alors dans l'intérieur de la poche conjonctive ratatinée, qu'une masse grasse ou calcaire, ordinairement blanche, quelquefois jaunâtre, compacte et moins volumineuse que le liquide préexistant.

La membrane hydatique est ordinairement rompue; au lieu de constituer une couche périphérique continue, elle se présente en lames multiples, *enroulées en spirale*, très reconnaissables à leur structure hyaline spéciale et à cet enroulement même. De plus, la destruction des hydatides n'a pas fait disparaître les *crochets*; on les retrouve disséminés dans le contenu, quand on les cherche avec assez de soin (fig. 34). Il ne faut pas oublier d'ailleurs qu'ils font naturellement défaut dans les acéphalocystes.

Kystes multiloculaires. — Les kystes hydatiques *multiloculaires*, fréquents chez le bœuf, sont très rares chez l'homme. Il siègent presque toujours dans le *foie*, très rarement dans les autres organes. Ils sont constitués par une multitude de kystes fort *petits*, juxtaposés, variant du volume d'un grain de mil à celui d'un pois. Ils transforment une partie, ordinairement de la dimension d'un gros œuf, en une masse conjonctive parsemée de petits kystes. Chacun d'eux possède sa membrane hydatique caractéristique, quelques-uns contiennent des scolex ; la plupart sont stériles. Les plus petits ont un contenu granuleux, les plus gros un contenu fluide. La ressemblance est assez grande à l'œil nu avec une tumeur alvéolaire colloïde, mais elle cesse à l'examen microscopique.

Il est probable qu'il s'agit en pareil cas d'une espèce particulière de tænia echinococcus ; mais on peut expliquer aussi l'existence des kystes multiloculaires par la formation *exogène* des vésicules, se substituant à la formation *endogène* sous des influences mal déterminées. Cette forme a été observée surtout en Suisse et dans l'Allemagne du Sud.

Kystes hydatiques des os. — La nature du tissu ambiant n'est peut-être pas étrangère au mode de développement des échinocoques. L'histoire anatomique des kystes hydatiques des os vient apporter un appui important à cette manière de voir. Il résulte en effet des recherches de Gangolphe, que les kystes hydatiques des os appartiennent presque exclusivement à la variété *multiloculaire*, et présentent une tendance remarquable à l'*envahissement* et à la *généralisation*. Les vésicules sont généralement disséminées dans les aréoles du tissu osseux, infiltrées çà et là, souvent sur un espace considérable. L'infiltration s'étend de proche en proche jusqu'aux os voisins ; dans certains cas le fémur, le bassin, le sacrum ont été ainsi successivement envahis et détruits.

Les vésicules ne présentent pas de membrane limitante ; elles déterminent par leur accroissement la nécrose ischémique des lamelles osseuses qui les emprisonnent. Les éléments constitutifs de l'os se défendent mal ; ils sont voués à une destruction inévitable; par là, la *fracture spontanée* est la conséquence fatale de l'évolution des échinocoques. Dans quelques cas plus exceptionnels, la vitalité des tissus peut être compromise; des *cavernes* peuvent se former, contenant un liquide plus ou moins puriforme, des hydatides libres, ou de petits séquestres infiltrés eux-mêmes de vésicules.

Par contre, les kystes voisins du squelette ne paraissent pas pouvoir l'envahir. Les kystes hydatiques des os y sont primitifs; ils siègent surtout dans les os longs et dans les os plats, toujours dans leurs parties les plus vasculaires, dans le diploé ou dans les régions juxta-épiphysaires.

III. — Sporozoaires. — On connaît assez bien d'assez nombreuses espèces de sporozoaires vivant en parasites chez les animaux; leur rôle en pathologie humaine est encore mal connu, bien qu'il ait été l'objet d'assez nombreux travaux dans ces dernières années.

Le caractère essentiel de ces espèces est de s'enkyster, pour donner naissance à leurs *spores*; celles-ci, mises en liberté par la maturité des *kystes*, recommencent le cycle évolutif, le plus souvent sur un nouvel être.

Les sporozoaires parasites peuvent être divisés en deux grands groupes, suivant qu'ils se développent et qu'ils vivent dans les cavités organiques et dans les interstices des tissus, histozoaires, ou au contraire dans l'intérieur même des cellules, cytozoaires.

Histozoaires. — Les *myxosporidies* et les *sarcosporidies* appartiennent au premier groupe; certaines espèces vivent *en liberté* dans les cavités organiques, vessie ou vésicule biliaire, par exemple, sans produire aucune lésion anatomique et en restant parfaitement inoffensives. D'autres espèces *infiltrent les tissus*, deviennent nuisibles indirectement par les compressions mécaniques qu'exercent leurs amas, et surtout par les infections secondaires suppuratives qu'elles préparent. Le premier cas observé chez l'homme est dû à Baraban et Saint-Rémy, de Nancy; les psorospermies siégeaient dans les *cordes vocales*.

Les amas parasitaires, composés d'un très grand nombre de coccidies (fig. 36), déterminent autour d'eux une *réaction de défense* qui les enkyste; les éléments musculaires sont étouffés par la prolifération conjonctive, deviennent vitreux et se résorbent (fig. 37). Par contre, on ne rencontre aucune prolifération active des tissus envahis, rien qui rappelle, même de loin, un processus néoplasique.

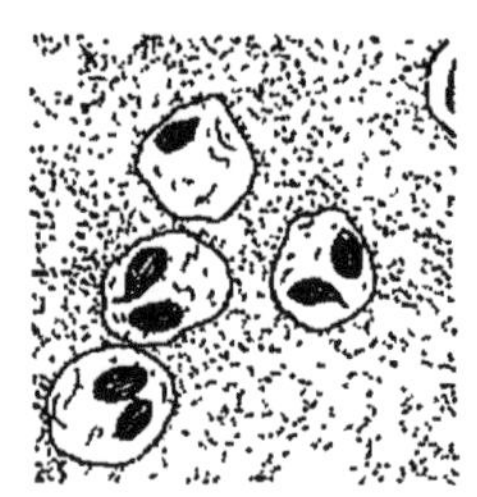

Fig. 36. — Sarcosporidies isolées, provenant de la maladie des barbeaux (grossissem. de 800 diamètres).

Cytozoaires. — Ce groupe est constitué par des espèces qui passent à l'*intérieur d'une cellule* une partie au moins de leur existence.

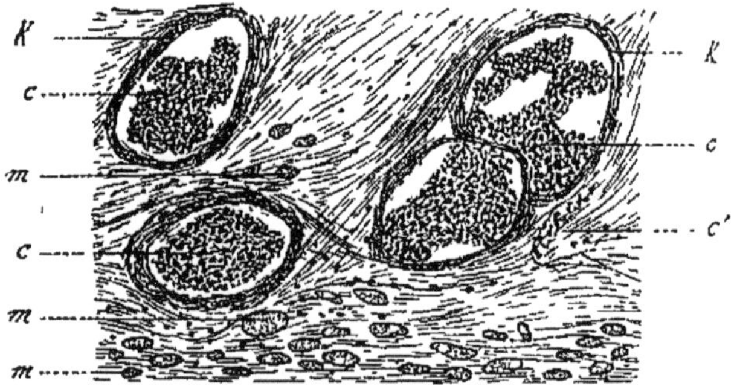

Fig. 37. — Muscles envahis par des amas de sarcosporidies (chez le barbeau).

c, amas de sporidies enkystés; *k*, membrane enkystante des amas; *c'*, sporidies infiltrant les tissus avant l'enkystement; *m*, fibres musculaires dissociées par la sclérose et en voie d'atrophie.

Les *grégarines*, qui se rattachent à ce groupe, se rencontrent surtout dans le tube digestif de certains animaux et n'y déterminent ni troubles ni lésions.

Les **coccidies** sont le groupe de cytozoaires le plus important à connaître, parce qu'on lui a attribué un certain nombre de processus pathologiques humains.

Le *coccidium oviforme*, qui se loge dans les cellules épithéliales des voies biliaires du lapin, détermine une hypertrophie du *foie*, avec taches ou masses blanchâtres, de consistance caséeuse, dont le volume varie de celui d'une tête d'épingle à celui d'une bille. On en a cité quatre ou cinq cas chez l'homme, dont le premier remonte à Gubler en 1858, mais avait été mal interprété par lui et pris pour une infestation par des œufs de distome.

Künstler et Pitres ont constaté des coccidies dans le pus d'une pleurésie; quelques auteurs en ont rencontré dans l'intestin; mais dans ces divers cas, ces parasites ne pouvaient être considérés comme réellement pathogènes.

Un assez grand nombre d'auteurs ont décrit comme coccidies de simples *altérations cellulaires*, avec ou sans formations cellulaires endogènes. C'est à ce groupe de **pseudo-coccidies** que se rattachent toutes les formations qui ont été décrites dans les *tumeurs*, dans la *maladie de Paget* du sein, et probablement aussi dans l'*acné varioliforme* et dans la *kératose folliculaire*.

On a également rattaché aux cytozoaires, sous le nom de **gymnosporidies**, ou d'*acystidées*, des espèces que l'on dit très dégradées, vivant en parasites dans l'intérieur des globules rouges du sang; elles sont représentées dans la pathologie humaine par l'**hématozoaire** de Laveran, ou *plasmodium malariæ*.

L'histoire naturelle de ces gymnosporidies endoglobulaires est peu avancée. Leurs caractères s'écartent considérablement de ceux qui sont habituels aux psorospermies incontestées, et elles pourraient bien n'être que de pseudoparasites. Leur étude, ou celle des lésions globulaires qui peuvent faire croire à leur existence, ressortit à la pathologie et à la clinique, plus qu'à l'anatomie pathologique, ce qui nous dispense d'insister sur ce point.

IV. — Actinomycose. — Elle n'est connue que depuis quelques années, depuis les travaux de Bollinger, d'Israël et de Ponfick. Elle est assez fréquente zche le bœuf, mais plus rare chez l'homme. Elle s'observe surtout à la face et au cou, dans les parois de la bouche, dans la langue, dans les os maxillaires, l'inférieur de préférence. Elle peut pénétrer dans le tube digestif et dans les voies respiratoires; enfin, dans quelques cas, elle peut s'étendre ou se généraliser dans la plupart des organes, dans les séreuses, ou même dans la cavité cranienne. Son étude clinique chez l'homme a été particulièrement bien faite par Poncet, surtout au point de vue chirurgical (1).

La lésion est surtout caractérisée par les agglomérations mêmes du parasite, qui est un champignon du genre *oospora*. L'actinomyces se présente en amas arrondis, formant des **grains jaunes** assez consistants, de diverses grosseurs, souvent bien visibles à l'œil nu. Ces corpuscules, arrondis, à contours festonnés, présentent une disposition étoilée très particulière (fig. 38). Leur centre est constitué par du **mycélium** à filaments extrêmement ténus et très enchevêtrés; celui-ci se termine à la périphérie par des **éléments claviformes**, à grosse extrémité périphérique, très serrés et régulièrement disposés comme les rayons d'une roue autour du feutrage central.

Dans les deux zones on rencontre de nombreuses spores, sous forme de grains fins, arrondis, ressemblant à des cocci isolés. De ces divers éléments, le *mycelium* seul est constant; les *spores* exigent pour se produire un milieu très favorable; les *massues* représentent une forme de résistance surtout en rapport avec les réactions cellulaires de défense des tissus voisins, et pour ce motif manquant le plus souvent dans les cultures artificielles.

(1) Poncet et Bérard, *Traité de l'actinomycose humaine*, 1898.

Les grains se caractérisent par leur couleur ainsi que par les détails de leur structure. Ils se rencontrent parfois en nombre très considérable, logés dans l'intimité des tissus ou mêlés au pus qui s'écoule par des *trajets fistuleux.*

Autour de ces corpuscules, le tissu conjonctif prolifère, il les entoure d'une *zone périphérique* de cellules embryonnaires, qui arrive à les enkyster comme des corps étrangers. Dans les cas favorables le nodule s'*indure*, les champignons succombent et il ne reste plus qu'une cicatrice homogène; le plus ordinairement, tandis que quelques îlots subissent cette évolution favorable, la plupart présentent au contraire une *marche envahissante.*

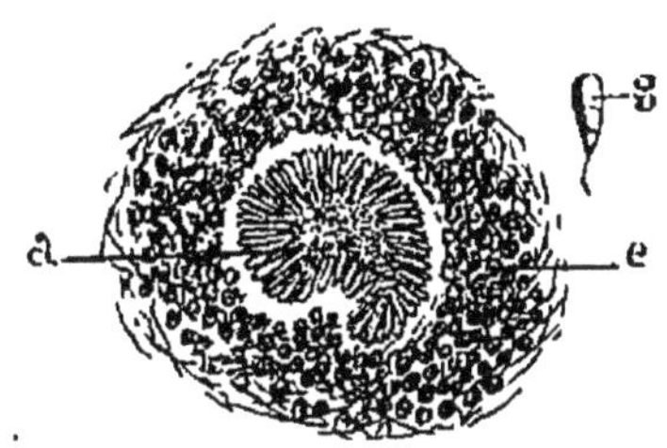

Fig. 38. — Amas d'actinomyces.

a, amas étoilés du parasite; *g*, gonidie, actinomyces isolé; *e*, couche conjonctive embryonnaire périphérique.

Au début de la lésion, l'actinomyces se développe dans une *lacune* ou dans un espace interstitiel et repousse les cellules voisines; le mycélium peut pénétrer aussi dans des *cellules*, dites phagocytaires, et amener leur destruction par ce mécanisme. Les cellules qui entourent immédiatement les grains, cellules migratrices suivant les uns, nées en réalité des proliférations du tissu conjonctif, présentent des lésions *dégénératives*; elles se gonflent, prennent un aspect épithélioïde, et deviennent hyalines ou se résolvent en détritus granuleux.

D'après quelques auteurs, on rencontrerait dans cette zone des *cellules géantes*, pouvant rappeler celles de la tuberculose.

Autour de cette zone de cellules en dégénérescence, qui peut faire défaut, existe une couche plus étendue de *cellules embryonnaires*, petites, rondes, qui produisent des coques et des traînées fibreuses de disposition variable.

L'extension de la lésion se produit par *continuité*, de proche en proche, dans les espaces conjonctifs de préférence. Le sens de cette progression est déterminé par la direction de ces espaces, par l'inégalité des résistances rencontrées, souvent aussi par l'orientation du corps étranger qui a été le véhicule du parasite. Dans quelques cas, cette extension se fait *en surface* sur la peau ou sur les muqueuses.

Les *lymphatiques*, troncs et ganglions, restent presque toujours indemnes. Les *vaisseaux sanguins* sont rarement intéressés, et leur intégrité explique le peu de tendance aux lésions de nécrose. Dans quelques cas exceptionnels cependant, les veines peuvent être thrombosées et même ulcérées, d'où un transport métastatique à distance du parasite par *voie sanguine*.

Variétés. — Suivant la prédominance des lésions prolifératives de défense ou des lésions nécrotiques et de l'extension à distance, on observe deux formes anatomiques un peu distinctes. Les foyers actinomycosiques atténués, et susceptibles de guérison spontanée, prennent un développement volumineux mais limité, **type néoplasique**, qui s'observe surtout dans le tissu osseux et plus encore chez les animaux; les foyers plus envahissants présentent au contraire une large diffusion, avec trajets multiples sillonnant des masses scléreuses irritatives, **type inflammatoire**.

Le plus souvent d'ailleurs les foyers d'actinomycose du second type sont envahis par la *suppuration*, par le fait d'invasions microbiennes secondaires. Cette suppuration s'ouvre une voie vers l'extérieur, parfois à grande distance; c'est ainsi que des foyers d'actinomycose pulmonaire se propagent à la plèvre, arrivent à perforer la peau et à créer des fistules par lesquelles s'écoulent au dehors, avec le pus, les grains jaunes caractéristiques.

DEUXIÈME CLASSE

LÉSIONS MICROBIENNES

L'histoire naturelle des microbes habituellement pathogènes ou susceptibles de le devenir dans des conditions spéciales, a fait d'immenses progrès au cours de ces dernières années ; il en a été de même des multiples questions de pathologie genérale que soulèvent leurs modes d'action sur l'organisme. Par contre l'étude de leurs lésions est restée quelque peu stationnaire; si l'on a beaucoup étudié les parasites eux-mêmes, on a paru oublier que les parasites pathogènes ne valent que ce que vaut l'organisme qui leur sert de théâtre, et que l'étude de la *cause première* ne saurait dispenser de l'étude de ses *effets*, seul moyen d'analyser son *mécanisme d'action.*

L'anatomie pathologique en a été quelque peu délaissée: il a pu sembler qu'elle n'avait plus qu'à disparaître devant la médecine expérimentale, seule à même désormais d'apporter à la pathologie une collaboration féconde. Nous croyons au contraire, pour notre part, que l'anatomie pathologique est un moyen trop dédaigné d'aborder l'étude des lésions parasitaires. Les parasites laissent toujours des traces de leur passage, ils déterminent des lésions dont la connaissance exacte peut fournir des renseignements précieux sur leurs propriétés pathogènes.

Ces lésions ont sur le parasite lui-même cet avantage considérable qu'elles sont plus faciles à saisir et à retrouver, plus durables que lui, plus accessibles à nos nombreux moyens d'investigation. On a méconnu l'importance réelle des lésions parasitaires, parce qu'on n'a pas cherché à les classer en catégories distinctes, et parce qu'on admet, à tort suivant nous, qu'elles se rattachent simplement à l'hypérémie, à l'inflammation et aux dégénérescences banales, *sans comporter de processus spécial.*

Il est vrai qu'on ne peut échapper à une grande confusion

quand on étudie dans leur ensemble, en bloc pour ainsi dire, toutes les lésions que l'on peut observer, d'une part dans les maladies spontanées d'un caractère contagieux ou infectieux, et d'autre part dans les maladies expérimentales, provoquées chez les animaux par l'injection sous-cutanée de doses plus ou moins considérables des bouillons de cultures microbiennes. Pour arriver à donner aux lésions anatomo-pathologiques toute l'importance qu'elles méritent, il faut dissocier ce bloc, il faut séparer ces lésions en catégories naturelles, et s'efforcer de rapporter chacune d'elles aux causes dont elle relève.

Les recherches que nous avons poursuivies sur ce point, à la lumière de la spécificité cellulaire, nous ont conduit à séparer nettement ces lésions, au seul point de vue anatomo-pathologique, en trois grandes classes pathogéniques :

Les unes relèvent de **l'action directe des microbes** pathogènes, envahissant l'organisme et pullulant dans ses milieux liquides.

Les autres se rattachent à des **actions toxiques** diverses, très analogues, sinon tout à fait identiques, à celles qui relèvent des poisons d'origine extérieure.

Les dernières enfin constituent une classe toute spéciale de lésions protoplasmiques, auxquelles nous avons donné le nom de **fermentations**, que nous avons déjà décrites dans la première édition de ce Précis, et qui feront l'objet d'un chapitre spécial.

Les lésions du second groupe ressortissent aux dégénérescences, on les attribue généralement aujourd'hui à l'action des *toxines sécrétées* par les microbes ; la discussion de leur pathogénie sortirait de notre cadre ; nous nous contenterons de reconnaître qu'elles ne constituent pas un processus spécifique propre aux lésions parasitaires.

La distinction fondamentale que nous voulons établir entre les lésions microbiennes et les fermentations a contre elle l'assimilation pathogénique que tout le monde fait aujourd'hui entre ces deux ordres de lésions. On ne sépare pas en effet les lésions que nous qualifions de fermentations des dégénérescences ordinaires, et on les rapporte au même titre aux microbes pathogènes, en ne laissant porter la discussion et les divergences que sur le point de savoir si elles relèvent de l'action des microbes eux-mêmes ou de celle des toxines sécrétées par eux.

Nous n'hésitons pas à penser que cette confusion vient de l'extension trop considérable qui a été donnée au rôle des microbes en pathologie humaine. La découverte des microbes a eu une importance des plus hautes, elle nous a fait connaître un nouvel ordre de parasites, infiniment petits, venant s'ajouter aux parasites plus grossiers que l'on connaissait seuls jusque-là. Sous cette influence, on a cru avoir touché le but dernier de la recherche des causes pathogènes parasitaires, et on n'a pas imaginé qu'il pût rien y avoir au delà du genre de parasites que l'on venait de découvrir. Dans l'échelle descendante des parasites organisés, on a cru avoir atteint le dernier échelon.

Nous pensons au contraire, depuis plusieurs années, sans pouvoir développer ici pleinement les bases sur lesquelles s'appuie notre manière de voir, qu'il existe *au-dessous* des microbes une classe plus infime encore de parasites, sans structure cellulaire, analogues aux ferments solubles et aux diastases, et cependant êtres vivants, reproductibles par leurs propres forces dans leurs milieux appropriés, qui engendrent des maladies infectieuses autres que les maladies microbiennes, et dont les *fermentations protoplasmiques* sont précisément le produit et deviennent le témoignage.

Pour mettre d'accord notre conception anatomo-pathologique des fermentations avec les données actuellement admises, il suffirait d'admettre que ces dernières sont le fait de ferments solubles sécrétés par les microbes; mais nous croyons au contraire qu'il faut leur reconnaître une véritable individualité, les attribuer à des agents pathogènes particuliers, constituant des *virus-ferments* autonomes, bien que quelques-uns de ces ferments puissent adhérer aux microbes, les suivre dans leurs migrations et leur donner ainsi une **virulence d'emprunt.**

Les lésions anatomiques qui relèvent *directement* de la présence et de la pullulation des microbes dans les liquides et dans les tissus de l'économie, comprennent des lésions vasculaires et des lésions cellulaires.

I. — Lésions vasculaires. — Les invasions parasitaires microbiennes s'accompagnent du cortège ordinaire des phénomènes vasculaires de l'inflammation.

Ceux-ci atteignent leur plus haut degré au point **de pénétration** des parasites.

Un *œdème* très limité, qui se résout en quelques jours, sans laisser d'induration, ni de traces quelconques, est le seul effet produit, quand il s'agit de bactéries non pathogènes, introduites par exemple par injection sous-cutanée.

Quand il s'agit au contraire de bactéries pathogènes, il se produit, suivant les cas, des *œdèmes étendus*, jusqu'à des œdèmes généralisés, des *hémorragies interstitielles*, des lésions de *nécrose* ou de *gangrène putride*.

Au niveau du point de pénétration, les microbes pullulent au sein du tissu cellulaire dans lequel ils ont pénétré ; ils ne traversent que lentement et difficilement les gaines glandulaires ou les parois vasculaires. C'est ainsi que dans la pustule maligne charbonneuse, les bacilles, très nombreux dans les papilles qu'ils distendent, sont plus rares dans le corps muqueux, et ne pénètrent ni dans les follicules pileux, ni dans les glandes sébacées et sudoripares, tout au moins jusqu'au moment où ces organes nécrosés sont compris dans l'escarre gangreneuse au niveau de laquelle les bacilles deviennent extrêmement nombreux.

A distance de leur porte d'entrée, les bactéries se multiplient dans les séreuses et surtout dans les vaisseaux; elles s'accumulent dans les capillaires, surtout dans ceux de la rate, du rein et du poumon. Leurs accumulations peuvent y créer de véritables **embolies microbiennes**, arrêtant le cours du sang et troublant les circulations locales. Dans les artérioles et dans les veinules, elles provoquent des *thromboses*, susceptibles de s'organiser et de créer des infarctus, donnant lieu à des phénomènes de *nécrobiose*.

Ces lésions vasculaires ajoutent leur action à celle de la pullulation directe des microbes hors des vaisseaux, pour provoquer les mortifications et les destructions variées de tissus, qui sont le fait des divers processus microbiens.

II. — LÉSIONS CELLULAIRES. — Les lésions vasculaires s'accompagnent le plus souvent, mais non toujours, de multiplications cellulaires actives qui créent des *nodules inflammatoires*.

Cette multiplication porte surtout, d'après les auteurs, sur les leucocytes, sur les cellules endothéliales des voies lymphatiques et des capillaires sanguins, et sur les cellules fixes du tissu conjonctif.

On rencontre d'ordinaire dans les cellules proliférées et dans les cellules migratrices, ou dans un certain nombre d'entre elles, des *bacilles englobés*, parfois entourés de vacuoles, tantôt vivants et bien colorables, tantôt en voie de fragmentation et de destruction. Les cellules contenant des microbes présentent déjà, en général, des altérations pathologiques diverses.

Pour les uns, les bacilles ont pénétré dans les cellules par leur activité propre et par effraction ; pour les autres, les cellules les englobent activement et s'efforcent de les détruire à l'aide de diastases sécrétées par elles, par une véritable digestion intracellulaire a laquelle on donne le nom de *phagocytose*.

Dans cette manière de voir, le corps des globules blancs est constitué en garde vigilante, protégeant l'économie contre les micro-organismes pathogènes ; les spores, comme les formes bacillaires, peuvent être phagocytées ; toutefois tous les phagocytes n'englobent pas au même degré tous les microbes ; ces derniers exercent sur les premiers une action, attractive ou répulsive suivant les cas, qu'on qualifie de **chimiotaxie**, *positive* dans le premier cas, et *négative* dans le second.

Phagocytes. — On sait que c'est à Metchnikoff qu'est due la notion de la phagocytose, fonction générale de défense de l'organisme. Pour lui, toutes les cellules qui possèdent ces propriétés de *digestion intra-cellulaire* sont d'origine mésodermique; les cellules épithéliales ne prendraient aucune part à ce mode actif de défense.

Les phagocytes sont *mobiles* ou *fixes*; les premiers comprennent les leucocytes polynucléaires, les grands leucocytes mononucléaires, et de plus les cellules pariétales des tissus: les seconds comprennent la plupart des endothéliums, les cellules de la rate, celles de la moelle des os, quelques cellules conjonctives, exceptionnellement les cellules des ganglions nerveux et les cellules musculaires.

Les phagocytes se divisent aussi en *microphages*, constitués par les leucocytes polynucléaires et les cellules pariétales, et en *macrophages*, représentés par les grands leucocytes mononucléaires et tous les phagocytes fixes.

Les phagocytes peuvent augmenter leur puissance en se fusionnant en *plasmodes* ou en *cellules géantes*.

Les phagocytes, quand ils succombent dans la lutte contre les microbes, sont phagocytés à leur tour par des macrophages plus résistants, qui joignent ainsi à leur rôle de *police de défense* celui de *balayeurs* de l'économie.

TROISIÈME CLASSE

FERMENTATIONS VIRULENTES

CHAPITRE PREMIER

Considérations générales.

La grande majorité des maladies infectieuses, nées dans les conditions ordinaires de la contagion spontanée, donnent lieu à des fermentations cellulaires, au sens spécial que nous attachons à ce mot. Il en est ainsi surtout de la plupart de celles qui correspondent aux affections *virulentes* ou aux affections *miasmatiques* des anciens épidémiologistes. Quelques-unes d'entre elles ne s'accompagnent pas de ce mode d'altération des éléments solides : les unes parce qu'elles relèvent uniquement d'invasions parasitaires microbiennes, les autres parce qu'elles ne donnent lieu qu'à des *fermentations des milieux liquides*, encore inconnues, échappant en tout cas, par leur essence même, à l'anatomie pathologique proprement dite.

Les fermentations des *substances organisées* que nous envisageons ici sont incomparablement plus complexes que celles des *substances organiques*. Elles en diffèrent notamment par la réaction vitale qui est le fait de l'irritabilité des cellules vivantes ; mais elles s'en rapprochent par des détails nombreux. Dans les secondes les produits de dissociation de la substance qui fermente sont en général de deux ordres, les uns liquides et relativement fixes, les autres gazeux ou volatils. De même dans les fermentations cellulaires, la dissociation du protoplasma donne naissance à la fois à des *substances fixes*, qui restent dans le corps cellulaire et qui caractérisent la lésion anatomique proprement dite, et à des *substances diffusibles*, qui sont *absorbées* par la circulation lymphatique ou sanguine. Ces substances, encore mal étudiées, sont généralement considérées par les expérimentateurs comme des produits de sécrétion des parasites; mais il nous paraît plus légitime d'expliquer leur production comme nous venons de le faire.

Les fermentations sont *fonctions de la biologie particulière des virus*, et chacune d'elles est *spécifique comme le parasite* qui l'a produite. L'expression de fermentation a le double avantage d'exprimer le caractère essentiel de la lésion dont il s'agit, et d'en préciser en même temps la nature pathogénique.

I. — Lésions spécifiques. — La fermentation du protoplasma est la *lésion spécifique* qui relève de l'*action pathogène directe* du virus.

Elle se traduit tout d'abord par une *hyperplasie* plus ou moins intense des cellules intéressées. Tous les tissus ne réagissent pas avec la même puissance formative contre cette action pathogène; pour quelques-uns la prolifération est d'une intensité extrême et en quelque sorte sans limites; pour d'autres, elle s'épuise plus rapidement; toujours elle s'accuse plus ou moins.

Cette prolifération rapide s'accompagne d'une *résorption parallèle de la substance intercellulaire* correspondante. Elle donne directement naissance à des *cellules embryonnaires* du type considéré; mais celles-ci ne tardent pas à perdre leurs caractères normaux, et à subir une altération profonde de structure qui constitue la *lésion fermentative* proprement dite.

La fermentation constitue la lésion initiale et en quelque sorte primordiale de la maladie virulente; mais elle s'accompagne par la suite de *lésions secondaires* diverses, que l'on confond en général avec elle, et que l'on attribue également, mais à tort suivant nous, à l'action directe des virus eux-mêmes. Au milieu de la complexité apparente des lésions d'une maladie virulente déterminée, il est possible de faire le départ de ce qui revient à l'*action directe du parasite*, et de ce qui ressortit au contraire à l'*action des produits secondaires de la fermentation*.

Lois générales. — De l'étude des lésions parasitaires, éclairée par les données qui précèdent, on peut dégager quelques données générales, que nous devons nous contenter d'énoncer ici sans pouvoir entrer dans de longs détails justificatifs :

1. *Les modes fermentatifs sont aussi nombreux que les ferments pathogènes eux-mêmes.*

2. Dans les processus de cette nature, *une seule espèce cellulaire subit la succession des phénomènes anatomo-pathologiques qui constituent la fermentation proprement dite*. Les lésions que l'on rencontre parallèlement, côte à côte ou à distance, sur les autres espèces cellulaires, répondent à un type différent et doivent être considérées comme secondaires.

3. *Le choix de l'espèce cellulaire intéressée et le mode de fermentation dont elle est le siège sont constants pour un même virus*. Par contre, une même espèce cellulaire peut être frappée par des virus différents et réaliser sous l'influence de chacun d'eux une fermentation spéciale et typique.

4. *La coexistence de plusieurs fermentations*, différant par leurs caractères anatomiques ou par leurs localisations cellulaires, *doit faire admettre l'existence de plusieurs affections parasitaires, distinctes et autonomes*.

On voit ainsi que les liens sont étroits et rigoureux entre ces trois termes : le *ferment*, le *protoplasma cellulaire* qui lui sert de théâtre et la *lésion* qui en est le produit.

Les faits qui précèdent sont difficilement compréhensibles avec la théorie classique de l'indifférence des cellules et de l'existence d'un substratum unique, commun à tous les protoplasmas cellulaires. Ils cadrent au contraire à merveille avec la doctrine de la *spécificité cellulaire* telle que nous la soutenons. Celle-ci en effet ne borne pas son action à exiger pour chaque espèce cellulaire une origine spéciale; elle domine toute leur histoire biologique, toute leur physiologie normale, ainsi que les diverses modalités de leurs réactions pathologiques.

Cette spécificité apparaît d'autant plus délicate et plus étroite que les agents extérieurs, dont on étudie l'action sur les protoplasmas cellulaires, sont eux-mêmes plus élevés et plus complexes en structure moléculaire. Aussi est-ce avec les ferments pathogènes que cette spécificité de la cellule trouve son maximum d'expression.

La spécificité d'action du virus sur une seule espèce cellulaire est précisément la raison d'être et l'explication de la localisation clinique de la maladie dont il est l'agent. Quand le parasite atteint des cellules à localisations spéciales, la fermentation est *localisée* à l'organe ou à la région qui les possède. Quand il frappe au contraire des cellules qui, comme celles du tissu conjonctif, sont répandues sur tous les points de l'économie, la maladie qui siège en elles peut paraître *générale*, alors qu'elle n'est en réalité que *disséminée*, comme le tissu qui lui sert de substratum.

Sous l'influence des doctrines microbiennes, on a contesté leur caractère local à nombre d'états pathologiques que les anciens cliniciens considéraient comme des inflammations locales; c'est ainsi que la pneumonie, la néphrite aiguë, le choléra, et tant d'autres affections que l'observation des malades avait appris à la clinique à localiser dans certains organes, sont considérées aujourd'hui comme les types des véritables maladies générales.

En réalité, si les ferments pathogènes peuvent être entraînés et disséminés dans l'organisme par le courant circulatoire, ils ne deviennent vulnérants que lorsqu'ils se trouvent en présence de la cellule spéciale qui seule peut servir d'aliment à leurs propriétés pathogéniques. Il en résulte que l'étude, que nous venons de faire de l'anatomie pathologique générale des processus fermentatifs, doit avoir pour résultat de leur rendre leur *caractère local*, sans rien leur enlever de leur pathogénie parasitaire.

Leur localisation cellulaire spécifique nous fait encore comprendre pourquoi le *choix de la porte d'entrée* n'est nullement indifférent, et pourquoi son influence est variable suivant le parasite considéré. On comprend en effet que, suivant les cas, les obstacles soient rares ou au contraire viennent s'accumuler sur le chemin que le virus doit parcourir avant d'atteindre le protoplasma qui lui convient.

II. — Lésions secondaires. — Tout d'abord la lésion fermentative elle-même, par sa seule présence, détermine autour d'elle des *phénomènes réactionnels* vulgaires, comme toute autre épine irritative.

En second lieu, les substances pathologiques diffusibles, nées de la fermentation initiale, possèdent des actions nocives qui leur sont propres, et qui déterminent des lésions différant dans leurs caractères et dans leur mode de localisation de la fermentation elle-même. Parmi ces substances, les unes exercent une influence *phlogogène*, les autres une action simplement *toxique*.

Les premières déterminent localement, sur une étendue plus ou moins grande, souvent limitée au voisinage de la fermentation, des *accidents inflammatoires*: œdèmes, congestions vasculaires, etc.

Les secondes sont résorbées par la circulation et vont déterminer, sur des organes plus ou moins éloignés, des lésions cellulaires du *type dégénératif*, plus ou moins semblables à celles qui accompagnent les intoxications de cause externe.

L'anatomie pathologique d'une maladie virulente se compose de l'ensemble de toutes ces lésions, d'importance inégale et de signification différente.

Lésions réactionnelles. — Elles portent sur les cellules les plus voisines des cellules fermentées, ordinairement sur celles qui leur sont contiguës. Elles s'observent *dans le foyer fermentatif* lui-même et consistent, suivant les cas, en phénomènes *atrophiques* ou *hypertrophiques*.

C'est ainsi que les couches épidermiques s'épaississent et s'hypertrophient, par une sorte de solidarité pathologique, quand les cellules conjonctives du derme sont le siège d'une fermentation destructive. De même l'hypertrophie du tissu conjonctif accompagne, à titre de phénomène réactionnel secondaire, la plupart des fermentations épithéliales des organes glandulaires. Par contre la fermentation du tissu conjonctif interstitiel, dans ces mêmes organes, détermine presque toujours l'atrophie et la disparition dégénérative des cellules épithéliales contiguës.

L'existence de ces lésions réactionnelles est importante à connaître, parce qu'il est indispensable de distinguer dans la complexité des détails, ce qui est essentiel et primordial, de ce qui n'est que secondaire et de signification banale. Quand on ne se préoccupe pas de ces distinctions nécessaires, on attribue à de pareils processus un caractère *mixte*, qui ne leur appartient pas en réalité, puisque la *lésion initiale était unicellulaire*.

Phénomènes inflammatoires. — Les *lésions inflammatoires*, qu'elles soient provoquées par des *substances phlogogènes* ou qu'elles relèvent simplement de l'*irritabilité* des tissus vis-à-vis de la lésion première, se limitent d'ordinaire à une région plus ou moins étendue *autour du foyer fermentatif*. Ce sont les œdèmes, les exsudats, la congestion, la diapédèse, qui répondent ici comme ailleurs au complexus de l'inflammation. Ces phénomènes sont très semblables à ceux qui résultent de l'action locale des venins. La prolifération cellulaire n'y joue qu'un rôle peu important et souvent absolument nul.

Lésions dégénératives. — Elles sont le fait des *agents toxiques* nés de la fermentation ; elles se produisent sur les *organes éloignés*, et en particulier sur les cellules épithéliales du foie et des reins. Elles ne déterminent aucune prolifération des cellules atteintes ; elles peuvent varier depuis la tuméfaction trouble et la nécrose de coagulation jusqu'à la dégénérescence graisseuse ou granulo-graisseuse.

Ces diverses lésions dégénératives n'affectent pas la localisation cellulaire étroite du ferment virulent lui-même ; on trouve là une nouvelle application de cette loi générale que la spécificité cellulaire est d'autant plus délicate que la substance agressive est plus élevée en organisation. Les produits toxiques nés des fermentations possèdent une influence *plus étendue* que le parasite dont ils procèdent; de même qu'ils peuvent frapper plusieurs cellules d'un même organisme, ils peuvent déterminer expérimentalement des phénomènes généraux sur un plus grand nombre d'espèces animales que les virus correspondants.

Il résulte de tout ce qui précède que c'est à tort, suivant nous, qu'on attribue indifféremment à l'action directe du virus toutes les altérations viscérales qu'on peut trouver dans une maladie donnée; la plupart de ces dernières relèvent en réalité de ces actions toxiques éloignées que nous venons de décrire. C'est ainsi par exemple que l'albuminurie des maladies aiguës se rattache d'ordinaire à un processus simplement dégénératif, et non à une véritable néphrite infectieuse, en ce sens que les lésions cellulaires du rein ne résultent pas de l'action des agents pathogènes eux-mêmes.

Les caractères généraux des processus de cause virulente, que nous venons d'exposer, sont assez constants et assez nets pour permettre dans un certain nombre de cas d'affirmer par eux-mêmes la véritable nature d'une lésion pathologique, sans qu'il soit besoin d'avoir recours au contrôle expérimental et à la constatation d'un parasite.

Sans doute l'affirmation n'est pas toujours possible, les caractères restent parfois indécis; c'est là le sort commun de tous les phénomènes scientifiques; la clinique, la médecine expérimentale ont aussi leurs cas difficiles et leurs causes d'erreur, mais ils ne suffisent pas à infirmer la valeur de leurs méthodes. Le *critère anatomo-pathologique* n'offre pas la certitude apparente du *critère expérimental*: mais il est plus simple, plus rapide, moins sujet aux causes d'erreur; de plus il est le seul auquel on puisse avoir recours dans les cas très nombreux où le second fait encore et fera peut être longtemps défaut.

Les mêmes caractères anatomo-pathologiques permettent de distinguer ce qui revient aux lésions secondaires d'une maladie virulente et ce qui ressortit à la coïncidence d'affections parasitaires diverses. Il arrive souvent en effet que les prétendues complications, que l'on accorde aujourd'hui si généreusement aux maladies parasitaires les plus diverses, ne sont nullement des produits immédiats de la maladie primitive. Il en est ainsi dans tous les cas dans lesquels on trouve, chez un même malade, deux ou même plusieurs lésions anatomiques, également conformes au type des processus de cause virulente et cependant de *siège cellulaire* et *d'évolution fermentative différents*.

Certaines maladies infectieuses ouvrent tout spécialement la porte à certaines autres; leur *association* est de ce fait si fréquente, que l'on est toujours tenté de rattacher purement et simplement la seconde maladie à l'agent pathogène de la maladie première. D'après notre manière de voir, de pareils faits n'en ressortissent pas moins à de véritables **additions morbides**, à la *germination* parallèle de plusieurs parasites, côte à côte dans un même organisme, mais sur des *terrains cellulaires différents*.

En pareil cas il s'agit d'ailleurs tantôt d'*infections mixtes* d'emblée, tantôt d'infections *secondaires* successives. Pour les mêmes motifs des fermentations vraies peuvent s'associer à de simples invasions microbiennes.

III. — Classification. — L'étude anatomo-pathologique d'une fermentation doit avoir pour but tout à la fois de *déterminer l'espèce cellulaire* intéressée, et de *caractériser le mode fermentatif* qu'elle présente.

On est très mal préparé à cette étude quand on l'aborde avec la croyance à l'indifférence cellulaire, et quand on est disposé à voir indistinctement, dans toutes les cellules embryonnaires, des cellules lymphatiques ou des globules blancs proliférés.

1. Pour pouvoir déterminer l'**espèce cellulaire atteinte**, il faut tout d'abord savoir distinguer les *formes embryonnaires* des cellules des divers types.

C'est par l'étude des tumeurs qu'on apprend le mieux à les connaître; mais il ne faut pas oublier que dans celles-ci les cellules embryonnaires sont vivantes et se colorent bien par les réactifs; tandis que dans les fermentations, elles ne tardent pas à dégénérer et à perdre leurs caractères normaux.

Pour déterminer la nature des cellules embryonnaires d'une tumeur, on étudiera surtout les parties les plus anciennes, parce que là l'évolution est plus avancée et partant mieux caractérisée; dans les fermentations au contraire, on préférera à ce point de vue la *zone d'extension*, la périphérie d'une lésion nodulaire par exemple, parce que là les cellules embryonnaires sont encore vivantes, et n'ont pas été rendues méconnaissables par la fermentation.

Les cellules menacées réagissent et se défendent en proliférant; tantôt elles l'*emportent*, tantôt elles *succombent* dans la lutte. Quand la lésion tend à guérir, les cellules proliférées qui échappent aux stades avancés de la fermentation évoluent naturellement vers leur *type d'origine*. C'est ainsi, par exemple, qu'on observe la production de masses conjonctives ou osseuses de nouvelle formation, après la guérison des fermentations des cellules conjonctives ou des cellules osseuses : l'importance de cette loi générale apparaît à chaque pas dans l'étude spéciale d'un grand nombre de fermentations.

2. Quand on a déterminé l'espèce cellulaire qui sert de substratum à la fermentation, il reste à préciser le **mode fermentatif spécial** dont elle est atteinte. Il est souvent difficile de le caractériser exactement, parce que ces lésions ont été jusqu'ici peu étudiées à ce point de vue; il y a tout lieu de penser que, dans l'avenir, des caractères précis, histochimiques ou microscopiques, permettront sur ce point des distinctions plus faciles et plus rapides.

Les fermentations, plus encore que les tumeurs, doivent être étudiées une à une; toute classification que l'on peut en faire est en quelque mesure *artificielle*. Pour la facilité des descriptions il est toutefois nécessaire de rapprocher celles qui présentent des caractères communs. A ce point de vue on peut distinguer deux classes principales de fermentations : les *suppurations* et les *caséifications*.

Dans les suppurations, les cellules fermentées conservent leurs formes et leur individualité ; elles se présentent en suspension dans un liquide plus ou moins abondant, dans un *pus*.

Dans les caséifications, au contraire, le processus entraîne non seulement la modification de structure du protoplasma, mais encore la perte des formes des cellules atteintes ; celles-ci se fusionnent en une masse unique, en un *caséum*, dans lequel disparaît l'individualité des cellules composantes.

CHAPITRE II

Suppurations.

I. — CARACTÈRES GÉNÉRAUX. — On donne le nom de pus à des liquides pathologiques de coloration opaque, caractérisés par la présence d'*éléments cellulaires* tenus en suspension dans un *sérum*. Ce dernier est ordinairement plus ou moins riche en albumine et en fibrine ; celle-ci diminue et perd sa coagulabilité, à mesure que la suppuration s'accuse ; les éléments cellulaires sont désignés sous le nom de *globules de pus*.

Par extension on donne aussi le nom de suppurations aux sécrétions de surface et aux infiltrations inflammatoires riches en globules de pus.

Il résulte des numérations faites par Chelchowski (1) que le nombre des globules de pus varie de 400 000 à 1 600 000 par millimètre cube. Les pus *riches*, au-dessus de un million, proviennent surtout des suppurations aiguës ; les pus *faibles*, au-dessous de ce chiffre, surtout des suppurations chroniques tuberculeuses. Un liquide ne commence à paraître purulent à l'œil nu qu'à partir de 40 000 à 60 000 globules. Dans

1) *Centralblatt f. path. Anat.*, 1891, p. 854.

les *exsudats* séreux on trouve toujours plus de 1000 à 2000 leucocytes, tandis que dans les *transsudats*, le nombre ne dépasse jamais 100 à 200.

Origine. — Tous les auteurs étudient la suppuration comme un processus défini et univoque. Depuis Virchow jusqu'à Cohnheim, on faisait provenir les globules de pus uniquement de la prolifération embryonnaire des *cellules conjonctives*. Depuis Cohnheim, on admet que le pus provient surtout des leucocytes sortis des vaisseaux par *diapédèse*, plus spécialement aujourd'hui des leucocytes polynucléaires, mais on évite de s'expliquer nettement sur le point de savoir si les globules blancs extravasés forment par eux-mêmes la masse principale du pus, ou s'ils doivent d'abord proliférer en dehors des vaisseaux pour donner naissance aux globules de pus.

La plupart des auteurs admettent deux modes de formation des globules de pus : la diapédèse des globules blancs, et la prolifération des éléments fixes d'un certain nombre de tissus, en particulier des cellules conjonctives, des cellules endothéliales et épithéliales. Tous ces facteurs interviendraient à la fois dans les divers cas particuliers ; dans la suppuration très rapide et très abondante, c'est la diapédèse qui serait le phénomène le plus important.

Globules de pus. — Les caractères que l'on accorde aux globules de pus manquent de netteté et de précision. Pour Cornil et Ranvier, ils ne diffèrent pas de certains globules du sang ; ils ne sont autre chose que des cellules embryonnaires dont la vitalité est diminuée. Ils se caractérisent surtout par ce fait qu'ils contiennent *plusieurs noyaux* de petites dimensions.

Tous les auteurs sont loin cependant de considérer la multinucléation comme le caractère fondamental des globules de pus : d'une part, certains leucocytes sont multinucléés à l'état normal; d'autre part, dans tous les pus récemment formés, à côté des cellules à plusieurs noyaux, on en trouve constamment d'autres qui ne présentent qu'un seul noyau.

D'après les descriptions classiques, les globules de pus ne possèdent pas de membrane cellulaire ; ils sont d'ordinaire sphériques, mais ils peuvent présenter des prolongements amiboïdes. Ils ont un aspect finement granuleux, ils sont blanchâtres, leurs contours sont très nets. Par l'addition d'acide acétique, les noyaux apparaissent, petits, souvent irréguliers, brillants et homogènes ; le protoplasma s'éclaircit, pâlit et se dissout.

Les uns considèrent les noyaux multiples des globules de pus comme l'indice d'une *division cellulaire restée incomplète*, par l'insuffisance de matériaux nutritifs ; les autres y voient une sorte de *décomposition fragmentaire du noyau*, qui précède la dissolution de l'élément cellulaire.

Nature. — Nous croyons pour notre part qu'*il est impossible de donner une description générale des globules de pus*, pour cette raison que le terme de suppuration est une expression synthétique, qui s'applique au même titre à des processus divers.

Dans quelques cas, de beaucoup les plus rares, il s'agit d'exsudats inflammatoires, riches en cellules, nés sous l'influence d'*agents irritants chimiques*, tels que des injections sous-cutanées de nitrate d'argent. En pareil cas les globules de pus proviennent de cellules proliférées et nécrosées sous une influence simplement irritative. Il n'est pas encore parfaitement certain qu'on puisse obtenir par ce mécanisme des suppurations identiques à celles qui sont le fait des parasites pyogènes.

Dans l'immense majorité des cas, les suppurations sont des *processus fermentatifs*, qui obéissent aux caractères généraux des lésions de cette nature. La prolifération est en pareil cas rapide et considérable ; elle donne naissance en un temps relativement court à une masse énorme de cellules jeunes. Celles-ci fermentent aussitôt; elles se gonflent, leurs noyaux se fragmentent, elles deviennent granuleuses, et cessent d'être bien colorables par le carmin. Toutefois, et c'est là ce qui constitue le caractère commun des fermentations pyogéniques, les cellules proliférées conservent leur *individualité* ; elles ne se fusionnent nullement, elles restent en suspension dans un sérum albumino-fibrineux plus ou moins abondant.

Les globules de pus sont en somme des cellules embryonnaires fermentées. *Suivant les virus considérés, la prolifération porte sur des espèces cellulaires différentes.* Dans chaque cas particulier, *le caractère des globules de pus dépend à la fois du type cellulaire atteint et du mode fermentatif spécial.*

Variétés. — Un grand nombre d'espèces de cellules peuvent être le substratum de processus suppuratifs ; de là de nombreuses variétés de pus, connues depuis longtemps par les cliniciens, mais confondues à tort par les anatomo pathologistes. Leur description, même succincte, nous entraînerait trop loin ; nous devrons nous contenter de quelques détails sommaires.

Les suppurations *conjonctives* et les suppurations *épithéliales* sont de beaucoup les plus fréquentes.

L'existence de véritables suppurations *leucocytiques*, liées à la prolifération et à la fermentation des globules blancs sortis par diapédèse, nous paraît très douteuse, malgré les descriptions classiques qui confondent d'ailleurs tous les pus dans cette classe unique.

II. — Suppurations épithéliales. — Elles se présentent surtout sous la forme de *sécrétions de surface* ; ce sont elles qui présentent les globules de pus volumineux et à noyaux multiples les plus typiques.

La mieux connue et la plus facile à étudier est celle de la blennorragie uréthrale. En pareil cas les globules de pus (fig. 39) sont volumineux, à peu près égaux, arrondis, clairs. Les noyaux sont très apparents sans qu'il y ait besoin de l'addition d'acide acétique pour les mettre en évidence ; ils se colorent vivement par toutes les couleurs d'aniline, et ils présentent des formes diverses, souvent plus ou moins tourmentées.

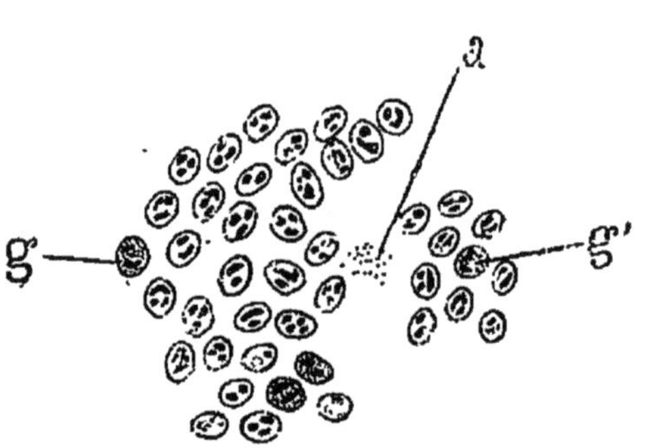

Fig. 39. — Pus blennorragique.

g, globules de pus : *g'*, globule contenant des gonocoques dans son intérieur ; *a*, amas de gonocoques en dehors des éléments cellulaires.

Le mode de groupement des gonocoques, dans l'intérieur des corps cellulaires et autour d'eux, achève de donner à ce pus un caractère tout à fait spécial et facile à reconnaître.

III. — Suppurations conjonctives. — Ce sont les plus fréquentes. Elles sont elles-mêmes nombreuses ; leurs variétés dépendent sans doute des qualités particulières, encore mal connues, des divers ferments pyogènes du tissu conjonctif. Les globules de pus d'origine conjonctive participent des caractères propres aux cellules embryonnaires de ce tissu ; ils sont plus petits et plus homogènes que ceux des pus épithéliaux. Au début de la fermentation on trouve de nombreuses petites cellules rondes (fig. 40) ; leur noyau est petit, arrondi, nettement coloré par le carmin, d'une manière homogène, sans nucléole. On ne voit pas de protoplasma bien apparent, ce qui les a fait prendre par les anciens histologistes pour des *noyaux libres*. Ce sont ces éléments qu'on désigne souvent dans les descriptions actuelles sous le nom de **cellules lymphatiques**, et qu'on s'accorde à considérer comme le type des cellules embryonnaires indifférentes.

Au fur et à mesure que la fermentation poursuit

son œuvre, la cellule embryonnaire conjonctive se tuméfie, elle devient granuleuse, elle perd sa colorabilité, mais le protoplasma reste toujours peu abondant ; la limitation du noyau est peu nette au sein de cette masse granuleuse.

La suppuration conjonctive est presque toujours interstitielle ; tantôt elle est rapidement *diffuse* et s'étend en nappes étendues ; tantôt elle prend un *aspect nodulaire*.

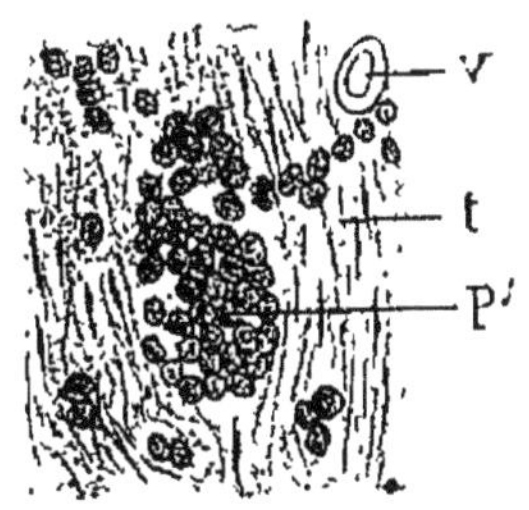

Fig. 40. — Abcès miliaire.

p, globules de pus en voie de formation ; *t*, tissu conjonctif au sein duquel l'abcès prend naissance ; *v*, vaisseau voisin.

Abcès. — A l'origine le nodule infectieux est simplement constitué par un amas plus ou moins arrondi de cellules embryonnaires proliférées, mais à peine fermentées (fig. 40) ; il ne s'observe à l'état miliaire que dans certains cas favorables. Il s'accroît en effet rapidement à sa périphérie, autant par la prolifération de ses cellules initiales que par l'extension du processus aux cellules similaires voisines. Les cellules centrales, qui sont les plus anciennes, passent à l'état de globules de pus parfaits ; la masse s'infiltre de liquide, se ramollit et devient fluctuante : un *abcès* est constitué.

La formation des abcès s'accompagne, suivant les modes fermentatifs, de phénomènes inflammatoires violents, *abcès chauds*, ou à peu près nuls, *abcès froids*.

Dans les **abcès chauds**, les phénomènes inflammatoires surviennent dès le début et dominent la scene ; ils s'atténuent et disparaissent au fur et à mesure que la fermentation se complète dans le nodule infectieux. La disparition graduelle de la phlogose périphérique laisse apparaître l'abcès lui-même ; on dit alors que *le pus s'est collecté*. Quelques anatomo-pathologistes prennent cette expression à la lettre : ils pensent que les cellules inflammatoires, leucocytes extravasés, sont d'abord uniformément disséminées dans le parenchyme enflammé, mais qu'elles vont plus tard *affluer* vers le point central où le pus se collecte.

Pour eux cette migration serait ainsi moins le fait des exsudations vasculaires que celui des mouvements spontanés des cellules, attirées par la *chimiotaxie positive* des parasites pyogènes.

Quand un abcès se forme lentement, dans les **abcès froids** surtout, la prolifération cellulaire ne se poursuit que dans une zone périphérique assez étroite; elle est d'autre part assez lente pour que les cellules les plus externes arrivent à l'état adulte et forment une couche fibreuse extérieure *enkystante*, qui ne cède que peu à peu à l'extension de la lésion. Cette couche connective se continue en dedans, par transitions graduelles, avec le pus central; les cellules proliférées, mais encore peu fermentées, constituent une sorte de *couche génératrice* (fig. 41); l'ensemble a reçu le nom assez justifié, quoique un peu délaissé aujourd'hui, de **membrane pyogénique.**

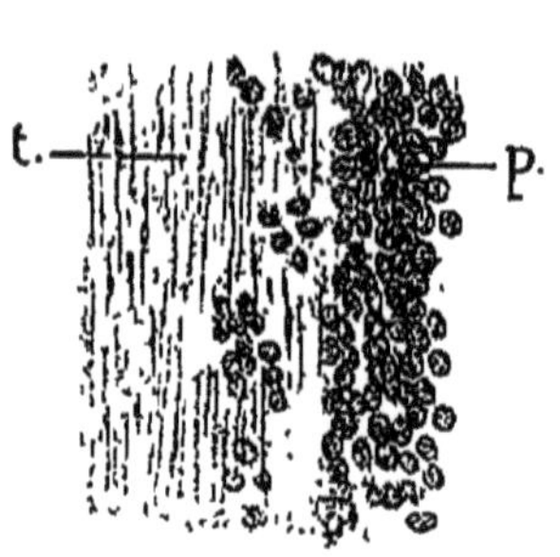

Fig. 41. — Paroi d'abcès, membrane pyogénique.

t, tissu conjonctif dense de la périphérie ; *p*, couches de cellules en voie de prolifération et de transformation en globules de pus.

Bourgeons charnus. — Les membranes pyogéniques les mieux caractérisées sont celles qui se constituent sur les plaies ou sur les surfaces enflammées, communiquant avec l'extérieur. Elles présentent une surface bourgeonnante et mamelonnée, qui leur a valu depuis longtemps le nom de *bourgeons charnus*. Ces bourgeons, dont les caractères varient suivant les cas, sont surtout constitués par des cellules embryonnaires conjonctives, arrondies, superposées en étages successifs, arrivant de la profondeur et se montrant aux diverses étapes de la fermentation pyogénique. Elles forment une masse plus ou moins compacte, *tissu de granulations* des auteurs allemands, sillonnée par un réseau capillaire très riche et d'une forme assez spéciale.

On attribuait autrefois aux bourgeons charnus un rôle nécessaire dans la *cicatrisation des plaies*, tandis que le pus ne se forme en réalité que dans les plaies qui n'ont pas été maintenues parfaitement aseptiques.

Quand la fermentation a peu de tendance à la guérison, les bourgeons charnus sont grisâtres, larges, mollasses ; ils sont dits de *mauvaise nature* et ne contiennent que des cellules embryonnaires en transformation purulente.

Quand la réparation l'emporte, les bourgeons dits de *bonne nature* sont rosés, fermes, plus petits. On constate alors que dans leur intérieur la plupart des cellules proliférées échappent à la fermentation et poursuivent leur évolution normale vers la forme adulte. Elles édifient du tissu conjonctif qui comble peu à peu la perte de substance; la couche pyogénique diminue de hauteur; la prolifération devient tout entière réparatrice et la suppuration se tarit.

Phlegmon. — On désigne sous ce nom les suppurations diffuses et étendues. Leurs caractères macroscopiques ressortissent à la clinique plus qu'à l'anatomie pathologique, et nous n'y insisterons pas.

Terminaisons. — Le pus, qu'il soit infiltré, collecté ou contenu dans des cavités closes, a une tendance naturelle à se faire jour au dehors par le fait même de son extension graduelle. Il peut arriver cependant que le processus s'arrête, probablement par le fait de la mort des agents pathogènes. En pareil cas, une membrane enkystante se forme et s'épaissit; le pus ainsi collecté subit des transformations régressives : le sérum se résorbe ; les globules deviennent granulo-graisseux et finissent par se fondre en une masse *caséeuse*, susceptible d'infiltration *calcaire*.

CHAPITRE III

Tuberculose.

On a beaucoup discuté depuis Laënnec sur la définition anatomo-pathologique de la tuberculose; depuis que le bacille de Koch est universellement accepté comme son agent pathogène, sa présence est considérée comme la seule caractéristique des processus tuberculeux et on a refusé toute spécificité aux lésions anatomiques.

Laënnec, tout en admettant l'unité anatomique de la tuberculose, déclarait que la matière tuberculeuse se développe sous deux formes principales : à l'état de *corps isolés* ou à l'état d'*infiltrations*, chacune de ces formes présentant elle-même plusieurs variétés : quatre pour les tubercules isolés : *tubercules miliaires*, *tubercules crus*, *granulations tuberculeuses* et *tubercules enkystés*; trois pour les infiltrations tuberculeuses : *informe*, *grise* et *jaune*.

Virchow, et après lui pendant longtemps toute l'école allemande, considérait la granulation grise comme la seule lésion spécifique de la tuberculose, différente des inflammations banales qui peuvent aboutir aussi à la caséification.

La tuberculose pulmonaire était le champ principal de discussion entre les unicistes et les dualistes. En France, la plupart des auteurs sont toujours restés fidèles à l'unité de Laënnec ; les recherches anatomiques de Thaon et de Grancher avaient confirmé cette manière de voir. Au dehors, le dualisme n'a été abandonné que sous l'influence des recherches expérimentales.

Un peu plus tard, on a commencé à admettre, à côté de la tuberculose vraie, l'existence de lésions anatomiques capables de la simuler; mais on se garde de les confondre avec elle, on en fait des **pseudo-tuberculoses**. Avant ces dernières années, ces pseudo-tuberculoses paraissaient être toutes liées à des causes irritantes simples ; on invoquait pour les distinguer de la tuberculose vraie non seulement la recherche du bacille spécifique, mais encore leur non-transmissibilité par les inoculations en série. Dans ces dernières années, on a admis des pseudo-tuberculoses de cause microbienne, c'est-à-dire engendrées par d'autres microbes que le bacille de Koch, mais l'unité de la tuberculose n'en a pas été ébranlée pour cela, et est restée universellement admise.

Le mot de tubercule rappelle l'importance prédominante qu'on attribuait autrefois à la forme des lésions ; il a pris aujourd'hui un sens plus large et est devenu le synonyme usité d'une lésion tuberculeuse quelconque. Les traits essentiels de la description de Laënnec méritent encore d'être respectés aujourd'hui ; toutefois il nous paraît inutile de trop multiplier les divisions, et nous nous contenterons de distinguer trois variétés principales de lésions tuberculeuses : les *granulations grises*, les *tubercules proprement dits* et l'*infiltration tuberculeuse*.

I. — Granulations grises. — Elles se présentent à l'œil nu sous la forme de petites nodosités arrondies dont les dimensions varient, d'après Cornil et Ranvier, entre 1/20e de millimètre et 2 à 3 millimètres de diamètre, volume qu'elles atteignent du reste rarement. Les granulations grises sont ordinairement nombreuses et assez régulièrement distribuées ; elles sont assez dures et forment un relief notable. On peut les sentir déjà au toucher, alors qu'elles sont encore difficiles à voir. Très adhérentes, elles ne se laissent pas énucléer; leur tissu est ferme, privé de suc. *Demi-transparentes* au début, elles perdent rapidement ce caractère pour présenter au centre un point opaque et jaunâtre.

Leur périphérie est habituellement entourée d'une zone vascularisée. Quand l'inflammation périphérique est très vive et que les granulations sont confluentes, elles se perdent dans une gangue commune, et peuvent être difficiles à reconnaître.

Les nodules miliaires de généralisation *cancéreuse*

sont parfois difficiles à distinguer d'une éruption de granulations grises tuberculeuses; mais ils gardent plus longtemps leur transparence et leur homogénéité, des nodules cancéreux déjà assez volumineux sont encore demi-transparents, là où des tubercules d'égal volume seraient nettement caséeux à leur centre. De plus, les nodules cancéreux sont de volume plus variable et plus inégal.

Dans quelques cas, les granulations tuberculeuses sont plus molles, plus opalescentes, un peu plus volumineuses et la pression fait sourdre de chacune d'elles une *gouttelette de pus*. Il s'agit en pareil cas d'une **fermentation mixte**, due à l'association du virus tuberculeux et d'agents pyogènes.

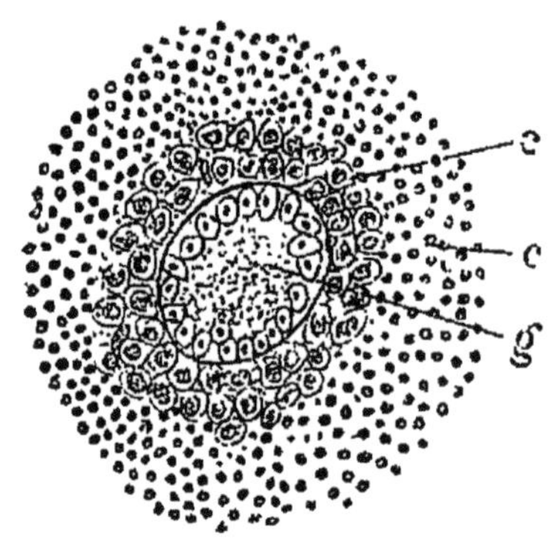

Fig. 42. — Follicule tuberculeux élémentaire.

g, cellule géante ; *e*, cellules épithélioïdes ; *c*, cellules embryonnaires conjonctives de la périphérie.

Structure. — La structure histologique de la granulation grise répond le plus souvent à la description classique, un peu schématique, de ce qu'on a appelé le *follicule tuberculeux élémentaire* ou tubercule primitif. L'arrangement réciproque et concentrique des éléments qui le constituent prend une signification plus importante, et joue un rôle encore plus grand que les caractères propres de ces éléments eux-mêmes. Au centre est une *cellule géante*; autour d'elle s'étendent en couches concentriques une *zone de cellules épithélioïdes*, et plus en dehors une *zone de cellules embryonnaires* (fig. 42).

Quand la fermentation tuberculeuse est poussée plus loin, elle arrive à la *dégénérescence vitreuse* ou *caséeuse*; celles-ci sont beaucoup plus nettes et plus accusées dans les formations plus volumineuses que nous décrirons plus loin.

Tout à fait au début, le nodule infectieux, alors qu'il est encore constitué par un amas mal caractérisé de cellules embryonnaires, peut être richement vascularisé et contenir des vaisseaux de nouvelle formation, mais ce phénomène est de courte durée. Bientôt au contraire *les vaisseaux s'oblitèrent* ou disparaissent. Ordinairement on n'en rencontre aucun vestige dans la granulation elle-même, tandis que à sa périphérie on retrouve des vaisseaux oblitérés. Leur lumière est occupée alors par un coagulum de fibrine granuleuse, dans lequel on remarque une couronne périphérique plus ou moins complète de globules blancs (fig. 43). Leur accumulation à ce niveau semble indiquer que la coagulation s'est faite lentement et a été précédée d'une stase sanguine plus ou moins prolongée. Quelques auteurs attribuent cette oblitération à l'*endovascularite*, à laquelle ils font jouer un rôle capital.

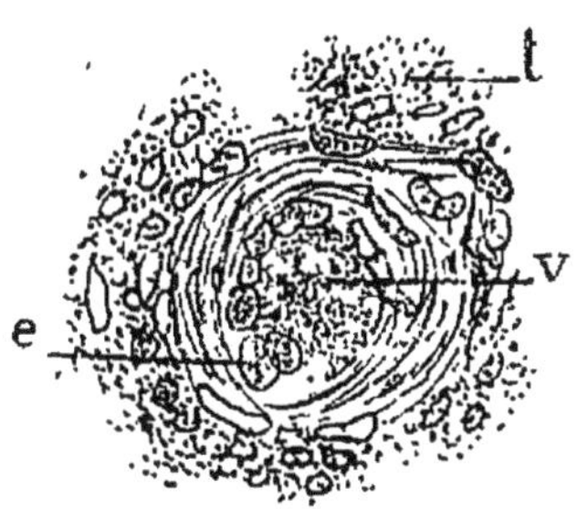

Fig. 43. — Artériole oblitérée au voisinage d'un tubercule (d'après Cornil et Ranvier).

v, lumière du vaisseau *e*, couronne de cellules endothéliales ou de globules blancs *t*, tissu tuberculeux périphérique.

Aucun des éléments qui entrent dans la composition d'un follicule tuberculeux élémentaire, n'est à lui seul parfaitement typique de cette lésion; ils n'en présentent pas moins chacun des caractères particuliers.

La *zone périphérique de cellules embryonnaires* est constituée par de petites cellules rondes, de 4 à 9 μ de diamètre, nombreuses et tassées; leur noyau est arrondi, colorable uniformément, sans nucléole; il forme à lui seul à peu près toute la cellule; le protoplasma est très peu apparent, et ces cellules ont été souvent considérées comme des noyaux libres.

Au milieu d'elles existent un nombre très variable suivant les cas d'éléments fusiformes, qui ne sont autre chose que des cellules conjonctives plus avancées en évolution.

Ces cellules embryonnaires sont en voie de prolifération active. Celle-ci, née sous l'influence directe du ferment pathogène, constitue le premier stade de la fermentation ; on peut en suivre les étapes successives en étudiant la granulation de la périphérie au centre. L'accroissement du nodule se fait en effet par la périphérie ; le noyau central est la zone qui est à la fois la plus ancienne et la plus avancée en altération.

En dedans de la zone embryonnaire, s'étend une *zone de cellules épithélioïdes*, et la transition entre les deux se fait ordinairement par gradations assez rapides. Les cellules dites épithélioïdes sont des cellules plus volumineuses que les précédentes ; les noyaux un peu ovalaires se colorent moins bien ; le protoplasma est plus abondant, déjà un peu granuleux et jaunâtre ; elles contiennent fréquemment dans leur intérieur un ou deux bacilles de Koch encore colorables. Cette zone intermédiaire fait quelquefois défaut ; le follicule peut se réduire à une cellule géante entourée immédiatement de cellules embryonnaires, semblables à celles de la zone d'accroissement.

Tous ces éléments sont plongés dans une gangue intermédiaire un peu *fibrillaire*. Rindfleisch voyait là un véritable tissu réticulé, analogue à celui des ganglions lymphatiques ; cette assimilation n'est nullement justifiée. Il ne faut pas davantage y voir la simple coagulation d'un exsudat albumineux interstitiel. Les fibrilles du *réticulum* se continuent à la périphérie avec les fibres conjonctives du tissu ambiant, et il s'agit en somme d'une substance intercellulaire de nature conjonctive, tantôt provenant de la raréfaction des fibres préexistantes, tantôt née sous l'influence des cellules proliférées, mais encore jeune et mal formée. Elle est constituée dans quelques cas par des linéaments fibroïdes ou franchement fibreux, tandis que dans d'autres elle est simplement coagulée par les réactifs en un réseau vaguement fibrillaire.

Cellules géantes. — Les *cellules géantes*, qui existent presque toujours au centre des nodules, se présentent sous la forme de masses granuleuses arrondies, beaucoup plus volumineuses que les cellules les plus grosses, très visibles avec de faibles grossissements. Elles sont ordinairement beaucoup plus colorées que les autres éléments de la granulation, et elles se détachent assez vivement sur le fond de la coupe. Elles sont constituées par une substance granuleuse, que le picrocarmin colore en jaune orangé, tandis que les *noyaux* s'imprègnent vivement en rouge par le carmin. Ceux-ci sont toujours très nombreux, disposés assez régulièrement à la *périphérie* de l'élément, tantôt en une rangée circulaire complète, tantôt réunis sous forme de croissant. Ils sont ovalaires et nucléolés quand ils sont bien formés ; plus confus, homogènes et allongés quand leur division est plus récente.

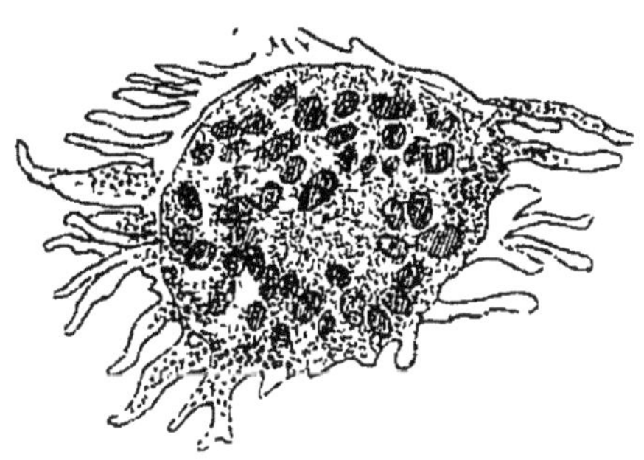

Fig. 44. — Cellule géante isolée par dissociation (d'après Cornil et Ranvier).

Sur les coupes, ces cellules paraissent limitées par un bord assez net, et parfois même sont séparées des tissus ambiants par un petit espace annulaire. Quand les tissus ont été dissociés après macération dans l'alcool au tiers, ces cellules présentent au contraire des *prolongements rameux* (fig. 44), que quelques auteurs considèrent comme des pseudopodes actifs, résultant de mouvements amiboïdes, mais qui semblent bien plutôt résulter des rapports de la cellule avec les éléments environnants et avec les lacunes qu'elle remplit.

Les cellules géantes contiennent généralement des *bacilles* de Koch, assez nombreux, pouvant dépasser le chiffre de 50 dans certains cas. Koch avait admis d'abord que les bacilles occupaient dans la cellule les régions éloignées des noyaux; les descriptions ultérieures ont montré, au contraire, que les bacilles se colorent à leur voisinage immédiat, en dedans de la couronne des noyaux ou dans les intervalles de ces derniers. On admet qu'ils peuvent se multiplier dans les cellules géantes, et y fournir même plusieurs générations, avant d'en amener la désagrégation finale.

Dans les lésions très torpides, les cellules géantes présentent des noyaux serrés, confus et même fusionnés; de plus, elles se chargent, surtout dans le poumon, de *grains pigmentés* et de poussières.

Les cellules géantes ont une grande importance dans l'anatomie pathologique des lésions tuberculeuses. Pour Wagner et pour Charcot, elles constituent toujours le centre de figure du follicule tuberculeux, et dans les *follicules composés* on devrait admettre autant de tubercules élémentaires qu'il y a de cellules géantes. Cette manière de voir n'est pas justifiée, le nombre des cellules géantes varie beaucoup suivant les cas et suivant les formes des lésions.

Il est encore moins exact de dire, comme on l'a soutenu pendant longtemps, que la formation de cellules géantes est caractéristique des lésions tuberculeuses. On en rencontre dans d'autres lésions infectieuses et en particulier dans la syphilis. Nous avons déjà dit que les cellules à noyaux multiples des tumeurs dites à myéloplaxes sont pour nous des cellules géantes infectieuses, indépendantes d'ailleurs de la tuberculose. Laulanié, qui a bien étudié les diverses variétés de cellules géantes, a montré qu'elles peuvent se développer même autour de corps étrangers simplement irritatifs. Toutefois les cellules géantes des diverses origines ne sont pas absolument identiques, et leur distinction est le plus souvent assez facile, bien que leurs différences précises n'aient pas été suffisamment étudiées.

Histogénèse du tubercule. — Virchow faisait provenir tous les éléments du tubercule des *cellules fixes du tissu conjonctif*, mais il attribuait la même origine à toutes les proliférations cellulaires et ce n'était là qu'un cas particulier de sa théorie générale.

Nous admettons aussi pour notre part cette origine conjonctive, mais avec la signification différente d'un processus fermentatif spécifique.

Tous les auteurs rejettent actuellement cette origine conjonctive exclusive, tous attribuent un rôle important aux *leucocytes extravasés*, mais les uns admettent une origine exclusivement leucocytaire, les autres reconnaissent la collaboration des leucocytes et des *divers éléments fixes* des tissus, des cellules conjonctives, endothéliales et même, depuis Arnold, des cellules épithéliales différenciées des divers parenchymes.

Dans la première manière de voir, adoptée par Koch, surtout développée dans ces dernières années par Metchnikoff et son élève Borrel, les leucocytes accourent hors des vaisseaux, appelés par leurs propriétés chimiotaxiques positives; ils happent les bacilles pour les digérer, et se transforment en cellules épithélioïdes d'abord, en cellules géantes ensuite. Les *leucocytes polynucléaires* entrent les premiers en scène, viennent ensuite les *grands mononucléaires*, et les *lymphocytes* eux-mêmes finissent par intervenir. Toutes les variétés sont d'ailleurs susceptibles de proliférations sur place et de transformations, tant actives et phagocytaires que dégénératives et nécrotiques.

Les partisans de l'origine mixte, et notamment Straus (1), n'accordent le *pouvoir prolifératif* qu'aux cellules fixes;

(1) Straus. La tuberculose et son bacille, 1895.

elles seules seraient capables de karyokinèse, elles seules donneraient naissance aux cellules épithélioïdes et aux cellules géantes. Les leucocytes se borneraient à envahir le nodule créé par les précédentes, à se perdre dans sa masse, et à y subir exclusivement des *lésions destructives*, la fragmentation nucléaire, la chromatolyse et autres modifications régressives. R. Tripier (1), tout en attribuant une origine leucocytaire aux cellules épithélioïdes, admet que ces dernières rappellent les cellules propres de « l'organe affecté, plus ou moins modifiées par le processus inflammatoire, et par les conditions particulières dans lesquelles elles évoluent ».

L'intervention des leucocytes serait tardive et ne surviendrait qu'après les premières proliférations karyokinétiques des éléments fixes, d'après Baumgarten, ainsi que d'après Ziegler, qui, après avoir admis d'abord le rôle exclusif des leucocytes, s'est rallié par la suite à la théorie mixte. Straus admet *plusieurs invasions leucocytaires*, à diverses périodes de l'évolution de la lésion; Kostenitch et Wolkow, dans un travail fait en partie à l'Institut Pasteur et en partie dans le laboratoire de Straus, précisent singulièrement le rôle et les caractères de ces invasions leucocytaires : pour eux, il se produirait tout d'abord une leucocytose *polynucléaire primitive*, provoquant la réaction des éléments fixes; en second lieu une leucocytose *mononucléaire*, créant une zone serrée de lymphocytes à la périphérie du foyer; enfin, quand la caséification se produit, une nouvelle leucocytose *polynucléaire secondaire*, moins active et moins abondante que celle de la période initiale.

Histogénèse des cellules géantes. — Le mode de formation de ces éléments a été l'objet de nombreuses discussions. On leur a attribué d'abord une *origine vasculaire*, avec quelques divergences dans la manière de les comprendre : bouchons fibrineux intravasculaires, dont les noyaux périphériques ne seraient autres que ceux des cellules endothéliales fusionnées; ou au contraire amas de leucocytes chargés de bacilles et fusionnés, formant le centre granuleux, réunis avec les éléments endothéliaux fournissant les noyaux périphériques. Malassez y voit des

(1) R. Tripier. Recherches sur la constitution des tubercules miliaires Congrès des sciences médicales de Berlin, 1890, IIIe section, p. 205.

cellules vaso-formatives, analogues à celles de la période embryonnaire du développement des vaisseaux.

Toutes ces théories vasculaires sont unanimement abandonnées aujourd'hui, et tous les auteurs s'accordent à faire provenir les cellules géantes des *cellules épithélioïdes*, mais chacun leur reconnaît comme point de départ initial celui qu'il accorde d'autre part à ces dernières.

Le grand volume de ces éléments, le nombre élevé de leurs noyaux, sont attribués par les uns, dont R. Tripier, à la *fusion de plusieurs cellules* épithélioïdes voisines, englobées dans un exsudat demi-liquide coagulé autour d'elles; par les autres, à la *multiplication des noyaux d'une seule cellule*, par le fait d'une irritation formative d'une intensité suffisante pour faire proliférer les noyaux, insuffisante pour entraîner après cette prolifération la division du protoplasma. R. Tripier admet aussi que de nouvelles cellules viennent encore grossir les cellules géantes déjà formées en se fusionnant avec elles. Yersin attribue leur formation à l'attaque d'une petite masse caséeuse par un groupe de leucocytes rangés en couronne autour d'elle l'envahissant, se perdant en elle, et fournissant ainsi les noyaux périphériques de la cellule géante.

La plupart des auteurs considèrent ces formations comme des *éléments en voie de dégénérescence* et même de nécrose; R. Tripier pense qu'elles sont encore *vivantes* et susceptibles d'une certaine évolution; Metchnikoff, préoccupé de leur attribuer une haute importance de défense, les considère comme des formes *essentiellement vivaces*, munies de pseudopodes, douées de mouvements amiboïdes, et exerçant activement la destruction des bacilles par digestion phagocytaire.

II. — Tubercules proprement dits. — Plus volumineux que les plus grosses granulations grises, ils sont essentiellement constitués par la *juxtaposition* et la *fusion* en une granulation unique et plus volumineuse d'un certain nombre de follicules tuberculeux élémentaires (voir fig. 93). Le *centre* est occupé par une masse caséeuse; la *périphérie* est constituée par des cellules embryonnaires absolument identiques à celles de la zone externe du follicule élémentaire. Dans la *zone moyenne*, on trouve des cellules géantes disposées plus ou moins régulièrement en couronne autour du centre dégénéré; chacune d'elles peut être entourée par une petite zone de cellules épithélioïdes. Il arrive souvent que des cellules géantes sont en partie atteintes par la caséification et paraissent sur le point d'être complètement englobées.

Ces follicules complexes se distinguent des follicules élémentaires simplement juxtaposés, en ce que l'agglomération possède une certaine individualité : la caséification porte sur l'ensemble de la lésion; elle procède de son centre à sa périphérie, au lieu d'apparaître isolément sur chaque follicule élémentaire. La caséification centrale est d'ailleurs l'aboutissant normal de la fermentation tuberculeuse.

Fermentation vitreuse. — Les premiers stades de la caséification ont reçu de Grancher le nom de *dégénérescence vitreuse*. Le protoplasma cellulaire devient homogène et clair; les cellules perdent leurs limites; elles se *soudent* en une masse compacte et cohérente, mais friable et parsemée de *craquelures* lui donnant l'aspect d'une mosaïque irrégulière. Cette substance vitreuse, un peu miroitante, rappelle l'aspect de la substance amyloïde, mais elle n'en présente pas les réactions spéciales. Elle est remarquable par sa sécheresse, son éclat et sa cohésion.

Les *noyaux* se détruisent assez rapidement, ils se fragmentent et cessent de se colorer par les réactifs, mais seulement après le protoplasma. Sur les préparations, on aperçoit encore au milieu de la masse vitreuse incolore quelques points colorés disséminés, derniers vestiges des noyaux.

Les *bacilles* augmentent d'abord de nombre dans les cellules épithélioïdes en voie de destruction vitreuse; cette augmentation présagerait même la nécrose prochaine. Un peu plus tard, et à peu près parallèlement avec les noyaux, ils cessent d'être colorables et disparaissent à leur tour.

Caséification. — La masse vitreuse fait bientôt place à une substance plus nettement granuleuse, dans laquelle on ne distingue plus aucun détail du tissu primitif. Plus tard cette substance se ramollit et se transforme en bouillie granulo-graisseuse; elle présente alors de grandes ressemblances avec les transformations caséeuses des lésions les plus diverses. Aucun bacille ne se retrouve, ou tout au moins ne se colore, dans la matière caséeuse, bien qu'elle soit encore virulente.

Pendant longtemps on s'est contenté d'attribuer la caséification à l'oblitération des vaisseaux. Virchow avait dit avec plus de raison que la granulation tuberculeuse est une *néoplasie pauvre et misérable* dès le début, dont les éléments portent en eux le germe de leur mort prochaine. La transformation caséeuse est *fonction du virus tuberculeux*; elle forme le résidu solide de cette fermentation spéciale du protoplasma cellulaire. Il est possible toutefois que cette interprétation ne soit réellement applicable qu'aux premiers stades de la caséification, et que l'évolution ultérieure de la lésion, son ramollissement consécutif, soient placés sous la dépendance de phénomènes de nécrobiose ou de microbes d'*infections secondaires*.

III. — Infiltration tuberculeuse. — On désigne sous ce nom, depuis Laënnec, les lésions tuberculeuses qui au lieu de se présenter sous la forme nodulaire, comme les deux variétés précédentes, s'étendent en nappes diffuses au milieu des tissus. On voit en elles aujourd'hui des *granulations confluentes*, très rapprochées, et réunies dans une même gangue de tissu embryonnaire. L'oblitération des vaisseaux des granulations s'étend aux vaisseaux du tissu intercalaire; de là la fusion de toutes les granulations en une masse anémique unique. Toute cette masse devient uniformément opaque et se caséifie.

L'infiltration est **grise** ou **jaune**, suivant que le stade de la fermentation correspond à celui des granulations grises ou à celui des tubercules caséeux.

Pour les uns les granulations sont soudées par un tissu inflammatoire périphérique banal, se caséifiant secondairement par le fait des oblitérations vasculaires ; pour les autres les lésions intercalaires sont tuberculeuses et spécifiques, au même titre que les granulations elles-mêmes.

IV. — Terminaisons. — Les inflammations tuberculeuses sont essentiellement *destructives* ; les masses caséeuses parviennent habituellement à s'ouvrir dans les conduits tubulés qui sillonnent les divers organes ; elles se vident alors au dehors, et la lésion aboutit à des **ulcérations** ou à des **cavernes.**

Ces foyers, en communication avec l'extérieur, deviennent ensuite le siège d'invasions *parasitaires secondaires*, qui rendent leur étude plus complexe qu'on ne pourrait le penser au premier abord.

Le processus n'est pas toujours aussi destructeur, il peut s'arrêter dans sa marche ; il aboutit alors à des formations particulières, un peu différentes entre elles suivant les étapes où s'arrête la lésion. Des tubercules caséifiés peuvent *s'enkyster*, *se resorber* en partie ou *se calcifier* (**tubercules stationnaires** de Charcot). Dans quelques cas, des tubercules crus n'arrivent pas au ramollissement, et *persistent* sans se modifier au milieu des tissus (**tubercules de guérison** de Cruveilhier). Dans les cas les plus favorables, les tubercules *se transforment* en blocs plus ou moins denses de tissu fibreux (**granulations fibreuses** de Bayle), dans lesquels on ne retrouve plus que des vestiges de la matière caséeuse initiale. Enfin les granulations miliaires aiguës peuvent *se résoudre* et se résorber sans laisser de traces.

La plupart des auteurs distinguent trois stades dans l'évolution des tubercules : un stade embryonnaire, un stade adulte de caséification et un stade fibreux. Grancher a dit plus justement que le tubercule avait une double *tendance fibro-caséeuse.*

L'évolution fibreuse ne saurait être considérée à proprement parler comme un stade de la fermentation tuberculeuse, elle n'apparaît que quand cette dernière s'arrête ou a été vaincue. Elle n'est ici qu'un cas particulier d'une loi générale sur laquelle nous avons déjà insisté : les cellules conjonctives embryonnaires, proliférées sous l'influence du virus tuberculeux, poursuivent leur évolution normale et construisent du tissu conjonctif, quand elles ont pu *survivre* et échapper aux stades ultérieurs de la fermentation.

L'**enkystement** est un phénomène différent, qui peut appartenir aux formations tuberculeuses comme à tous les corps étrangers.

V. — Siège des tubercules. — Il ne faut pas confondre la *distribution topographique* des tubercules avec leur *localisation cellulaire.*

Distribution topographique. — Avec Andral et Virchow on a admis pendant longtemps que le tubercule provenait toujours du tissu cellulo-vasculaire. Au sein des tissus vasculaires, on le faisait naître surtout autour des *vaisseaux*, aux dépens de leur membrane adventice. Vulpian avait rencontré la granulation dans des membranes non vasculaires, mais le fait passait pour une exception absolument rare. Les recherches ultérieures ont confirmé cette prédilection des tubercules pour les vaisseaux, mais en montrant qu'elle n'était pas exclusive.

Les tubercules affectent en réalité un rapport intime avec tous les *conduits tubulés* servant, dans les tissus et dans les parenchymes, soit à l'irrigation sanguine ou lymphatique, soit à la fonction.

Localisation cellulaire. — Pour nous la fermentation tuberculeuse porte exclusivement son *action spécifique* sur les cellules du tissu conjonctif; ce sont elles seules qui présentent les étapes caractérisées de ce processus spécifique. Par contre, les lésions tuberculeuses, en détruisant les tissus qu'elles envahissent, peuvent englober des éléments de ces tissus et en déterminer la nécrose ; on peut confondre ensuite ces éléments nécrosés avec les éléments actifs de la lésion proprement dite. Il en est ainsi principalement dans les cas, rapidement envahissants, où le processus ne se contente pas d'écarter les éléments préexistants et ne leur laisse pas le temps de disparaître par atrophie et par simple résorption. C'est surtout dans les lésions expérimentales, dans le foie et dans le rein, que l'on a signalé cette participation des cellules épithéliales à la fonte tuberculeuse; Straus notamment a constaté au sein de tubercules du foie, d'origine expérimentale, des cellules hépatiques dégénérées, encore reconnaissables à leurs contours cubiques et à la présence de glycogène. Mais, tandis que la plupart des auteurs croient y voir la preuve que le tubercule peut se développer dans toutes les cellules de l'organisme, composées de protoplasma et de noyaux, entrant dans la composition de tous les tissus, nous pensons qu'il ne faut voir dans les lésions dégénératives des cellules fixes, autres que celles du tissu conjonctif, que des *lésions nécrotiques secondaires et subordonnées.*

Après ce que nous avons dit des caractères généraux des lésions fermentatives, on ne s'étonnera pas de nous voir admettre la localisation à une seule espèce cellulaire de la fermentation tuberculeuse. S'il était réellement établi que les granulations tuberculeuses peuvent provenir, suivant les cas, d'*espèces cellulaires diverses*, il faudrait en conclure que les agents pathogènes de la tuberculose sont *multiples*, et qu'il n'y a pas plus une tuberculose unique qu'une suppuration unique.

Cette manière de voir ne serait pas aussi inconciliable qu'elle le paraît au premier abord avec la présence habituelle du bacille de Koch dans les lésions tuberculeuses. Sans même invoquer les cas assez nombreux aujourd'hui des diverses pseudo-tuberculoses, on pourrait supposer que ce bacille est simplement un parasite secondaire, déterminant par exemple la caséification ou l'ulcération, ne pouvant se développer que sur la matière vitreuse des fermentations tuberculeuses, mais commun à toutes leurs variétés et leur constituant une sorte de *flore spéciale caractéristique*

CHAPITRE IV

Syphilis.

La syphilis a une existence nosologique bien définie et une unité incontestable. L'agent pathogène dont elle dérive porte son action fermentative sur le tissu conjonctif ; c'est à lui qu'il s'attaque dans toutes ses phases, mais, fait remarquable et que nous rencontrons ici pour la première fois, il le frappe *différemment suivant ses périodes*. La fermentation gommeuse des nodules tertiaires est la lésion anatomique la plus caractéristique de la syphilis, mais elle ne se retrouve ni dans le chancre initial ni dans les lésions secondaires de la même maladie.

Les liens étroits qui unissent, d'après nous, le ferment, le protoplasma cellulaire et le mode fermentatif, paraissent ici mis en défaut ; l'exception à la loi générale n'est cependant qu'apparente, et l'histoire de la syphilis apporte au contraire une confirmation puissante à notre manière de voir. Il suffit pour cela de remarquer que ces différences dans la fermentation syphilitique correspondent précisément à de profondes modifications biologiques du virus considéré. La meilleure preuve en est dans ce fait clinique, aujourd'hui incontesté, que la syphilis gommeuse a cessé d'être contagieuse, tandis que la fermentation conjonctive, différente, moins destructive, des premières poussées, correspond à la phase inoculable de la maladie.

Il nous est impossible de donner ici une description détaillée des diverses lésions qui relèvent de la syphilis, nous devons nous contenter de quelques détails sommaires, et d'une sorte d'aperçu général.

I. — Période primitive. — Le **chancre induré**, *sclérose initiale* des Allemands, présente une structure particulière. Il est constitué par une infiltration abondante, dans les mailles du tissu dermique, de petites *cellules embryonnaires* du type conjonctif. Ces cellules sont pour la plupart petites, rondes, sans protoplasma apparent. Quelques-unes plus volumineuses prennent un aspect épithélioïde ; d'autres plus rares vont jusqu'à former des cellules géantes. Ces dernières sont relativement petites, leurs noyaux sont peu nombreux, elles ne présentent pas la fermentation avancée des cellules géantes tuberculeuses. Ces cellules embryonnaires sont très nombreuses, elles déterminent la résorption atrophique des fibres conjonctives, mais elles remplissent exactement tous leurs interstices, de là la sensation spéciale de dureté de cette lésion.

La fermentation est productive, mais non suppurative comme celle du **chancre simple** ; aussi la lésion est-elle moins destructive. Les couches épidermiques susjacentes sont exfoliées et *amincies*, mais elles ne sont pas complètement desquamées comme dans le chancre mou, et elles restent représentées sur les coupes histologiques par une mince couche d'aspect atrophique.

Les vaisseaux *sanguins* restent perméables ; souvent leurs parois hypertrophiées rétrécissent leur lumière, sans l'oblitérer. Les vaisseaux *lymphatiques* sont élargis, remplis de cellules proliférées.

La fermentation est peu profonde dans les cellules proliférées ; celles qui échappent à la mort, poursuivant leurs étapes évolutives, arrivent à constituer un tissu fibreux surabondant ; cette induration *secondaire* par **sclérose** fait suite à l'induration *primitive* par **infiltration**, et dure beaucoup plus longtemps qu'elle.

II. — Période secondaire. — Les lésions des syphilides secondaires présentent un type fermentatif analogue, encore moins accusé; elles portent également sur le tissu conjontif dense, de préférence sur le derme de la peau ou des muqueuses et sur le périoste.

La prolifération cellulaire est plus faible, l'infiltration des tissus par les cellules embryonnaires dans les papilles dermiques est beaucoup moins dense que dans le chancre induré. En même temps, la fermentation y paraît moins puissante; les formes cellulaires rondes existent à peu près seules; il n'y a plus guère de cellules épithélioïdes, plus du tout de cellules géantes. Par contre, à ce stade, apparaît une *lésion réactionnelle* qui prend une importance capitale et qui commande l'aspect macroscopique de la lésion; bien que la fermentation porte encore sur le tissu conjonctif, elle détermine surtout une *hypertrophie considérable* des cellules adjacentes. Sur la *peau* ou sur les *muqueuses* du type cutané, au-dessus de la zone infiltrée des papilles dermiques, les *couches épidermiques* présentent un épaississement hypertrophique énorme; de là l'aspect particulier des **condylomes syphilitiques** et des **plaques muqueuses** (fig. 45).

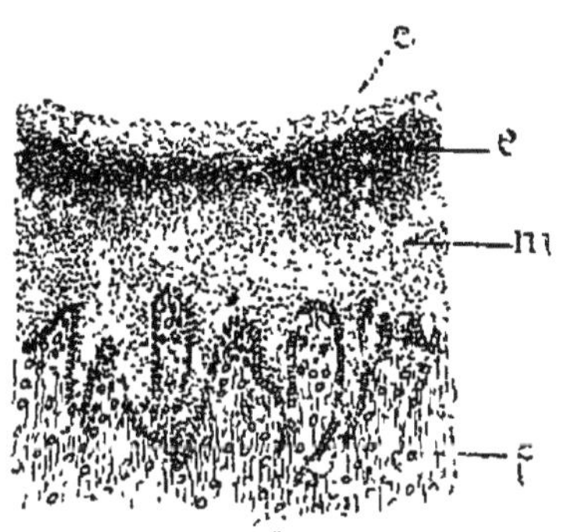

Fig. 45. — Condylome syphilitique.

p, papilles infiltrées de cellules embryonnaires; *m*, corps muqueux très hypertrophié; *e*, couche infiltrée d'éléidine; *c*, couche cornée de la surface.

Dans les *os* la même influence hypertrophique se retrouve; là elle donne naissance tantôt à des productions superficielles, à des **exostoses**, tantôt à un processus d'**ostéite condensante**, qui rétrécit les canaux de Havers, et parfois peut aller jusqu'à les oblitérer et à déterminer de la *nécrose*.

Dans les *vaisseaux* la prolifération fermentative porte surtout sur la tunique interne, et l'*endartérite oblitérante* syphilitique peut déterminer secondairement des lésions nécrobiotiques graves par elles-mêmes.

III. — Période tertiaire. — Dans ses périodes éloignées la syphilis donne naissance à des lésions plus profondes, plus destructives, à des *ulcérations* et à des **gommes**.

Ces lésions présentent une marche très différente de celles que nous venons de décrire. C'est encore le tissu conjonctif qu'elles frappent, mais plus souvent le tissu conjonctif lâche que le tissu conjonctif dense. On les trouve dans le *tissu cellulaire* des espaces sous-cutanés, dans celui des espaces interstitiels des organes viscéraux, etc. Elles présentent une fréquence toute spéciale au voisinage des *vaisseaux*, dans le tissu conjonctif ambiant, dans la gaine adventice, et jusque dans les couches connectives de l'endartère.

Ces lésions sont ordinairement **nodulaires**, elles se présentent sous forme de tumeurs; souvent aussi elles donnent naissance à des **infiltrations** plus ou moins étendues. La fermentation qui les caractérise est profonde et destructive; par contre elle n'exerce plus autour d'elle qu'une *influence atrophique*.

Les gommes sont en général de petites tumeurs d'un volume variable, sans limites nettes, perdues dans les tissus ambiants dont on ne peut pas les énucléer; elles forment ordinairement une légère saillie. Leur tissu est ferme, *sec* et privé de suc; grisâtre dans les périodes initiales, il prend, quand la fermentation est bien caractérisée, une coloration *jaune* clair, souvent même jaune soufre. Dans quelques cas, surtout dans les gommes superficielles, le contenu est moins dense, muqueux ou gommeux, souvent assez liquide pour que la tumeur soit fluctuante.

Structure. — Au microscope, on constate que les gommes sont constituées par la juxtaposition de *nodules* arrondis, ordinairement assez petits, de 1 quinzième à 1 dixième de millimètre en moyenne d'après Cornil et Ranvier.

Elles présentent une structure bien définie (fig. 46) : la périphérie est constituée par du tissu conjonctif adulte *enkystant ;* en dedans de cette couche existe une zone, plus ou moins épaisse suivant le degré d'activité de la lésion, composée de petites *cellules embryonnaires* conjonctives, rondes, sans protoplasma, qui se perdent peu à peu dans la *masse centrale* profondément dégénérée. Les cellules conjonctives proliférées subissent une fermentation caséeuse d'un type spécial; mais elles ne forment pas de cellules épithélioïdes ni de cellules géantes, ou tout au moins ces éléments sont extrêmement rares.

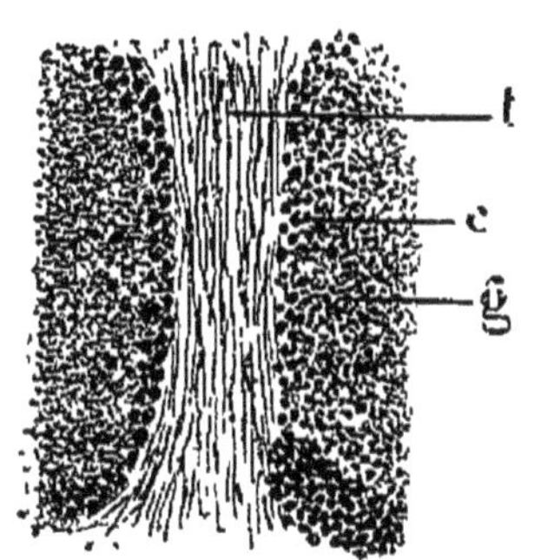

Fig. 46. — Gomme syphilitique.

t, tissu conjonctif périphérique; *c*, couche de cellules embryonnaires (conjonctives) en prolifération; *g*, matière gommeuse.

Sur la zone limite, en allant de la périphérie au centre, les *noyaux* se colorent de moins en moins ; plus loin, on en trouve qui ont conservé leurs contours, mais qui se montrent en jaune clair, et que les réactifs colorants ne touchent plus ; enfin, ils disparaissent tout à fait. Déjà les *cellules* se sont toutes fusionnées, comme fondues, en une masse homogène, plus sèche, plus jaune, à grains plus fins que la masse vitreuse du tubercule. Au milieu de cette masse caséeuse, on constaterait, d'après Malassez, de petits corps arrondis très réfringents, réfractaires au carmin, mais bien colorés par la purpurine, et qui n'existeraient jamais ailleurs.

Les gommes restent très *vascularisées* pendant toute la période de leur développement ; les vaisseaux pénètrent à leur périphérie, ils peuvent même atteindre leur centre et s'y ramifier. Dans les périodes ultérieures ils peuvent *s'oblitérer*; le sang coagulé dans leur intérieur donne alors, à leurs surfaces de section, un aspect semblable à celui des cellules géantes. Ces oblitérations vasculaires sont d'ailleurs tardives, l'évolution de la gomme en est indépendante et relève directement de la fermentation elle-même.

Terminaisons. — Les gommes présentent une tendance assez marquée à la *guérison*, même spontanée; elles se résorbent rapidement sous l'influence du traitement spécifique. Le contenu caséeux se dessèche et se réduit; la décomposition de la graisse qu'il contient donne naissance à la formation de cristaux d'acide stéarique; ces détritus se retrouvent souvent *calcifiés*, perdus au sein d'un tissu fibreux dense, lardacé, peu vasculaire.

Les gommes isolées, ou agglomérées en foyers, peuvent atteindre parfois un volume assez considérable; le tissu cicatriciel qui les remplace après leur résorption présente des dimensions beaucoup moindres; de là naissent des *déformations* macroscopiques souvent très accusées des organes qui en ont été le siège.

Les infiltrations gommeuses aboutissent à des *scléroses diffuses* plus ou moins considérables. On rencontre souvent des **infiltrations scléro-gommeuses**, constituées par un mélange en proportions variables de lésions scléreuses et de foyers gommeux. Ces deux ordres de lésions se trouvent presque constamment associés dans les lésions syphilitiques anciennes; elles perdent en partie leurs caractères histologiques distinctifs chez les sujets qui ont été soumis au traitement spécifique.

DEUXIÈME PARTIE

ANATOMIE PATHOLOGIQUE SPÉCIALE

PREMIÈRE SECTION

SYSTÈME LYMPHATIQUE

CHAPITRE PREMIER

Séreuses.

I. — LÉSIONS DE NUTRITION

I. — ÉPAISSISSEMENTS HYPERTROPHIQUES. — Les séreuses, qui à l'état normal sont minces et transparentes, présentent assez souvent à l'état pathologique des *plaques* plus ou moins étendues d'épaississement et d'hypertrophie. A leur niveau, la séreuse est opaque, légèrement surélevée ; sa consistance est augmentée, sans que pour cela sa surface ait perdu son aspect lisse habituel.

Variétés. — Au degré le plus léger, les couches conjonctives sous-endothéliales augmentent d'épaisseur et de densité, sans qu'on y trouve de vaisseaux ni de cellules embryonnaires : c'est là l'épaississement par sclérose simple, la **plaque laiteuse.**

A un degré plus élevé le tissu conjonctif hypertrophié devient dur, très dense, **cartilaginiforme**; il peut s'infiltrer de sels de chaux et se transformer en **plaque calcaire.**

Quand elles sont localisées sous forme de plaques, ces lésions sont habituellement le fait de *frottements* exagérés. Quand elles s'étendent sur de larges surfaces, elles résultent tantôt d'*inflammations* de l'organe sur lequel elles siègent, tantôt d'épanchements passifs dans la cavité séreuse. La surface ainsi épaissie se prête mal aux phénomènes d'absorption, et la sclérose, d'abord secondaire à l'épanchement, devient à son tour une cause de persistance de ce dernier.

Ces hypertrophies sont fréquentes sur le feuillet séreux viscéral des organes mobiles, sur le cœur, sur le foie, sur la rate; les plaques de *périsplénite* notamment sont souvent très denses et très étendues.

II. — ADHÉRENCES. — On donne ce nom aux soudures plus et moins solides qui peuvent réunir, sur une étendue plus ou moins grande, les deux feuillets opposés d'une séreuse.

Variétés. — Les adhérences des séreuses présentent tous les degrés, depuis la **simple adhésion** jusqu'à la **symphyse,** c'est-à-dire la soudure intime et totale en une seule lame conjonctive dense.

Elles ne reconnaissent pas toutes le même mécanisme ; les plus fréquentes peut-être, en tout cas les plus solides et les plus étendues, sont un mode de guérison des *inflammations parasitaires* des séreuses que nous étudierons plus loin ; elles peuvent aussi résulter de l'extension à la séreuse d'un processus inflammatoire de l'organe sous-jacent (**périviscérites**). Dans quelques cas, il s'agit simplement de cette *hypertrophie conjonctive* qui constitue le procédé de défense des tissus contre les lésions envahissantes, mais aseptiques, telles qu'un anévrysme ou un kyste parasitaire. Dans la grande majorité des cas, ces adhérences s'établissent dans la zone périphérique d'*irritation phlogogène* de processus parasitaires. Telles sont, par exemple, les adhérences qui cloisonnent la plèvre des tuberculeux pulmonaires.

Structure. — Elles sont exclusivement constituées par du tissu conjonctif *lamellaire*, bien organisé, analogue au tissu de cicatrice. Au début, les *vaisseaux* y sont nombreux, leur paroi est mince et à peine organisée. Plus tard, quand l'adhérence est complètement développée, les vaisseaux sont plus rares, mais leurs parois sont épaisses et denses, sans présenter cependant de tuniques artérielles véritables.

La surface pleurale est ordinairement enflammée par propagation dans la pneumonie franche ; la rapide évolution de la maladie permet alors d'observer à son *début* le processus de formation des adhérences. La **fausse membrane**, encore très mince, est déjà en voie d'organisation. Elle est assez adhérente à la plèvre sous-jacente ; on peut cependant, en la saisissant avec des pinces, la détacher sous la forme d'une pellicule mince, presque opaque, assez résistante aux tractions. En l'étalant à l'état frais sous le champ du microscope, on aperçoit de nombreux vaisseaux, sans parois distinctes, qui la sillonnent en tous sens. Au-dessous d'elle, les couches conjonctives superficielles de la séreuse entrent en prolifération ; de nombreuses *cellules embryonnaires* émigrent déjà au milieu de la couche fibrineuse, qui forme le substratum de la fausse membrane.

D'après Cornil, les *cellules endothéliales* de la séreuse jouent le rôle principal ; elles se tuméfient, deviennent sphériques et vésiculeuses, parfois jusqu'à décupler de volume. Elles se tendent en arc de cercle, puis une extrémité se détache, et la juxtaposition de ces cellules devenues verticales forme une sorte de palissade simulant un épithélium cylindrique.

L'extrémité insérée sur la paroi reste effilée, pendant

que la partie renflée contenant le noyau peut, à son tour, servir de base à l'insertion du pied d'une seconde rangée de cellules de même aspect. On peut rencontrer ainsi jusqu'à trois ou quatre *rangées superposées.*

Les *vaisseaux néoformés* proviennent, suivant les uns du bourgeonnement des vaisseaux préexistants de la séreuse, suivant les autres de cellules et d'îlots vasoformatifs. D'après Cornil la soudure des bords des cellules endothéliales proliférées laisse libres des espaces qui deviennent des néocapillaires, par l'abouchement dans leur intérieur de bourgeons des capillaires préexistants. Quoi qu'il en soit, cette néoformation de vaisseaux est *très rapide*, on peut en observer au cinquième et au sixième jour et parfois dès le quatrième.

L'adhérence vraie n'arrive à se produire que lorsque le processus irritatif se propage au second feuillet de la séreuse; celui-ci produit à son tour une fausse membrane et un réseau vasculaire propres. Au début, les deux réseaux sont séparés par une couche non vascularisée; plus tard, ils arrivent à se rejoindre et à se fusionner. Les cellules embryonnaires rondes deviennent adultes et fusiformes; des fibres apparaissent dès le huitième ou le neuvième jour; plus tard, le tissu conjonctif lamellaire s'organise définitivement.

Terminaisons. — Une fois produites, ces fausses membranes organisées survivent à la cause qui leur a donné naissance, et peuvent *persister indéfiniment.* Il en est toujours ainsi quand elles sont à la fois assez compactes et assez étendues pour avoir supprimé la cavité de la séreuse à leur niveau. Elles peuvent par la suite s'infiltrer de *sels calcaires*, ou devenir le point de départ ultérieur de *processus pathologiques* divers. Quand elles sont minces et lâches, et qu'elles se laissent pénétrer par la lymphe et par les exsudats de la séreuse, elles sont remaniées, dit-on, par le travail des leucocytes; elles se fenêtrent par atrophie et peuvent finir par *se résorber* complètement.

III. — Inflammations hémorragiques. — Dans quelques cas, sous des influences mal déterminées, les fausses membranes des séreuses s'organisent difficilement; le tissu conjonctif interstitiel ne s'y développe pas avec la régularité ordinaire, et, par un phénomène inverse, les vaisseaux néoformés augmentent de nombre et de dimensions. Le défaut de développement parallèle du tissu conjonctif laisse ces vaisseaux sans soutien; leurs parois minces et presque virtuelles ne suffisent plus à empêcher les *épanchements sanguins*. Ceux-ci se produisent à la fois dans la cavité de la séreuse et dans les fausses membranes de ses parois. Ces dernières (fig. 47) sont alors épaisses, molles, villeuses; elles ne présentent que des vestiges d'organisation et sont creusées de *cavités lacunaires*, ou parsemées d'*infiltrations* hémorragiques à diverses étapes de régression.

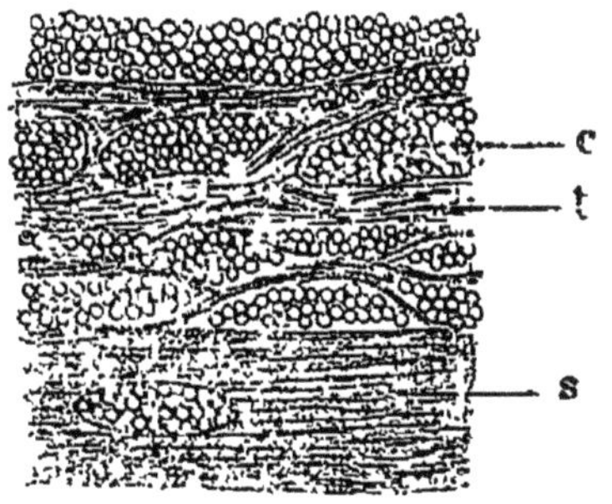

Fig. 47. — Pachyméningite hémorragique.

s, séreuse épaissie; *c*, cavités lacunaires remplies par le sang; *t*, travées conjonctives cloisonnant la fausse membrane.

L'aspect d'une séreuse atteinte d'inflammation hémorragique ne diffère pas radicalement de celui que prend une paroi séreuse *en contact avec un épanchement sanguin primitif*. En pareil cas, la paroi s'irrite à ce contact anormal et procède à l'organisation des caillots adjacents; cette organisation se réalise par un mécanisme que nous apprendrons à connaître en étudiant la cicatrisation des artères après leur ligature.

La similitude de ces deux processus, malgré leur point de départ différent, est telle que la distinction en est souvent difficile. Pour nombre d'inflammations hémorragiques des séreuses, on discute encore la question de savoir s'il s'agit de l'*organisation secondaire d'épanchements sanguins primitifs*, ou d'*hémorragies interstitielles survenues dans des fausses membranes* en voie d'organisation vicieuse. On retrouve notamment cette discussion et ces difficultés d'interprétation pour l'hémorragie sous-méningée, pour l'hématocèle de la vaginale et pour l'hématocèle rétro-utérine.

Les inflammations hémorragiques diffèrent peu des épanchements sanguins qui résultent du développement de *noyaux cancéreux secondaires* dans les séreuses. Elles ne doivent pas être confondues avec les *épanchements hématiques*, liés à la présence de globules rouges plus ou moins nombreux, dans certaines inflammations séreuses d'origine parasitaire.

II. — LÉSIONS PARASITAIRES.

Les lésions d'origine parasitaire sont fréquentes dans les séreuses et notamment dans celles des grandes cavités splanchniques. Elles se présentent à l'observation sous la forme *aiguë* ou *subaiguë* ; les évolutions chroniques qui peuvent leur succéder se passent plutôt dans les tissus sous-séreux, et ne nous arrêteront pas dans cette étude générale. Tous ces processus siègent d'ordinaire simultanément sur les *deux feuillets* de la séreuse, mais prédominent en général sur son feuillet *viscéral*.

1° Inflammations séro-fibrineuses.

La lésion fondamentale siège en réalité dans les *couches connectives*, mais elle s'accompagne d'un *épanchement liquide* assez abondant dans la cavité séreuse ; cet épanchement devient le phénomène le plus saillant de la maladie, et lui donne sa caractéristique principale. Le type le plus net et le plus pur de l'inflammation séro-fibrineuse doit être recherché dans la *pleurésie* ou la *péricardite rhumatismales*.

Fausses membranes. — Le liquide épanché est clair, citrin, mais très riche en *fibrine coagulable*. C'est là, le premier caractère qui différencie à l'autopsie l'inflammation fibrineuse de l'hydropisie simple. La *teneur en albumine*, qui, d'après les analyses de Rüneberg, n'est que de 0,1 à 0,5 p. 100 dans les épanchements d'origine hydrémique, de 1 à 3 dans ceux liés à des stases veineuses, atteint jusqu'à 4 et 6 p. 100 dans les épanchements inflammatoires fibrineux.

La fibrine se coagule sous forme de *plaques* ou de *lamelles*, celles-ci se montrent tout d'abord; et restent toujours plus abondantes, sur les *points saillants* et sur ceux où les mouvements sont le plus étendus. Dans la pleurésie, par exemple, la fibrine adhère surtout aux *bords libres* des lobes inférieurs ; elle ne tarde pas cependant à se déposer en lames plus ou moins compactes et épaisses sur toute l'étendue de la surface séreuse. Au début, ces lames présentent un aspect *réticulé*, presque alvéolaire ; elles se laissent détacher en lambeaux homogènes à cassures nettes. Plus tard, à mesure que les couches se surajoutent, l'aspect réticulaire de la surface se perd ; celle-ci devient lisse, tandis que les surfaces de section prennent l'aspect *feuilleté* ; les diverses couches sont souvent séparables par la dissection.

Caractères histologiques. — Au début, la couche fibrineuse appliquée à la surface de la séreuse est séparée d'elle par une *limite nette*, rectiligne, marquant la place de l'endothélium (fig. 48). A ce stade, l'aspect de la fibrine est celui d'un *réticulum* ou d'une *masse granuleuse*, sans structure bien nette et ne contenant dans son intérieur que peu ou pas de cellules.

Les *couches conjonctives* sous-jacentes à l'endothélium et à l'exsudat présentent par contre des modifications très accusées : elles augmentent considérablement de volume; elles sont le siège d'une sorte d'*imbibition œdémateuse* et d'une *prolifération active* de leurs cellules fondamentales. Les radicules lymphatiques qu'elles contiennent sont souvent obstruées par des coagulations fibrineuses. Il est rare que la lésion s'étende plus profondément le long des travées conjonctives intra-viscérales.

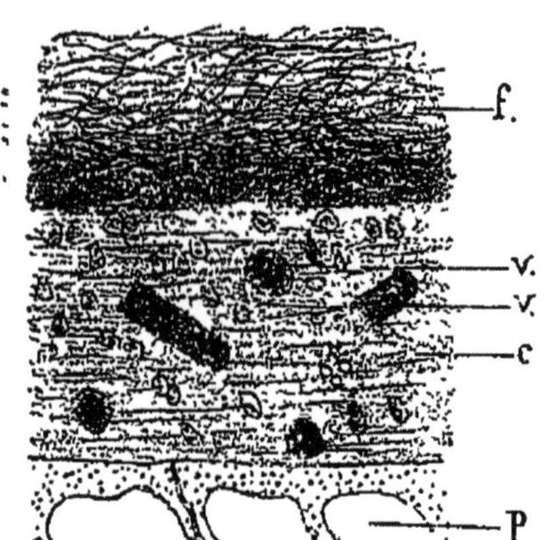

Fig. 48. — Pleurésie fibrineuse (faible grossissement).

p, poumon; *c*, couche conjonctive de la séreuse infiltrée et épaissie; *v*, vaisseaux dilatés; *f*, couche fibrineuse superficielle.

Plus tard, la limite perd sa netteté entre l'exsudat et la séreuse; c'est par transitions insensibles que l'on passe de la *couche superficielle*, à peu près exclusivement *fibrineuse*, à la *couche conjonctive* plus profonde, infiltrée par des cellules embryonnaires arrondies du type conjonctif. La *zone intermédiaire* est constituée par une couche de fibrine réticulaire, enfermant dans ses mailles des cellules embryonnaires, tuméfiées, rondes ou à pointes multiples anastomosées, très variables de forme et de dimensions, qui présentent en somme une altération fermentative très caractérisée, rappelant l'aspect des tuméfactions troubles à granulations albuminoïdes. D'après Cornil, ces cellules sont d'origine *endothéliale*; elles forment un *réticulum* admirable par leurs prolongements et leurs anastomoses; les plus volumineuses pourraient absorber des globules blancs, jouer à leur égard le rôle de macrophages, et même donner naissance à des cellules géantes. L'extrême fréquence des pleurésies tuberculeuses du type fibrineux ne permet pas d'accepter sans réserve cette opinion.

Des *vaisseaux* jeunes se rencontrent dans ces exsudats, mais ils y sont relativement rares.

Terminaisons. — Les inflammations séro-fibrineuses se terminent par la résorption de l'exsudat liquide; la fibrine coagulée devient granuleuse, elle *se liquéfie* et *se dissout*, de telle sorte que les dernières traces en disparaissent avec le liquide lui-même. Exceptionnellement, il peut arriver que cette fibrine échappe à la résorption et forme sur les points déclives des cavités séreuses des amas granuleux, grisâtres, qui subissent ultérieurement une *transformation graisseuse*.

Le tissu conjonctif néoformé ne disparaît pas aussi facilement; les cellules embryonnaires qui n'ont pas subi la fermentation complète et qui ont pu conserver leur vitalité obéissent à leurs tendances ataviques, elles édifient un tissu conjonctif surabondant, qui crée des *adhérences* entre les deux feuillets de la séreuse, semblables aux adhérences simples que nous avons déjà décrites. A ce moment, quand toute trace du processus fermentatif a disparu et que l'on n'est plus en présence que du tissu conjonctif cicatriciel, une distinction rétrospective n'est plus possible; on ne peut se baser, pour établir l'origine des adhérences, que sur des circonstances accessoires, telles que leur étendue et le degré de participation du parenchyme sous-jacent.

2° Suppurations.

La suppuration peut être primitive, ou survenir secondairement dans le cours d'une inflammation séro-fibrineuse; il s'agit probablement alors d'une infection secondaire. On observait assez fréquemment autrefois de pareilles transformations, ou pour mieux dire de pareilles successions, après les ponctions de la thoracentèse pratiquées avec des précautions antiseptiques insuffisantes.

Épanchement. — Dans quelques cas, le liquide de l'épanchement ne contient au début qu'une quantité de pus trop faible pour être reconnaissable. D'après Dieulafoy, les épanchements pleurétiques séro-fibrineux, qui doivent devenir ultérieurement purulents, contiennent dès le début une quantité relativement considérable de globules rouges, et méritent le nom d'*histologiquement hémorragiques*.

L'exsudat purulent contient une quantité assez considérable de *fibrine*; mais ce sont les *globules de pus* qui donnent au liquide épanché sa coloration, sa consistance et sa caractéristique histologique.

Tous les exsudats purulents ne sont pas identiques; mais leur distinction, encore exclusivement clinique ou microbiologique, a été à peine ébauchée par les anatomo-pathologistes.

Parois. — La paroi de la cavité séreuse est irrégulière, molle, un peu villeuse. A l'examen histologique, on constate qu'elle est constituée par des couches denses et superposées de globules de pus, que ne sépare à l'ordinaire aucun stroma. Ces couches sont en continuité directe avec les couches conjonctives sous-jacentes; ces dernières sont le siège d'une *prolifération cellulaire* active, dont les produits parcourent toutes les étapes de la fermentation purulente et se déversent dans la cavité séreuse. Les globules de pus émanent des *cellules embryonnaires conjonctives* de la séreuse ou de ses *cellules endothéliales*; les auteurs s'accordent à donner aux *leucocytes émigrés* une part prépondérante dans leur production.

Le processus fermentatif se propage en profondeur, et, dans certains cas, pénètre plus ou moins loin dans les travées cloisonnantes des organes sous-jacents.

Terminaisons. — L'évacuation des exsudats purulents est d'ordinaire le seul moyen d'arrêter les proliférations embryonnaires et la production du pus. Bientôt, en pareil cas, le tissu conjonctif néoformé résiste à la fermentation et arrive à édifier des *adhérences* cicatricielles. Celles-ci sont d'ordinaire plus étendues, plus épaisses et plus solides que celles qui succèdent aux inflammations fibrineuses.

Dans les cas de faible virulence, où l'évolution clinique diffère peu de celle des épanchements séro-fibrineux, les globules de pus subissent une dégénérescence graisseuse très accusée, pouvant aller jusqu'à entraîner leur dissolution et la mise en liberté des granulations graisseuses dans le liquide même de l'épanchement ; la lésion aboutit alors à l'**empyème graisseux**, qui s'observe surtout, et presque exclusivement, dans la séreuse pleurale.

Dans quelques cas rares, surtout quand la lésion est assez limitée, elle peut guérir sans que le pus ait été évacué ; celui-ci *s'enkyste*, il subit plus tard la *transformation caséeuse* ; il finit par s'infiltrer de *sels calcaires*.

3° Tuberculose.

I. — Forme miliaire. — De beaucoup la plus rare, elle est la plus caractéristique à l'œil nu. La séreuse est le siège d'un nombre considérable de petites *granulations miliaires*, arrondies, transparentes, souvent à peine visibles et à peine sensibles au toucher, ressemblant à des grains de semoule répandus sur la surface (fig. 49). Ces granulations sont entourées parfois d'une zone de congestion périphérique.

L'*épanchement* est en général peu abondant, le plus souvent à peine fibrineux, et la surface de la séreuse ne présente d'ordinaire aucune fausse membrane.

Cette forme se rencontre avec une fréquence presque égale dans toutes les cavités séreuses, les granulations miliaires s'observent alors simultanément dans de nombreux organes; les cas de cette nature ressortissent à la granulie et n'appartiennent pas à proprement parler aux maladies des séreuses.

II. — Forme diffuse. — Extrêmement fréquente dans la plèvre, elle s'accompagne d'un épanchement séro-fibrineux abondant et d'exsudats de fibrine coagulée sur la surface de la séreuse, très semblables à ceux qui s'observent dans les inflammations fibrineuses simples. La distinction est souvent impossible à l'œil nu; aussi nombre d'auteurs n'admettent pas l'existence de pleurésies fibrineuses simples et en rapportent tous les cas à la tuberculose. Cette affirmation est certainement trop absolue; il faut au moins faire une exception pour les pleurésies rhumatismales.

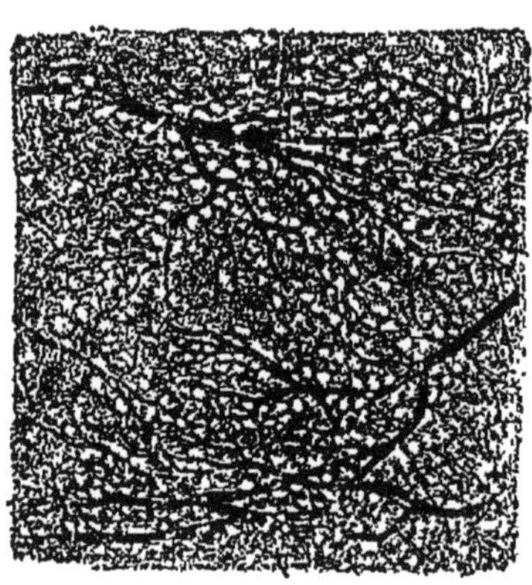

Fig. 49. — Tuberculose miliaire des séreuses (aspect macroscopique). Vaisseaux congestionnés et arborisés, granulations demi-transparentes.

Parois. — La séreuse est plus épaisse, plus compacte que dans les inflammations fibrineuses; le plus souvent on aperçoit à l'œil nu, dans l'épaisseur de ses couches profondes, les *granulations* arrondies ou les *points caséeux* jaunâtres caractéristiques.

Au microscope, les couches connectives de la séreuse, au-dessous de l'exsudat fibrineux, se montrent infiltrées de granulations tuberculeuses, riches en cellules géantes. Quelquefois ces granulations forment des nodules isolés, plus souvent encore elles sont confluentes, fusionnées par leur bord et étalées en nappes plus ou moins continues. Quelquefois, mais plus rarement, des follicules tuberculeux bien caractérisés, avec leur cellule géante centrale, sont tout à fait superficiels, inclus au sein de l'exsudat fibrineux lui-même.

La plèvre des *sillons interlobaires* est ordinairement intéressée; les deux feuillets viscéraux adossés sont soudés de bonne heure par un exsudat épais, riche en tubercules (fig. 50).

Les lésions tuberculeuses caractérisées se généralisent rarement à toute la surface de la séreuse; elles n'existent d'ordinaire que sur des points limités, sur lesquels les couches pleurales sont considérablement épaissies; dans le reste de son étendue la séreuse est couverte de fausses membranes fibrineuses, qui paraissent être uniquement le fait de la coagulation locale de l'exsudat.

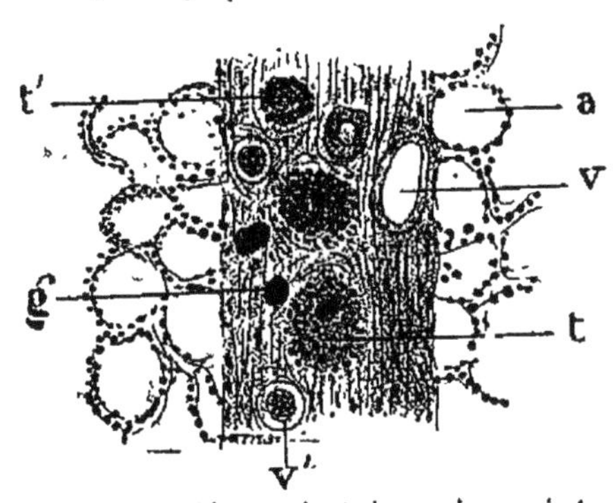

Fig. 50. — Pleurésie tuberculeuse interlobaire (faible grossissement).

a, alvéoles pulmonaires; *v*, vaisseau vide; *v'*, vaisseau plein de sang; *t*, follicule tuberculeux; *t'*, tubercule en voie de développement; *g*, cellule géante isolée.

Le processus tuberculeux siège parfois dans les **couches corticales** et même s'étend très fréquemment dans la *profondeur* des viscères sous-jacents; on rencontre alors des follicules tuberculeux le long des grandes travées conjonctives en continuité directe avec le tissu sous-séreux.

Les couches envahies par ces lésions sont en général peu vasculaires, il existe cependant aussi une **forme hémorragique**.

Terminaisons. — La tuberculose des séreuses aboutit le plus ordinairement à la *guérison*, par résolution complète ou par transformation fibreuse, celle-ci se produisant par le mécanisme que nous avons déjà vu en œuvre à la période terminale de toutes les lésions virulentes du tissu conjonctif.

Les *adhérences* qui succèdent à la pleurésie tuberculeuse sont épaisses, solides, mais ne contiennent bientôt plus de vestiges des foyers tuberculeux ini-

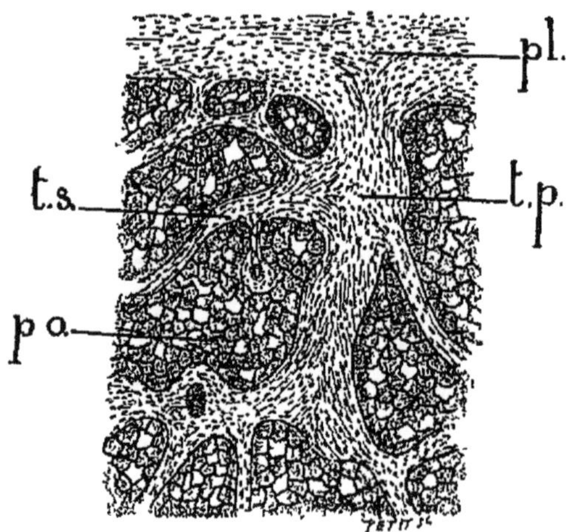

Fig. 51. — Sclérose pulmonaire d'origine pleurale : *pneumonie interstitielle pleurogène* (faible grossissement).

pl, plèvre épaissie; *tp*, travées scléreuses principales; *ts*, travées secondaires; parenchyme pulmonaire.

tiaux. Cette sclérose s'étend souvent dans la profondeur, le long des travées cloisonnant le poumon, d'ailleurs souvent intéressées déjà par le processus initial (fig. 51). De là ces pneumonies interstitielles, assez fréquentes après les pleurésies tuberculeuses, décrites sous le nom assez impropre de **pneumonies pleurogènes.**

CHAPITRE II

Tissu conjonctif interstitiel.

I. — Œdème aigu. — Les mailles du tissu conjonctif sont envahies et distendues par un épanchement li-

fluide plus ou moins abondant. Celui-ci est purement *séreux*, limpide, dépourvu de substance fibrinogène et ne se coagulant pas au contact de l'air. Il contient des globules blancs plus nombreux qu'à l'état normal.

Quand l'œdème est récent, le tissu conjonctif supporte bien sa présence et paraît peu modifié dans sa structure; ses *cellules* sont plus globuleuses, leur noyau devient apparent, leur protoplasma s'encombre de granulations réfringentes. Les cellules adipeuses sont plus altérées; leur graisse tend à se fragmenter en gouttelettes; celles-ci apparaissent d'abord à la périphérie de l'élément, la fragmentation s'étend à la gouttelette centrale quand la graisse subit une résorption partielle.

II. — Œdème chronique. — Quand l'œdème se prolonge, les modifications s'accusent. D'une part, les cellules se colorent par le dépôt de *grains pigmentaires* formés aux dépens de la matière colorante du sang; d'autre part, les fibres conjonctives s'épaississent, et le tissu devient plus dense et un peu scléreux.

On a beaucoup exagéré, à notre avis, l'*influence sclérosante* de l'œdème chronique; ce dernier ne détermine une hypertrophie durable du tissu conjonctif, aussi bien sous la peau que dans les organes viscéraux, que dans les cas où il reconnaît lui-même une origine inflammatoire; soit qu'il relève de l'extension d'une lésion locale, soit qu'il représente une localisation autonome d'un processus sclérosant général à foyers multiples.

De même on rattache souvent à tort à l'œdème l'hypertrophie inflammatoire du tissu conjonctif, qui présente une intensité particulière dans le voisinage des lésions inflammatoires chroniques des os, et qui atteint son plus haut degré autour des tumeurs blanches articulaires. Quelques auteurs décrivent ces lésions sous le nom de **phlegmon chronique**; les anciens chirurgiens leur donnaient le nom très juste et très expressif de *tissu lardacé d'inflammation chronique.*

Ce tissu est constitué sur la coupe par un mélange de parties conjonctives denses, épaissies, nettement fibreuses, et de parties plus lâches, translucides, œdémateuses, le tout infiltré par un liquide légèrement opalin. Les éléments constitutifs des tissus restent longtemps reconnaissables ; ils ne sont profondément modifiés que sur quelques points, au voisinage des îlots purulents ou tuberculeux, disséminés dans la masse conjonctive, et qui ont été souvent le point de départ de tout le processus.

Myxœdème. — On décrit sous ce nom une hypertrophie spéciale du tissu conjonctif des couches profondes de la peau, une *pachydermie*, en rapport avec l'atrophie ou la destruction complète du corps thyroïde. Les *fibrilles conjonctives* sont dissociées et fortement séparées par une substance d'aspect muqueux ; la couche adipeuse sous-cutanée est souvent très épaissie ; les *glandes* sébacées et sudoripares, les follicules pileux s'atrophient.

Les *vaisseaux* participent au processus ; leurs parois s'épaississent, s'infiltrent de cellules ; leur lumière se rétrécit et peut même s'oblitérer complètement.

Les *nerfs* périphériques se tuméfient, par l'épaississement des parois de leurs vaisseaux, l'élargissement de leurs espaces lymphatiques et l'hypertrophie de leur tissu conjonctif interfasciculaire.

Cette lésion est considérée par quelques auteurs comme de nature régressive, comme un retour du tissu conjonctif à l'état embryonnaire ; par d'autres, et notamment par Virchow, comme une lésion proliférative et irritative, comparable à celle de l'éléphantiasis.

III. — Inflammations plastiques. — D'une manière générale, l'inflammation du tissu conjonctif se traduit, soit par la **prolifération de ses cellules fixes**, soit par la **surproduction de sa substance intercellulaire**, et ces deux éléments sont d'ordinaire en raison inverse l'un de l'autre, du moins au même stade de la lésion.

La prolifération domine au début dans les fermentations virulentes que nous avons déjà décrites ; mais la surproduction des fibres reprend le dessus après les phases aiguës, et la sclérose succède à ces dernières. Dans les formes atténuées, la sclérose survient dès le début, par le fait de la torpeur relative des proliférations et par l'absence de lésions destructives des cellules proliférées. Par là, le diagnostic anatomique devient difficile et les scléroses d'origine fermentative peuvent se confondre avec les autres formes pathogéniques.

Nous proposons le nom d'inflammations plastiques pour des inflammations interstitielles caractérisées par la rareté ou l'absence des proliférations cellulaires, la survivance des cellules proliférées, et par la *prédominance des modifications de la substance intercellulaire*, variant, suivant les cas, d'une simple tuméfaction à une surproduction plus ou moins considérable.

Les inflammations plastiques sont les unes *fluxionnaires* et transitoires, les autres plus fixes et plus stables, assez *productives* pour être voisines des formes atténuées des fermentations conjonctives.

Elles présentent fréquemment des localisations multiples et prennent facilement un caractère presque général, au point de vue topographique, parce que le tissu qu'elles frappent est lui-même présent sur tous les points de l'organisme ; de là, l'existence d'**inflammations interstitielles polyviscérales**, *parallèles*, et cependant dans une large mesure *autonomes* (1).

Les causes pathogènes de ces inflammations plastiques sont multiples : les unes sont simplement *toxiques*, d'origine alcoolique ou saturnine, par exemple ; les autres sont

(1) L. Bard, De la signification anatomique et clinique des inflammations interstitielles polyviscérales. Congrès de médecine de Nancy, 1896.

virulentes, mais relèvent de virus tout particuliers, encore plus soupçonnés que bien connus, comme l'est celui du rhumatisme articulaire aigu, et celui ou ceux des affections similaires. On doit espérer que la clinique, de concert avec l'anatomie pathologique, pourra un jour classer et individualiser les formes multiples des inflammations conjonctives plastiques.

IV. — Scléroses. — Un grand nombre de processus irritatifs chroniques, surtout dans les organes parenchymateux, entraînent l'*hypertrophie* graduelle du tissu conjonctif. Nous avons eu déjà l'occasion de rappeler que le tissu conjonctif est le plus vivace de tous les tissus ; non seulement il résiste puissamment pour sa part aux causes de destruction, mais encore, et surtout, il s'hypertrophie ou prolifère pour combler les pertes de substance qui peuvent résulter des processus atrophiques des autres tissus. Les hypertrophies et les hyperplasies du tissu conjonctif diffèrent en réalité, suivant les cas, d'origine, de mécanisme, et par conséquent de signification pathologique. On les réunit néanmoins sous le nom commun de scléroses, et les auteurs ont aujourd'hui une tendance assez unanime à voir dans la sclérose le type fondamental de l'inflammation chronique.

Dans ces dernières années, on a voulu subordonner exclusivement l'inflammation chronique du tissu conjonctif à l'inflammation chronique des vaisseaux. Dans cette manière de voir, on attribue à ce dernier processus une importance capitale, et il a été bien près de résumer en lui seul toute la pathologie des maladies chroniques ; l'*artério-sclérose* a été un moment en passe de remplacer la gastro-entérite de Broussais !

Il faut se tenir en garde contre de pareilles exagérations. Le tissu conjonctif forme normalement autour des vaisseaux une atmosphère abondante ; c'est là que commence son hyperplasie, et qu'elle reste prédominante, quelle qu'en soit la cause productrice ; la participation fréquente des vaisseaux à l'inflammation ambiante ne prouve nullement que les lésions de leurs parois aient été le point de départ de tout le processus. Les lésions conjonctives les moins suspectes d'origine dystrophique, comme les tubercules et même les vulgaires furoncles, s'accompagnent d'*endartérites* des vaisseaux adjacents à la lésion, ou englobés par elle, et personne ne voudrait soutenir que ce sont là des produits de l'artério-sclérose.

Le *tissu conjonctif a en réalité une pathologie qui lui est propre*, et il est susceptible d'être le siège de lésions productives primitives de divers ordres.

CHAPITRE III

Vaisseaux lymphatiques.

I. — Lymphangiomes. — Les dilatations des vaisseaux lymphatiques sont comparables à celles qui affectent les vaisseaux sanguins, mais beaucoup plus rares que ces dernières. Les lymphangiomes, tout comme les angiomes sanguins, ne sont pas des tumeurs, au sens propre de ce mot ; ils résultent simplement de la *dilatation des vaisseaux lymphatiques préexistants*.

La dilatation du vaisseau s'accompagne d'ordinaire de l'hypertrophie de ses parois, de la multiplication de ses fibres lisses, et de l'induration plus ou moins accusée du tissu conjonctif ambiant.

Les lymphangiomes présentent des variétés multiples, qui correspondent aux diverses variétés d'angiomes sanguins que nous décrirons plus loin ; c'est ainsi qu'il existe des **lymphangiomes simples** ou télangiectasie lymphatique, des **varices lymphatiques**, des **lymphangiomes caverneux**, et des **nævi lymphatiques** ; on a même signalé des lymphangiomes qui rappellent le type des anévrysmes **cirsoïdes**, et qui sont constitués par des lacis de lymphatiques communicants.

Les vaisseaux chylifères de la muqueuse et de la sous-muqueuse du canal intestinal présentent également des dilatations, qui ne créent d'ailleurs aucun obstacle au cours du chyle, et qu'on désigne sous le nom de **chylangiomes**; ces derniers sont, suivant leur degré de développement, *simples*, *caverneux* ou *kystiques*.

Ces dilatations lymphatiques sont tantôt *congénitales*, comme on en voit des exemples dans la **macroglossie** et la **macrochilie** (lèvres), tantôt *acquises* comme il arrive dans l'**éléphantiasis des Arabes**. Dans cette dernière affection, la dilatation permanente des lymphatiques est consécutive à une série d'angioleucites, qui en ont précédé le développement, sans déterminer néanmoins dans les parois de ces vaisseaux de modifications profondes.

Dans un grand nombre de cas, les lymphangiomes simples sont liés à la présence de *filaires* parasites dans le système circulatoire lymphatique.

II. — Lymphangites. — Les lésions inflammatoires des vaisseaux lymphatiques sont presque toutes d'*origine parasitaire* ; elles sont fréquentes et présentent des formes multiples. Elles sont très rarement primitives, tandis qu'elles accompagnent fréquemment les affections diverses des régions dont émanent les vaisseaux atteints. Elles figurent au premier rang dans les complications septiques des plaies. Elles prennent une importance toute spéciale dans la morve, la **lymphangite morveuse** paraissant être la lésion principale de cette affection.

Les lymphangites présentent toujours des caractères semblables à ceux de la lésion initiale qu'elles compliquent, et n'ont pas besoin de description séparée.

Il ne faut pas confondre avec les lymphangites inflammatoires les **lymphangites cancéreuses**, qui envahissent quelquefois des réseaux entiers. Le fait s'observe plus spécialement dans le poumon à la suite de tumeurs ou d'ulcères de l'estomac, et on peut hésiter parfois, en pareil cas, entre la nature inflammatoire ou néoplasique de la lésion, qui peut aussi revêtir un caractère *mixte*.

CHAPITRE IV

Ganglions lymphatiques.

I. — LÉSIONS DE NUTRITION.

I. — Surcharges. — Les ganglions retiennent les **particules solides** qui leur sont apportées par les leucocytes ou par le courant lymphatique lui-même; de même, pendant la résorption des épanchements sanguins, ils sont encombrés de **dépôts pigmentaires** de cette origine, mais cette pigmentation n'est le plus souvent que transitoire.

Il en est tout autrement de la pigmentation par des particules solides étrangères à l'organisme. Les parcelles de *charbon* absorbées au niveau des voies respiratoires se fixent dans les ganglions bronchiques; les particules colorées des *tatouages* s'arrêtent dans les ganglions voisins et déterminent une incrustation indélébile. Toutefois ces particules étrangères ne se fixent dans les ganglions que quand elles leur sont apportées par leurs lymphatiques afférents; les particules analogues en circulation dans le sang ne s'arrêtent pas dans la trame ganglionnaire.

Les particules solides siègent d'abord dans les *follicules lymphatiques*, mais elles ne tardent pas à pénétrer dans les travées du *système caverneux* et c'est là qu'elles persistent indéfiniment. Elles siègent à la fois dans les travées fibreuses interstitielles et dans leurs cellules de revêtement. Quand ces particules sont peu nombreuses, elles ne déterminent aucune modification de texture; quand elles sont en excès, elles peuvent entraîner la transformation fibreuse.

La *coloration* des ganglions pigmentés dépend de la quantité et des qualités des corps qui les encombrent.

Les ganglions peuvent présenter des **surcharges calcaires** et **amyloïdes**, quand ils se trouvent soumis aux conditions ordinaires de production de ces lésions. La surcharge amyloïde porte sur les travées du réticulum, qui augmentent d'épaisseur; en même temps les follicules diminuent de volume et de nombre, et peuvent même complètement disparaître.

II. — Hypertrophie. — Les ganglions présentent suivant les sujets, suivant les âges, suivant les tempéraments, des différences de dimensions et de nombre qui imposent une certaine réserve dans l'appréciation de leurs états pathologiques. Leur hypertrophie porte le plus souvent à la fois sur un certain nombre de ganglions, voisins dans une même région, ou dispersés dans toutes les régions ganglionnaires.

L'accroissement qu'on observe dans les ganglions de certains leucocythémiques n'est le plus souvent qu'une simple hypertrophie, tandis que l'intégrité de la structure de ces organes dans les diverses formes de l'adénie n'est rien moins que démontrée.

Structure. — On constate de l'hypertrophie et un certain degré d'hyperplasie des éléments constituants normaux du ganglion. La structure générale n'est pas modifiée; les travées intercalaires du système caverneux sont plus larges. Les cloisons conjonctives présentent un épaississement proportionnel, mais sans sclérose véritable. Les voies lymphatiques restent parfaitement libres; leur réseau peut être injecté par les vaisseaux afférents ou par simple piqûre comme à l'état normal.

III. — Transformation fibreuse. — Elle succède d'ordinaire à des lésions irritatives ou inflammatoires. On l'observe surtout dans les ganglions bronchiques et inguinaux. Elle est fréquente chez les vieillards.

Les ganglions fibreux sont indurés, ordinairement un peu augmentés de volume. On constate au microscope que les *travées* du système caverneux sont très augmentées de largeur; en même temps qu'elles sont plus denses, elles perdent leur aspect homogène, et deviennent fibrillaires (fig. 52).

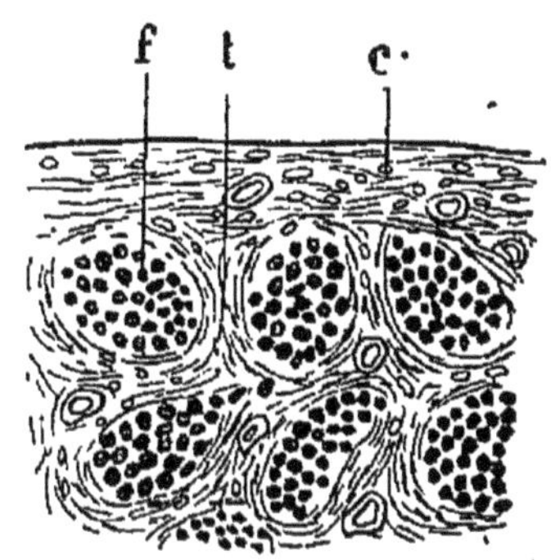

Fig. 52. — Ganglion lymphatique sclérosé.

c, capsule du ganglion; *f*, follicules lymphatiques; *t*, travées fibreuses interfolliculaires.

Les *vaisseaux* sont entourés d'anneaux scléreux épais; parallèlement la *substance folliculaire* s'atrophie, elle perd sa continuité; elle se fragmente en îlots arrondis, entourés d'une capsule conjonctive. Dans les cas extrêmes, le tissu réticulé disparaît et on ne retrouve plus que des vestiges des follicules eux-mêmes.

IV. — Œdème inflammatoire. — Un grand nombre de lésions parasitaires déterminent le gonflement des ganglions voisins; alors même que ces derniers ne prennent pas une part directe au processus lui-même, ils subissent l'influence *phlogogène* des substances pathologiques résorbées au niveau des foyers inflammatoires.

1. A un premier degré, le ganglion présente uniquement de l'œdème et du *gonflement*; sa substance est plus molle, plus riche en suc qu'à l'état normal.

La coloration est grisâtre, à peine rosée. La structure du ganglion est plus apparente : la *substance folliculaire* moins intéressée reste opaque, pendant que le système caverneux infiltré paraît translucide.

Au microscope, les *travées caverneuses* sont tuméfiées et peuvent atteindre jusqu'à cinq et six fois leur volume normal; leur substance devient un peu fibrillaire et granuleuse. Les *cellules endothéliales* de revêtement des travées sont gonflées, leurs noyaux se multiplient et elles arrivent à former de petites plaques à noyaux multiples. Par contre, la substance folliculaire est à peine intéressée.

2. A un degré plus élevé, la *congestion* devient intense, les capillaires se dilatent, parfois même livrent passage à de petites *suffusions hémorragiques*. Sous cette influence le ganglion prend une coloration rouge-brun; son aspect se modifie et devient homogène; les détails de sa structure disparaissent, d'autant mieux que la congestion est plus intense sur le stroma réticulé des follicules que sur les travées caverneuses. Souvent alors l'aspect d'ensemble du ganglion sur une surface de section rappelle assez exactement celui de la pulpe splénique.

Cet œdème inflammatoire est assez généralement considéré comme la première étape de l'adénite aiguë; il pourrait aboutir à la suppuration, qui n'en différerait que par la plus grande intensité du processus. En réalité, on observe également cet état au voisinage de lésions nullement pyogènes, et sans qu'il se produise ultérieurement de suppuration.

II. — LÉSIONS PARASITAIRES.

I. — ADÉNIE. — Pour nous il existe une forme spéciale de fermentation *propre aux ganglions*; elle les envahit de proche en proche, quand une fois elle s'est installée dans l'un d'eux ; mais, malgré cette dissémination, elle n'intéresse pas les autres tissus. Cette forme constitue le plus grand nombre des cas cliniques qui ont été réunis dans le *groupe disparate* de la maladie de Hodgkin; elle mérite de garder seule le nom d'adénie.

Cette fermentation spéciale n'est pas séparée par les auteurs des *hypertrophies* ganglionnaires leucocythémiques, ni des généralisations des *tumeurs* malignes primitives des ganglions.

D'après nos observations, la lésion de l'adénie vraie se rapporte à celle qui est décrite par les auteurs allemands sous le nom de **lymphadénome dur.**

Caractères macroscopiques. — Les ganglions atteints prennent une consistance *dure*, rénitente ; le *tissu conjonctif périganglionnaire* est le siège d'une irritation hypertrophique très accusée, qui entraîne la soudure des ganglions voisins. Ceux-ci arrivent ainsi à former des *masses* plus ou moins volumineuses, lobulées, toutefois sans se fusionner et sans perdre leur individualité et leurs limites propres.

Sur une coupe, la surface de l'incision reste plane ; la substance du ganglion est *sèche*, sa coloration est pâle, d'un *blanc jaunâtre*, elle contient quelquefois de petites hémorragies. Dans les ganglions les plus atteints, on constate des *zones opaques*, souvent semi-lunaires et périphériques.

Caractères histologiques. — On constate d'abord un degré assez accusé de *sclérose interstitielle*; les mailles du réseau caverneux sont plus étroites, les travées plus larges, plus nombreuses, finement striées. La séparation des follicules et des travées intercalaires devient confuse. Les cellules lymphatiques ont proliféré; dans les parties claires du ganglion elles restent assez distinctes, tandis que dans les zones opaques elles sont troubles, ne s'imprègnent plus nettement par les réactifs colorants et tendent à se fusionner en une *masse granuleuse jaunâtre*. On n'observe pas néanmoins de foyers caséeux proprement dits; cet état ne va jamais jusqu'à produire des foyers de ramollissement ; le mode fermentatif rappelle la sécheresse de la gomme syphilitique, sans aboutir à une dissociation aussi complète des cellules altérées.

Généralisation. — La maladie débute d'ordinaire par les glandes superficielles, et le plus souvent par une glande du cou. Elle atteint plus tard les autres ganglions cervicaux, et de là ceux du thorax et de l'abdomen ; elle intéresse d'abord ceux qui se trouvent au voisinage des gros troncs lymphatiques.

Le tissu lymphatique des autres *organes lymphoïdes*, de la rate, de la muqueuse intestinale et même du thymus, peut présenter ultérieurement des lésions du même type. La lésion de la *rate*, quand elle existe, ne prend jamais l'importance prépondérante; d'ailleurs elle est secondaire, et l'affection paraît toujours débuter par les ganglions. De plus, si le tissu lymphatique peut être atteint partout où il se trouve, on n'observe jamais de *métastases néoplasiques*, c'est-à-dire de néoformations lymphoïdes, là où ce tissu n'existe pas à l'état normal.

II. — Suppuration. — La suppuration des ganglions, comme tous les processus fermentatifs dont il nous reste à parler, est une lésion commune aux ganglions et au tissu conjonctif. Elle est très rarement primitive dans les glandes ; elle atteint fréquemment à la fois le ganglion lui-même et le tissu conjonctif périganglionnaire. Elle ne présente pas de caractères assez particuliers pour nous arrêter davantage.

III. — Tuberculose. — Les lésions tuberculeuses des ganglions sont assez communes ; elles comprennent aujourd'hui toutes les **adénites caséeuses**, les anciennes **écrouelles scrofuleuses**.

Au début, les ganglions sont augmentés de volume, plus encore par le fait de l'engorgement inflammatoire que par le processus tuberculeux lui-même. Les *granulations*, d'ailleurs fort petites, ne font pas de relief notable et ne sont pas visibles à l'œil nu ; on les aperçoit à la loupe, sur les surfaces de coupe, sous la forme de petits points opaques, perdus dans un fond grisâtre, demi-transparents. La *consistance* du tissu est molle et élastique ; son aspect est tantôt sec et grisâtre, tantôt humide et rosé ; il peut être imbibé d'un suc lactescent, plus ou moins coloré par le sang, suivant le degré d'inflammation des sinus et de la substance caverneuse du ganglion. A ce moment, les granulations tuberculeuses contiennent d'ordinaire à leur centre une cellule géante ; elles paraissent siéger surtout dans le *tissu réticulé des follicules* ou au niveau de leur capsule conjonctive. *Plus tard* les îlots opaques deviennent plus apparents à l'œil nu et se fusionnent en *masses caséeuses* étendues. Il peut arriver que cette fonte dégénérative ne laisse plus persister que la coque épaissie du ganglion ; mais, le plus souvent, les granulations tuberculeuses sont séparées les unes des autres par des faisceaux de tissu conjonctif scléreux.

Variétés. — La distinction ancienne entre les ganglions **tuberculeux** proprement dits et les ganglions simplement **strumeux** n'est plus admise aujourd'hui, ces deux formes se trouvant absorbées dans la grande unité de la tuberculose. On peut distinguer néanmoins deux formes anatomiques en rapport avec le degré de virulence des lésions.

Dans la première, on rencontre dès le début les *follicules tuberculeux* élémentaires classiques, et ceux-ci développent autour d'eux une inflammation évidente, qui se traduit par l'accumulation de grosses cellules dans les sinus lymphatiques.

Dans la seconde, au contraire, l'*adénite interstitielle* prédomine dès l'origine ; elle dissocie la substance folliculaire en petits *îlots arrondis*, isolés, qui sont entourés par de larges bandes de tissu conjonctif embryonnaire ou fibreux. Ces îlots sont constitués par un tissu réticulé dont les fibrilles, imbibées, tuméfiées et ramollies, prennent un aspect grenu. Leurs mailles, beaucoup plus larges qu'à l'état normal, renferment de grosses cellules épithélioïdes, à noyau ovoïde, sans qu'il se forme de follicule tuberculeux.

Plus tard, les *vaisseaux* qui traversent ces îlots s'oblitèrent, et la dégénérescence caséeuse s'établit.

Terminaisons. — La tuberculose des ganglions aboutit, suivant les cas, à la *résorption* de la masse caséeuse, à sa *transformation fibreuse*, à son *enkystement* et à sa *calcification* ; ou bien encore à une *suppuration secondaire*, qui entraîne l'ulcération des foyers et l'élimination des produits pathologiques. La terminaison par suppuration s'observe surtout dans les cas où les tubercules de l'organe primitivement affecté, intestin ou poumon le plus souvent, subissent eux-mêmes des processus suppuratifs.

IV. — Syphilis. — C'est surtout dans ses **premières périodes** que la syphilis frappe les ganglions. La lésion consiste alors dans l'*infiltration du système caverneux péri-folliculaire* par de petites cellules embryonnaires arrondies. Leur production est peu abondante mais très uniforme dans les diverses zones de la glande. Cet état peut, en se prolongeant, aboutir à un certain degré de sclérose, mais il n'entraîne pas de lésions plus profondes.

A la **période tertiaire**, les ganglions sont plus rarement intéressés; ils présentent alors tantôt de la cirrhose, tantôt au contraire une tuméfaction blanche qui leur donne un aspect médullaire.

La **fermentation gommeuse** y est plus rare; quand elle existe, elle s'accompagne de sclérose et donne aux ganglions lésés un aspect assez semblable à celui des ganglions tuberculeux.

CHAPITRE V

Rate.

I. — TUMEURS.

Les tumeurs **primitives** sont fort rares; elles entrent peut-être pour une part dans l'ensemble disparate des cas réunis sous la dénomination de *diathèse lymphogène.*

Les noyaux **secondaires** de généralisation sont assez fréquents; ils se présentent sous la forme de nodules arrondis, mous, qui infiltrent et distendent l'organe tout entier. Toutes les tumeurs malignes peuvent se reproduire dans la rate, mais les cancers primitifs des ganglions y trouvent un terrain de prédilection. Les noyaux secondaires des cancers lymphatiques peuvent être confondus avec l'hypertrophie des corpuscules de Malpighi dans la leucocythémie; de là une importante cause d'erreur dans l'étude de ces diverses affections.

II. — LÉSIONS DE NUTRITION.

I. — Congestion chronique. — La rate présente à l'état physiologique de grandes variations de volume, liées aux modifications qui surviennent dans l'état de réplétion de ses vaisseaux. La congestion et l'anémie aiguës se produisent et disparaissent facilement dans cet organe, mais elles ne méritent pas une description spéciale. Tout autres sont les congestions chroniques ou les hypérémies subinflammatoires qui déterminent l'apparition de modifications durables.

La circulation de la rate est influencée tout à la fois par les modifications de la circulation générale et par celles qui surviennent dans le domaine de la veine porte. La gêne circulatoire porte, qui accompagne certaines maladies du foie, retentit sur la rate plus encore que les stases d'origine cardiaque.

Dans les stases portes, l'augmentation de volume est peu considérable au début; le *tissu musculaire* abondant dans la rate s'hypertrophie, et cette hypertrophie assure pendant quelque temps la progression du sang. Plus tard, cette action compensatrice s'épuise; le tissu conjonctif s'épaissit et se multiplie, tout à la fois dans la tunique péritonéale de l'organe pour donner naissance à une *périsplénite*, et dans son intérieur où se développe un certain degré de *splénite interstitielle*.

Ces phénomènes atteignent leur plus haut développement après les congestions répétées liées à l'impaludisme chronique.

II. — Hypertrophie. — L'hypertrophie vraie est assez fréquente ; elle s'observe dans certaines *anémies* qui s'accompagnent de *leucocytose*, dans le *cancer primitif des ganglions* ; elle atteint son plus haut degré dans la *leucocythémie*.

Dans la *cirrhose atrophique du foie*, on rencontre constamment un certain degré d'hypertrophie de la rate, variant d'ordinaire de 400 à 800 grammes, mais pouvant dépasser 1200 grammes. En pareil cas, l'hypertrophie des follicules fait défaut, et la sclérose n'apparaît que dans les cas de très grosse augmentation de volume.

Rate leucocythémique. — Dans les cas extrêmes elle peut mesurer jusqu'à 25 et 30 centimètres dans son plus grand diamètre. Cette augmentation de volume résulte tout à la fois d'une *hypertrophie* vraie des éléments de la rate et de la *dilatation* considérable de son réseau sanguin, distendu par une accumulation énorme de leucocytes. La *consistance* de la rate est augmentée, mais cette augmentation est plus apparente que réelle, elle résulte surtout de la *tension* énorme du parenchyme, à l'étroit dans sa capsule. La distension de l'organe est poussée si loin que la capsule est tendue et amincie ; dans quelques cas exceptionnels, elle est incapable de résister à la pression qu'elle subit ; les fibres capsulaires s'éraillent, et il peut se produire des **ruptures spontanées**, sous la forme de fissures plus ou moins étendues.

Le développement de l'organe ne se fait pas d'une manière uniforme ; les grosses travées résistent davantage à la distension. Sous cette influence l'aspect de la surface devient bosselé ; les *bosselures* sont limitées par des sillons qui occupent les lignes d'insertion des travées, elles correspondent aux territoires vasculaires artériels.

Dès le début, la *pulpe* prend une coloration pâle, jus de framboise, souvent simplement rosée, en rapport avec la coloration spéciale du sang leucocythémique.

De très bonne heure, les *corpuscules de Malpighi* apparaissent plus grands que de coutume, ils sont ordinairement visibles à l'œil nu, et ce caractère persiste jusqu'à la fin.

1. A un premier degré, l'**hypérémie** est le phénomène dominant ; le sang s'accumule principalement dans les canaux anastomotiques de la pulpe, les cordons intervasculaires sont moins intéressés. A ce stade les corpuscules, quoique déjà augmentés de volume, sont peu altérés.

2. Plus tard les corpuscules de Malpighi et les gaines lymphatiques qui les constituent augmentent encore de volume. Cette augmentation est le fait d'une **hyperplasie** vraie, portant à la fois sur leurs trois éléments constituants : *dilatation des mailles* de leur réseau intercellulaire, *multiplication des capillaires*, *prolifération des cellules* propres et des leucocytes. A ce stade, les corpuscules apparaissent à l'œil nu sous la forme de *nodules distincts*, de 2 à 6 milli-

mètres de diamètre, blancs, durs, résistants au doigt; en même temps, ils perdent leur forme arrondie; leur substance en s'hypertrophiant tend à s'étaler le long des vaisseaux qui les supportent. La rate atteint à ce moment son *volume maximum*.

3. A un troisième degré, la pulpe splénique comprimée arrive à se détruire par îlots ou par zones considérables. Elle se sclérose, se pigmente et prend une coloration sombre, qui tranche sur le reflet blanchâtre des corpuscules et donne aux coupes un *aspect granitique*. Au fur et à mesure que la prédominance des corpuscules de Malpighi s'accuse et que **la pulpe s'atrophie** devant leur envahissement, la rate devient dure et presque *ligneuse*; elle commence en même temps à diminuer de volume. Peu à peu les travées fibreuses blanchâtres arrivent à former la masse principale, au sein de laquelle on n'aperçoit plus que des vestiges de la pulpe plus rouge. La capsule participe à son tour à la sclérose, elle s'épaissit, se rétracte, et se recouvre de plaques fibreuses ou cartilaginiformes.

Splénomégalie primitive. — On a décrit sous ce nom des cas d'hypertrophie de la rate s'accompagnant d'*anémie globulaire progressive*, sans leucémie et sans adénopathie. On constate des poussées de périsplénite, et, dès le début, une sclérose très marquée de la rate; les corpuscules de Malpighi s'atrophient et deviennent fibreux, la pulpe elle-même est remplacée par des travées fibreuses. Banti oppose la lésion, sous le nom de *fibro-adénie*, à l'*hyperadénie* de la rate leucocythémique. L'organe pèse ordinairement de 1 à 2 kilogrammes, mais parfois dépasse 4 kilogrammes; il conserve sa forme et sa direction normales.

III. — Ruptures. — Les ruptures spontanées s'observent dans les augmentations de volume considérables qui distendent avec force la capsule de Glisson, quelle qu'en soit la cause initiale. Tantôt la rupture est tout à fait **spontanée**, tantôt elle se produit à l'occasion d'un léger **traumatisme**. Elle se fait d'ordinaire sous la forme d'une fissure ou d'une *crevasse superficielle*. La mort n'en est pas fatalement la conséquence et les ruptures peuvent se cicatriser.

IV. — Atrophie. — Elle est peu importante et ne se rencontre guère que dans la vieillesse, où elle n'est qu'un épisode de l'atrophie générale des organes.

V. — Infarctus apoplectiques. — Les *ruptures vasculaires* ne sont pas rares et déterminent des infarctus hémorragiques ; ceux-ci sont tantôt *cunéiformes* comme les infarctus emboliques, tantôt *arrondis* et *diffus*, souvent alors assez petits et multiples. La distinction n'est pas toujours facile à faire entre les infarctus apoplectiques et les premiers stades des infarctus emboliques.

VI. — Infarctus emboliques. — Les *obstructions vasculaires* sont fréquentes dans la rate, elles entraînent des effets très accusés parce que les artères de la rate sont des artères terminales que ne réunit entre elles aucune anastomose. La rate est l'organe dans lequel ces infarctus sont le plus communs.

Caractères macroscopiques. — Leur volume est variable mais leur forme est caractéristique, plus régulière encore que dans les autres organes. Ils constituent un *cône* à bords nets, dont la base siège à la surface de la rate et dont le sommet, toujours dirigé vers le hile, pénètre plus ou moins profondément dans le parenchyme. L'infarctus embolique est ordinairement *unique*; il n'est pas rare cependant d'en rencontrer plusieurs dans une même rate ; souvent ils sont d'âge différent et se présentent à diverses étapes de leur évolution.

Au début, l'infarctus est d'un *rouge sombre* ; sa coloration diffère peu de celle des foyers apoplectiques, mais sa forme est plus régulière et ses bords plus nets. Il présente une *consistance* plus grande que le parenchyme ambiant ; ce fait est dû à la coagulation du sang stagnant dans son réseau vasculaire. La coloration est en général uniforme; cependant, dans quelques cas, un centre clair tranche avec une zone périphérique d'un rouge sombre.

Bientôt l'infarctus *se décolore*, en même temps il perd sa consistance et prend à l'œil nu un aspect un peu jaunâtre et comme caséeux. C'est à cet état d'**infarctus blanc** qu'on l'observe le plus souvent dans les autopsies.

Caractères histologiques. — La structure de l'organe est moins altérée que ne le ferait supposer l'examen macroscopique. Tous les éléments constituants sont encore reconnaissables, mais ils sont décolorés, ténus et envahis par la *dégénérescence graisseuse*. Plus tard, la graisse se sépare des cellules sous la forme de boules cristallines formées par des acides gras.

Terminaisons.— La dégénérescence et la *résorption* portent à la fois sur les cellules et les trabécules conjonctives; le tissu se ramollit, devient pâteux, semi-liquide et un peu jaunâtre. En dernière analyse, il se résorbe, et sa place n'est plus marquée que par une **cicatrice déprimée.** La capsule s'épaissit peu à peu et contribue à combler la dépression; elle finit ordinairement par *se calcifier*.

Exceptionnellement un infarctus, même aseptique au début, peut devenir le point d'arrêt et de culture de microorganismes pathogènes; sa périphérie peut alors s'enflammer et devenir le point de départ d'une *suppuration éliminatrice*.

VII. — Surcharges. — La rate joue par rapport au sang le rôle de filtre que jouent pour la lymphe les ganglions lymphatiques. Elle retient dans ses mailles les *corps étrangers* qui circulent dans le réseau sanguin; par là, elle est le siège de prédilection de diverses surcharges; les deux seules importantes sont les surcharges pigmentaires et amyloïdes que nous allons décrire.

Surcharge pigmentaire mélanémique. — Elle atteint son plus haut degré dans la **cachexie palustre**, par la rétention du *pigment sanguin*. On sait que pendant les accès fébriles paludéens de nombreux globules rouges sont détruits ; que les grains pigmentaires, qui résultent des modifications de leur hémoglobine, se retrouvent dans le sang pendant toute la durée des accès, et sont surtout abondants dans les accès pernicieux. Après l'accès le pigment est retenu dans la rate qui en débarrasse le sang en le filtrant ; il se dépose dans les travées intervasculaires, peu à peu il y devient si abondant qu'il donne à l'organe une *coloration* particulière, ardoisée d'abord, puis véritablement noire.

Les *grains pigmentaires*, jaunes, bruns ou noirâtres, tantôt très fins, tantôt assez volumineux, siègent surtout dans l'*intérieur des cellules*, lymphatiques ou trabéculaires ; un certain nombre sont *libres*, incrustés sur les fibres conjonctives elles-mêmes. Les cellules endothéliales des veines en contiennent fort peu, les leucocytes en sont gorgés. Ils prédominent sur les parois épaissies des *vaisseaux* artériels et siègent surtout dans leur zone périphérique. La pigmentation paludéenne s'accompagne toujours d'un degré plus ou moins accusé *d'augmentation de volume* et de splénite interstitielle. La rate mélanémique peut atteindre de vingt à vingt-cinq centimètres dans son grand diamètre ; elle présente une résistance et une induration très caractérisées.

Surcharge amyloïde. — C est dans la rate que le dépôt de la substance amyloïde se fait le plus souvent, et qu'il peut atteindre une abondance extraordinaire. Nous avons décrit ailleurs les caractères généraux de cette surcharge; nous nous contenterons de signaler ici ce qui est spécial à l'organe qui nous occupe.

La rate amyloïde se présente sous *deux formes*

principales, réunies entre elles par des formes de passage, mais très caractérisées quand on observe les cas extrêmes. La différence réside dans ce fait que la substance se dépose tantôt dans les *corpuscules de Malpighi*, et tantôt dans la *pulpe splénique* elle-même. Cette seconde forme est le plus souvent associée à la première ; dans quelques cas cependant, on l'observe isolée.

Rate sagou. — Quand la surcharge est limitée aux **corpuscules de Malpighi**, la rate est un peu augmentée de volume et sa consistance plus ferme. Sur la coupe, *les corpuscules sont agrandis* ; ils atteignent un à deux millimètres de diamètre, parfois même davantage. Ils apparaissent sous la forme de *grains hyalins*, demi-transparents, très rapprochés les uns des autres, semblables à des grains de sagou cuit, ce qui a fait donner par les Allemands le nom de *sago-milz* à cette forme de rate amyloïde.

Le dépôt de la substance amyloïde se fait principalement dans les *cellules lymphatiques* des corpuscules. Les parois des artérioles et des capillaires du tissu réticulé sont atteintes avec les cellules lymphatiques : mais souvent la paroi de l'*artère centrale* du glomérule est indemne ; les cellules lymphatiques qui l'entourent immédiatement sont elles-mêmes respectées dans les corpuscules de petit volume encore incomplètement envahis. Ce fait montre que le dépôt commence à se faire par la *périphérie* du corpuscule.

Les bandes de *pulpe splénique* qui entourent les corpuscules sont intactes. L'endothélium des veines n'étant pas intéressé, leur calibre n'est pas diminué.

Rate lardacée. — Dans la seconde forme, la surcharge amyloïde se fait d'une façon *diffuse* ; elle occupe surtout la **pulpe** elle-même, mais elle paraît débuter par les *parois vasculaires* et par les *trabécules*. Après les parois artérielles et celles des veinules, les *cellules spléniques* sont atteintes à leur tour. Les vaisseaux intéressés diminuent de calibre, et la *gêne circulatoire* est telle que la rate est très anémiée; elle devient cireuse, et prend cet aspect de jambon cuit, d'où lui est venu son nom de *speckmilz* ou rate lardacée.

Quand cette infiltration diffuse atteint son plus haut degré, on ne trouve plus que quelques îlots de parenchyme qui aient conservé leur aspect normal.

Quand la surcharge est étendue à la **totalité de l'organe** et qu'elle intéresse à la fois la pulpe et les corpuscules, la rate est très hypertrophiée; son aspect sur la coupe est homogène, vitreux; le parenchyme est dur, sec et anémié; c'est alors surtout que la rate rappelle le jambon fumé et que, comme figée, elle garde une *forme fixe et incompressible*.

A ce stade, il arrive quelquefois que le sang passe directement des artères dans les veines par de petits canalicules ondulés, qui rappellent les capillaires ordinaires et qui ne gardent plus rien de l'aspect compliqué du réseau intermédiaire de la rate normale.

VIII. — Dégénérescences. — La rate est intéressée et augmentée de volume dans *presque toutes les maladies fébriles infectieuses*.

Les lésions qu'elle peut présenter dans ces affections relèvent, suivant les cas, de l'*action directe* des micro-organismes qui s'y arrêtent, ou de phénomènes purement irritatifs, se développant, tantôt sous une influence *toxique*, tantôt sous une influence *phlogogène*.

La limite qui sépare les processus simplement dégénératifs des lésions microbiennes et des fermentations proprement dites, souvent difficile à fixer, l'est plus encore dans cet organe spongieux, dont la structure elle-même est mal connue. Nous devrons nous contenter de donner une description d'ensemble, sommaire et générale, de la **rate infectieuse**, sans insister davantage sur le mécanisme de production et sur le caractère intime de ses lésions.

L'organe est tuméfié, il est le siège d'une **hypé-**

rémie active qui s'accompagne d'un certain degré d'*inflammation*.

La *capsule* est toujours plus ou moins intéressée: elle est moins transparente, grisâtre, un peu dépolie; elle est ordinairement brillante et plissée par le fait de la cessation de la turgescence après la mort; assez souvent elle présente des plaques d'épaississement et jusqu'à des exsudations fibrineuses.

Le *volume* de l'organe est augmenté; dans quelques cas fort rares, la distension est telle que la rupture de la capsule peut se produire. Le plus souvent cette augmentation de volume est assez modérée, et l'organe ne dépasse guère le *double* du volume normal; elle est plus accusée chez les enfants, dont la rate est plus extensible que celle de l'adulte.

Le *parenchyme* est ordinairement plus mou et d'une coloration plus claire qu'à l'état normal. Tantôt il est assez cohérent, tantôt la pulpe se laisse facilement emporter par le couteau qui râcle la surface de coupe, tantôt enfin elle tombe en bouillie et mérite vraiment le nom de **boue splénique**.

Dans certains cas, les *corpuscules* de Malpighi sont très apparents, bien que leur tuméfaction reste assez modérée. Dans d'autres, ils ne sont pas visibles à l'œil nu. Les modifications cadavériques de la rate, quoique très promptes à se produire, ne paraissent pas suffire à expliquer toutes ces diversités d'aspect; celles-ci sont sans doute le fait de différences pathogéniques qui nous échappent.

La **congestion** apparaît toujours comme le facteur dominant; elle est parfois assez violente pour donner naissance à des épanchements diffus, à des *infarctus hémorragiques*. Elle ne consiste pas seulement dans l'élargissement des vaisseaux; elle porte à un même degré sur la pulpe qui est gorgée de sang.

Les leucocytes, et les cellules spléniques elles-mêmes, prolifèrent activement et englobent dans leur intérieur des globules rouges. Le nombre des cellules lymphatiques qui contiennent des fragments de ces derniers serait tellement considérable, d'après Cornil et Ranvier, que, dans la fièvre typhoïde notamment, on pourrait en compter une centaine dans une seule goutte de la pulpe, obtenue par le râclage. Par contre, les grandes cellules endothéliales des veines resteraient toujours normales.

III. — LÉSIONS PARASITAIRES

Un grand nombre d'affections parasitaires déterminent du côté de la rate des phénomènes pathologiques; par contre, il est fort rare qu'elle soit le siège primitif des lésions, ou tout au moins on ne connaît pas encore de fermentations qui lui soient particulières.

I. — Tuméfaction hypérémique. — La rate est spécialement lésée dans toutes les **invasions microbiennes.** Remplissant son rôle de filtre, elle retient dans ses mailles les microbes en circulation dans le sang; leur nombre y est toujours considérable, il devient véritablement colossal dans certains cas.

Les altérations qu'elle présente en pareil cas consistent essentiellement dans une augmentation plus ou moins marquée de volume, liée à une hypérémie active; elles se confondent avec les dégénérescences liées aux maladies virulentes, décrites ci-dessus, ou tout au moins on ne connaît pas encore en quoi peuvent consister leurs différences. Toutes ces lésions mal décrites et souvent confondues appellent de nouvelles recherches plus précises.

II. — Inflammations sclérosantes. — On les rencontre surtout associées aux lésions similaires des autres organes, dans toutes les affections susceptibles de provoquer des processus inflammatoires connectifs, et spécialement dans les *inflammations interstitielles polyviscérales.*

Splénite interstitielle. — La rate est indurée, très noire, mais sa surface reste lisse ou lobulée et ne présente jamais un aspect granuleux. La surface de coupe est ferme ; le parenchyme résiste à la pression et à la déchirure. La splénite interstitielle s'accompagne toujours d'un certain degré d'*augmentation de volume* et de *pigmentation sanguine*.

La sclérose porte surtout sur les *grosses travées* conjonctives, sur celles qui s'étendent de la capsule dans la profondeur de l'organe ; elle atteint ensuite les *trabécules* plus petites et forme des anneaux épais autour des diverses ramifications vasculaires.

Périsplénite. — Elle consiste dans l'épaississement de la capsule péritonéale, qui varie depuis la *plaque laiteuse* jusqu'à la *plaque calcifiée* ou *végétante*.

Les *adhérences* avec les organes voisins sont un peu plus rares ; elles succèdent plus souvent aux inflammations périphériques ou péritonéales qu'aux lésions d'origine splénique primitive.

III. — Suppuration. — Les **abcès** de la rate, très rarement primitifs, s'observent surtout dans l'*infection purulente* ; parfois aussi dans la *fièvre typhoïde*, par le fait d'infections secondaires ; dans cette dernière affection, on les observerait presque exclusivement, d'après R. Tripier, dans les cas qui se sont accompagnés d'escarres cutanées.

Les **abcès** sont tantôt *diffus*, entraînant une sorte de gangrène purulente de l'organe ; tantôt *limités* par une membrane pyogénique ; tantôt enfin *multiples*, peu volumineux, mais à bords diffus, comme il arrive dans les formes métastatiques.

IV. — Tuberculose. — Les granulations tuberculeuses de la rate sont toujours *secondaires* ; elles sont beaucoup plus rares chez l'adulte que chez l'enfant ; le plus souvent il s'agit de granulations miliaires, quelquefois de granulations caséeuses plus volumineuses, mais on n'observe pas de formations caverneuses.

DEUXIÈME SECTION

APPAREIL LOCOMOTEUR

CHAPITRE PREMIER

Système osseux.

I. — LÉSIONS DU DÉVELOPPEMENT

I. — Réparation des fractures. — La réparation des os fracturés s'effectue par un tissu osseux de nouvelle formation, auquel on donne le nom de cal.

Formation du cal. — Le tissu conjonctif périphérique est hypertrophié, induré, riche en sucs ; il se continue en dedans directement avec le périoste et n'a pas été toujours bien distingué du *cal proprement dit*; il se confond facilement avec lui quand la fracture s'accompagne d'une déchirure plus ou moins étendue du périoste lui-même. De là cette opinion, longtemps accréditée, que toutes les parties molles périphériques à un os fracturé, et que les muscles eux-mêmes concourent à la formation du cal.

En réalité, ce dernier provient uniquement de la prolifération de l'os lui-même, c'est-à-dire des couches ostéogéniques du *périoste*, et de la *moelle osseuse* des canaux de Havers ou du canal central.

Cal périostique. — Désigné aussi sous le nom de *cal externe*, il est de beaucoup le plus important ; il procède de la face interne du périoste sur une assez grande étendue. Son maximum d'épaisseur se trouve au niveau même de la fracture, de là une sorte de virole externe dont la surface est assez régulière, mais dont les contours sont un peu bosselés. Le cal périostique comble les angles rentrants qui existent au contact des fragments plus ou moins déplacés; de là, il remonte, en diminuant d'épaisseur, sur ces fragments eux-mêmes, à une distance variable, parfois jusqu'à plusieurs centimètres de la ligne de fracture.

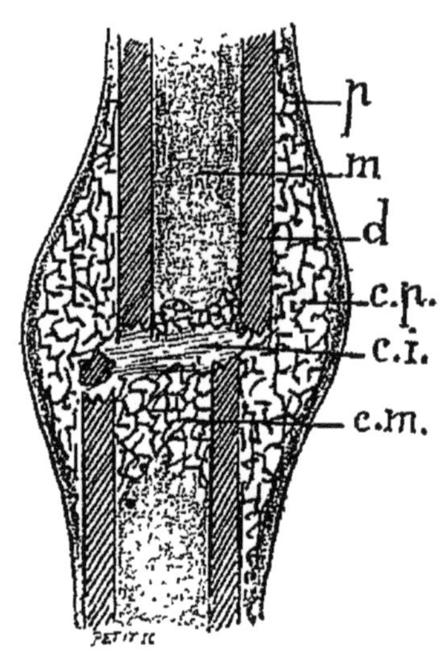

Fig. 53. — Formation du cal (aspect macroscopique schématique, d'après Ziegler).

p, périoste ; *cp*, cal périostique; *d*, diaphyse osseuse ; *ci*, cal intermédiaire ; *m*, moelle centrale ; *cm*, cal médullaire.

Cal intermédiaire. — Les canaux de Havers de la *diaphyse* osseuse s'élargissent par la prolifération de la moelle qu'ils contiennent; celle-ci, par son exubérance, comble directement l'écartement des fragments eux-mêmes, formant ainsi un *cal intermédiaire*. Ce dernier est toujours peu important, et encore semble-t-il que la prolifération périostique envoie des prolongements de ce côté et vienne en aide à la moelle peu active des canaux de Havers.

Cal interne. — La moelle du *canal central* produit un *cal interne*, qui obstrue et oblitère plus ou moins complètement le canal diaphysaire; Dupuytren lui donnait le nom de *cal provisoire*, parce qu'il est appelé à disparaître par la suite; rien ne prouve, comme on l'a dit, que ce cal soit plus nuisible qu'utile.

Caractères histologiques. — L'étude histologique du cal ajoute peu aux constatations faites à l'œil nu. Au début, il est constitué par du *tissu osseux embryonnaire*, d'aspect médullaire, qui forme une masse pulpeuse assez molle.

Bientôt les cellules grandissent, elles poussent des prolongements peu nombreux et très courts; quelquefois du huitième au dixième jour, elles s'entourent d'une sorte de capsule semblable à celle du cartilage. A ce stade, le cal est déjà dur ; le tissu présente en somme la structure du cartilage ostéoïde, le cal est dit cartilagineux ; il ne tarde pas à s'ossifier.

Du dixième au quinzième jour, il commence à s'infiltrer de *sels calcaires*, par îlots disséminés; en même temps, l'**ossification vraie** progresse peu à peu. Du quinzième au vingtième jour, le cal présente déjà une solidité osseuse.

Le processus d'ossification commence aux limites extrêmes du cal périostique, et envahit peu à peu le cal tout entier. La base des travées osseuses de nouvelle formation s'implante sur l'os ancien. D'abord rares et isolées, elles augmentent et s'unissent bientôt; le dépôt de nouvelles couches osseuses rétrécit peu à peu les espaces médullaires. Ce processus dépasse ordinairement les limites physiologiques et donne naissance à un os dense et éburné ; plus tard, au contraire, il rétrocède, et le tissu se raréfie peu à peu.

La *masse extérieure* à l'os, formée par l'hypertrophie des couches conjonctives périphériques, peut s'infiltrer de sels calcaires, mais elle ne s'ossifie pas.

Quant le *foyer de la fracture communique avec l'air exterieur*, les trabécules osseuses apparaissent plus rapidement; par contre, le stade du cartilage ostéoïde fait défaut, et l'ossification paraît se faire directement aux dépens d'un tissu embryonnaire, semblable en apparence à celui des bourgeons charnus des plaies suppurantes. Chez l'homme, on n'avait guère l'occasion d'étudier que ce mode de formation du cal, les fractures compliquées de plaies étant seules suivies de mort. Par l'expérimentation, chez les animaux, on observait au contraire le mode que nous avons décrit plus haut. On était parti de ces données pour admettre que le processus de consolidation des fractures était différent chez l'homme et chez les animaux ; Cornil et Ranvier ont montré qu'il n'en était rien, et que le contact de l'air extérieur produisait les mêmes effets chez les uns et chez les autres. En réalité, la différence vient tout entière de ce fait que, dans un cas, on observait la réparation normale et *aseptique*, tandis que, dans l'autre, elle se trouvait modifiée par son mélange avec des *processus parasitaires* du type suppuratif.

Consolidation. — Les diverses parties du cal continuent à s'accroître pendant deux à quatre semaines après le début. D'abord exubérantes, elles diminuent peu à peu de volume ; il faut en moyenne quatre ou cinq mois pour que l'os ait repris à peu près ses dimensions primitives. La disparition du cal médullaire est plus lente encore ; sa durée est mal déterminée ; on s'accorde à déclarer que ce n'est qu'au bout de plusieurs années que le canal central d'un os long retrouve sa continuité au niveau d'une fracture.

Le temps nécessaire pour obtenir une consolidation sérieuse est bien moins considérable que celui qu'exige le retour des formes osseuses. Cette durée varie d'ailleurs suivant l'os considéré, suivant l'état de la santé générale, et suivant des circonstances individuelles mal connues. D'après Gurlt, deux semaines suffisent en moyenne pour une phalange, trois pour une côte, cinq pour un os de l'avant-bras, six pour l'humérus, sept pour le tibia, dix pour le fémur et douze pour le col du fémur. La réparation est d'autant plus rapide que les sujets sont moins avancés en âge ; dans la première enfance, elle est d'ordinaire complète, pour toutes les fractures, en deux ou trois semaines.

Assez fréquemment, le cal est **exubérant**, c'est-à-dire qu'il atteint un volume notablement supérieur à celui de l'os normal ; il peut s'atténuer par la suite ou créer une difformité durable.

Dans quelques cas très rares, le cal présente un développement progressif, il devient **hypertrophique**, et se comporte en quelque mesure comme une tumeur par sa croissance indéfinie. Les cals hypertrophiques des vertèbres peuvent amener des accidents médullaires par compression et aller jusqu'à déterminer la mort par ce mécanisme.

Pseudarthroses. — Dans quelques cas, la production osseuse ne parvient pas à souder de nouveau les deux fragments séparés, soit parce qu'ils se trouvaient trop éloignés l'un de l'autre, soit pour toute autre cause. Il se produit alors une pseudarthrose. Les extrémités des fragments s'atrophient et s'arrondissent ; ils arrivent même à se recouvrir d'une petite *couche cartilagineuse*, lorsque le cartilage est représenté sur le lieu de la fracture, comme il arrive quand elle a lieu au niveau des cartilages de conjugaison. Le tissu conjonctif qui réunit les fragments se dispose en couches membraneuses, qui tiennent lieu de *capsule articulaire*, et dont la surface reproduit des ébauches de synoviales.

Une articulation nouvelle peut encore se constituer quand l'extrémité du fragment fracturé et déplacé vient prendre un contact permanent sur un os sain. Autour du point comprimé de ce dernier se produisent des *ostéophytes* ; ceux-ci se moulent sur la tête arrondie que présente le fragment. De là, une articulation relativement bien organisée et capable de permettre des mouvements étendus. Toutefois les pseudarthroses n'atteignent jamais au degré de perfectionnement des **néarthroses**, qui se constituent après les luxations autour des têtes osseuses déplacées.

II. — RACHITISME. — Le rachitisme constitue une lésion très spéciale du développement du tissu osseux ; ses caractères anatomiques sont mieux connus que son étiologie et que le mécanisme de sa production.

Rindfleisch et Kassowitz font jouer le principal rôle aux phénomènes vasculaires : ils invoquent une *hypérémie subinflammatoire* des lieux de formation de l'os. La clinique nous démontre, au contraire, que le rachitisme est le fait d'un *trouble de la nutrition générale*, le plus souvent lié à une alimentation vicieuse, et qui fait sans doute sentir son action sur le squelette par l'insuffisance de *quantité*, ou surtout par le défaut d'*élaboration préalable* des matériaux dont il a besoin pendant sa **période de formation et de croissance.**

Les troubles de nutrition des os en voie de croissance ne constituent pas à eux seuls la symptomatologie du rachitisme, mais les lésions du squelette résument toute son histoire anatomo-pathologique. Le trouble de développement du tissu osseux s'accuse par des anomalies du processus d'ossification, qui se montrent à la fois dans tous ses modes, aussi bien dans l'ossification aux dépens du cartilage, que dans celle aux dépens du périoste ou aux dépens de la moelle osseuse.

Caractères généraux. — Ils peuvent se ramener à trois modifications fondamentales :

1. L'*imprégnation calcaire* est à la fois *insuffisante et mal distribuée.* Cette anomalie porte aussi bien sur la calcification des stades préparatoires de l'ossification que sur l'imprégnation calcaire définitive du tissu osseux néoformé.

2. Les *modifications préalables des tissus transitoires* (cartilage ou tissu fibreux) sont plus diffuses qu'à l'état normal et s'observent sur une zone plus étendue.

3. Le *tissu osseux néoformé* est exubérant, bien qu'il se développe imparfaitement. Il reste le siège d'une vascularisation et d'une hypérémie qui entravent la formation et l'ossification normales des trabécules osseuses.

De cet ensemble de modifications solidaires du développement du squelette, résulte une *mollesse* spéciale des os atteints, qui diminue leur résistance aux pressions extérieures, qui les dispose facilement aux courbures, aux fractures et entraîne la production de *déformations* considérables.

Le vice de la nutrition générale qui engendre le rachitisme est d'ailleurs curable; quand la guérison survient, le tissu osseux imparfait complète son ossification et atteint, par la suite, une intensité et une dureté anormales. Les os dont l'évolution a été troublée par le rachitisme, se reconnaissent plus tard à cette *éburnation* même, ainsi qu'à leurs *déformations* persistantes. Celles-ci sont d'autant plus apparentes d'ordinaire que l'accroissement des os atteints est diminué par la maladie, et que les *dimensions du squelette* restent au-dessous de la moyenne normale.

Lésions histologiques. — Elles consistent essentiellement en une sorte de **ralentissement** et **d'insuffisance du processus d'ossification** ; leurs détails varient suivant les points considérés.

Lésions de l'ossification cartilagineuse. — C'est au niveau du cartilage épiphysaire que s'observent les lésions les plus profondes, celles que l'on considère depuis Broca comme les plus spécifiques. Très accusées déjà à l'œil nu, elles portent sur les *couches limites* qui séparent le cartilage hyalin de l'épiphyse de l'os sous-jacent. A l'état normal, la limite est constituée entre les deux tissus par une petite couche transversale, étroite, à bords parallèles et nets, d'un millimètre et demi de hauteur, formant un petit liséré translucide d'un gris rougeâtre. Dans le rachitisme, cette couche augmente considérablement d'épaisseur jusqu'à atteindre plusieurs centimètres. Elle est de couleur grise, transparente, très molle; elle présente sur ses deux surfaces des limites sinueuses. La limite du côté du corps de l'os est particulièrement irrégulière ; elle présente des prolongements ou des échancrures profondes; souvent on retrouve au milieu de la couche qui nous occupe des îlots de cartilage, irréguliers, détachés et comme englobés. Au-dessous d'elle, s'étend une couche de tissu spongieux, rouge, dont la consistance est semblable à celle d'un os ramolli partiellement par un acide (Cornil et Ranvier). Enfin, apparaît l'os ancien plus ou moins parfait (fig. 54).

De ces quatre couches successives, la première est constituée par du *cartilage hyalin* tout à fait normal. La seconde, par du *cartilage en voie de prolifération* : tissu chondroïde de Broca. La troisième, par de l'*os spongieux imparfait* : tissu spongoïde de Guérin. La quatrième, par l'*os ancien* plus ou moins parfait.

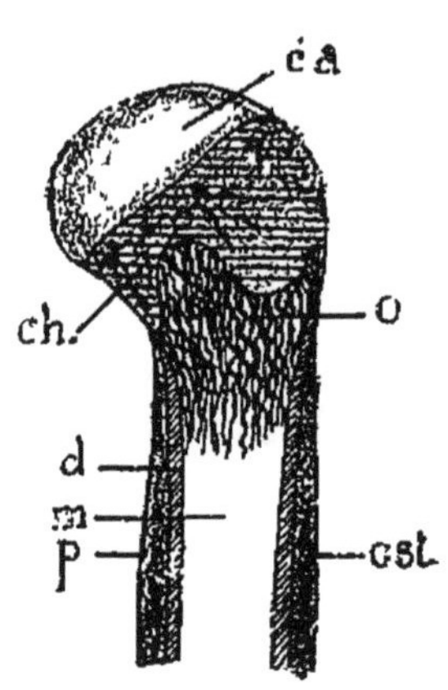

Fig. 54. — Os rachitique (schéma).

ca, cartilage normal de l'épiphyse ; *ch*, couche chondroïde ; *o*, couche spongoïde, en voie d'ossification ; *m*, moelle centrale ; *d*, diaphyse ; *p*, périoste ; *ost*, couche ostéoïde.

Les lésions portent presque exclusivement sur la deuxième et la troisième couche ; les caractères de la quatrième varient suivant les cas, et notamment suivant l'apparition plus ou moins tardive du rachitisme au cours de la période du développement du squelette.

Tissu chondroïde. — La couche **chondroïde** n'est autre chose que la couche de cartilage en voie de prolifération qui existe au même niveau dans l'ossification physiologique. Les cellules cartilagineuses y prolifèrent de la même façon et se disposent de la même manière en séries axiales, perpendiculaires à l'os sous-jacent ; mais, tandis que cette prolifération ne se montre à l'état normal que sur une seule ou tout au plus sur deux couches de cellules cartilagineuses, dans l'os rachitique, elle atteint simultanément *un grand nombre de couches*, jusqu'à dix ou vingt et même davantage. De plus, la prolifération est plus intense par le fait d'une durée plus longue du processus, elle se poursuit plus loin qu'à l'état normal jusque sur les cellules de troisième génération. Les cellules néoformées sont plus volumineuses ; elles s'entourent de capsules plus épaisses. Les capsules primitives sont plus distendues ; elles contiennent un plus grand nombre de cellules et de capsules filles, et arrivent ainsi à former de véritables *colonnettes allongées* (fig. 55).

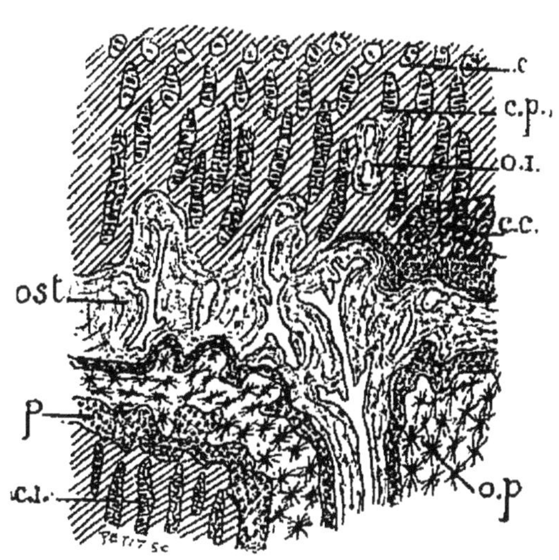

Fig. 55. — Rachitisme ; ossification du cartilage épiphysaire (d'après Ziegler).

c. cartilage normal ; *cp*, cartilage proliféré ; *ost*, tissu spongoïde, os imparfait ; *op*, os parfait ; *p*, couche osseuse périphérique imparfaite : *cc*, cartilage calcifié : *oi*, îlot spongoïde inclus dans le cartilage ; *ci*, îlot cartilagineux inclus dans les couches ossifiées.

Dans cette couche chondroïde, on rencontre quelques *îlots d'incrustation calcaire*, qui se présentent sous la forme de grains durs et blanchâtres, disséminés et criant sous le couteau. Ces grains restent distincts, séparés par des intervalles de cartilage demeuré souple ; la calcification peut envahir jusqu'aux capsules secondaires qui restent indemnes dans l'ossification physiologique.

Tissu spongoïde. — Au-dessous de cette première zone s'étend la couche **spongoïde**, dans laquelle apparaissent des *espaces médullaires*, en communication avec ceux de l'os voisin et réunis entre eux par des anastomoses tranversales ; ces espaces résultent de la pénétration du cartilage par les bourgeons vasculaires. La ligne d'attaque est elle-même irrégulière ; l'ossification vraie ne débute pas simultanément sur tous les points ; elle progresse d'une manière inégale, englobant souvent, de çi de là, des îlots cartilagineux, détachés de la couche chondroïde, dont les cellules ont proliféré, mais qui ne sont pas atteints par le processus d'ossification.

La couche spongoïde est séparée de la précédente par une limite sinueuse, mais très nette ; du côté de l'os, au contraire, la transition est insensible et la limite souvent impossible à indiquer. Cette couche est en somme constituée par un os spongieux, imparfait et de faible consistance. Les cavités alvéolaires qu'elle contient sont larges, mais irrégulières; la *moelle* qui les remplit est d'abord rouge, très fluide, composée de petites cellules rondes ; dans les alvéoles plus anciens les cellules deviennent étoilées, la substance fondamentale devient fibrillaire. Les *travées* sont constituées par des corpuscules anguleux, assez volumineux, un peu étoilés, mais sans canalicules anastomotiques; ces corpuscules sont disposés irrégulièrement dans une substance homogène, souvent un peu granuleuse, mais ne présentant jamais la structure lamellaire physiologique. Cornil et Ranvier et la plupart des auteurs considèrent les travées du tissu spongoïde comme constituées par du tissu cartilagineux infiltré de sels calcaires ; il faut plutôt y voir un tissu osseux vrai, mais imparfait.

Lésions de l'ossification périostique. — Au niveau de la diaphyse, l'ossification périostique est troublée comme celle du cartilage épiphysaire.

Les *couches ostéogéniques* à peine visibles à l'état physiologique sont plus épaisses, plus molles et plus vasculaires qu'à l'état normal. Considérées sur toute la longueur de l'os, elles forment une sorte de *fuseau*, dont le ventre, situé au milieu de la diaphyse, dépasse plusieurs millimètres d'épaisseur (fig. 54). Dans les cas extrêmes, il fait saillie du côté du canal médullaire autant que du côté de l'extérieur; il rétrécit ce canal surtout à sa partie moyenne et lui donne une forme générale en sablier. Cette couche diminue l'adhérence du périoste et rend son ablation facile sur les os rachitiques; elle rappelle l'aspect de la pulpe splénique. Elle a été prise par les anciens auteurs pour un exsudat hémorragique; mais quoique riche en vaisseaux capillaires dilatés et à parois minces elle ne contient aucun extravasat. Elle est constituée par un tissu osseux en voie de formation, et mérite le nom d'**ostéoïde** que lui a donné Virchow.

Tissu ostéoïde. — Il diffère peu de celui qu'on observe dans les tumeurs malignes du type osseux; au début, il est très mou, mais il ne tarde pas à devenir plus dense et à unir étroitement le périoste et l'os sous-jacent.

Le tissu ostéoïde est parcouru par des *travées* réfringentes, anastomosées; la plupart des auteurs voient en elles les analogues des fibres de Sharpey, que l'on observe dans l'ossification des os secondaires du crâne et des fibres ossiformes de l'encoche d'ossification. Ces travées contiennent dans leur intérieur des *cellules*, souvent étoilées, qui établissent la nature osseuse de ce tissu.

Dans les *fractures* qui surviennent souvent sur les os rachitiques, le cal périostique est toujours constitué par ce même tissu ostéoïde; ce fait prouve simplement que le vice de développement des couches ostéogéniques du périoste n'est pas modifié par la fracture.

Lésions de l'ossification médullaire. — La formation régulièrement lamellaire du tissu compact est retardée et fait longtemps défaut. Elle résulte, comme on le sait, de remaniements incessants du tissu osseux en voie de formation par la *moelle périvasculaire*. Dans les os rachitiques, ce processus de perfectionnement, qui résulte de l'ossification médullaire, est retardé et troublé, au même titre que les processus d'ossification qui se font aux dépens du cartilage et du périoste. L'inégalité du processus donne naissance à des lames emboîtées qui alternent avec des couches embryonnaires sous la forme de cylindres concentriques. La moelle en partie inactive donne naissance à sa périphérie à des *couches fibrillaires*, qui peuvent aller jusqu'à prendre l'aspect d'une membrane médullaire.

Cé processus s'observe d'ailleurs dans les alvéoles du tissu spongieux, tout comme dans les canaux de Havers et dans le canal central. Par là, la formation des lames concentriques des *systèmes de Havers* est entravée et se fait irrégulièrement, sans qu'on puisse dire avec Colrat et Renaut qu'elle soït plus troublée que les autres modes de l'ossification, et sans que son altération atteigne à l'importance spécifique des tissus spongoïde et ostéoïde décrits plus haut.

Modifications de l'os ancien. — Il est difficile de démêler la part qui revient dans la constitution d'un os rachitique aux modifications secondaires de l'os ancien.

On rencontre par places des travées volumineuses, qui présentent une *partie centrale* calcifiée et bien ossifiée, tandis que la *partie externe* incomplètement formée est encore privée de sels calcaires. L'aspect de ces travées est alors semblable à celui des travées des os ostéomalaciques. Quelques auteurs y voient la preuve que les travées anciennes peuvent *se résorber* et se dissoudre commé dans l'ostéomalacie; Cohnheim en avait conclu à l'identité des deux processus. On peut soutenir par contre que cette disposition résulte simplement de la lenteur de l'ossification vraie des trabécules osseuses; en somme, la question n'est pas parfaitement résolue. Quoi qu'il en soit, la résorption des travées anciennes s'exercerait surtout sur la diaphyse, au voisinage du canal central, entraînant ainsi la diminution de la *couche corticale* de l'os.

Déformations consécutives. — L'imperfection du tissu osseux, dont nous venons de décrire les modalités histologiques, s'accuse surtout à l'extérieur par la *mollesse* des os rachitiques. De là, des déformations variées qui entraînent après elles des conséquences importantes ; leur description nous entraînerait trop loin, elle ressortit d'ailleurs plus encore à la pathologie qu'à l'anatomie pathologique. Nous nous contenterons de rappeler que les caractères essentiels de ces déformations consistent dans le gonflement, les **nouures des épiphyses**, et dans les **courbures anormales des diaphyses**. Ces dernières résultent du défaut de solidité du tissu ostéoïde ; les premières, de la mollesse des couches chondroïdes et spongoïdes. Celles-ci résistent mal à la pression qu'elles supportent ; elles débordent en quelque sorte à l'extérieur pour former les bourrelets arrondis qui doublent les épiphyses. Dans les cartilages costaux, les couches en prolifération ne résistent pas aux poussées dont le sternum est le siège, de là, l'incurvation angulaire qui complète l'aspect si caractéristique du *thorax rachitique*.

Les déformations des os du **bassin rachitique** présentent des caractères spéciaux d'une grande importance. D'une manière générale, les os sont grêles et atrophiés, diminués de poids et de dimensions, tandis qu'il existe des *saillies exagérées* au niveau des insertions musculaires.

Les déformations sont dues aux pressions supportées par les os pendant leur phase de mollesse, c'est-à-dire pendant les premières périodes de leur croissance; aussi elles varient suivant les cas. Lorsque l'enfant atteint de rachitisme a pu marcher, il se produit une *projection du sacrum avec projection des cavités cotyloïdes*; s'il a dû rester longtemps assis, *les dernières vertèbres sacrées se sont recourbées en crochet*; si au contraire l'impotence fonctionnelle a été absolue, si l'enfant est resté longtemps couché, le *sacrum est plat* sans aucune courbure transversale.

Les déformations atteignent leur maximum dans certains cas de rachitisme peu accentué, mais prolongé sans que la marche ait été entravée ; les déformations causées par le poids du corps et par les contre-pressions peuvent alors être très considérables, et aboutir à la forme de bassin rachitique qui a été décrite par les auteurs sous le nom de *bassin pseudo-ostéomalacique*, forme dans laquelle le rôle des pressions l'emporte davantage sur celui des modifications du développement,

II. — LÉSIONS DE NUTRITION

Le tissu osseux possède une puissance de prolifération très élevée, qui se traduit par la facilité avec laquelle il répare ses pertes de substance, et par la tendance exubérante et hypertrophique que prennent facilement ses lésions.

Dans ses traits généraux, l'augmentation de vitalité du tissu osseux consiste essentiellement, d'une part dans la *prolifération de la moelle osseuse* et dans l'élargissement consécutif des canaux de Havers ; d'autre part, dans la prolifération parallèle des couches ostéogéniques du périoste.

La prolifération des cellules osseuses s'accompagne de la disparition et de la *raréfaction de la charpente osseuse*. On a invoqué diverses raisons pour expliquer la résorption du tissu osseux en pareil cas. Billroth l'attribuait à la présence de l'*acide lactique* ou de phosphates acides; Rindfleisch, à une *transformation muqueuse de l'osséine;* Weber, à la *fonte* graisseuse des corpuscules osseux ; Kölliker, à l'*action des myéloplaxes*, auxquels il donnait pour cette raison le nom d'ostéophages ou d'**ostéoclastes.**

Il suffit simplement de remarquer que la *disparition des substances intercellulaires, en présence de la prolifération embryonnaire des cellules qui ont présidé à leur formation, est une loi générale en anatomie pathologique.*

La raréfaction de la charpente osseuse persiste tant que les cellules restent embryonnaires ; quand elles deviennent adultes, elles édifient, au contraire, le tissu dont elles émanent, et les travées osseuses deviennent plus abondantes et plus compactes. Les deux stades de *raréfaction* et de *surproduction* de la charpente osseuse sont au même titre une lésion de ce tissu par modifications de sa vitalité ; le stade domine dans les processus rapides et actifs, tandis que le second appartient aux formes de longue durée et de faible intensité.

Dans les descriptions classiques, laissant de côté toute donnée causale, négligeant même les caractères des lésions cellulaires, on s'est presque uniquement attaché aux modifications des travées osseuses elles-mêmes, bien que ces dernières n'aient en réalité qu'une signification secondaire et subordonnée.

I. — Ostéite raréfiante. — L'ostéite est dite raréfiante quand l'absorption de la substance osseuse et l'agrandissement des canaux de Havers continuent à progresser, sans donner naissance à des formations osseuses nouvelles. La résorption du tissu osseux se fait sous l'influence directe des cellules embryonnaires osseuses ; elle part le plus souvent des canaux de Havers, elle progresse suivant une ligne brisée, constituée par des échancrures semi-lunaires que séparent des angles osseux saillants. Les choses se passent comme si cette résorption se faisait concentriquement autour des *foyers*, d'ailleurs multiples, de *prolifération cellulaire*: **corrosion lacunaire** (fig. 56). Les échancrures en coup d'ongle ainsi produites portent le nom de *lacunes de Howship*, elles donnent un aspect festonné aux limites de la lésion.

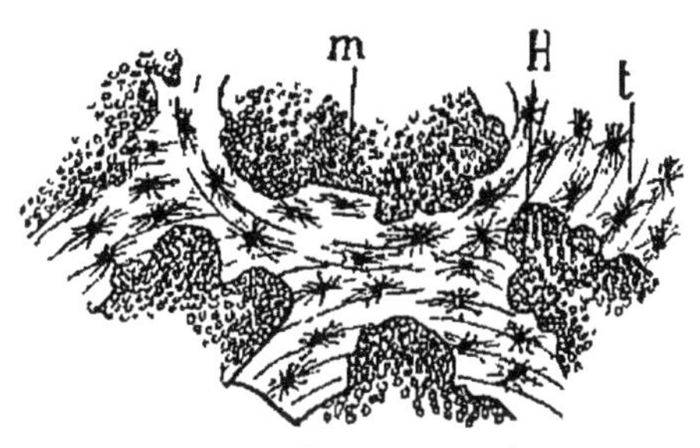

Fig. 56. — Ostéite raréfiante.

m, moelle osseuse en voie de prolifération embryonnaire; *t*, travées osseuses; H, lacunes de Howship.

Dans quelques cas, la corrosion débute autour d'un *corpuscule osseux*; la cavité ainsi formée s'agrandit et, en arrivant à se réunir aux cellules voisines, elle constitue bientôt une lacune caractéristique à bords festonnés : **corrosion péricorpusculaire**.

Assez souvent, le tissu osseux, avant d'être résorbé, se creuse préablement de **canalicules arborisés**, constitués par la dilatation des *lacunes osseuses*, et celle du réseau anastomotique délié qui les réunit.

D'après Kiener et Poulet les trabécules osseuses pourraient aussi, au lieu d'être résorbées, subir après décalcification une **transformation vitreuse**.

L'ostéite raréfiante peut aller jusqu'à faire disparaître complètement un os, sans l'intervention de la nécrose. Assez rare, elle s'observe surtout dans les os courts, elle dépend le plus souvent de lésions atténuées du type suppuratif.

II. — Ostéite productive. — Elle est beaucoup plus fréquente ; elle reconnaît souvent pour cause l'irritation hypertrophique qui accompagne les lésions syphilitiques. L'excès de vitalité dont elle résulte porte le plus souvent sur les *couches ostéogéniques* du périoste, mais elle peut s'observer aussi sur le *corps même de l'os*, et beaucoup plus rarement sur la *moelle centrale*.

Exostoses. — L'hyperplasie des couches ostéogéniques du périoste donne naissance à des masses osseuses de forme plus ou moins irrégulière, de volume très variable. Celles-ci forment à la surface de l'os des saillies auxquelles on donne, suivant les cas, les noms d'**ostéophytes** ou d'**exostoses**. Sans que la signification différencielle de ces deux termes soit toujours bien précisée, le premier terme s'applique surtout aux productions plus saillantes et plus végétantes, qui acquièrent de ce fait un certain degré d'autonomie.

Les exostoses se rencontrent surtout au voisinage des *épiphyses*, elles sont recouvertes par le périoste dont la continuité n'est pas interrompue. La substance osseuse de nouvelle formation se distingue facilement de l'os ancien, non seulement par sa forme anormale et sa densité différente, habituellement plus grande, mais surtout par la *direction de ses vaisseaux et de ses systèmes de Havers*. Ces canaux présentent en effet une direction *perpendiculaire* ou tout au moins *oblique* à celle des canaux de l'os ancien, commandée par la direction des vaisseaux ostéopériostiques.

La limite de la production nouvelle est nettement marquée par les couches parallèles de la surface de l'os ancien, l'exostose s'appliquant sur les systèmes lamellaires de ce dernier sans en altérer la disposition.

Le type le plus net de l'exostose hypertrophique pure est celle qui s'observe parfois sur les épiphyses à la période de croissance; ces exostoses sont souvent multiples et symétriques. Soulier, qui les a bien décrites, a caractérisé leur nature en leur donnant le nom d'**exostoses ostéogéniques.**

Eburnation. — L'hypertrophie qui porte sur le tissu du *corps de l'os*, ne réalise que rarement des productions exubérantes; dans quelques cas cependant, sous cette influence, un os peut atteindre un *volume double* ou *triple* de l'état normal. Le plus souvent l'hypertrophie reste en quelque sorte interne, et ne s'accuse que par la condensation de la charpente osseuse et le rétrécissement parfois extrême des canaux des Havers : on désigne ce processus sous les noms d'**ostéite condensante**, d'**éburnation** (fig. 57) et quelquefois aussi d'**exostose parenchymateuse.**

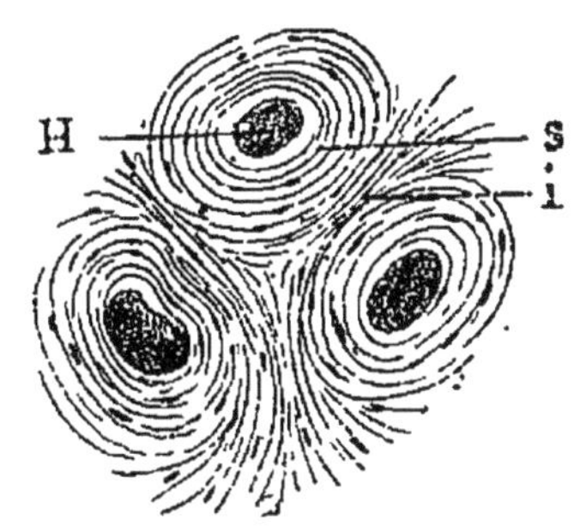

Fig. 57. — Ostéite condensante.

H, canal de Havers; *t*, systèmes de Havers hypertrophiés et éburnés; *i*, systèmes intermédiaires.

Le tissu néoformé se trouve inclus dans le tissu normal; il en diffère non seulement par son état de dureté et de condensation plus grande, mais encore par la *disposition de ses systèmes lamellaires* et la *direction de ses canaux de Havers*. Le stade de raréfaction, qui a précédé la phase productive, a en effet remanié la disposition de l'os. Les canaux du tissu néoformé présentent une direction générale radiée, concentrique aux limites festonnées de la lésion, souvent perpendiculaire à la direction des canaux anciens, en tout cas, toujours anormale et présentant parfois les dispositions les plus inattendues (Cornil et Ranvier).

On admet d'ordinaire, mais sans preuves suffisantes, que le rétrécissement des canaux de Havers par l'ostéite condensante peut aller jusqu'à déterminer des *séquestres* par compression des vaisseaux.

Énostoses. — On donne ce nom aux productions exubérantes édifiées par la moelle du canal central; plus rares que les deux variétés précédentes, elles présentent d'ailleurs les mêmes caractères anatomiques.

III. — Atrophie. — L'atrophie proprement dite du tissu osseux porte à la fois sur la charpente et sur les cellules, c'est-à-dire sur le tissu tout entier. On lui donne le nom d'ostéoporose.

L'**ostéoporose adipeuse** se caractérise par ce fait que la raréfaction du tissu osseux s'accompagne d'une accumulation compensatrice de cellules adipeuses dans les espaces médullaires; elle se rencontre surtout dans les os courts et dans les épiphyses des os longs, dans les cas d'arthrites chroniques qui ont entraîné une immobilisation prolongée.

L'**ostéoporose simple** s'observe dans la vieillesse, et on la désigne souvent à tort sous le nom d'**ostéomalacie sénile**. Les espaces médullaires sont agrandis; l'os devient friable par cette raréfaction même, mais il n'y a pas de ramollissement par décalcification, comme dans l'ostéomalacie vraie. La moelle s'atrophie également, les cellules adipeuses disparaissent, et l'os prend un *aspect poreux* comparable à celui des os des oiseaux. Les côtes et les vertèbres sont les os le plus souvent atteints par l'ostéoporose simple.

IV. — Nécrose. — La nécrobiose de zones plus ou moins étendues de tissu osseux est relativement fréquente; elle reconnaît pour cause prochaine l'*arrêt de la circulation* dans les vaisseaux nourriciers. Celui-ci est ordinairement le fait d'une *cause locale*, le plus souvent, d'une lésion inflammatoire, quelquefois d'un traumatisme.

Dans la plupart des tissus, l'arrêt de la circulation est presque toujours le fait de lésions des parois artérielles : endartérites, embolies ou thromboses; les lésions des tissus périphériques au vaisseau n'entraînent pas d'ordinaire une compression suffisante pour supprimer le cours du sang. Il en est autrement dans le tissu osseux, parce que là les vaisseaux, enfermés dans les parois rigides des canaux de Havers, peuvent être comprimés par les *lésions prolifératives de la moelle* osseuse. Dans quelques cas l'arrêt de la circulation provient du *décollement du périoste* par une collection purulente, et de l'arrachement consécutif des petits vaisseaux nourriciers superficiels. La nature du processus initial, dont la nécrose n'est qu'une conséquence secondaire, domine toute l'évolution de la lésion.

On donne le nom d'**esquilles** aux fragments osseux détachés directement par un traumatisme, et celui de **séquestres** aux fragments dont la mortification reconnaît pour cause un processus pathologique.

La **mortification parcellaire** des trabécules osseuses est un processus un peu différent; il faut réserver le nom de **nécroses** aux mortifications qui s'étendent à tout un territoire vasculaire et à une étendue appréciable de tissu osseux.

Séquestres. — Les séquestres sont d'étendue et de forme variables. Le plus habituellement, leur surface présente des inégalités et des dépressions, mais on rencontre aussi par places des surfaces lisses plus ou moins étendues. Les *éléments cellulaires* et les *matières grasses* disparaissent assez rapidement; mais la *charpente* osseuse proprement dite ne se modifie guère et persiste indéfiniment.

Leur aspect varie suivant la cause initiale. Le séquestre est, suivant les cas, constitué par des couches osseuses *raréfiées*, ou par du tissu dense et *éburné*, comme il arrive par exemple dans la **nécrose phosphorée** des maxillaires. La charpente nécrosée reste ce qu'elle était au moment de la formation du séquestre, et les différences résultent uniquement des lésions antérieures de l'os à son niveau.

On a longtemps attribué à tort une faculté dissolvante au pus dans lequel baignent les séquestres; toutefois, dans quelques cas, ceux-ci peuvent être partiellement résorbés par l'action de *bourgeons prolifératifs* émanés des parties osseuses voisines encore vivantes. Le plus souvent, ils ne disparaissent guère que lorsqu'ils sont libérés et *entraînés au dehors*, par une intervention chirurgicale ou par l'inflammation éliminatrice qu'ils déterminent.

Inflammation éliminatrice. — Le séquestre joue le rôle d'un corps étranger irritant et détermine autour de lui une inflammation éliminatrice. La part que prennent réciproquement à ce travail éliminateur le processus initial, les infections secondaires suppuratives, et la simple irritation causée par la présence du séquestre, est loin d'être nettement précisée.

Les parties osseuses voisines sont le siège d'une prolifération médullaire, accompagnée de raréfaction de la charpente. Cette raréfaction entraîne la disparition des trabécules qui unissent la partie nécrosée avec les parties vivantes. Le plus souvent, la séparation du séquestre s'opère suivant des *lignes irrégulières* et ce fait explique les inégalités de sa surface.

L'inflammation éliminatrice aboutit d'ordinaire à la *suppuration*, et le séquestre ainsi mobilisé arrive plus ou moins facilement à s'éliminer au dehors. Quand le pus n'arrive pas à se faire jour à l'extérieur, il peut se caséifier et former autour du séquestre une sorte d'*enveloppe de substance caséeuse*.

Inclusion. — Dans quelques cas particuliers, les parties voisines de l'os ou du périoste présentent des productions hypertrophiques qui arrivent à *inclure* le séquestre. Le mode d'inclusion est très variable suivant les cas; nous ne citerons que les deux variétés principales. Dans les *os longs*, quand la nécrose a porté sur une grande étendue de la diaphyse, le périoste peut donner naissance à un manchon d'os nouveau qui entoure plus ou moins complètement l'os ancien nécrosé. Le **séquestre invaginé** par cette production est séparé de l'os nouveau par une couche plus ou moins abondante de bourgeons médullaires ordinairement infiltrés de pus.

Dans les *os plats*, quand la nécrose porte sur toute l'épaisseur de l'os, il se produit autour de la plaque ainsi détachée, des productions osseuses qui en recouvrent les bords et qui l'enchâssent comme un verre de montre. Le **séquestre enchatonné** est assez fréquent, d'après Cornil et Ranvier, dans les nécroses syphilitiques du crâne.

V. — Ostéomalacie. — Elle consiste principalement dans le *ramollissement* du tissu osseux, résultant de la *résorption des sels calcaires* qu'il contient à l'état normal.

Les choses se passent comme si la moelle du canal central et des canaux de Havers contenait un acide en excès, attaquant les trabécules osseuses et dissolvant leurs sels calcaires. Quelques auteurs font jouer ce rôle à l'*acide lactique*. Malgré la dilatation et la réplétion habituellement considérables des vaisseaux de la moelle, il ne paraît pas y avoir dans l'ostéomalacie de phénomènes véritablement inflammatoires. Cette lésion de nutrition progresse d'ordinaire lentement; son essence est encore inconnue.

Caractères macroscopiques. — Par le fait de leur décalcification, les os ostéomalaciques sont mous, faciles à découper avec de simples scalpels. Le tissu osseux décalcifié se résorbe en partie; le *canal central* des os longs pénètre dans les épiphyses, et s'élargit transversalement. La *couche corticale* s'amincit, sans toutefois jamais disparaître complètement. Les os compacts prennent l'*aspect spongieux*. La liquéfaction du tissu est parfois poussée assez loin pour donner lieu à la formation de kystes dans le canal médullaire. Ces *kystes* contiennent un liquide plus ou moins coloré par du pigment sanguin, et sont ordinairement séparés du tissu normal par une membrane enkystante. Quand le processus s'arrête, ils persistent, pendant des années, sans modifications.

Les os malades subissent des **déformations** variées en rapport avec les pressions qu'ils subissent. Les **fractures** sont fréquentes et leur consolidation fait souvent défaut; quand elle se produit elle est très lente et toujours imparfaite.

Caractères histologiques. — Les lésions histologiques de l'ostéomalacie s'observent tout à la fois dans la moelle et dans les trabécules osseuses.

Lésions de la moelle osseuse. — La moelle est d'abord le siège d'une *congestion* intense; Rindfleisch attribue même la décalcification à l'excès d'acide carbonique qui résulterait de la stase sanguine. Cette congestion est parfois assez intense pour déterminer la production d'*hémorragies* plus ou moins diffuses. La graisse disparaît peu à peu; la moelle reste pauvre en éléments embryonnaires, bien que Virchow ait comparé l'aspect qu'elle présente à celui de la pulpe splénique. On observe le plus souvent une substance fondamentale gélatineuse, abondante, qui ne contient qu'un petit nombre de cellules, et qui rappelle la transformation fibreuse de la moelle.

Lésions des trabécules. — Les trabécules osseuses présentent un aspect très caractéristique et qui persiste jusqu'à une période assez avancée de la maladie. Elles sont nettement divisées en deux zones bien distinctes (fig. 58). La *zone centrale* est constituée par de l'os normal encore calcifié, avec ses cellules étoilées caractéristiques. La *zone externe*, au contraire, qui se poursuit sur toute la périphérie des trabécules, est complètement décalcifiée; elle s'imprègne par le carmin, et tranche par sa coloration rosée sur la zone centrale incolore. A son niveau, la *substance fondamentale* est modifiée; elle apparaît finement striée, les *cellules* ne se montrent plus que sous la forme de petites taches opaques; elles ont perdu leurs prolongements et leurs canalicules anastomotiques. Pour Cohnheim, cette zone externe est de formation nouvelle et imparfaite, tandis que la plupart des auteurs y voient un os ancien pathologiquement décalcifié.

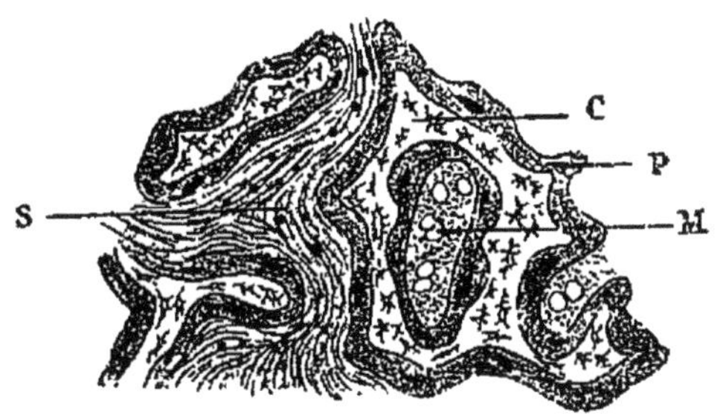

Fig. 58. — Ostéomalacie.

M, moelle gélatineuse d'un canal de Havers ; *c*, zone centrale des trabécules osseuses, restée normale ; *p*, zone périphérique décalcifiée ; *s*, moelle sclérosée.

La *ligne de séparation* est d'ordinaire nettement délimitée entre ces deux zones, mais elle est sinueuse, marquée par des angles rentrants et des saillies qui rappellent l'aspect des lacunes de Howship de l'ostéite raréfiante. Ce fait montre que la dissolution des sels calcaires varie suivant les points; l'extension inégale du processus dépend sans doute du degré de perméabilité des canalicules osseux.

Quand la lésion est poussée plus loin, non seulement la décalcification atteint toute l'épaisseur des trabécules, mais encore celles-ci finissent par se dissoudre et se transformer en une *substance muqueuse* mal définie, qui se diffuse dans les espaces médullaires.

Déformations consécutives. — Les déformations des os ostéomalaciques diffèrent de celles des os rachitiques, par ce fait qu'ils n'ont présenté à l'origine aucun arrêt de développement, et que les déformations résultent uniquement des pressions qu'ils subissent et auxquelles leur mollesse ne leur permet pas de résister. De plus les caractères et l'intensité des pressions diffèrent dans les deux cas, par le fait de la période différente de la vie à laquelle ces deux affections apparaissent ; de là l'opposition des caractères qui séparent les bassins ostéomalaciques des bassins rachitiques. Enfin les os ostéomalaciques conservent indéfiniment leur mollesse, au lieu de présenter la consolidation et l'éburnation ultérieures des os rachitiques ; cette mollesse est telle que les accouchements restent possibles malgré d'énormes déformations des détroits du bassin.

Les traits les plus caractéristiques du **bassin ostéomalacique** sont : la déformation des *ailes iliaques qui se recourbent en cornet d'oublie* ; la *projection des cavités cotyloïdes* : la *transformation de l'arc antérieur du bassin* ; les branches horizontales des pubis devennant parallèles et leur direction devient antéro-postérieure, ce qu'on exprime par la dénomination de *symphyse en bec de canard* ; *le sacrum plié en deux* au niveau de sa partie moyenne, le sommet et la base tendant à se rapprocher ; les *ischions projetés en dedans*. Au plus haut degré, les déformations constituent les *bassins chiffonnés* de Depaul.

III. — LÉSIONS PARASITAIRES

I. — Ostéomyélite infectieuse. — Cette affection a reçu des noms divers, parmi lesquels ceux d'**ostéite phlegmoneuse diffuse,** de **périostite phlegmoneuse, d'ostéite épiphysaire.**

Siège. — Elle s'observe surtout chez les jeunes sujets, dans les os longs, et en première ligne dans le fémur ; parmi les os courts le calcanéum est le plus souvent atteint. Elle peut siéger dans toutes les parties de l'os, mais elle se développe à l'ordinaire là où les *phénomènes d'accroissement sont le plus intenses* ; c'est-à-dire, au niveau des *épiphyses*, aux dépens de la portion de moelle la plus rapprochée du cartilage de conjugaison ; dans le *périoste*, aux dépens de sa couche ostéogénique ; quelquefois aussi dans le *canal central*.

Les foyers d'ostéomyélite sont ordinairement *disséminés* et laissent entre eux des espaces plus ou moins grands à peu près sains.

Évolution. — Le processus consiste essentiellement dans la prolifération intense des cellules osseuses de la moelle, aboutissant rapidement à la formation du pus. Pendant la première période, la moelle est congestionnée, parsemée de taches d'un rouge vineux ; sa consistance est augmentée ; à ce stade, les cellules adipeuses disparaissent, tandis que l'infiltration embryonnaire s'accuse. Bientôt la moelle se ramollit, elle devient grisâtre, fongueuse, elle est imbibée de pus ; les canaux de Havers agrandis apparaissent sous la forme de traînées rouges. La **formation du pus** est très rapide, celui-ci est déjà abondant vingt-quatre ou quarante-huit heures après le début. La raréfaction du tissu osseux se poursuit et des cavités pleines de pus se constituent dans son intérieur. Le pus est souvent mélangé d'innombrables *gouttelettes graisseuses*, brillantes, venues de la graisse médullaire.

Cette suppuration diffuse et étendue détermine presque constamment, 99 fois sur 100, des **séquestres** plus ou moins considérables. Dans les cas extrêmes, un séquestre peut comprendre la *totalité d'une diaphyse*. Les séquestres sont quelquefois mobiles, le plus souvent *invaginés* par des productions d'os nouveau. Le plus souvent, par suite peut-être de la rapidité de leur formation, la substance osseuse ne subit aucune raréfaction, et leur tissu ne diffère pas de celui d'un os normal simplement macéré dans l'eau. Ces séquestres baignent dans le pus ; ils peuvent y séjourner très longtemps sans subir de modifications notables.

Les lésions intéressent peu le périoste et siègent surtout dans la profondeur des os; elles entraînent fréquemment le **décollement des épiphyses**, la ligne de séparation se produit au niveau même du cartilage de conjugaison. Souvent aussi la séparation se fait loin de ce cartilage, au niveau de la jonction de la diaphyse avec le renflement épiphysaire. Cette **séparation des diaphyses** se produit surtout vers la fin du premier mois, quand le travail de réparation est à son maximum. Elle n'entraîne pas toujours la nécrose du corps de l'os ; elle est souvent confondue à tort avec le décollement épiphysaire (Lannelongue).

Les **fractures spontanées** ne sont pas rares, mais elles sont tardives et se rattachent à l'existence de nécroses étendues.

Les articulations voisines sont ordinairement intéressées ; les *cartilages diarthrodiaux* subissent alors des amincissement partiels, des destructions et des perforations, plus nombreuses à leur circonférence que vers le centre.

Le pus se fraye un *passage vers l'extérieur* par sa propagation de proche en proche; il décolle le périoste sur de grandes longueurs avant de le rompre.

Les **abcès** du canal médullaire arrivent à perforer la coque osseuse qui les bride, sous forme de trous taillés comme à l'emporte-pièce.

Réparation. — Les dégâts se limitent d'ordinaire assez vite quand le pus est rapidement évacué par une intervention chirurgicale largement conduite. Les séquestres sont longs à se détacher, leur élimination abandonnée à elle-même est presque indéfinie.

Dès que le processus perd de sa violence et de son intensité, nombre de cellules proliférées échappent aux stades ultérieurs de la fermentation; au lieu de faire du pus, elles édifient du *tissu osseux exubérant*. Celui-ci affecte des dispositions diverses: tantôt il édifie de nouvelles **couches osseuses concentriques**

sous-périostiques, qui augmentent le diamètre de l'os; tantôt ce sont des productions d'**ostéophytes**, qui invaginent les séquestres ou entraînent des déformations diverses des os intéressés.

Huit jours après le début de l'affection, on constate déjà de l'os nouveau; il apparaît d'abord et prend son plus grand développement là où le processus a été le moins violent. Au début, l'os nouveau est grenu, grisâtre et poreux (Lannelongue); plus tard, il devient dense et éburné. Longtemps après la guérison de la maladie, on observe encore une croissance anormale de l'os, et des **hyperostoses.**

Cette tendance puissante aux néoformations osseuses démontre que la fermentation porte son action sur les cellules propres du tissu osseux, et qu'elle constitue un mode particulier de suppuration, une suppuration spéciale à ce tissu.

II. — Ostéite tuberculeuse. — Elle est fréquente et s'observe surtout dans le tissu spongieux, dans les os courts ou dans les épiphyses des os longs. Le corps des vertèbres, le sternum, les côtes, les phalanges sont les os le plus souvent atteints.

Les **granulations miliaires** de la tuberculose généralisée forment de petites taches circulaires, de 1 à 2 milimètres de diamètre, translucides et exsangues; elles tranchent par leur coloration sur le fond rouge foncé que forme la moelle, congestionnée à leur pourtour. Ces granulations ne déterminent que peu de réaction autour d'elles; rien ne les trahit à l'extérieur; elles ne sont que de simples trouvailles d'autopsie, relativement fréquentes quand on les cherche.

Tuberculose primitive. — Elle se présente sous trois formes principales.

Dans quelques cas, elle reste **superficielle**; elle s'étend simplement à la périphérie de l'os, au-dessous du périoste, se propageant en surface à la façon d'un ulcère serpigineux. Elle détermine des *abcès ossifluents*, souvent considérables, mais elle ne pénètre pas dans la profondeur des os atteints. Cette forme s'observe surtout sur la colonne vertébrale ; intéressant à la fois plusieurs corps vertébraux, elle constitue une forme relativement rare de mal de Pott.

Le plus souvent la tuberculose est **intra-osseuse**, elle siège dans la profondeur de l'os, et elle n'arrive à la surface que par le travail ulcératif secondaire qu'entraîne sa présence. Les tubercules intra-osseux sont tantôt circonscrits ou **enkystés**, tantôt infiltrés ou **diffus**.

Ils déterminent habituellement la production de *séquestres* plus ou moins étendus ; ils s'accompagnent souvent d'*abcès ossifluents* et de *trajets fistuleux*. Il ne faut pas oublier cependant que la tuberculose osseuse peut guérir sans qu'il se soit produit aucune évacuation à l'extérieur.

Caractères macroscopiques. — Dans les os tuberculeux les lésions sont d'ordinaire *irrégulièrement distribuées*. Elles se présentent, suivant les régions, à des étapes très diverses de leur développement ; de là des variétés d'aspect, de consistance et de coloration, qui peuvent être considérées comme un des signes importants de la tuberculose osseuse. A côté de portions anémiques et translucides, on en rencontre qui sont congestionnées et lie de vin ; à côté de foyers caséeux, on rencontre des cavités suppurantes ; à côté de séquestres spongieux entourés de fongosités saignantes, des îlots éburnés. Les couches denses ou néoformées sont relativement rares, et le tissu est généralement très *friable*. Le stylet introduit par une fistule pénètre d'ordinaire avec facilité au sein du tissu osseux, en déterminant un bruit ou une sensation de *craquement*, qui résulte de la fragilité des trabécules osseuses qu'il rencontre.

Dans quelques cas, et en particulier sur les phalanges, la diaphyse tout entière est augmentée de volume, transformée en un tissu alvéolaire à larges mailles, limité au dehors par des couches ostéophytiques incomplètement ossifiées (**spina ventosa**).

Les **séquestres** qu'on observe en pareil cas sont de deux sortes : les uns méritent à peine ce nom et ne sont constitués que par des trabécules osseuses (*séquestres moléculaires*) ; les autres, formés par des fragments assez volumineux (*séquestres proprement dits*), sont *mobiles* ou *invaginés*, ordinairement creusés d'anfractuosités diverses et baignés dans le pus.

A la **raréfaction** initale de la charpente osseuse vient s'ajouter, surtout quand les foyers communiquent par des trajets fistuleux avec l'air extérieur, une **suppuration** plus ou moins considérable. La prolifération des cellules médullaires arrive à former de véritables bourgeons charnus, très vascularisés, analogues à ceux des suppurations conjonctives, et désignés comme eux sous le nom de **fongosités.**

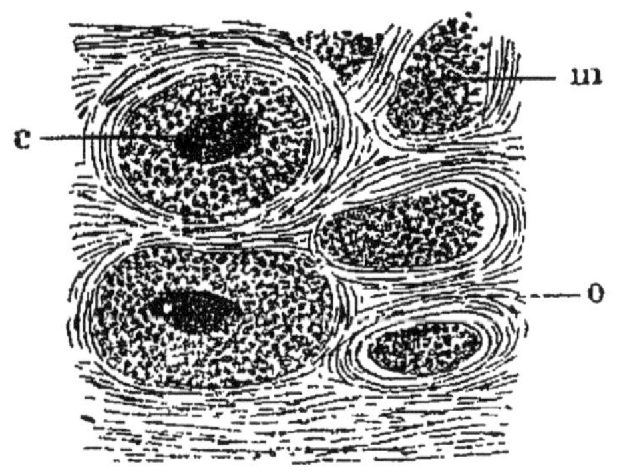

Fig. 59. — Tuberculose osseuse.

a, trabécules osseuses; *m*, moelle en prolifération embryonnaire; *c*, îlots caséeux intra-médullaires.

Ces bourgeons possèdent des vaisseaux dilatés, qui peuvent donner naissance à des *foyers hémorragiques*, et qui contrastent avec l'anémie et les oblitérations vasculaires des tubercules purs.

Caractères histologiques. — Les granulations tuberculeuses confluentes, parfois difficiles à reconnaître à l'œil nu, présentent au microscope leurs caractères ordinaires (fig. 59). Le tissu intercalaire dans lequel elles se perdent subit lui-même des lésions secondaires; d'abord congestionné, il ne tarde pas à subir un ramollissement gélatineux ; il s'anémie, il devient translucide; ses cellules adipeuses disparaissent, ses cellules propres prolifèrent, il subit enfin une *dégénérescence caséeuse* que l'on attribue généralement à l'oblitération des vaisseaux.

Les *trabécules osseuses* participent inégalement à la lésion, les unes sont le siège d'usure et de résorption; les autres se condensent et s'épaississent; suivant les cas, l'un ou l'autre de ces deux processus prédomine. Le plus ordinairement, la *raréfaction* l'emporte au niveau du siège principal de la lésion, l'*ostéite productive* à la périphérie, sous le périoste notamment.

Le terme de **carie**, qui a été si longtemps pris dans des acceptions diverses et peu précises, est considéré aujourd'hui comme à peu près synonyme de tuberculose osseuse.

Cependant dans les lésions autrefois décrites sous le nom de caries, l'inflammation ne jouait pas le rôle principal, et celui-ci revenait à la *dégénérescence graisseuse* primitive des corpuscules osseux ou à l'amincissement parallèle des trabécules. On regardait la suppuration ou la caséification comme secondaires à cette dégénérescence elle-même, provoquées par des obstructions vasculaires ou en rapport avec une inflammation éliminatrice, et constituant la seconde période de la maladie.

En réalité, on confondait dans une même description la tuberculose osseuse et les *lésions atrophiques ambiantes*, à peu près constantes au voisinage des articulations malades, et on considérait à tort les deux lésions comme les périodes successives d'un processus unique.

III. — Ostéite syphilitique. — Les lésions tertiaires méritent seules une description spéciale. Elles se présentent sous deux formes différentes.

Les **gommes circonscrites** se développent surtout au-dessous du périoste; elles pénètrent dans le tissu osseux sous la forme d'un cône et déterminent sa raréfaction progressive. Après leur guérison, on trouve à leur place une *cicatrice* fibreuse, étoilée, limitée par un tissu osseux éburné, et souvent entourée d'un bourrelet d'*ostéophytes*.

L'ostéomyélite gommeuse est la forme la plus commune ; elle siège à la fois dans le périoste et dans le canal central. D'après Gangolphe, la lésion de la moelle du canal central est le fait prédominant. Pour lui, il n'est nullement démontré que le périoste puisse être intéressé, la moelle restant indemne, tandis que la propagation se fait facilement du canal médullaire aux espaces sous-périostiques.

Quoi qu'il en soit, le *périoste épaissi*, inégalement adhérent, est souvent séparé de l'os sous-jacent par une couche de substance gommeuse. Au début, celle-ci est gélatineuse et rosée, plus tard elle devient opaque et jaunâtre. L'os est toujours *hypertrophié*, globuleux ou fusiforme, quelquefois doublé et triplé de volume. Les pertes de substance subies par l'os ancien sont compensées par des productions osseuses nouvelles, d'origine surtout périostique.

On ne constate ni abcès, ni oblitérations vasculaires, ni séquestres concomitants. L'os, dépouillé de son périoste, présente des végétations ostéophytiques, des dépressions, des porosités, des vermoulures, des sortes de vestibules dans lesquels viennent s'ouvrir une série de petits orifices. Sur une coupe divisant l'os suivant son grand axe, on voit que les *galeries syphilomateuses* suivent le trajet des canaux de Havers ; la diaphyse est parcourue par des tunnels et des boyaux qui mettent en communication les espaces sous-périostiques avec le canal médullaire généralement dilaté.

Le nombre et le calibre de ces galeries sont parfois assez considérables pour déterminer des *fractures spontanées*. La guérison s'opère par un processus de *sclérose ostéo-fibreuse* qui va souvent jusqu'à l'éburnation.

CHAPITRE II

Articulations.

I. — Arthrites aiguës.

I. — Formes séreuses. — L'existence d'un épanchement séreux ou séro-fibrineux dans la cavité articulaire en est le caractère essentiel. Le *liquide épanché* présente les caractères de la synovie, il tient en suspension quelques flocons muqueux, ou même fibrineux suivant les cas, et de plus quelques *cellules* de formes diverses, pour la plupart infiltrées de granulations graisseuses ou présentant des noyaux vésiculeux. Ces cellules proviennent de la synoviale qui est le siège d'une injection vasculaire, surtout accusée au niveau des franges synoviales.

Les *cartilages diarthrodiaux* prennent part à l'inflammation; tout d'abord, leurs cellules augmentent de volume, les noyaux sont vésiculeux, les nucléoles se caractérisent, et les capsules prennent une forme globuleuse. Plus tard, la prolifération survient, les cellules néoformées s'entourent de capsules cartilagineuses secondaires. Ces phénomènes ne s'observent d'ordinaire que dans les couches superficielles du cartilage et sous forme d'îlots disséminés.

La *prolifération des cellules* s'accompagne *du ramollissement et de la segmentation de la substance fondamentale*. Tout d'abord le cartilage perd sa résistance propre et sa consistance élastique; un peu plus tard il se segmente dans le sens du grand axe des capsules primitives. Les **stries** sont parallèles à la surface au niveau des couches superficielles, perpendiculaires dans les couches profondes. Ces stries, ordinairement peu étendues et à peine indiquées, peuvent aboutir dans les cas extrêmes à de véritables **incisures**, capables de détacher des lambeaux de substance cartilagineuse. Plus rarement, on observe des **érosions,** qui résultent de la fonte rapide de la substance fondamentale.

Les formes séreuses relèvent de causes multiples, depuis le simple traumatisme jusqu'au rhumatisme polyarticulaire aigu ; mais ici, comme dans la plupart des autres formes d'arthrites, on n'a pas encore établi d'espèces anatomiques, en correspondance avec des maladies bien définies en clinique.

II. — Formes purulentes. — Elles se caractérisent par la présence de pus dans l'articulation. Celui-ci se produit en grande abondance et avec une extrême rapidité. La distension des capsules articulaires est parfois telle que des *luxations spontanées* peuvent en être la conséquence. La synoviale et les ligaments sont le siège d'une congestion intense; les tissus périarticulaires sont ordinairement très œdémateux.

Le pus provient en majeure partie, dit-on, des leucocytes issus des vaisseaux par diapédèse, mais on accorde aussi aux tissus fibreux de l'articulation, et aux cartilages eux-mêmes, une part dans sa production. D'après Cornil et Ranvier, les *cellules cartilagineuses* se multiplient activement; les capsules secondaires se dissolvent pour former de longs boyaux perpendiculaires ou obliques sur la surface articulaire; par eux les cellules proliférées se déversent dans l'articulation et deviennent des globules de pus. Dans quelques cas, les cartilages diarthrodiaux sont ainsi presque complètement détruits ; il peut arriver que la couche calcifiée, en contact immédiat avec l'os sous-jacent, résiste seule à la destruction.

II. — Arthrites chroniques.

I. — Hydarthrose. — A l'état simple elle constitue une synovite séreuse ; elle s'accompagne uniquement de l'*épaississement* de la membrane et des franges synoviales. Dans quelques cas, la synoviale envoie à la surface des cartilages des prolongements sous forme de pannus (**synovite hyperplastique panneuse**) ; exceptionnellement les cartilages eux-mêmes se tuméfient et se segmentent.

La distension de la capsule détermine parfois des éraillures à travers lesquelles peuvent se faire des *hernies de la synoviale.*

II. — ARTHRITE GOUTTEUSE. — La lésion initiale et essentielle consiste dans le dépôt cristallin de sels uratiques, dans la synoviale, dans les tissus fibreux articulaires, dans le périoste, jusque dans le tissu spongieux des épiphyses et dans les tissus périarticulaires.

A l'œil nu, les **dépôts uratiques** sont très apparents ; ils constituent de petites *taches blanches et plâtreuses* sur la synoviale et sur les cartilages ; ils paraissent former une couche superficielle, luisante, opaque et polie, mais en réalité ces dépôts sont interstitiels, ils résistent au râclage, et sont solidement fixés au sein des tissus qui les supportent. Dans les tissus fibreux, ils s'entremêlent avec les fibres conjonctives; dans le cartilage, ils occupent la portion superficielle et forment à son niveau un liséré opaque et granuleux, qui se perd graduellement dans la profondeur. Ces dépôts sont constitués à peu près exclusivement par de l'urate de soude, cristallisé en longues aiguilles (fig. 31) ; celles-ci se déposent surtout autour des cellules, elles se réunissent sous la forme de boules épineuses ; leur cristallisation s'opère au sein de la substance fondamentale aussi régulièrement que dans un liquide homogène.

Au-dessous de la couche uratique le cartilage présente une *inflammation modérée* ; ses cellules prolifèrent un peu, mais bridées par la couche superficielle inerte elles ne parviennent pas à atteindre la surface ni à segmenter le cartilage. Celui-ci est simplement un peu hypertrophié, plus transparent que normalement, un peu bleuâtre.

Dans les articulations très mobiles, comme celles des doigts ou du tarse, les frottements déterminent une **usure progressive** des couches superficielles du cartilage ; cette usure peut exceptionnellement être poussée assez loin pour permettre la production ultérieure d'une **ankylose osseuse**.

Les cartilages ne présentent que peu de tendance à la formation des **ecchondroses** ; quand elles se forment, elles sont toujours de petit volume ; on n'observe jamais d'ostéophytes.

Les **déformations** des articulations goutteuses résultent à peu près exclusivement de la surcharge uratique des tissus fibreux, et de la formation de **tophus** périphériques. Ces derniers sont simplement constitués par une masse blanchâtre, plâtreuse ou en bouillie, limitée par une paroi conjonctive, infiltrée elle-même de sels uratiques.

III. — Arthrite sèche ulcéreuse. Malum senile. — Cette forme est essentiellement caractérisée par des altérations profondes du cartilage, connues sous le nom de **transformation velvétique**, qui en amènent peu à peu l'atrophie et la disparition progressive.

Caractères histologiques. — Les capsules cartilagineuses s'agrandissent et deviennent globuleuses ; celles qui sont superficielles éclatent en quelque sorte et s'ouvrent dans la cavité articulaire ; les câpsules plus profondes s'allongent, pour se rejoindre suivant une direction perpendiculaire à la surface ; la substance fondamentale se trouve ainsi segmentée en *villosités filamenteuses* (fig. 60), habituellement très minces, mais assez longues et pouvant atteindre un millimètre de hauteur. Ces villosités sont ordinairement constituées par la substance fondamentale seule ; parfois elles contiennent encore quelques capsules cartilagineuses, surtout dans leur extrémité libre quand celle-ci est renflée en massue.

Caractères macroscopiques. — Le cartilage devenu velvétique *s'atrophie* rapidement dans toute son étendue ; à la périphérie il disparaît complètement sur quelques points, et sa perte de substance est comblée par un *épaississement scléreux de la synoviale*. Quand l'usure du cartilage atteint sa couche profonde calcifiée, les parties sous-jacentes de l'os deviennent *éburnées* ; ce qui ne les empêche pas d'ailleurs d'être usées à leur tour, dans les cas extrêmes, par les frottements articulaires. Plus profondément, le *tissu spongieux* de l'épiphyse se raréfie, la moelle se charge de graisse et les trabécules amincies deviennent extrêmement friables; parfois l'extrémité osseuse s'atrophie dans son ensemble.

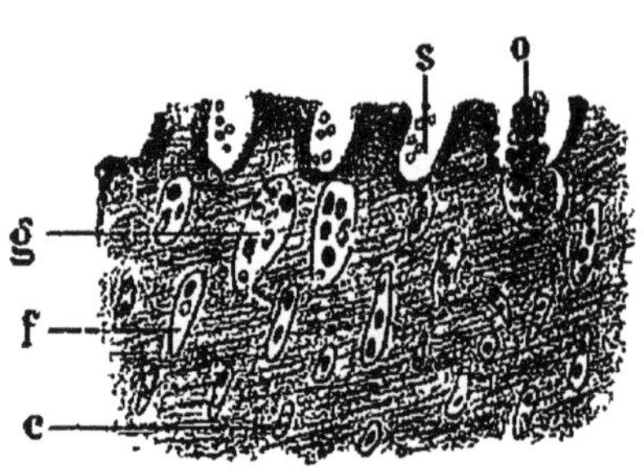

Fig. 60. — Transformation velvétique du cartilage.

e, cartilage normal ; , cellules cartilagineuses qui commencent à proliférer ; *g*, grandes capsules contenant de nombreuses cellules proliférées ; *o*, capsule s'ouvrant et déversant son contenu dans la cavité articulaire ; *s*, stries d'où résulte l'aspect velvétique.

Tout ce processus est essentiellement atrophique, la prolifération cellulaire est toujours très faible et peut faire complètement défaut. On n'observe pas dans l'arthrite sèche proprement dite les ecchondroses que nous retrouverons dans la forme suivante. Toutefois les éléments fibreux de l'articulation peuvent subir une sclérose et un épaississement considérables, allant parfois jusqu'à constituer des **ankyloses capsulaires**. Dans d'autres cas, les extrémités osseuses très diminuées de volume sont incomplètement maintenues par une capsule devenue trop large ;

de là des luxations spontanées et des **déformations spéciales.**

L'arthrite sèche ulcéreuse reconnaît des causes multiples ; les *articulations longtemps immobilisées* présentent le premier degré de ces lésions.

La *forme sénile* frappe de préférence l'articulation coxo-fémorale (**morbus coxæ senilis**) ; c'est elle surtout qui présente le plus nettement les caractères d'un trouble de nutrition sans mélange inflammatoire. Dans quelques cas cependant elle s'accompagne de lésions déformantes.

La *forme neuropathique* s'observe surtout dans l'ataxie locomotrice (**arthropathie tabétique**). Elle frappe à peu près également le genou, l'épaule ou la hanche ; elle s'accompagne souvent au début d'épanchement séreux intra-articulaire, et de gonflement péri-articulaire. Elle présente une marche rapide et elle entraîne habituellement une grande laxité de l'articulation, une usure extrêmement accusée des têtes osseuses et par là des déformations considérables. Il est plus rare qu'elle s'accompagne de productions exubérantes.

IV. — Arthrite déformante. — Aux lésions ulcéreuses et destructives de la forme précédente, l'arthrite déformante réunit des **productions hypertrophiques,** qui se mêlent aux premières dans des proportions diverses. La prédominance et la localisation des unes ou des autres réalisent les combinaisons les plus variées.

L'**usure des cartilages** se fait par le mécanisme de la transformation velvétique que nous avons déjà décrite, mais elle se limite à leurs parties centrales. De plus les cartilages présentent souvent, dans leur couche profonde, des *foyers de ramollissement*, qui se mettent en communication avec la moelle de l'os voisin, de telle façon que le cartilage, attaqué des deux côtés, succombe plus rapidement. Par contre les parties périphériques des cartilages s'hypertrophient et donnent naissance à des **ecchondroses marginales.**

Ce contraste entre l'usure du cartilage à son centre et son hypertrophie périphérique a été rapporté à la différence des pressions que supportent ses diverses parties, pressions qui atteignent leur maximum au centre de la tête osseuse. Pour Cornil et Ranvier, la différence résulte au contraire de la disposition de la synoviale qui ne recouvre que le pourtour du cartilage articulaire ; à ce niveau les éléments proliférés restent emprisonnés et s'accumulent au-dessous de cette membrane, au lieu d'être rejetés dans la cavité articulaire, comme il arrive dans les parties centrales du cartilage libres de synoviale.

Les ecchondroses, d'abord cartilagineuses, ne tardent pas à *s'ossifier* ; l'ossification débute par leur base, et part de l'os ancien ; la surface devient éburnée pendant que les couches profondes restent habituellement spongieuses. De plus, de véritables **ostéophytes** viennent souvent s'ajouter aux ecchondroses.

Toutes ces productions se font à la fois du côté des têtes osseuses et du côté des cavités articulaires ; les unes et les autres peuvent prendre sous cette influence les formes les plus singulières.

Quand les cartilages ont complètement disparu, les surfaces éburnées des extrémités et les ecchondroses qui les doublent s'usent réciproquement ; elles présentent par suite des **saillies** et des **rainures** parallèles, qui se correspondent, et dont la direction est déterminée par le sens des mouvements articulaires.

Les *tissus fibreux articulaires* subissent des modifications parallèles, ils s'hypertrophient et s'indurent. Les franges synoviales prennent un développement considérable, et prennent l'aspect de **végétations arborescentes.** Les quelques capsules cartilagineuses, rares et isolées, qu'elles contiennent à l'état normal, prolifèrent à leur tour ; elles donnent naissance à de véritables nodules cartilagineux, qu'on retrouve soit à la base, soit dans les extrémités renflées des villosités synoviales. Ces nodules cartilagineux s'infiltrent de *sels calcaires*, et, quand le pédicule qui les supporte contient des vaisseaux sanguins, ils peuvent même subir une *ossification* vraie.

Toutes ces diverses lésions arrivent à immobiliser les articulations dans les positions anormales les plus diverses, mais elles ne donnent jamais naissance à des ankyloses osseuses vraies.

Quand c'est la formation des ecchondroses marginales qui prédomine, la déformation prend un caractère particulier, qui vaut à la maladie le nom d'**arthrite noueuse.** Quand l'arthrite déformante est monoarticulaire, c'est le plus souvent une grande articulation qui est atteinte ; quand elle est polyarticulaire elle se localise plutôt sur les petites jointures.

V. — CORPS LIBRES INTRA-ARTICULAIRES. — On les observe le plus souvent dans les articulations des genoux ; ils se rattachent surtout, mais non exclusivement, aux arthrites déformantes. Ils proviennent pour la plupart du tiraillement, suivi de rupture du pédicule, d'une **frange synoviale hypertrophiée.** Suivant que cette frange ainsi détachée se trouve constituée par du tissu *conjonctif*, du *cartilage* ou même de l'*os*, le corps libre présente la structure correspondante. Les *formes mixtes* sont d'ailleurs très fréquentes ; la surface est souvent fibreuse ou cartilagineuse pendant que la partie centrale est cartilagineuse ou osseuse.

Des **fragments d'ecchondroses** ou de plaques synoviales peuvent aussi être mis en liberté dans la cavité articulaire ; on a signalé de même l'arrachement traumatique de **fragments des cartilages diarthrodiaux**, avec ou sans fragment osseux sous-jacent. Les corps libres de cette origine sont ordinairement constitués par des lames plates et angulaires.

Les corps libres articulaires subissent après leur détachement des modifications diverses ; leurs formes se régularisent par l'*usure*, et ils présentent une grande tendance à la *pétrification*. Il est plus douteux qu'ils puissent changer de forme ou de volume par suite de modifications hyperplasiques ou régressives.

A côté des corps libres dont nous avons indiqué la genèse aux dépens des *parois* articulaires, il faut placer ceux beaucoup plus rares qui résultent d'*exsudats* liés à des inflammations hémorragiques ou fibrineuses. Ces corps sont uniquement constitués en pareil cas par des **coagulations fibrineuses** à peu près amorphes ; ils sont ordinairement très nombreux et prennent une forme discoïde particulière par le fait des mouvements auxquels ils sont soumis. Très rares dans les articulations, ils sont plus fréquents dans certaines hydropisies des gaines tendineuses, le plus souvent d'*origine tuberculeuse* (**grains riziformes**).

Nous ne citons que pour mémoire les corps libres qui proviennent de la pénétration dans les articulations de *corps étrangers* venus du dehors.

VI. — Arthrites tuberculeuses. Tumeurs blanches. — Elles se caractérisent par l'association de fermentations caséeuses et de processus suppuratifs qui leur donnent leur physionomie spéciale.

Les cliniciens donnent depuis longtemps le nom de tumeurs blanches à toutes les arthrites chroniques à *tendances suppuratives*. Bonnet avait déjà réalisé un progrès considérable en leur donnant pour caractéristique anatomique la présence des fongosités de la synoviale et des os. Aujourd'hui, les deux termes de tumeur blanche et d'arthrite tuberculeuse chronique sont devenus synonymes.

Les lésions sont habituellement *diffuses* et portent à la fois sur les tissus articulaires et sur les os voisins. Le plus souvent ce sont les lésions osseuses qui paraissent être primitives ; la tuberculisation peut cependant débuter dans la synoviale et rester cantonnée dans les parties molles.

Dans les *os* on constate les diverses lésions déjà

décrites de la tuberculose osseuse. Dans la *synoviale* et dans les éléments fibreux de l'articulation, le tissu embryonnaire qui forme les fongosités présente les caractères habituels aux infiltrations tuberculeuses. Les follicules élémentaires y sont nombreux, souvent confluents, toujours riches en *cellules géantes* bien caractérisées. Les *parties molles périphériques* sont tuméfiées, indurées, elles présentent les caractères du phlegmon chronique.

L'ensemble de toutes ces lésions détermine un gonflement notable de l'articulation ; la peau est tendue sur ces masses blanchâtres, élastiques ou molles en attendant qu'elles deviennent fluctuantes. La **suppuration** est la terminaison habituelle des arthrites tuberculeuses ; elle est ordinairement interstitielle et diffuse ; elle ouvre des **trajets fistuleux** intarissables, plus souvent qu'elle ne réalise de **grands abcès**.

Dans l'intérieur de l'*articulation* les désordres ne sont pas moins accusés. La prolifération irritative des cellules cartilagineuses donne naissance à des **épaississements localisés des cartilages**, qui peuvent acquérir par places plusieurs millimètres d'épaisseur. Dans quelques cas à marche très lente, on peut même observer des ecchondroses marginales, semblables à celles des arthrites déformantes, mais moins développées et plus irrégulières.

La prolifération des cellules cartilagineuses est peu intense et ne joue qu'un rôle effacé dans l'**usure** et la **disparition des cartilages diarthrodiaux**. Ceux-ci sont attaqués à la fois sur leur face profonde par les bourgeons osseux, et sur leur face libre par les bourgeons émanés de la synoviale ; de bonne heure celle-ci s'épaissit et se prolonge en *pannus* sur toute la surface des cartilages. Sous cette double influence la substance fondamentale se raréfie, en même temps que les cellules cartilagineuses succombent et se nécrosent.

La *raréfaction* de la substance fondamentale se fait, d'après Rindfleisch, le long des voies qui, à l'état physiologique, transportent les sucs nourriciers d'une cellule à l'autre. Par là se creuse dans le cartilage un *réseau de canalicules*, dont les points nodaux occupent la place des anciennes capsules. Les anses vasculaires des bourgeons agrandissent ces canalicules; les granulations marchent à la rencontre les unes des autres et se réunissent au travers du cartilage, perforé, bientôt morcelé et plus ou moins complètement détruit.

Dans quelques cas, les cartilages sont directement soulevés en masse et détachés à l'état de **séquestres** par les couches embryonnaires d'origine osseuse.

La surface articulaire tout entière peut être occupée par des **masses fongueuses**, fusionnées en une sorte de membrane pyogénique. Dans quelques cas assez rares, l'*épiphyse* contient une **caverne tuberculeuse enkystée**, qui communique avec la jointure par une perte de substance des cartilages diarthrodiaux, nette et comme taillée à l'emporte-pièce.

Comme toutes les autres tuberculoses locales, celle des articulations peut guérir; l'ankylose en est alors la terminaison à peu près constante. La **cicatrisation** s'opère par la formation d'un tissu dense et compact, de structure fibreuse ou osseuse suivant les cas.

VII. — Ankyloses. — Le terme d'ankylose ne devrait s'appliquer logiquement qu'aux soudures des parties osseuses qui entrent dans la composition de l'articulation, mais l'usage a prévalu de désigner sous ce nom tous les cas dans lesquels la mobilité normale est plus ou moins perdue. L'ankylose est dite *complète* ou *incomplète* suivant le caractère plus ou moins absolu de l'immobilité articulaire.

Quand l'immobilisation est le fait des transformations des tissus périarticulaires, l'ankylose est dite **extracapsulaire**; elle est **capsulaire** quand c'est la sclérose ou la rétraction de la capsule qui la détermine. Les ankyloses proprement dites sont **intracapsulaires** et résultent de la soudure plus ou moins intime des extrémités osseuses elles-mêmes.

Ces dernières se divisent en plusieurs variétés suivant la nature des tissus par lesquels se fait la soudure. L'ankylose vraie peut être fibreuse ou osseuse, le plus souvent elle est mixte, mais l'un des tissus prédomine et donne son nom à la lésion.

Ankylose fibreuse. — La synoviale se vascularise et s'épaissit, elle s'étend comme un voile à la surface des cartilages, et c'est par elle que se réalise la soudure. Si les cartilages disparaissent par la suite, les deux os ne sont plus réunis que par un *pont fibreux* ; quand ils persistent la soudure est *fibreuse intercartilagineuse*.

Ankylose cartilagineuse. — Il n'existe pas à proprement parler d'ankylose primitivement cartilagineuse ; la soudure résulte toujours de la fusion de bourgeons conjonctifs ou osseux, émanés de chaque surface articulaire, auxquels le cartilage ne prend pas une part directe. Quelques auteurs admettent la transformation cartilagineuse secondaire du tissu conjonctif unissant, et par suite l'existence d'une ankylose cartilagineuse proprement dite.

Ankylose osseuse. — Elle résulte de la fusion des bourgeons émanés non plus de la synoviale mais du tissu spongieux des épiphyses ; par contre rien ne prouve qu'il puisse y avoir une ossification secondaire vraie de bourgeons primitivement conjonctifs.

Il ne faut pas confondre avec l'ankylose osseuse vraie ou **synostose**, l'ankylose *pseudo-osseuse* qui résulte de la présence d'ostéophytes, volumineux mais non soudés les uns aux autres.

Dans la synostose, le tissu de soudure subit une ossification progressive ; les deux extrémités osseuses arrivent à se fusionner complètement ; les deux cylindres de substance compacte se continuent directement, une substance spongieuse unique remplit leur cavité, et il devient quelquefois difficile par la suite de déterminer la place précise de l'articulation antérieure.

Disposition des trabécules. — Meyer a mis en lumière ce fait important que les trabécules spongieuses de nouvelle formation naissent et se développent suivant la direction qui leur permet le mieux de résister aux pressions et aux tractions qu'elles doivent supporter, en un mot, suivant les trajectoires que comporte l'architecture osseuse. Pour répondre à cette double nécessité, il existe en pareil cas *deux systèmes de travées* ; les unes sont parallèles à la surface, les autres transversales et rayonnantes. Leur direction générale peut être reconnue au milieu de la confusion apparente qui résulte de leurs rencontres et de leurs anastomoses.

Les trabécules osseuses des extrémités des os voisins subissent un remaniement soumis à la même loi. Par là, l'unité fonctionnelle de nouvelle formation peut remplir utilement le rôle mécanique qui lui incombe ; c'est là précisément un exemple remarquable de l'adaptation des tissus à leur fonction, dirigée et commandée par l'exercice même de cette fonction.

Les arthrites tuberculeuses sont la cause la plus habituelle des ankyloses vraies et notamment des synostoses.

L'arthrite déformante, malgré les proliférations exubérantes des cartilages et des os dont elle est le siège, se termine très rarement par ankylose fibreuse, et jamais par ankylose osseuse ; par contre elle entraîne souvent des ankyloses pseudo-osseuses par ostéophytes.

Quelques auteurs admettent une forme particulière d'arthrite chronique, dont l'ankylose serait le terme constant et pour ainsi dire normal, et qu'ils nomment pour cette raison **arthrite ankylopoiétique**. Elle porte principalement son action sur les extrémités des membres, et constitue une forme de polyarthrite rhumatismale chronique qui mériterait aussi le nom d'*arthrite des pauvres*.

D'après Ziegler, l'arthrite ankylopoiétique consiste surtout dans la vascularisation, la transformation fibreuse et la fusion des cartilages diarthrodiaux des deux surfaces articulaires. Le processus rappelle d'abord celui de l'arthrite déformante ; il en différait par ce caractère essentiel que la *fibrillation* de la surface du cartilage prend le caractère d'une *transformation conjonctive*, mais nullement celui d'une *destruction moléculaire*.

La *cavité articulaire* commence à se cloisonner par des bandes fibreuses, puis elle se réduit à une petite lacune unique remplie par de la synovie. Le *cartilage hyalin* se transforme peu à peu en fibro-cartilage ou en tissu conjonctif ordinaire ; sur d'autres points il est envahi par des *cavités médullaires* d'origine osseuse. Une synostose véritable et complète peut être la terminaison définitive de tout le processus.

CHAPITRE III

Muscles.

I. — LÉSIONS DE NUTRITION.

1° Modifications de la vitalité.

I. — Hypertrophie simple. — Elle se traduit par une augmentation de volume du muscle, qui résulte de l'élargissement et un peu de l'allongement des fibres musculaires, mais il est difficile de savoir si les faisceaux ont réellement augmenté de nombre.

Dans l'hypertrophie musculaire qui caractérise la maladie de Thomsen, et à laquelle Erb donne le nom de **myotonie progressive**, on constate, d'après cet auteur, une hypertrophie considérable des fibres musculaires, tandis que le tissu conjonctif est peu modifié. Les *noyaux* sont augmentés de nombre, la *striation* est peu apparente, l'aspect homogène; le processus va jusqu'à la formation de *vacuoles* dans l'intérieur du sarcolemme.

II. — Hyperplasie. Régénération. — Les fibres musculaires détruites par la dégénérescence vitreuse ou par d'autres processus atrophiques possèdent une puissance de régénération très considérable. Celle-ci résulte de ce fait que les *noyaux musculaires* ne suivent pas le sort de la substance contractile; quand cette dernière a disparu, les noyaux se multiplient; ils distendent le sarcolemme en formant des amas auxquels Waldeyer donne le nom de manchons de cellules musculaires. Bientôt les cellules isolées s'allongent en fuseau; sur leurs parties latérales s'édifient des formations de substance contractile, dans lesquelles apparaît ensuite la striation. Les noyaux proliférés viennent se ranger à la surface, tandis qu'à leur voisinage apparaît un nouveau sarcolemme.

Pour la plupart des auteurs, les cellules néoformées se soudent bout à bout et reconstruisent ainsi le faisceau préexistant; pour Kraske, au contraire, chaque cellule fusiforme paraît donner naissance par son accroissement ultérieur à un faisceau musculaire.

III. — Myosite interstitielle. — Le terme de myosite s'applique indifféremment aux affections les plus diverses, aux lésions des fibres musculaires elles-mêmes comme à celles des tissus interstitiels des muscles. La myosite interstitielle résulte de l'**hypertrophie** et de la *condensation du tissu conjonctif interstitiel*. Ce processus essentiellement chronique s'accompagne d'une **atrophie** *parallèle des fibres musculaires* elles-mêmes, et le muscle dans son ensemble est le plus souvent diminué de volume. Les fibres musculaires encore intactes apparaissent sur les coupes (fig. 61) comme perdues dans une masse de tissu conjonctif dense et privé de graisse. Les *vaisseaux* qui y sont contenus présentent eux-mêmes des parois épaissies et indurées.

Il ne faut pas confondre cette cirrhose des muscles avec la lipomatose interstitielle de la paralysie pseudo-hypertrophique que nous décrirons plus loin.

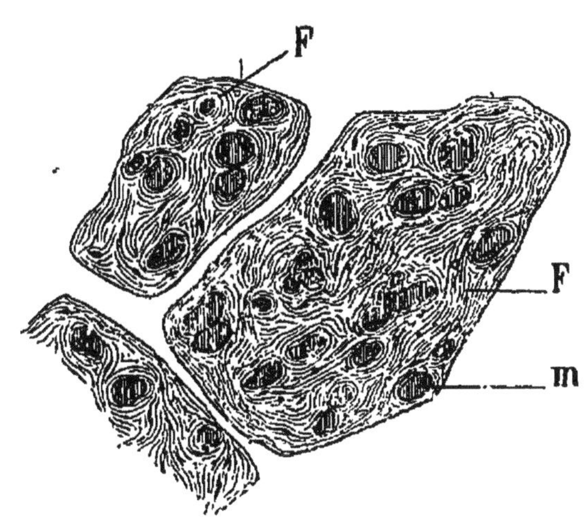

Fig. 61. — Myosite interstitielle.

F, tissu fibreux interstitiel ; *m*, fibres musculaires atrophiées.

IV. — Myosite ossifiante. — On observe parfois dans les muscles des **formations osseuses** véritables, qui se développent dans les espaces interstitiels et qu'on rencontre sous deux formes bien distinctes :

Forme localisée. — Dans une première série de cas, on voit apparaître dans un muscle une plaque osseuse unique, le plus souvent au voisinage de ses insertions tendineuses ou aponévrotiques. On a constaté à diverses reprises des formations *cartilagineuses* dans ces ostéomes. Ces os néoformés se développent le plus souvent sous l'influence de *chocs répétés* ; on les a observés surtout dans les muscles adducteurs de la cuisse, **ostéomes des cavaliers**, et de même dans le deltoïde gauche des fantassins allemands, à l'époque où dans un mouvement du port d'arme le fusil venait frapper violemment sur ce muscle.

Ces faits sont d'ailleurs très rares malgré la fréquence de leurs causes occasionnelles. Dans les cas que nous avons observés, la lésion siégeait sur les adducteurs ; la néoformation avait donné naissance à une sorte d'os plat, bien conformé, muni d'une coque compacte et d'un véritable diploé. Il s'insinuait entre les fibres aponévrotiques et tendineuses ; il envoyait des prolongations multiples, mais sans perdre nulle part sa continuité ni sa structure régulière.

La simple transformation osseuse du tissu interstitiel du muscle après une *rupture* traumatique de ses fibres, l'ossification d'un *hématome*, sont également inacceptables. L'*origine périostée*, par arrachement traumatique d'un lambeau de périoste, seul ou ayant entraîné avec lui des lamelles osseuses superficielles, est en rapport avec le fait fréquent du début apparent par un traumatisme, accompagné d'épanchement sanguin local. Par contre, cette théorie ne tient aucun compte de la *contusion chronique* et prolongée, qui est le véritable facteur pathogénique.

Il nous paraît probable qu'il s'agit en pareil cas d'une *hypertrophie irritative*, née sous l'influence directe de l'action traumatique répétée, et portant sur les *os sésamoïdes aberrants*, qui ne sont pas aussi rares qu'on pourrait le croire au voisinage des insertions musculaires.

La masse osseuse néoformée passe d'abord inaperçue; elle est susceptible de *se fracturer* par un traumatisme plus brusque, après lequel elle prend un accroissement plus rapide, que l'on prend à tort pour le début réel de la lésion.

Forme généralisée. — Cette forme, à laquelle on a donné la nom de **myosite ossifiante multiple progressive**, est caractérisée par la formation des masses osseuses dans les muscles, les aponévroses, les ligaments, les os eux-mêmes. L'affection procède par *poussées successives*, séparées par des temps d'arrêt; son évolution se poursuit pendant plusieurs années; elle débute le plus souvent dans les muscles du dos ou de la nuque; elle finit par envahir la plus grande partie du système musculaire et arrive à transformer le sujet en une statue rigide.

Les *muscles lisses* échappent complètement à l'affection; il en a été de même, dans les cas connus jusqu'ici, du diaphragme, du cœur et des sphincters. L'affection intéresse le *squelette* sous la forme d'exostoses, de ponts osseux reliant des os voisins, d'hypertrophies marquées de régions étendues.

Les *articulations* s'immobilisent par les ossifications qui les entourent, mais elles restent ordinairement indemnes elles-mêmes et les synostoses sont fort rares.

Chaque tumeur locale subit une évolution assez bien définie, qui exige d'ordinaire de deux à trois mois, et que l'on répartit en trois stades. Le début a lieu par une sorte d'empâtement parfois douloureux, dû à une *infiltration embryonnaire* du tissu conjonctif intermusculaire. A un second stade, dit d'*induration conjonctive*, les fibres musculaires se détruisent; le tissu embryonnaire d'une part donne naissance à du tissu conjonctif adulte et d'autre part ébauche des cellules cartilagineuses et des trabécules osseuses. Le troisième stade, d'*ossification*, débute par la partie centrale de la tumeur et y reste confiné le plus souvent. Dans quelques cas rares, la production est uniquement *cartilagineuse*; dans d'autres, une partie de la formation peut être cartilagineuse, la masse principale étant osseuse.

Les masses osseuses intra-musculaires se continuent par l'intermédiaire des tendons avec les os eux-mêmes, et il est souvent difficile de dire si le processus a commencé dans l'os ou dans le muscle. La plupart des noyaux osseux adhèrent aux os préexistants dès leur origine; aussi ne peut-on pas tracer de limites nettes entre la myosite ossifiante qui nous occupe, et les cas dans lesquels des *exostoses multiples* ne s'accompagnent d'aucune formation osseuse intramusculaire.

Cette affection fort rare (1) débute presque toujours dans le jeune âge, le plus souvent même dans les premiers mois

(1) Weil et Nissim dans un travail récent (Nouvelle iconographie de la Salpêtrière, 1898, p. 114) ont réuni tous les cas publiés; le total n'atteint que 50, sur lesquels un seul sujet était français; plus des trois quarts appartenaient au sexe masculin.

de la vie ; son caractère nosologique est encore discuté, on ne saurait y voir une simple inflammation chronique suivie de métaplasie; le terme de diathèse osseuse n'explique rien; il paraît s'agir d'un processus de prolifération qui ne peut être comparé qu'à la formation des tumeurs proprement dites.

V. — Atrophie simple. — Les muscles atrophiés diminuent de volume; leur consistance devient mollasse, parfois presque gélatineuse. Leur coloration est quelquefois brune, le plus souvent pâle et presque incolore. A l'examen histologique, la lésion se caractérise essentiellement par la *diminution* considérable du *diamètre* des fibres musculaires. Ce caractère est toutefois plus difficile à apprécier qu'on ne pourrait le croire au premier abord, par suite de la variabilité normale du diamètre des divers faisceaux d'un même muscle ; leurs différences sont en effet très accusées, allant en moyenne de un à six centièmes de millimètre de diamètre et étant plus marquées encore chez les vieillards. Cornil et Ranvier pensent qu'on peut admettre l'existence d'une atrophie musculaire chez l'adulte, quand aucun faisceau ne dépasse 4 centièmes de millimètre ; ils estiment qu'elle est considérable, quand les faisceaux ont en moyenne un diamètre d'un centième de millimètre.

L'atrophie porte d'abord sur la *substance contractile*, qui se détache du sarcolemme; les noyaux et le protoplasma résistent davantage, et la fibre présente à leur niveau des *gonflements* plus ou moins accusés. La diminution de volume des fibres, et la rétraction du sarcolemme qui en résulte, font paraître les noyaux plus nombreux et ont fait admettre à tort par quelques auteurs leur prolifération active. La *striation* persiste fort longtemps, elle se retrouve encore sur des faisceaux qui n'ont plus que 3 millièmes de millimètre de diamètre. Dans quelques cas, la substance contractile est transformée en une substance granuleuse, contenant des noyaux disséminés dans son intérieur, et rappelant l'aspect des plaques à noyaux multiples. Au degré le plus élevé, le sarcolemme rétracté et épaissi n'est plus qu'une *gaine vide*, qu'il est parfois difficile de distinguer du tissu conjonctif ambiant.

Il n'y a pas de caractère anatomique précis qui permette de distinguer les amyotrophies suivant leur origine; cependant, d'après quelques auteurs, on rencontrerait dans les premiers stades des atrophies primitives et **myopathiques**, à côté des fibres atrophiées des *fibres hypertrophiées*; celles-ci feraient au contraire défaut dans les formes **névropathiques** ; elles disparaissent d'ailleurs par la suite dans tous les cas.

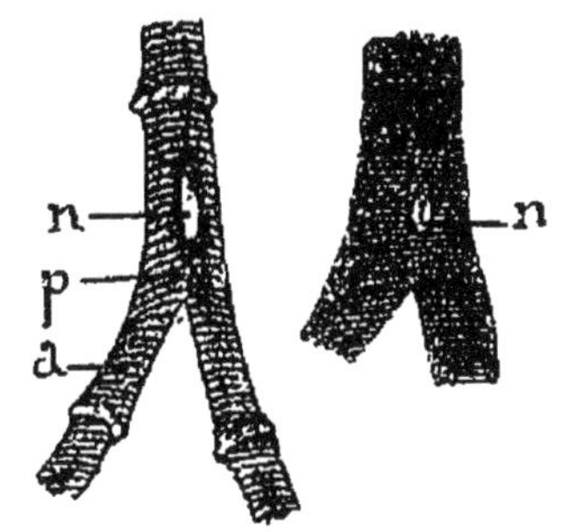

Fig. 62. — Cellules musculaires du myocarde (d'après Rindfleisch).

A gauche : fibre atrophiée, *a* ; *n*, noyau ; *p*, granulations pigmentaires accumulées au voisinage du noyau. — A droite : fibre normale, *n*.

La *matière colorante* des muscles se résorbe parallèlement à l'atrophie ; dans d'autres cas elle se transforme et se précipite sous la forme de *granulations* jaunes ou brunes, le long des traînées protoplasmiques. Ce mode d'atrophie s'observe surtout dans les cas de nécrobiose par infarctus. Il est plus fréquent dans le myocarde, qui possède déjà à l'état normal des granulations pigmentaires, réparties dans le fuseau protoplasmique du centre des cellules. On décrit d'ordinaire cette lésion sous le nom d'**atrophie brune**, ou sous celui plus impropre de **dégénérescence pigmentaire** (fig. 62).

VI. — Atrophie pseudo-hypertrophique. — Malgré une atrophie réelle de ses faisceaux, un muscle peut paraître hypertrophié, par le fait du *développement compensateur* d'un tissu interstitiel. Exceptionnellement, c'est l'épaississement considérable du tissu conjonctif devenu scléreux, ou la dilatation des espaces lymphatiques qui est en cause, comme il arrive dans la **macroglossie** *congénitale*. Le plus souvent, c'est la *production exagérée de graisse* dans les espaces interfasciculaires qui intervient, sans qu'on puisse toujours dire si la graisse ne s'est développée que pour remplacer les faisceaux atrophiés, ou si son exubérance initiale a été la cause de l'atrophie du muscle.

La **paralysie pseudo-hypertrophique** de Duchenne, la **dystrophie musculaire progressive congénitale** de Erb, s'accompagnent de lésions de cette nature ; on n'y rencontre d'ailleurs aucune formation graisseuse dans les fibres elles-mêmes, à l'intérieur du sarcolemme.

2° Surcharges et dégénérescences.

I. — Surcharges. — La **calcification** s'observe autour des foyers inflammatoires, elle succède quelquefois aux atrophies extrêmes. Il ne faut pas la confondre avec les lésions ossifiantes.

La **surcharge amyloïde** est fort rare, le dépôt amyloïde se fait alors sur le sarcolemme ; on l'a surtout observée dans les muscles de la langue et du larynx.

II. — Tuméfaction trouble. Dégénérescence granuleuse. — Les muscles sont tuméfiés et durs ; les faisceaux, plusopaques qu'à l'état mnoral, contiennent de nombreuses *granulations* très fines, qui cachent en partie ou même effacent complètement la striation transversale. Ces granulations sont nombreuses et tassées, elles siègent au sein de la substance protoplasmique, dans laquelle sont plongées les fibrilles contractiles. De nature protéique, elles disparaissent par l'acide acétique, et la striation réapparaît plus ou moins nette après leur dissolution.

La tuméfaction trouble n'est souvent que le premier degré des dégénérescences graisseuse et vitreuse. Elle est nettement dégénérative ; elle s'accompagne exceptionnellement d'une prolifération des noyaux du sarcolemme, et prend alors le nom d'**inflammation parenchymateuse.**

III. — Dégénérescence graisseuse. — Les faisceaux sont opaques, granuleux et friables. Les granulations diffèrent des précédentes par leur volume un peu plus considérable, et par les caractères ordinaires de la graisse, notamment celui de résister à l'acide acétique et d'apparaître plus nettement après son action. La dégénérescence graisseuse débute au voisinage des noyaux; les granulations se disposent en *séries longitudinales* dans les intervalles des faisceaux primitifs. Comme les granulations protéiques, elles masquent ou effacent la striation transversale.

La graisse provient en pareil cas des modifications dégénératives locales ; un muscle en voie de transformation graisseuse de moyenne intensité ne contient pas plus de graisse à l'analyse chimique qu'à l'état normal. Il importe de ne pas oublier d'ailleurs que les muscles normaux présentent dans quelques-uns de leurs faisceaux des granulations graisseuses, rares et très fines chez l'adulte, mais plus abondantes dans la vieillesse.

IV. — Dégénérescence vitreuse. — Elle porte principalement son action sur la substance contractile; elle rentre dans les nécroses de coagulation, mais elle emprunte au tissu qu'elle frappe des caractères spéciaux qui lui constituent une véritable individualité. Zenker, qui l'a décrite le premier, lui a donné le nom de **dégénérescence cireuse**; le terme de dégénérescence vitreuse est préféré par les auteurs français; plus rarement on la trouve désignée sous le nom de dégénérescence **hyaline**, ou même de dégénérescence **colloïde.**

Elle a été surtout étudiée au cours de la *fièvre typhoïde*, dans les muscles adducteurs de la cuisse et dans le grand droit de l'abdomen ; mais on la rencontre dans les circonstances les plus diverses.

Caractères macroscopiques. — Elle est ordinairement *localisée* à certaines régions d'un muscle, et à certains de ses faisceaux. Quand les faisceaux atteints sont peu nombreux, il n'y a pas d'altération macroscopique; mais quand les fibres dégénérées sont nombreuses, les muscles présentent à l'œil nu une coloration d'un rouge grisâtre, semblable à celle de la chair de poisson ; ils sont fragiles, secs, mats, plus fermes que les parties ambiantes.

La dégénérescence de Zenker rend les muscles très friables et les expose aux **ruptures spontanées.** Celles-ci se produisent par la simple contraction des muscles altérés, sans aucun traumatisme ; on les a surtout observées dans le grand droit de l'abdomen au cours de la fièvre typhoïde. Elles s'accompagnent toujours d'une *hémorragie* interstitielle, plus ou moins considérable, qui, comme toutes les hémorragies intra-musculaires, se résorbe assez vite et assez facilement, en partie par le fait des mouvements musculaires eux-mêmes.

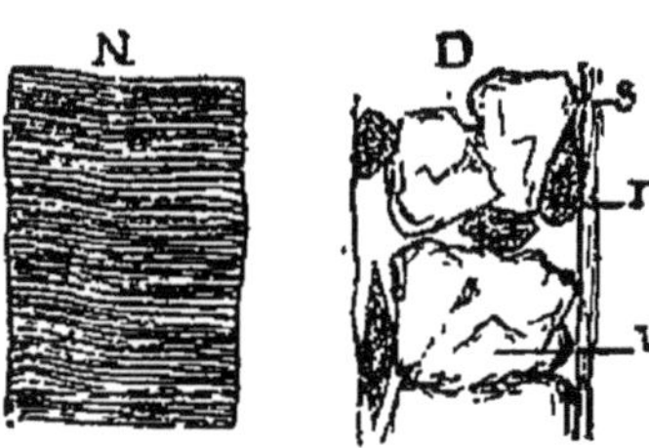

Fig. 63. — Dégénérescence vitreuse des muscles.

N, fibre normale. — D, fibre dégénérée : *s*, sarcolemme ; *n*, noyaux des cellules musculaires ; *v*, blocs vitreux.

Caractères histologiques. — Les fibres dégénérées sont gonflées, transparentes, et ont perdu leur striation. La lésion épargnant le protoplasma et les noyaux porte son action sur la *substance contractile.* Celle-ci est transformée en une masse brillante, homogène, transparente comme du verre, d'abord cylindrique et continue, plus tard dissociée et comme *fragmentée* en boules hyalines (fig. 63). Celles-ci sont séparées par des *cassures* multiples, tant transversales que longitudinales, dont la disposition rappelle la mosaïque des pierres d'un mur. Cette fragmentation résulterait des *pressions* exercées sur les fibres malades par les fibres musculaires saines et contractiles. Le sarcolemme se rétracte au niveau des lignes de cassures, et la fibre prend un *aspect moniliforme*. La substance ainsi dégénérée se colore encore par le picrocarmin, mais elle prend une couleur saumon, plus claire qu'à l'état normal; l'acide acétique la gonfle légèrement, assez toutefois pour en faire disparaître les fentes et lui rendre son aspect homogène.

II. — LÉSIONS PARASITAIRES.

La plupart des maladies infectieuses, et notamment la fièvre typhoïde, déterminent des **lésions dégénératives** des fibres musculaires, dont la dégénérescence vitreuse de la substance contractile est le type le plus fréquent. Mais il ne s'agit pas là de lésions parasitaires directes. Celles-ci sont beaucoup plus rares; le charbon symptomatique des animaux en est un exemple, mais la gangrène gazeuse nous paraît être la seule lésion parasitaire actuellement connue en pathologie humaine qui porte son action sur le *tissu musculaire* lui-même.

Par contre les fermentations du *tissu interstitiel* s'observent assez souvent; on connaît des cas de **gommes** syphilitiques ou de **tubercules** interstitiels des muscles; les **suppurations** y sont plus fréquentes encore. Dans d'autres cas, on observe dans les espaces interstitiels des infiltrations embryonnaires inflammatoires du type conjonctif, ou même du type lymphatique.

TROISIÈME SECTION

SYSTÈME NERVEUX

CHAPITRE PREMIER

Méninges.

I. — Pachyméningite externe. — On désigne sous ce nom les lésions de la dure-mère proprement dite; celle-ci se comporte comme un périoste et ses lésions sont habituellement parallèles à celles des os craniens.

Irritation chronique simple. — Elle est fréquente dans la vieillesse; elle donne naissance à des épaississements localisés, à des *adhérences* aux parois osseuses, qui présentent une grande tendance à la *calcification* et même, dit-on, à l'ossification.

Pachyméningite externe tuberculeuse. — Elle accompagne le mal de Pott des corps vertébraux. Le pus décolle la dure-mère sur une longueur de quelques centimètres; ce *décollement* ne dépasse pas d'ordinaire l'étendue de la lésion osseuse. La poche ainsi formée communique habituellement avec les abcès ossifluents externes. Elle repousse la dure-mère et *comprime* la moelle à la façon d'une tumeur. La surface interne de la méninge est entamée, couverte de *bourgeons caséeux*; l'infiltration tuberculeuse s'étend dans l'épaisseur de la membrane, elle peut exceptionnellement atteindre la *surface externe*.

Les lésions inflammatoires des méninges sont très circonscrites, mais elles déterminent *secondairement*, par compression, des lésions profondes de la moelle et des racines rachidiennes. Les **racines** sont atteintes de dégénérescence granulo-graisseuse ; la **moelle** est infiltrée de nombreux corps granuleux ; elle peut être ramollie et diffluente, ou bien atrophiée et scléreuse. Charcot et Michaud ont montré qu'elle pouvait, en pareil cas, être réduite au cinquième de son volume normal, et que, malgré une lésion aussi profonde, le *rétablissement des fonctions* pouvait se produire, la moelle contenant encore quelques tubes nerveux et quelques cellules grises de structure normale qui suffisent à assurer les transmissions nerveuses. Ces auteurs admettent que les tubes nerveux ont pu *se régénérer* ; d'autres pensent au contraire que les fibres n'avaient pas été détruites, mais simplement comprimées par les produits inflammatoires, par les corps granuleux, dont la résorption suffirait à expliquer la guérison.

Dans le mal de Pott, la myélite succède habituellement à la pachyméningite, mais la myélite peut être aussi, exceptionnellement, consécutive à une *névrite*, développée dans les racines comprimées au niveau des trous de conjugaison, sans que la masse caséeuse ait pénétré dans le canal vertébral et intéressé la dure-mère.

Pachyméningite externe syphilitique. — Elle s'accuse par des bourgeons de tissu syphilomateux qui pénètrent tout à la fois la *dure-mère* et les *os sous-jacents*. Dans les cas intenses, la lésion occupe toute la paroi, de nombreuses galeries de communication relient le périoste épicranien à la dure-mère.

II. — Pachyméningite interne. — Elle donne habituellement naissance aux épanchements hémorragiques connus sous le nom d'**hématomes de la dure-mère.** Elle répond alors à la description que nous avons déjà donnée de l'inflammation hémorragique des séreuses et donne lieu aux mêmes difficultés d'interprétation.

Le caillot inflammatoire qui occupe la cavité séreuse se détache facilement du feuillet viscéral de l'arachnoïde, mais il adhère à la dure-mère. D'ordinaire cependant il cède en bloc à une traction suffisante ; après son ablation, la face interne de la dure-mère est lisse et paraît normale.

III. — Pachyméningite hypertrophique. — Cette forme plus rare ne s'observe guère qu'à la *région cervicale de la moelle*, où elle a été décrite par Charcot et Joffroy. Les méninges hypertrophiées constituent une masse fusiforme de tissu conjonctif dense et lamellaire ; elles adhèrent aux ligaments vertébraux, peuvent atteindre plusieurs millimètres d'épaisseur et comprimer la moelle sous-jacente.

La lésion débute par la *dure-mère*, elle se propage ensuite à la *pie-mère ;* la ligne de démarcation, d'abord visible, s'efface peu à peu entre les deux méninges. Les *racines* sont profondément altérées par compression. La *moelle* devient adhérente aux méninges ; la compression la déforme ; ses couches superficielles peuvent être envahies à leur tour par la sclérose.

IV. — Plaques d'arachnitis. — L'arachnoïde viscérale présente assez fréquemment, surtout sous l'influence de la vieillesse, des épaississements fibreux, semblables aux plaques laiteuses du péricarde, souvent surchargés de *sels calcaires*. On rencontre surtout ces plaques, disséminées et en assez grand nombre, à la partie inférieure et postérieure de la moelle, au niveau de la queue de cheval ; elles ne déterminent d'ailleurs aucun symptôme.

Les autres lésions de l'arachnoïde se confondent avec celles des méninges adjacentes.

V. — Leptoméningite inflammatoire simple. — On donne le nom de leptoméningites à toutes les inflammations de la pie-mère. L'épithète de forme inflammatoire simple s'applique à toutes celles qui ne sont ni suppuratives ni tuberculeuses.

Forme aiguë. — On l'observe surtout dans le *rhumatisme cérébral* ou dans l'*insolation*. Elle s'accuse par une *congestion* vasculaire assez intense, à laquelle s'ajoute **un exsudat séro-fibrineux** plus ou moins abondant, répandu dans les *espaces sous-arachnoï iens* ; on aperçoit ce dernier par transparence à travers la pie-mère, surtout au niveau des sillons, où il est plus abondant. Cet exsudat contient quelques éléments cellulaires et quelques globules blancs ; ceux-ci sont parfois assez nombreux pour lui donner un aspect louche. Il se produit souvent en même temps dans la *cavité arachnoïdienne* elle-même un léger épanchement purement séreux. Les plexus choroïdes participent parfois à la congestion ; les *ventricules* contiennent alors une sérosité plus abondante qu'à l'état normal.

Quand la congestion est très accusée, des **ruptures capillaires** peuvent se produire ; on observe alors soit de petits foyers hémorragiques punctiformes, soit de petites hémorragies étalées en nappe mince au-dessous de l'arachnoïde.

Les cas suivis de guérison peuvent laisser des *plaques laiteuses* de la pie-mère et de l'arachnoïde, et parfois aussi des *adhérences* de ces membranes à la dure-mère. De même peut persister de la dilatation des ventricules cérébraux.

Forme chronique. — Elle est souvent le fait de l'*alcoolisme*. La pie-mère est épaissie, elle présente un aspect louche, nacré ; l'*arachnoïde* également épaissie lui est intimement soudée ; la plaque formée par leur réunion se détache facilement d'une seule pièce. Cette variété de méningite chronique se présente d'ordinaire sous la forme de plaques plus ou moins circonscrites et occupe surtout la *convexité* des hémisphères ; elle peut succéder aux méningites aiguës, mais elle en est habituellement indépendante et apparaît d'emblée, ou sous la forme subaiguë.

Sur les **méninges médullaires**, l'inflammation chronique détermine la soudure des méninges à la moelle sous-jacente, la soudure des sillons antérieur et postérieur, et l'épaississement fibreux des tractus cloisonnants de l'organe.

VI. — Leptoméningite suppurée. — C'est la forme qu'on observe dans les cas de **méningite cérébro-spinale épidémique**. L'épanchement sous-arachnoïdien est plus abondant; il est séro-purulent, fluide ou épais suivant les cas. Il s'accumule surtout autour des vaisseaux et dans les sillons qui séparent les circonvolutions. La quantité de pus est parfois telle que celui-ci forme une *couche continue*, opaque et jaunâtre, sur toute l'étendue de l'axe cérébro-spinal.

Les lésions encéphaliques restent habituellement plus intenses que celles de la moelle; elles occupent aussi bien la *convexité* que la *base* des hémisphères. La substance grise sous-jacente est congestionnée et piquetée de rouge ; les *vaisseaux* qui la pénètrent perpendiculairement sont dilatés, souvent entourés d'une couche purulente microscopique.

VII. — Leptoméningite tuberculeuse. — Elle occupe surtout la **base** du cerveau ; elle débute et reste prédominante au niveau des *scissures de Sylvius;* de là elle se répand autour de l'hexagone de Willis, descend le long de l'artère basilaire, pour atteindre les pédoncules, la protubérance, le bulbe et parfois aussi la moelle elle-même. Elle peut se propager le long du nerf optique et s'accompagne fréquemment de *granulations de la choroïde:*

La lésion consiste tantôt dans des granulations miliaires difficiles à voir, tantôt dans un exsudat fibrino-purulent **sous-arachnoïdien**, qui se dispose en traînées le long des vaisseaux et qui contient dans son intérieur les granulations tuberculeuses; celles-ci sont quelquefois caséeuses et typiques, plus rarement infiltrées en plaques jaunâtres, le plus souvent petites, grises et peu distinctes. Dans les cas douteux, on cherchera à apercevoir les granulations par transparence, en agitant dans l'eau un lambeau de pie-mère, prélevé de préférence sur les faces de la scissure de Sylvius; on ne devra conclure à leur absence qu'après les avoir recherchées à un faible grossissement sur la pie-mère étalée sur une lame de verre.

Il est tout à fait exceptionnel de trouver un exsudat ou des fausses membranes sus-arachnoïdiennes. En dehors des granulations et de l'exsudat, la pie-mère épaissie est adhérente à la substance nerveuse.

Il est très rare de retrouver des granulations tuberculeuses dans la *substance grise* elle-même, à la surface des hémisphères. Le fait serait un peu plus fréquent dans la moelle au voisinage du canal central.

Les granulations tuberculeuses des méninges ne contiennent que très rarement des cellules géantes; elles présentent une prédilection remarquable pour les **gaines lymphatiques** des petits vaisseaux, surtout au niveau de leurs bifurcations (fig. 64). Le vaisseau qui les supporte est souvent *oblitéré* par un petit caillot au point correspondant; quelquefois l'*endartère* est elle-même le siège de granulations tuberculeuses caractérisées. De là la possibilité de lésions correspondantes de la surface cérébrale, foyers de *ramollissement nécrobiotique* ou d'*encéphalite superficielle*.

La méningite tuberculeuse s'accompagne presque toujours d'une hypersécrétion assez considérable de liquide céphalo-rachidien; cette lésion, plus facile à constater, avait été seule reconnue par les anciens auteurs, et la maladie a eté longtemps décrite comme une **hydrocéphalie aiguë**.

L'*épendyme* présente souvent dans toute son étendue de la congestion avec une coloration rosée, et quelquefois aussi des granulations comparables à celles des méninges. Nous avons observé un cas dans lequel l'hydrocéphalie aiguë et les granulations de l'épendyme constituaient les seules lésions observées.

VIII. — Méningo-encéphalite diffuse. — Elle forme

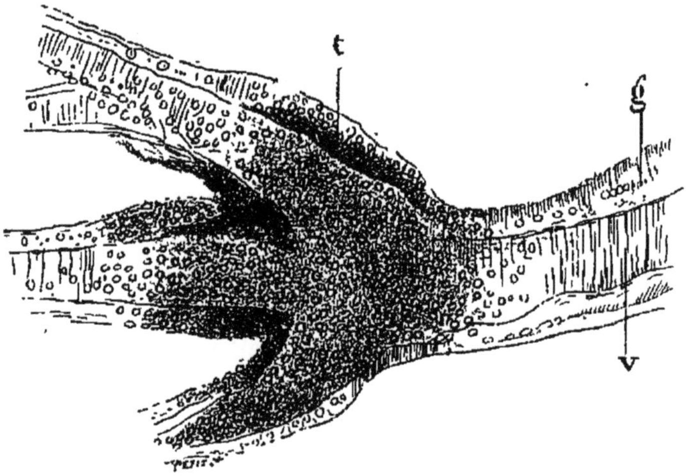

Fig. 64. — Tubercule périartériel dans la méningite tuberculeuse (d'après Cornil et Ranvier).

V, vaisseau ; *g*, gaine lymphatique ; *t*, couches tuberculeuses.

la lésion essentielle de la **paralysie générale des aliénés**, dont l'origine syphilitique tend à être généralement admise.

La **pie-mère** est le siège principal de l'inflammation chronique ; celle-ci détermine tout à la fois l'épaississement de cette membrane et des altérations profondes des vaisseaux qui en émanent, sous la forme d'endartérites et de périartérites concomitantes.

A l'œil nu les méninges sont troubles ou blanches et opaques, surtout au niveau des sillons, mais même au sommet des circonvolutions. Les *vaisseaux* adhèrent à la substance cérébrale, dans laquelle ils pénètrent ; en détachant les méninges on arrache avec elles des fragments de substance nerveuse.

A l'examen microscopique on rencontre soit de la sclérose, soit surtout des infiltrations embryonnaires discrètes, diffuses ou localisées autour des vaisseaux, dans les couches profondes de la pie-mère ; plus rarement il existe des fausses membranes fibrineuses sur la face interne de la dure-mère cranienne. Quand les méninges médullaires sont atteintes par la maladie, ces fausses membranes s'observent plutôt sur la face externe de la dure-mère.

L'encéphale subit une *atrophie* marquée, qui prédomine d'ordinaire sur les lobes antérieurs, et qui, dans les cas extrêmes, peut faire tomber son poids au-dessous de 1 000 grammes. Cette atrophie se révèle par l'amincissement des circonvolutions et l'élargissement des sillons.

Les *cellules nerveuses* des couches corticales dégénèrent ; elles diminuent de nombre et disparaissent même complètement dans des zones plus ou moins étendues. Elles présentent surtout de l'atrophie simple ou de la dégénérescence graisseuse ; mais on peut constater aussi des dégénérescences pigmentaire, hyaline, scléreuse ou vacuolaire.

Exner a signalé de plus la destruction et la disparition des *fibres tangentielles* de la couche superficielle.

Les *vaisseaux* présentent également des lésions diverses, de l'épaississement hyalin ou colloïde de leurs parois, de l'hyperplasie fibreuse ou de l'infiltration embryonnaire de leurs couches adventices. Les gaines périvasculaires contiennent des *grains pigmentaires* d'origine sanguine, qui trahissent les congestions répétées dont elles sont le siège. L'accumulation de sérosité dans leur intérieur peut créer un *état criblé* spécial.

La *névroglie* augmente ; elle devient plus apparente par le fait de la destruction des éléments nerveux ; elle peut aussi présenter un certain degré de multiplication active.

Les lésions se limitent d'ordinaire à la *substance*

grise ; celle-ci peut être facilement détachée par le raclage et laisse alors apercevoir la substance blanche intacte au-dessous d'elle. On rencontre cependant aussi des lésions analogues, mais plus discrètes, dans la *substance blanche*, entrainant la disparition atrophique des fibres à myéline.

Les lésions peuvent se montrer sur toute l'étendue de l'axe cérébro-spinal, mais elles sont habituellement beaucoup plus marquées sur l'*encéphale* que sur la moelle. Elles peuvent aussi s'étendre à toute la surface de l'épendyme.

CHAPITRE II

Encéphale.

I. — CONSIDÉRATIONS GÉNÉRALES

I. — Lésions macroscopiques. — Les lésions de l'encéphale se présentent habituellement sous la forme de plaques ou de noyaux ; leur aspect macroscopique diffère suivant qu'il s'agit de *processus aigus* et à développement rapide, ou de *processus chroniques* : les premiers déterminent des **ramollissements**, les seconds des atrophies ou des **scléroses**.

La lésion mérite le nom de **ramollissement** tant que les produits de désintégration des éléments nerveux persistent au sein des foyers de dégénérescence; ceux-ci sont alors mous, *blanchâtres et opaques*.

A mesure que ces produits se dissolvent ou se résorbent, la lésion devient *grise et transparente*. La **dégénérescence grise** se présente sous deux formes : quand les fibrilles néoformées sont rares et l'imbibition œdémateuse prédominante, le foyer est mou; après la section il laisse écouler le liquide qu'il contient et prend un aspect déprimé, la dégénérescence grise est alors *molle et gélatineuse.* Au contraire, quand les fibrilles sont denses et abondantes, la dégénérescence grise devient *dure et résistante*, c'est la **sclérose** proprement dite.

A la longue le nodule scléreux s'affaisse et se déprime, il arrive à l'état de **cicatrice**; ce processus exige des mois et des années. Dans d'autres cas, alors surtout qu'il s'agit de lésions centrales, la résorption des produits dégénérés aboutit à la formation d'une perte de substance, qui se remplit de sérosité et prend une forme kystique. Quand les **kystes** sont petits et assez nombreux, on donne à la lésion le nom d'**état criblé** du cerveau.

II. — Lésions histologiques. — L'aspect histologique des lésions varie suivant que l'on considère les cellules ganglionnaires de la substance grise ou les fibres nerveuses de la substance blanche.

Lésions des cellules ganglionnaires. — Ces lésions varient suivant les cas.

L'*atrophie simple* consiste dans la diminution de masse de la cellule sans modification de structure; les prolongements se rétractent, la cellule se ratatine et peut finir par disparaître complètement.

L'*atrophie pigmentaire*, la *dégénérescence graisseuse* sont des termes qui se définissent d'eux-mêmes. D'après Virchow, cette dernière s'observerait surtout après les traumatismes ou les commotions.

Dans quelques cas, les cellules prennent un aspect brillant, homogène, cireux, auquel on donne le nom de *transformation scléreuse.*

Dans les processus à marche très aiguë, les cellules se tuméfient; elles deviennent pâles et vitreuses; les prolongements se gonflent et deviennent hyalins. Les noyaux participent à la lésion; des vacuoles apparaissent dans le corps cellulaire, et le processus peut aboutir à la *liquéfaction* ou à l'éclatement de la cellule.

Chromatolyse. — Les nouvelles méthodes de coloration des centres nerveux ont conduit récemment à attacher une grande importance aux modifications des *substances chromatiques* des cellules nerveuses, à leur dégénérescence, leur fragmentation et leur disparition progressive.

On sait depuis longtemps que, dans un grand nombre d'espèces cellulaires, la *chromatine nucléaire* se fragmente et se colore plus vivement dans les phases avancées de l'évolution des cellules, et que sa disparition précède la mort du noyau et souvent aussi les dégénérescences du corps cellulaire. Flemming avait donné le nom de chromatolyse à ce phénomène de disparition dégénérative des éléments colorables des noyaux.

Récemment Nissl a appliqué la même dénomination aux altérations analogues des corpuscules colorables que l'on rencontre dans le *protoplasma* même des cellules nerveuses normales. En réalité cette substance chromatophile du corps cellulaire ne doit pas être assimilée à la chromatine nucléaire, et il y aurait lieu de ne pas confondre sous la même dénomination les altérations, d'ailleurs d'origine différente, de ces deux substances. Retterer propose de désigner sous le nom de **chromophillyse**, la dissolution des corpuscules chromophiles des corps cellulaires, pour l'opposer à la chromatolyse nucléaire.

La chromophillyse ne paraît pas avoir l'importance qu'on a voulu lui attribuer en anatomie pathologique ; elle s'observe dans tous les cas où il survient des troubles nutritifs quelconques des cellules nerveuses ; par sa rapidité d'apparition, elle est un réactif délicat des moindres lésions des cellules ; mais, par sa fréquence et sa banalité, elle ne paraît être l'indice ni de lésions profondes ni de lésions bien spéciales.

Lésions des fibres nerveuses. — Les fibres présentent des altérations tout à fait semblables à celles que nous décrirons plus loin dans les nerfs périphériques. La *gaine de myéline* est la première atteinte, elle se *fragmente* en boules et en gouttelettes, dont la répartition inégale donne aux fibres un aspect variqueux. Plus tard le *cylindre d'axe*, mis à nu, s'altère à son tour, il se tuméfie et devient lui-même *variqueux*; il finit par *s'émietter* et par disparaître.

Lésions de la névroglie. — Sauf dans les cas de lésions profondes et destructives, dans lesquelles tous les tissus sont réduits à l'état de détritus, la névroglie résiste longtemps. Le plus souvent elle donne naissance, par prolifération vicariante, à un *réseau fibrillaire* plus ou moins abondant qui prend la place des éléments nerveux détruits. La tunique adventice des parois vasculaires, les septa cloisonnants d'origine conjonctive prennent une certaine part à ce processus d'inflammation interstitielle et de sclérose.

Pendant toute la durée des premiers stades de la destruction des éléments nerveux, les foyers dégénératifs contiennent un plus ou moins grand nombre de **corpuscules de Gluge**; on désigne sous ce nom des cellules granuleuses, arrondies, très volumineuses, que les auteurs considèrent comme des *cellules migratrices* chargées de fragments graisseux ou myéliniques absorbés par elles; R. Tripier y voit au contraire des *cellules nerveuses en dégénérescence graisseuse*, dont on peut observer toutes les étapes intermédiaires. Ces corpuscules trahissent l'existence d'un foyer dégénératif, mais peuvent se rencontrer encore assez loin de lui.

D'après Jastrowitz, les corpuscules granuleux existeraient normalement dans le cerveau des fœtus et des nouveau-nés; ils joueraient un rôle dans l'apport des matériaux graisseux aux fibres myéliniques en voie de développement; leur présence aurait été considérée à tort comme l'indice d'**encéphalites congénitales.**

Quand le processus s'est accompagné d'épanchements hémorragiques, on rencontre des corpuscules chargés de *granulations pigmentaires*. Enfin, dans quelques cas on rencontre des *corpuscules amylacés* beaucoup plus nombreux qu'à l'état normal.

III. — LOCALISATIONS TOPOGRAPHIQUES. — Dans le système nerveux central, le siège topographique des lésions joue un rôle souvent plus important que leur nature même. De là, la nécessité de préciser, dans les autopsies, la localisation et les limites des foyers pathologiques.

La forme des circonvolutions, le trajet des faisceaux blancs sont aujourd'hui assez bien connus pour permettre sur ce point des déterminations précises, mais il est indispensable tout à la fois de connaître exactement l'anatomie normale de l'encéphale et d'utiliser des points de repère précis et bien choisis.

Sans discuter ici l'importante question des localisations cérébrales et des centres corticaux des hémisphères, nous devons indiquer brièvement les principales conclusions qui se dégagent sur ce point des recherches modernes.

1° ZONES CORTICALES. — La surface des hémisphères peut être divisée au point de vue fonctionnel en trois zones distinctes, disposées comme il suit d'avant en arrière :

La **zone intellectuelle** est marquée sur la figure 65 par des hachures verticales, elle comprend toute la *région frontale*; toutefois les *pieds des deuxième et troisième circonvolutions frontales* lui sont communs avec la zone suivante.

La **zone motrice**, marquée par des hachures transversales, comprend les deux circonvolutions rolandiques, *frontale et pariétale ascendantes*, dans toute leur étendue : elle empiète sur les *pieds des deuxième et troisième circonvolutions frontales* ; elle comprend aussi le *lobule paracentral* situé sur la face interne des hémisphères.

La **zone sensorielle**, laissée en blanc, correspond aux *circonvolutions postérieures et occipitales* ; elle est d'ailleurs plus mal délimitée que les précédentes. Un certain nombre de faits prouvent qu'on peut avoir des troubles de la sensibilité avec des lésions corticales situées en dehors de cette zone. R. Tripier a montré que les lésions de la région fronto-pariétale déterminent toujours, en même temps que de la paralysie des mouvements, une diminution plus ou moins accusée de la sensibilité.

La zone antérieure et la zone sensorielle constituent au même titre la **zone latente**, ainsi nommée par oppo-

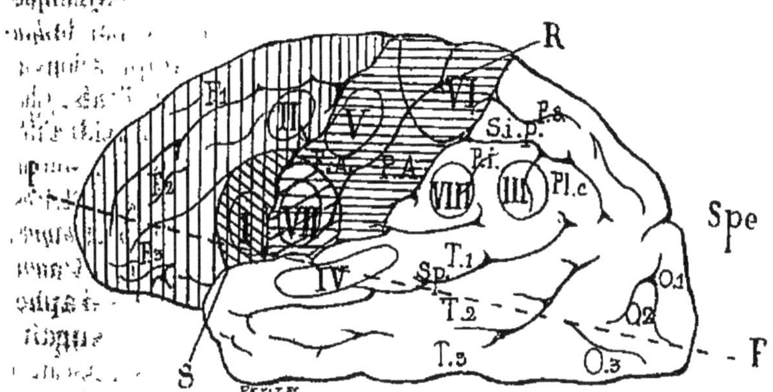

Fig. 65. — Face externe de l'hémisphère gauche.

S, scissure de Sylvius; R, sillon de Rolando; *Spe*, scissure perpendiculaire externe; *Sip*, scissure interpariétale; *Sp*, scissure parallèle; F_1, F_2, F_3, circonvolutions frontales; FA, circonvolution frontale ascendante; PA, circonvolution pariétale ascendante; *Ps*, *Pi*, lobules pariétaux, supérieur et inférieur; Plc, pli courbe; T_1, T_2, T_3, circonvolutions temporales; O_1, O_2, O_3, circonvolutions occipitales.

Centres corticaux psychomoteurs : I, de l'aphémie; II, de l'agraphie; III, de la cécité verbale; IV, de la surdité verbale; V, du membre supérieur; VI, du membre inférieur; VII, du grand hypoglosse (commun avec le facial inférieur et la branche motrice du trijumeau); VIII, des mouvements associés de la tête et des yeux.

sition à la **zone motrice**, parce que ses lésions ne déterminent pas de phénomènes paralytiques.

Dans ces diverses zones, on a décrit et précisé quelques *centres corticaux* dont les uns, **psychomoteurs**, sont les plus anciennement connus et les mieux établis, les autres, purement **sensoriels**, sont de découverte plus récente et plus controversée.

Le premier centre cortical connu, celui du **langage**, siège sur le *pied de la troisième frontale*; on a constaté de bonne heure sa prédominance à gauche, le nom de Broca lui est attaché. Ce centre comprend aussi le *lobule de l'insula*, mais il est probable que les lésions de ce dernier n'agissent que par le retentissement qu'elles exercent sur les nombreuses fibres commissurales qui relient ce lobule à la troisième frontale.

Les recherches ultérieures ont montré le problème plus complexe qu'on ne l'avait d'abord pensé. L'exercice de la faculté du langage comprend des actes psychiques distincts : l'expression se fait non seulement par le *langage articulé*, mais encore par l'*écriture* ; les impressions du langage arrivent au cerveau par la *vue* ou par l'*ouïe*. Chacune de ces fonctions possède une certaine individualité; les troubles qu'elles présentent se ramènent en somme pour toutes à des amnésies verbales ; deux sont motrices, l'une *amnésie d'articulation*, l'autre *amnésie graphique*; deux sont sensorielles, *amnésies verbales visuelle* et *auditive*. On les désigne respectivement sous les noms d'**aphémie, d'agraphie**, de **cécité verbale** et de **surdité verbale** ; le terme d'aphasie conservant la signification plus générale qui lui a été donnée par Broca.

Ces quatre sortes d'aphasies peuvent être, suivant les cas, réunies ou séparées sur les mêmes sujets ; un centre cortical distinct paraît présider à chacune de ces fonctions différentes. Toutefois le centre de l'agraphie, nié par Déjerine, est actuellement très contesté. Quoi qu'il en soit, on place les deux centres moteurs en avant et les deux centres sensoriels en arrière des circonvolutions rolandiques.

Le **centre de l'aphémie** (I) occupe le *tiers postérieur de la troisième frontale* ; il est bien connu et bien déterminé ; sur la figure 65, la zone qui lui appartient est circonscrite par un trait spécial et marquée par des hachures entre-croisées distinctes. Les trois autres centres, moins bien délimitables, sont simplement indiqués par un chiffre, circonscrits par un trait circulaire, qui occupe le centre de la zone qu'on attribue à chacun : le **centre de l'agraphie** (II) serait situé sur le *pied de la deuxième frontale* ; celui de la **cécité verbale** (III) siège sur la partie postérieure du *lobule pariétal supérieur* et sur le *pli courbe*; celui de la **surdité verbale** (IV) s'allonge sur la partie antérieure de la *première circonvolution temporale.*

Le centre cortical des mouvements du **membre supérieur** (V) est situé sur la partie moyenne de la circonvolution *frontale ascendante*, en un point qui répond en avant au pied de la deuxième frontale.

Le centre cortical des mouvements du **membre inférieur** (VI), est mieux précisé, un trait spécial en indique les limites; il comprend: sur la face interne des hémisphères, le *lobule paracentral* qu'on ne voit pas sur la figure, et sur leur face externe, le tiers supérieur de la *pariétale ascendante*, et la partie supéro-postérieure de la *frontale ascendante*.

On tend à subdiviser les deux centres précédents en *centres secondaires*, correspondant aux mouvements de chacun des segments du membre considéré ; ils se succéderaient de haut en bas, le long du sillon de Rolando, dans l'ordre suivant : genou, hanche, épaule, coude, doigts. Mais leurs limites sont moins exactement précisées que celles des centres principaux.

Vient ensuite le **centre cortical du grand hypoglosse** (VII) marqué par des hachures spéciales et par une limite nette; il est situé au pied de la circonvolution *frontale ascendante*, tout en empiétant légèrement sur le pied de la pariétale ascendante. Il paraît être commun au facial inférieur et à la branche motrice du trijumeau, et constituer ainsi le *centre des mouvements de la face*.

Le centre des **mouvements associés de la tête et des yeux** (VIII), occuperait le *gyrus supramarginalis*, en avant du pli courbe.

Aux huit centres précédents situés sur la face externe des hémisphères, s'ajoute le centre de l'**hémianopsie**, qui ne figure pas sur le schéma parce qu'il est situé sur la face interne du lobe occipital, au niveau du *cuneus*, et plus particulièrement, d'après Henschen, sur la scissure calcarine ; d'après d'autres, ce centre s'étendrait sur le lobule fusiforme et le lobule lingual, l'ensemble répondant ainsi à la *sphère visuelle* de Munck.

On décrit encore quatre autres centres corticaux, qui ne figurent pas sur le schéma ci-dessus parce qu'ils sont plus incertains et mal précisés. Ce sont : le **centre cortical laryngé**, qui occupe l'*opercule rolandique*, où il se confond à peu près avec le centre des mouvements de la langue et des lèvres (VII) ; celui des **mouvements des yeux**, situé sur le *pied de la deuxième frontale* ; enfin, ceux plus douteux encore du **facial supérieur** et du **ptosis**, qui appartiendraient à la *région du pli courbe*.

2° Faisceaux pyramidaux. — Les faisceaux blancs, qui mettent l'écorce en communication avec les parties inférieures de l'axe cérébro-spinal, doivent franchir les noyaux gris de la base du cerveau avant d'atteindre le pédoncule cérébral. Ils se réunissent et se condensent à leur niveau pour constituer la **capsule interne**, zone de passage, intermédiaire entre la *couronne rayonnante* située au-dessus et les *pédoncules* situés au-dessous.

Les lésions situées sur le trajet de ces faisceaux blancs déterminent à peu près les mêmes phénomènes que celles qui portent sur les centres corticaux eux-mêmes. Il importe à l'anatomo-pathologiste de connaître exactement le trajet et le siège de ces divers faisceaux dans toutes les parties qu'ils traversent; nous ne pouvons entrer ici dans leur description qui ressortit à l'anatomie normale, et nous nous contenterons de préciser la place qu'occupe chacun d'eux à son passage dans la capsule interne. Dans ces dernières années, les travaux de Déjerine ont profondément modifié les descriptions antérieures.

La figure 65 représente une coupe transversale du cerveau, dite *coupe de Flechsig*, portant ici sur l'hémisphère droit, et montrant la face supérieure du segment inférieur ainsi formé; c'est dire que la partie antérieure est à gauche du lecteur. La capsule interne est ainsi sectionnée horizontalement dans toute son étendue; elle est marquée par des hachures diverses, dont les alternances successives indiquent la place et les limites des divers faisceaux blancs dont elle se compose. On y trouve d'avant en arrière :

1° Le **segment antérieur**, *a*, qui occupe le *segment lenticulo-strié* de la capsule; il est constitué par des fibres longitudinales reliant la couche optique aux parties antérieures du cortex.

2° Le **faisceau géniculé**, *g*, ainsi nommé parce qu'il occupe le *genou de la capsule* et la *partie antérieure du segment postérieur* : il provient du centre cortical de l'hypoglosse (VII, fig. 65) et du facial inférieur.

3° Le **faisceau pyramidal**, *m*, ou faisceau moteur, qui occupe les *deux tiers moyens du segment lenticulo-optique* de la capsule; il provient des circonvolutions rolandiques et plus spécialement des centres corticaux des membres (V, VI, fig. 65).

4° Le **faisceau sensitif**, *s*, faisceau de Meynert, ou faisceau de l'hémianesthésie, dont les fibres rayonnent en haut pour aboutir à l'écorce grise des circonvolutions postérieures, à la zone sensitive. Ce faisceau occupe la région *rétrolenticulaire* de la capsule ; un peu au-dessous de ce point, les fibres occipitales se rapprochent et se réunissent pour former un *carrefour sensitif*.

Le premier segment est un **faisceau cortico-thalamique**, une commissure interhémisphérique ; le second est un

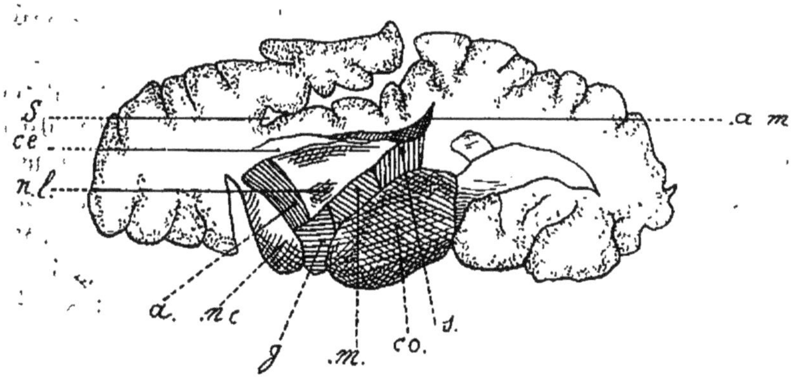

Fig. 66. — Coupe de Flechsig, portant sur l'hémisphère droit, suivant la ligne FF de la figure 65.

S, scissure de Sylvius ; *co*, couche optique ; *nc*, noyau caudé du corps strié ; *nl*, noyau lenticulaire du corps strié ; *ce*, capsule externe ; *am*, avant-mur : *a*, segment antérieur ou lenticulo-strié de la capsule interne ; *g*, genou de la capsule interne ; *ms*, segment postérieur ou lenticulo-optique de la capsule interne.

a, faisceau antérieur ; *g*, faisceau géniculé (grand hypoglosse, facial inférieur et branche motrice du trijumeau) ; *m*, faisceau pyramidal ou moteur ; *s*, faisceau sensitif débordant dans la substance blanche adjacente à la capsule interne proprement dite.

faisceau cortico-bulbaire, s'arrêtant au niveau du bulbe ; tandis que les deux derniers, **faisceaux cortico-médullaires**, poursuivent leur trajet jusqu'à la moelle, où on les retrouve par la suite.

II. — LÉSIONS SPÉCIALES

I. — Congestion. — Dans les autopsies, à l'état normal, la substance cérébrale ne paraît pas contenir de sang dans son reseau capillaire. Quand il existe une congestion intense, celle-ci peut rester apparente après la mort; les circonvolutions sont alors rosées, turgescentes, les sillons de séparation plus ou moins effacés. A la surface on observe des plaques rougeâtres ; dans la profondeur, sur les surfaces de coupe, la substance nerveuse est criblée de *points rouges* qui correspondent aux vaisseaux gorgés de sang : **état sablé** du cerveau.

Dans les cas les plus intenses, le sang se répand dans la *gaine lymphatique périvasculaire*, formant ainsi une variété d'anévrysmes disséquants microscopiques, connus sous le nom d'**anévrysmes de Pestalozzi**, qu'il ne faut pas confondre avec les anévrysmes de Charcot et Bouchard que nous décrirons plus loin. Ces suffusions sanguines dans les gaines lymphatiques s'observent aussi bien après les commotions que dans les congestions intenses.

II. — Œdème. — L'imbibition de la substance cérébrale par l'œdème ne détermine pas de lésions histologiques particulières, mais elle entraîne fréquemment le ramollissement de la *voûte à trois piliers*, surtout quand l'œdème s'accompagne d'hydrocéphalie.

III. — Hydrocéphalie. — L'accumulation en excès de sérosité dans les cavités encéphaliques peut se faire dans la cavité arachnoïdienne elle-même : hydrocéphalie **externe** ; dans les espaces sous-arachnoïdiens : hydrocéphalie **méningée** ; ou enfin dans les ventricules cérébraux : hydrocéphalie **interne**, hydrocéphalie proprement dite.

Comme nous l'avons déjà vu, l'hydrocéphalie est constante dans la méningite tuberculeuse, elle peut se rencontrer aussi dans d'autres états pathologiques. Elle se produit aussi à l'état léger pour combler le vide résultant d'atrophies de l'organe; il en est ainsi fréquemment dans l'atrophie ischémique, pathologique ou sénile, mais l'hydrocéphalie ne prend un développement considérable que quand elle est d'origine congénitale.

Hydrocéphalie congénitale. — Il est souvent difficile de dire si cette forme relève d'un processus pathologique proprement dit, ou d'une *monstruosité* par lésion du développement.

Dans les cas extrêmes le crâne subit une augmentation considérable de volume : les hémisphères cérébraux sont amenés à l'état de vésicules énormes ; au niveau de la convexité, la substance cérébrale peut être réduite à quelques millimètres d'épaisseur. L'*épendyme* est notablement épaissi.

Le plus habituellement l'hydrocéphalie intéresse plus ou moins tous les ventricules cérébraux ; dans quelques cas, elle se limite à quelques-uns d'entre eux ; il peut même arriver, très exceptionnellement il est vrai, qu'elle soit *unilatérale*, le trou de Monro est alors habituellement oblitéré.

IV. — Porencéphalies. — On réunit sous ce nom toutes les *pertes de substance* profondes, qui détruisent les circonvolutions, pénètrent plus ou moins profondément dans la substance blanche, et atteignent parfois jusqu'aux ventricules. Elles ont été bien étudiées par J. Audry.

Assez rares, elles sont la conséquence des altérations les plus diverses, et présentent suivant les cas des aspects différents : **fissures** aux parois lisses ; **excavations** de dimensions variables ; **kystes celluleux**, c'est-à-dire parcourus par des filaments formant des mailles légères et incomplètes, plus serrées sur les bords.

La lésion est habituellement masquée par un *pont méningé* très vascularisé qui la recouvre. Il est exceptionnel que ce feuillet membraneux soit constitué par les trois méninges ; la dure-mère y adhère rarement, la pie-mère est ordinairement absente et le plus souvent ce feuillet est uniquement constitué par l'*arachnoïde viscérale* ; celle-ci se double de l'*épendyme* lorsque les parois du ventricule sont ouvertes.

Le parenchyme sur les bords de la lésion est, suivant les cas, *gélatineux* ou *sclérosé*.

Les porencéphalies peuvent être confondues avec des arrêts de développement, avec l'hydrocéphalie extrême, voire même avec des plaques de sclérose profondément déprimées ; dans ces dernières l'écorce cérébrale, pour être durcie et ratatinée, n'en est pas moins présente.

Les porencéphalies remontent le plus souvent à la *période fœtale*, le cerveau présentant à cette époque de la vie une fragilité de ses éléments constituants qui facilite sa destruction. Quoique leur pronostic soit assez grave, elles permettent souvent de longues survies ; aussi il est important de pouvoir distinguer les porencéphalies congénitales de celles qui se sont produites dans le cours de la vie extra-utérine.

Ces dernières peuvent succéder à des *foyers inflammatoires*, à des *hémorragies*, à des *ramollissements nécrobiotiques*, ou à des *pertes de substance traumatiques*. Elles sont ordinairement *unilatérales*, tandis que les porencéphalies congénitales sont ordinairement *symétriques*, et plus étendues. De plus, dans la porencéphalie congénitale, les circonvolutions périphériques sont orientées en *rayons*, se dirigeant vers le fond de l'anfractuosité, comme attirées par cette dernière; dans les porencéphalies postérieures à la naissance, cette disposition radiée fait défaut, les circonvolutions *coupées nettement* ne se prolongent pas dans l'intérieur de la perte de substance.

V. — Encéphalites. — Les inflammations aiguës de la substance cérébrale se localisent d'ordinaire à la *substance grise* ; elles déterminent tout d'abord le **ramollissement** du tissu.

Le ramollissement est *rouge* quand la congestion et les hémorragies dans les gaines périvasculaires sont les phénomènes prédominants ; il devient *jaune* quand c'est la prolifération cellulaire qui l'emporte, quand il y a abondance de globules purulents. Les éléments nerveux subissent les diverses formes de désintégration que nous avons déjà décrites. Il faut prendre garde de confondre à l'autopsie, comme on le fait quelquefois, les plaques de ramollissement inflammatoire avec les plaques de ramollissement nécrobiotique que nous décrirons plus loin.

Les **abcès** ne sont pas rares dans les centres nerveux ; ils diffèrent peu de ceux des autres organes : ils sont souvent *enkystés* par une paroi conjonctive résistante et restent longtemps stationnaires ; dans d'autres cas ils forment une cavité à parois tomenteuses et irrégulières. Ils sont toujours assez exposés aux *ruptures* ; ils s'ouvrent alors dans la cavité arachnoïdienne ou dans un ventricule. Le *pus* qu'ils contiennent présente quelques caractères spéciaux ; il est ordinairement jaune verdâtre, très visqueux, souvent fétide, faiblement acide et riche en substance mucilagineuse.

Les inflammations chroniques aboutissent à la **dégénérescence grise**, *gélatineuse* ou *dure* (sclérose) suivant l'abondance et l'évolution des éléments embryonnaires de la névroglie. Ces deux formes constituent souvent les stades successifs du même processus, et peuvent se rencontrer simultanément dans des régions différentes sur les mêmes sujets.

L'**encéphalite diffuse congénitale** des nouveau-nés, décrite par Virchow, surtout caractérisée d'après lui par l'abondance des corps granuleux et par la surcharge graisseuse des cellules névrogliques, paraît n'être rien autre chose que l'état normal du cerveau chez le fœtus ; cependant cet état s'accuse surtout quand la nutrition générale est imparfaite.

VI. — Ramollissement nécrobiotique. — Les oblitérations vasculaires qui déterminent les foyers de ramollissement sont le fait, tantôt d'*embolies*, tantôt de *thromboses* artérielles liées à l'*endartérite* ou à l'*athérome*. Les lésions athéromateuses sont extrêmement fréquentes sur les artères cérébrales, surtout sur celles de la base, qu'il faut toujours examiner avec soin à ce point de vue dans les autopsies.

Caractères macroscopiques. — Les foyers nécrobiotiques présentent les localisations et les dimensions les plus variées ; ils sont d'ailleurs souvent multiples. Ils peuvent siéger dans les *parties centrales* de l'encéphale, mais on les observe plus fréquemment sur sa *surface externe*. Les foyers superficiels détruisent tout à la fois la substance grise et une petite portion de la substance blanche sous-jacente ; souvent ils sont limités à la substance corticale seule et forment des plaques parfois très étendues.

Presque toujours les foyers ischémiques sont totalement privés de sang ; dans quelques cas exceptionnels des **hémorragies secondaires** s'y produisent ; il s'agit alors du ramollissement rouge que nous retrouverons plus loin.

L'aspect macroscopique de la lésion diffère suivant qu'il s'agit du ramollissement de la substance grise, ou de celui de la substance blanche.

Ramollissements de la substance grise. — Ils se montrent au début sous la forme de **plaques blanches**, molles, un peu tuméfiées et légèrement saillantes. Souvent leur friabilité permet seule de les reconnaître.

Plus tard, et assez rapidement, l'infarctus se dessèche et se déprime ; en même temps il prend une coloration d'un blanc jaunâtre et un aspect raccorni, parcheminé (**plaques jaunes**). Au premier abord le tissu paraît résistant, mais il est en réalité peu cohérent et se dissocie facilement par les tractions ou par l'action de l'eau. Les plaques ainsi formées se résorbent très lentement, en laissant une zone déprimée.

Ramollissements de la substance blanche. — Le tissu ramolli prend d'abord un aspect pulpeux blanchâtre; bientôt il forme une sorte de **bouillie laiteuse**, contenue dans une cavité à parois tomenteuses. Plus tard les parties nerveuses dégénérées se résorbent; la paroi s'épaissit et devient fibreuse; le contenu s'éclaircit, le liquide d'abord trouble finit par devenir séreux; une **lacune kystique** définitive, cloisonnée ou non, prend la place du tissu détruit.

Caractères histologiques. — Quelle que soit la substance nerveuse intéressée, la circulation est arrêtée dans toute l'étendue du foyer de ramollissement; les parois des vaisseaux subissent une dégénérescence graisseuse, et les tissus présentent les diverses lésions dégénératives habituelles aux éléments nerveux. Les *corps granuleux* sont abondants; on trouve souvent à côté d'eux des amas arrondis de *cristaux* en aiguilles, formés d'acides gras.

VII. — HÉMORRAGIES. — Les hémorragies cérébrales se présentent sous deux formes très distinctes.

Hémorragies capillaires. — Très rares à la surface même des circonvolutions, elles s'observent à peu près également dans les parties superficielles, surtout dans les zones sous-corticales, et dans les parties centrales de l'encéphale (**apoplexie capillaire** de Cruveilhier); elles sont fréquentes dans l'intérieur et au voisinage des tumeurs cérébrales, où on les désigne sous le nom d'*inondation hémorragique* de la tumeur.

Elles sont habituellement *multiples*, formant par leur réunion dans une zone peu étendue une sorte de noyau d'infiltration hémorragique, dans lequel les *foyers élémentaires*, punctiformes, sont ordinairement plus serrés au centre que dans les parties périphériques. Chaque foyer est formé par une gouttelette de sang qui contient à son centre un capillaire; le sang s'est extravasé sans déchirure apparente dans la gaine lymphatique, il l'infiltre dans une petite étendue (**anévrysme de Pestalozzi**) et parfois il la franchit pour écarter ou dissocier les tubes nerveux les plus voisins.

Quand les noyaux d'hémorragies capillaires sont récents, ils présentent une consistance molle et une coloration *rouge*. Bientôt le capillaire central s'oblitère par l'organisation fibreuse du caillot qu'il contient, le sang épanché subit les modifications que nous décrirons plus loin dans les foyers plus volumineux; le nodule devient *brun* ou ardoisé, il contient des *corps granuleux pigmentés* et des cristaux d'hématoïdine qui lui constituent une caractéristique durable. Dans quelques cas, chaque hémorragie fait place ultérieurement à un kyste très petit, du volume d'une tête d'épingle, et l'ensemble de la nappe prend un **aspect criblé**.

Les hémorragies capillaires sont le fait des *hyperémies* excessives qui accompagnent certaines inflammations ; elles peuvent accompagner le purpura ; assez souvent aussi elles sont la conséquence secondaire de foyers nécrobiotiques, et prennent alors plus spécialement le nom de **ramollissement rouge**.

Hémorragies en foyers. — Plus fréquentes que les hémorragies capillaires, on les observe surtout dans les parties centrales, près des noyaux gris de la base, principalement dans la capsule interne et dans la partie postérieure du corps strié. Elles atteignent souvent de *grandes dimensions*, jusqu'à devenir apparentes à l'examen extérieur de l'organe par l'aplatissement des circonvolutions qu'elles déterminent, par la mollesse et la fluctuation dont elles sont le siège. Assez souvent le sang arrive jusque dans le *tissu sous-arachnoïdien* dans lequel il s'infiltre, plus rarement dans les *ventricules* cérébraux, quelquefois dans les *gaines des nerfs optiques* (Bouveret), très exceptionnellement dans la *cavité arachnoïdienne* elle-même.

Les caractères des parois et du contenu du foyer

permettent d'établir approximativement l'ancienneté de la lésion; on rencontre fréquemment d'ailleurs des hémorragies multiples d'âge différent.

Contenu. — Au début le sang contenu dans le foyer est *liquide*, mais au bout de deux ou trois jours il est complètement *coagulé*. La rétraction du caillot chasse les parties liquides, qui sont résorbées; par là, la compression que la lésion exerçait tout d'abord sur les parties voisines se trouve diminuée. A ce moment le caillot est souvent enveloppé à sa périphérie par une *couche fibrineuse* assez épaisse.

Par la suite le sang subit les *modifications régressives* qui sont habituelles au sang épanché ; il se décolore progressivement, se fragmente, est résorbé peu à peu ; finalement, si la perte de substance ne se comble pas, elle ne contient plus qu'un liquide clair et donne naissance à un **kyste apoplectique**.

Parois. — Pendant ce temps les *parois* du foyer subissent elles-mêmes une transformation parallèle. Au début elles sont simplement irrégulières, mécaniquement déchirées ; plus tard la dégénérescence secondaire les régularise ; en même temps elles s'épaississent et se recouvrent d'une *membrane fibreuse enkystante*, déjà bien marquée au bout d'un mois.

Dans une étendue variable elles présentent dès le début une *coloration spéciale*, liée tout à la fois à la présence de petits foyers d'hémorragie capillaire et à l'imbibition par la matière colorante du sang épanché. La coloration qui en résulte subit des régressions parallèles à celle du foyer lui-même ; mais pendant fort longtemps, alors même que le sang du foyer peut être déjà résorbé et remplacé par un liquide clair, cette zone reste infiltrée de *cristaux d'hématoïdine*, libres ou inclus dans des cellules fixes ou des corps granuleux. Tant qu'elle persiste, cette pigmentation permet de distinguer les kystes apoplectiques des kystes d'une autre origine.

Dans quelques cas plus rares que les précédents, la paroi fibreuse bourgeonne et comble la cavité, c'est alors une **cicatrice fibreuse**, souvent pigmentée par l'hématoïdine, qui s'établit au lieu d'une lacune kystique.

Anévrysmes miliaires. — Les hémorragies en foyer reconnaissent habituellement pour origine la rupture d'une artériole dont les parois étaient préala-

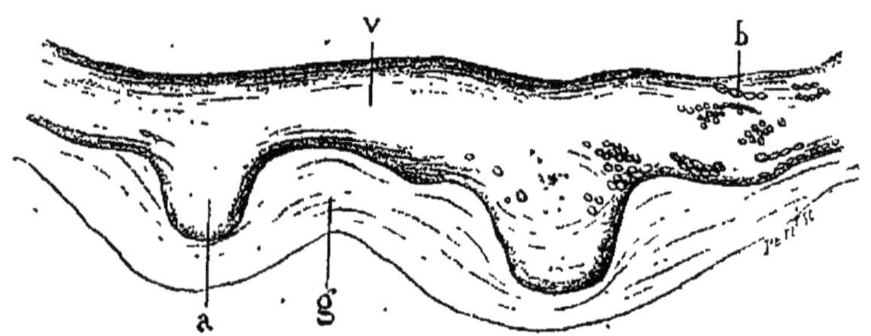

Fig. 67. — Anévrysmes miliaires de Charcot et Bouchard (d'après Cornil et Ranvier).

v, vaisseau artériel; *g*, gaine lymphatique; *a*, anévrysme; *b*, granulations graisseuses.

blement altérées. Charcot et Bouchard ont fait connaître la nature particulière de cette lésion spéciale; il s'agit d'une petite dilatation anévrysmale (fig. 67), le plus souvent ampullaire, presque toujours multiple, développée sur le trajet des artérioles cérébrales. L'artère lenticulo-striée en est le siège de prédilection et a reçu pour cela de Charcot le nom d'*artère de l'hémorragie cérébrale*.

Au niveau de ces anévrysmes miliaires les parois du vaisseau sont profondément altérées; la tunique moyenne est détruite, l'endartère et la tunique adventice sont enflammées, puis dégénérées. D'après Charcot et Bouchard, c'est la **périartérite** qui aurait le rôle initial et prendrait l'importance prédominante; pour d'autres, c'est au contraire l'**endartérite** ou l'athérome. Quoi qu'il en soit, cette lésion des artérioles cérébrales accompagne fréquemment les lésions athéromateuses ou scléreuses des diverses parties du système artériel; elle peut aussi en être indépendante, et se transmettre par hérédité.

Il n'est pas toujours facile de retrouver à l'autopsie l'anévrysme miliaire dont la rupture a été la cause efficiente de l'épanchement hémorragique; pour y arriver, il faut d'abord laisser macérer dans l'eau pendant quelques jours les parois du foyer, en renouvelant l'eau chaque jour. Bientôt la substance nerveuse se détache facilement sous l'action d'un faible courant d'eau; les vaisseaux résistent seuls, ils peuvent alors être étalés sur des lames de verre et examinés avec soin.

CHAPITRE III

Moelle épinière.

Les éléments nerveux de la moelle présentent les mêmes lésions histologiques que ceux de l'encéphale; nous ne reviendrons pas sur la description que nous en avons déjà donnée.

Les **ramollissements nécrobiotiques** et les **hématomyélies** sont fort rares; ils ne diffèrent pas des lésions correspondantes de l'encéphale.

De même que dans l'encéphale, il est tout aussi important de préciser la *localisation* des lésions que leur *nature*.

Les conceptions récentes sur la constitution et les rapports des divers éléments nerveux, nées sous l'influence de nombreuses recherches, parmi lesquelles il faut surtout citer celles de Golgi, de Ramon y Cajal et de van Gehuchten, ont conduit à rattacher plus étroitement à la cellule nerveuse ses divers prolongements protoplasmiques et cylindraxiles, et à faire de cet ensemble une unité autonome qui a reçu le nom de **neurone**. Le corps cellulaire est sinon le *centre fonctionnel*, du moins le *centre trophique* du neurone tout entier; par contre le système nerveux n'est plus qu'un **assemblage de neurones**, ne présentant entre eux que des rapports de simple *contiguïté*, et dont les prolongements s'entrelacent sans réaliser d'anastomoses.

A un point de vue très général, on doit distinguer deux séries de neurones, répondant l'une à la *voie sensitive* et l'autre à la *voie motrice*; dans chacune d'elles on peut séparer les neurones *centraux* des neurones *intercalaires* et des neurones *périphériques*, qui constituent par leur succession des chaînes ininterrompues unissant le système nerveux central à la périphérie de l'organisme.

L'autonomie de ces divers segments devait conduire, et a conduit en effet plusieurs auteurs, à leur attribuer une pathologie indépendante, et à penser que la *systématisation* des lésions nerveuses pouvait être commandée par leur localisation dans des catégories déterminées de neurones. Gerest a consacré une thèse importante (Lyon, 1898) à l'ébauche et à la discussion de cette systématisation nouvelle; il serait cependant encore prématuré de substituer dans une étude anatomo-pathologique une classification de cette nature à celle qui avait été inspirée par les données antérieures.

I. — MYÉLITES SYSTÉMATIQUES

1° Myélites de la substance grise. Poliomyélites.

I. — Formes aigues. — Elles sont représentées par la **paralysie infantile** et par la **paralysie spinale aiguë** de l'adulte.

La lésion frappe les *cornes antérieures*, mais elle ne s'étend pas dans toute la hauteur de la moelle ; elle se localise par **foyers**, plus ou moins nombreux et plus ou moins étendus, dont chacun présente en moyenne 4 centimètres de longueur d'après Rindfleisch.

Au début ce sont des foyers circonscrits de *ramollissement inflammatoire* très accusé ; on y trouve de nombreux *corps granuleux*, ceux-ci sont surtout abondants autour des ramifications vasculaires. Les cellules nerveuses s'atrophient rapidement, et cette *atrophie* étend son action jusqu'aux faisceaux blancs antérieurs et aux racines spinales correspondantes.

La maladie est de courte durée, mais elle laisse après elle des modifications atrophiques indélébiles ; ce sont elles que l'on observe le plus souvent. La substance grise est alors atrophiée ; ses dimensions sont très réduites, beaucoup plus petites qu'à l'état normal ; elle subit une *transformation scléreuse*, en même temps que les *cellules motrices* s'atrophient ; des groupes entiers de ces cellules disparaissent ainsi complètement.

Le prolongement encéphalique de la substance grise des cornes antérieures de la moelle peut être atteint de lésions similaires, qui constituent, suivant leur localisation, les **polioencéphalites** *inférieures* et *supérieures*. Les premières siègent dans les noyaux bulbaires ; les secondes dans les noyaux oculo-moteurs, sous le plancher de l'aqueduc de Sylvius ; elles créent les formes aiguës des *paralysies labio-glosso-laryngées* et des *ophtalmoplégies nucléaires*.

D'après Strümpell, on rencontre parfois une **forme cérébrale** de la paralysie infantile, dans laquelle la substance grise de l'écorce présente des foyers de même nature que les cornes antérieures de la moelle.

II. — Formes chroniques. — Elles sont représentées par l'**atrophie musculaire progressive**, la **paralysie bulbaire progressive** ou paralysie labio-glosso-laryngée et les **ophtalmoplégies nucléaires** à marche lente et progressive.

Au point de vue anatomique ces trois formes ne diffèrent entre elles que par leur localisation spéciale. L'atrophie musculaire progressive occupe les *cornes antérieures de la moelle*. La paralysie bulbaire siège dans les *noyaux gris moteurs des dernières paires craniennes* : cette dernière occupe principalement les noyaux d'origine de l'hypoglosse, du spinal et du facial ; elle atteint plus tard, et à un degré moindre, les noyaux du glosso-pharyngien et du pneumogastrique. Les lésions des ophtalmoplégies occupent les divers *noyaux oculo-moteurs*.

Lésions des cellules ganglionnaires. — La lésion porte sur les *cellules motrices*, qui s'atrophient lentement et sans aucun phénomène inflammatoire. On ne trouve jamais en pareil cas ni foyer de ramollissement ni corps granuleux ; de telle sorte qu'il semble que les lésions des deux formes, aiguë et chronique, diffèrent entre elles, non seulement par le mode évolutif, mais encore par la *nature du processus*.

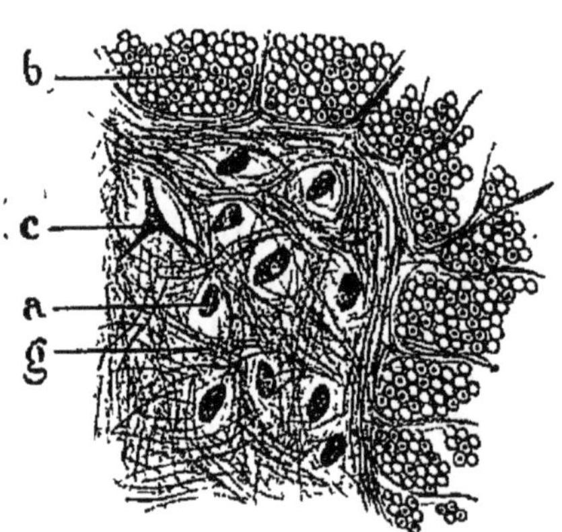

Fig. 68. — Atrophie des cellules motrices des cornes antérieures de la moelle.

b, cordons blancs ; *c*, cellule motrice multipolaire restée normale ; *a*, cellule atrophiée ; *g*, sclérose interstitielle.

Quelques cellules motrices ont totalement disparu ; les autres persistent, mais elles sont arrondies, opaques, souvent pigmentées, ratatinées, absolument privées de leurs prolongements multipolaires normaux (fig. 68). Autour d'elles existe une légère *sclérose compensatrice* de la névroglie.

Lésions des cordons blancs. — Les *cordons latéraux* dans l'atrophie musculaire progressive, les *faisceaux transversaux* du bulbe et les faisceaux nerveux dans la paralysie bulbaire, sont secondairement atteints par l'atrophie ; celle-ci les frappe toujours à un degré moindre que les racines et même que les troncs nerveux périphériques correspondants.

2° Myélites de la substance blanche.

I. — Scléroses secondaires. — On donne ce nom aux lésions dégénératives trophiques, **descendantes** ou **ascendantes**, suivant les cas, que présentent les cordons blancs de la moelle, consécutivement à certaines lésions destructives de la *moelle* elle-même ou de régions déterminées de l'*encéphale*, notamment les lésions de la capsule interne ou des circonvolutions rolandiques.

Les dégénérescences secondaires sont dues à la séparation des parties dégénérées d'avec leurs **centres trophiques**; ces lésions présentent les mêmes caractères essentiels que celles que l'on observe dans le bout périphérique des nerfs moteurs sectionnés; toutefois l'*irritation persistante* entretenue par la lésion causale joue un certain rôle dans le processus.

Les **cordons dégénérés** sont souvent difficiles à reconnaître à l'œil nu; ils sont plus *opaques* ou au contraire *demi-transparents*, suivant que les corps granuleux sont abondants, ou que les produits de fragmentation de la myéline ont été résorbés. De même le tissu est *mou* et a conservé son volume, ou bien il est plus *dense* et plus ou moins atrophié.

A l'état frais, on constate dans les parties altérées de nombreux *corps granuleux*; ceux-ci ne se retrouvent plus sur les coupes faites après durcissement; par contre on constate alors plus facilement la *sclérose* et l'*altération des tubes nerveux*.

Les lésions élémentaires sont d'ordinaire moins accusées que dans les scléroses primitives que nous étudierons plus loin; par contre elles sont *plus continues*. De plus, les scléroses secondaires diffèrent encore des scléroses primitives par la *disparition précoce des cylindres d'axe*, qui persistent au contraire jusqu'à la fin dans ces dernières.

A la longue, les scléroses secondaires des cordons blancs de la moelle peuvent entraîner consécutivement des lésions atrophiques des **cellules motrices** des cornes antérieures elles-mêmes.

Localisations topographiques. — Le mode de localisation et de distribution des dégénérescences secondaires dépend étroitement du siège de la lésion initiale.

1. — Les **lésions cérébrales** déterminent une sclérose descendante des *faisceaux pyramidaux*, qui se prolonge jusqu'à l'extrémité la plus inférieure de la moelle. Il résulte

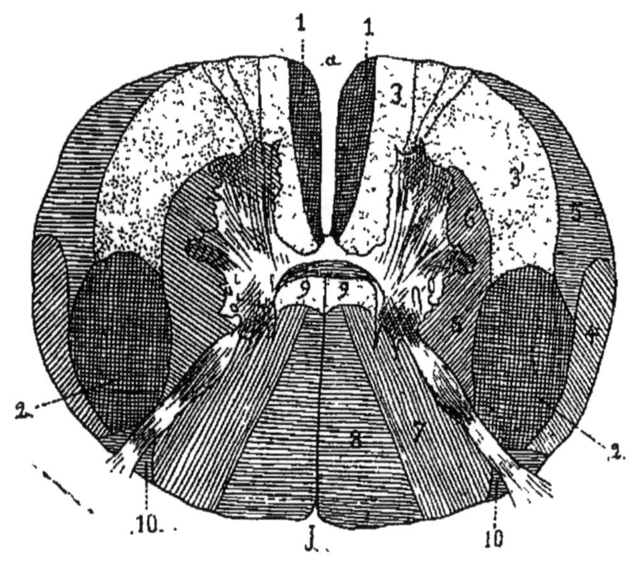

Fig. 69. — Systématisation de la moelle épinière (d'après Testut).

a, sillon médian antérieur ; *b*, sillon médian postérieur.
1, faisceau pyramidal direct; 2, faisceau pyramidal croisé; 3, faisceau restant ou fondamental du cordon antérieur; 3', faisceau restant ou fondamental du cordon latéral; 4, faisceau cérébelleux direct; 5, faisceau ascendant de Gowers; 6, 6', faisceau latéral profond; 7, faisceau de Burdach; 8, faisceau de Goll; 9, faisceau ventral du cordon postérieur; 10, zone de Lissauer.

dès lors du trajet connu de ces faisceaux, que la dégénérescence de cette origine se montre d'abord dans les deux tiers postérieurs de la partie postérieure de la capsule interne (fig. 66, *m*), dans le pédoncule cérébral et la pyramide bulbaire correspondante. Plus bas, dans la moelle, elle occupe les deux faisceaux pyramidaux direct et croisé (fig. 69).

Le *faisceau pyramidal croisé*, du côté opposé à la lésion cérébrale, présente une dégénérescence très accusée, sans être cependant absolument totale ; le faisceau croisé situé du côté de la lésion présente, d'après Déjerine, quelques fibres dégénérées disséminées ; ce sont celles qui, ayant échappé au croisement général de ce faisceau, émanent de l'hémisphère du même côté, et qu'on désigne sous le nom de fibres *homolatérales directes*. L'altération de ces fibres n'a été mise en évidence que par les nouvelles méthodes de coloration du système nerveux.

Le *faisceau pyramidal direct* présente des lésions du même ordre obéissant aux mêmes lois. Du côté de la lésion cérébrale la dégénérescence est profonde et accusée ; du côté opposé, elle n'intéresse que quelques fibres disséminées, provenant de l'autre hémisphère que le reste du faisceau, inversement analogues aux fibres homolatérales du faisceau pyramidal croisé, et qui pourraient mériter le nom d'*hétéro-antérieures*, par opposition à celui d'*homolatérales* des fibres précédentes.

Après avoir admis d'abord que la sclérose du cordon de Türck s'arrêtait avec ce cordon lui-même au milieu de la moelle dorsale, on a constaté plus récemment la présence jusqu'à l'extrémité terminale de fibres dégénérées isolées.

Les *racines spinales* restent absolument intactes.

2. — Toutes les **lésions médullaires** destructives des *faisceaux blancs*, sections, compressions, lésions diverses, déterminent des dégénérescences secondaires qui s'étendent à distance, au-dessus et au dessous de la lésion.

Les lésions de la substance grise ne déterminent que des dégénérescences de faisceaux isolés, de ceux qui sont constitués par les *fibres endogènes* ascendantes et descendantes.

Dans le *segment inférieur* de la moelle, la distribution des lésions est analogue à celle des dégénérescences **descendantes** d'origine cérébrale. Au voisinage immédiat de la lésion, la sclérose occupe toute l'étendue des cordons antéro-latéraux ; mais bientôt elle s'effile, pour se localiser à la partie la plus postérieure de ces cordons, dans une petite zone située en avant des racines postérieures, en respectant la surface du cordon.

Dans le *segment supérieur*, la sclérose est **ascendante** ; elle siège surtout dans les cordons postérieurs. Elle n'occupe toute leur largeur qu'à une faible distance du foyer ; elle ne tarde pas à se localiser : dans les cordons postérieurs, au niveau des *cordons de Goll* (fig. 60) qui dégénèrent dans toute leur hauteur, jusqu'aux noyaux de Goll et de Burdach à la partie inférieure du bulbe ; dans les cordons latéraux, dans les *faisceaux de Gowers* et dans les *faisceaux cérébelleux directs*, jusqu'à leurs terminaisons supérieures.

Les *lésions des nerfs de la queue de cheval* peuvent elles-mêmes déterminer cette dégénérescence ascendante des cordons postérieurs ; mais, en pareil cas, la sclérose de ces cordons n'est pas aussi complète que dans les lésions intéressant primitivement la moelle elle même. Les *fibres endogènes*, qui prennent leur origine dans les cellules des cornes postérieures des divers étages de la moelle, échappent à la dégénérescence ; ce fait explique la persistance de fibres normales dans des régions déterminées du cordon sclérosé : *virgule* de Schultze, *centre ovale* de Flechsig, *triangle médian* de Gombault et Philippe.

II. — Scléroses systématiques primitives. — Les unes sont limitées aux cordons postérieurs et constituent le *tabes sensitif*, ou **ataxie locomotrice progressive**. Les autres occupent les cordons latéraux ; elles constituent les *tabes moteurs*, représentés par le **tabes dorsal spasmodique** de Erb et la **sclérose latérale amyotrophique** de Charcot. D'après lui, cette dernière est une myélite mixte qui intéresse tout à la fois la substance blanche et la substance grise ; mais la régularité de sa distribution, la subordination probable de la seconde de ces lésions à la première, justifient son admission au nombre des myélites systématiques.

Caractères macroscopiques. — Quels que soient les cordons atteints par la sclérose, celle-ci se présente avec des caractères généraux identiques ; mais elle atteint sa plus haute expression dans la sclérose des cordons postérieurs, et c'est cette dernière que nous prendrons pour type dans notre description.

La *pie-mère* est épaissie et très adhérente au niveau des cordons malades. Ceux-ci sont grisâtres et transparents sur la moelle fraîche ; sur les coupes colorées par le carmin, ils sont beaucoup plus colorés que les parties saines. Ils sont habituellement diminués de volume et *atrophiés*.

Caractères histologiques. — Au microscope la différence est très accusée entre les faisceaux sains et les faisceaux malades : les premiers montrent la section de tubes nerveux réguliers, séparés par de minces cloisons névrogliques ; les seconds présentent des *tubes atrophiés*, souvent réduits à leur cylindre d'axe; quelquefois au contraire élargis et variqueux, plongés dans une *substance intermédiaire* prédominante. Celle-ci est constituée par de petites cellules peu visibles et par des fibres connectives ondulées, très étroites et entre-croisées dans divers sens.

Les parties dégénérées contiennent d'ordinaire une quantité plus ou moins considérable de *corpuscules amylacés.*

Les *cloisons connectives* normales qui rayonnent du centre à la périphérie de la moelle subissent un épaississement très accusé. Il en est de même du *tissu conjonctif périvasculaire* et de la tunique adventice qui en est une dépendance ; ce n'est pas là toutefois une raison suffisante pour accepter l'opinion des auteurs qui font jouer aux lésions vasculaires le rôle prédominant.

Ces caractères généraux sont communs à toutes les scléroses systématiques primitives de la moelle, mais chacune d'elles présente des caractères de *distribution topographique* qui lui sont propres, et dont nous devons dire quelques mots.

Sclérose des cordons postérieurs. — Dans les cas les plus intenses, la sclérose occupe la *totalité des cordons postérieurs* sur toute la hauteur de la moelle; le sillon postérieur est alors comblé par du tissu conjonctif néoformé qui soude intimement les deux faisceaux de Goll.

Dans les cas où la lésion est moins accusée, la sclérose totale des cordons postérieurs se limite à la *région lombaire*; au-dessus elle abandonne graduellement le cordon de Burdach, se localise en dedans et finit par ne plus intéresser en haut que le cordon de Goll, dont la lésion est secondaire à celle des zones radiculaires elles-mêmes. Dans les formes à *localisation cervicale* le cordon de Burdach est seul dégénéré.

Pierret a montré de plus que dans le *tabes au début* la lésion siège uniquement dans la « bandelette externe » ; après lui on a constaté que cette lésion était commandée elle-même par une sclérose de la *zone de Lissauer*, au niveau de l'entrée des fibres internes des racines postérieures.

Dans quelques cas la sclérose intéresse, dans une très faible étendue, la portion des *cordons latéraux* immédiatement adjacente aux cornes postérieures.

De plus il existe des **scléroses combinées**, dans lesquelles un degré accusé de sclérose des cordons latéraux vient s'ajouter à la sclérose postérieure.

Les **racines spinales**, de même que les **nerfs craniens** intéressés, sont atrophiées, grisâtres et demi-transparentes. Les ganglions spinaux peuvent être intéressés de même ; on observe aussi des **névrites périphériques** sensitives (Pierret) et même motrices (Déjerine). La **névrite optique** est spécialement fréquente, mais on sait que les tubes nerveux du nerf optique sont analogues à ceux de la moelle et du cerveau, et non à ceux des nerfs ordinaires.

C'est habituellement dans la région lombaire que la lésion débute et qu'elle reste prédominante ; dans quelques cas elle débute au contraire par la région cervico-dorsale. Elle atteint souvent en haut les tubercules quadrijumeaux, les bandelettes optiques, les nerfs optiques et auditifs.

Sclérose latérale amyotrophique. — Elle a été décrite par Charcot ; son existence comme entité nosologique est encore contestée. Quoi qu'il en soit, la lésion suit en pareil cas le trajet des **faisceaux pyramidaux**, directs et croisés. A l'inverse de la sclérose postérieure, elle débute par le haut de la moelle, au niveau du bulbe, aussitôt après l'entre-croisement des pyramides. Elle occupe une plus large étendue que la sclérose des dégénérescences descendantes secondaires. Assez rapidement les **cellules motrices** des cornes antérieures subissent l'*atrophie pigmentaire*, tandis que les cellules des groupes latéraux et de la colonne de Clarke restent intactes.

Sclérose latérale pure. — Décrite par Erb, elle a été considérée par lui comme une entité nosologique distincte sous le nom de *tabes dorsal spasmodique*; cependant les autopsies ultérieures ont montré que ce syndrome ne relevait que très exceptionnellement de cette lésion.

Ataxie héréditaire ou **maladie de Friedreich.** — On désigne sous ce nom une forme particulière de sclérose systématique combinée, d'ailleurs fort rare, qui présente ce caractère clinique essentiel de débuter dès l'enfance, et de reconnaître une origine *familiale* plutôt encore qu'héréditaire à proprement parler.

La sclérose prédomine sur les *cordons de Goll*, qu'elle atteint dans toute leur hauteur jusque dans le bulbe. Les *cordons de Burdach* et les *cordons latéraux* sont également intéressés, aussi bien le faisceau cérébelleux que le faisceau pyramidal lui-même. Toutefois les zones radiculaires proprement dites sont toujours respectées, et les cornes postérieures restent séparées des zones scléreuses voisines par une bande étroite de substance blanche non enflammée.

Du côté de la substance grise on constate la diminution de volume des *cornes postérieures*, et en particulier l'atrophie des cellules et la disparition du réseau de fibrilles nerveuses des *colonnes de Clarke*.

Quelques auteurs considèrent la lésion histologique scléreuse de cette affection comme constituant un type différent de celui des autres scléroses médullaires, qu'ils caractérisent par la dénomination de **sclérose névroglique pure.**

II. — MYÉLITES DIFFUSES

I. — Myélite diffuse aigue. — Elle se caractérise essentiellement par des foyers de **ramollissement inflammatoire**; tantôt il existe un foyer *unique*, plus ou moins étendu en hauteur, tantôt on constate *plusieurs* foyers disséminés.

Caractères macroscopiques. — L'aspect des lésions varie suivant les cas :

Le ramollissement peut être **blanc**, c'est-à-dire que le tissu nerveux a perdu sa consistance jusqu'à devenir diffluent, mais sans changement de coloration, sans congestion notable; il peut être réduit à l'état de bouillie claire, presque liquide.

Le ramollissement est **rouge** quand les phénomènes congestifs sont accusés; le tissu nerveux est alors tuméfié, œdémateux ; quelquefois il se produit dans l'intérieur du foyer de véritables hémorragies miliaires, **myélite apoplectiforme.**

Le ramollissement devient **verdâtre** quand le foyer est infiltré de *pus*. Les abcès ainsi formés peuvent se limiter et même s'enkyster.

Quand l'affection se prolonge, le ramollissement devient **jaune**, par la fragmentation graisseuse d'ailleurs irrégulière des éléments nerveux. Il aboutit à la **dégénérescence grise** quand il s'atrophie, par la résorption des produits de désintégration.

Les *méninges* sont souvent intéressées. Quand la maladie se prolonge, elle entraîne les dégénérescences secondaires habituelles aux lésions médullaires destructives.

Caractères histologiques. — Les foyers portent surtout sur la substance blanche, mais dans quelques cas ils s'étendent en hauteur presque exclusivement dans la substance grise.

Au microscope on retrouve les lésions dégéneratives habituelles aux éléments nerveux; les corps granuleux abondent. On accorde une mention spéciale dans ces cas, dans la *substance blanche*, à la tuméfaction des fibres, au gonflement variqueux des cylindres d'axe; dans la *substance grise*, à l'hypertrophie considérable et à la transformation vacuolaire des cellules multipolaires des cornes antérieures.

Variétés. — La myélite aiguë reconnaît des modalités multiples : la **myélite localisée** est le plus souvent liée à une compression par un mal de Pott ou par une tumeur; au contraire le **ramollissement aigu spontané** de la moelle est plus souvent *disséminé*, et débute de préférence dans la région dorsale. La myélite aiguë peut guérir ou laisser après elle un foyer d'inflammation chronique et de sclérose, avec toutes ses conséquences.

La *maladie de Landry*, appelée par lui **paralysie ascendante aiguë**, serait mieux dénommée **paralysie spinale aiguë progressive** (Leyden), parce qu'on connaît quelques cas dans lesquels la paralysie affectait une marche *descendante*. Elle constitue une forme particulière de myélite aiguë, parfois curable, qui ne s'accompagne pas de ramollissement, et à laquelle on ne connaît pas encore de lésion anatomique précise. On a signalé le gonflement des cylindres d'axe, la tuméfaction des cellules ganglionnaires, la chromatolyse de ces cellules, l'œdème et la congestion allant parfois jusqu'aux hémorragies capillaires ; mais ces lésions assez vagues sont elles-mêmes inconstantes. Après avoir pendant quelque temps attribué cette affection à des *névrites périphériques*, on admet de nouveau sa localisation médullaire.

II. — MYÉLITE DIFFUSE CHRONIQUE. — Elle est le plus souvent le fait de compressions diverses; parfois elle succède à des foyers de ramollissement aigu. La forme la plus fréquente est la **sclérose transverse**, souvent associée elle-même à une pachyméningite primitive.

Au-dessus et au-dessous du foyer de sclérose diffuse, se développent les lésions dégénératives systématiques déjà décrites.

III. — Myélite cavitaire. Syringomyélie. — On a donné à cette lésion très chronique de la moelle des appellations multiples, en rapport avec les théories pathogéniques dont elle a été l'objet. Elle consiste essentiellement en une inflammation chronique sclérosante de la substance grise centrale de la moelle; elle est surtout caractérisée par l'existence de *lacunes centrales*, ordinairement allongées sous la forme d'un canal irrégulier, mais parfois de dimensions et de conformations très variables. Ces lacunes sont habituellement limitées par une couche fibreuse; elles sont nettes et paraissent avoir détruit comme à l'emporte-pièce les tissus intéressés; rarement elles atteignent la surface de la moelle, presque toujours au point d'émergence des racines postérieures. Le plus ordinairement il existe une cavité centrale, continue, plus ou moins étendue, dont les rapports avec le canal épendymaire ont été diversement interprétés. Après avoir admis qu'elle pouvait résulter de la dilatation excentrique et irrégulière de ce canal, on la considère aujourd'hui comme en étant tout à fait indépendante; on peut parfois retrouver le canal épendymaire dévié, plus ou moins déformé, mais encore reconnaissable au voisinage même de la cavité syringomyélique. Les faits d'**hydromyélie**, c'est-à-dire de dilatation congénitale ou acquise du canal épendymaire, sont complètement séparés, dans cette manière de voir, de la syringomyélie proprement dite.

La lésion débute dans la substance grise en arrière du canal épendymaire; elle occupe surtout la *commissure grise* et les *cornes postérieures*. Elle peut s'étendre aussi du côté des *cornes antérieures*, et pousser accidentellement des prolongements qui envahissent les *cordons latéraux* et plus exceptionnellement les *cordons postérieurs*. Elle est ordinairement *bilatérale* et *symétrique*, mais avec une prédominance d'un côté. La *région cervico-brachiale* en est le siège habituel, mais souvent elle s'étend de là en haut jusqu'au bulbe; en bas elle respecte le plus souvent la région lombaire.

De même que les autres lésions médullaires en foyer, elle détermine des **dégénérescences secondaires**, *ascendantes* et *descendantes*, des cordons blancs, variables suivant la localisation de la lésion initiale, et créant des syringomyélies à forme de *sclérose latérale amyotrophique*, d'*atrophie musculaire progressive*, etc.

Au microscope la lésion est surtout caractérisée par l'envahissement du tissu nerveux par les grosses cellules étoilées de la névroglie, connues sous le nom de *cellules araignées*; celles-ci sont nombreuses et tassées, tantôt réunies en amas, tantôt diffuses et comme infiltrées; on observe ainsi la transformation scléreuse totale de la substance grise centrale. Les cavités lacunaires montrent des bords nets et une paroi fibreuse.

Cette affection a reçu les interprétations les plus diverses. Ollivier d'Angers, qui l'a décrite le premier et lui a donné le nom de syringomyélie (moelle creusée en forme de tuyau), y voyait une malformation, une *dilatation du canal épendymaire*, présentant une certaine parenté d'origine avec les hydrocéphalies congénitales. Après lui Hallopeau a vu également dans les cavités une dilatation du canal épendymaire, mais il en a fait un *processus inflammatoire*, une sclérose péri-épendymaire, portant sur la névroglie de la substance grise; la dilatation du canal serait secondaire à la sclérose, comparable aux dilatations des bronches dans les scléroses pulmonaires.

Les autres théories séparent les hydromyélies de la myélite cavitaire, et cherchent pour les cavités de cette dernière une pathogénie spéciale. Les uns leur attribuent une origine *congenitale*; les autres encore y voient des *kystes lacunaires*, consécutifs à des foyers d'hémorragie ou de ramollissement, comme il arrive pour la plupart des lacunes kystiques du cerveau; d'autres accusent une origine traumatique. Joffroy admet le rôle initial de l'inflammation, mais il pense que dans cette région spéciale, où existent des vaisseaux importants, elle détermine leur endartérite ou leur thrombose, et par là des foyers de *ramollissement nécrobiotique* secondaires.

Quelques auteurs, avec Zambacco Pacha, l'assimilent à la *maladie de Morvan*, et en font une forme anormale de la lèpre.

La théorie qui jouit actuellement de la faveur générale est celle d'après laquelle il s'agirait d'un *processus néoplasique*, d'une gliomatose, développé aux dépens de la névroglie; dans cette manière de voir, que nous ne saurions accepter pour notre part, la formation des cavités est considérée comme secondaire aux transformations régressives du tissu gliomateux.

Par contre, à côté des syringomyélies primitives, il existerait des cas secondaires aux affections médullaires les plus diverses, dans lesquels les cavités reconnaîtraient pour cause les lésions de ces affections elles-mêmes. Ces **syringomyélies secondaires** pourraient être d'origine pachyméningitique, hémorragique, néoplasique vraie, syphilitique ou tabétique.

IV. — Sclérose en plaques disséminées. — Cette affection déjà figurée par Cruveilhier, bien décrite par la suite, surtout par Charcot, est essentiellement caractérisée par la présence, sur divers points de l'axe cérébro-spinal, de **plaques** de sclérose d'un aspect tout particulier.

Caractères macroscopiques. — Ces plaques sont irrégulièrement disséminées : dans la *moelle*, elles occupent d'ordinaire la surface; dans l'*encéphale*, au contraire, on les rencontre le plus souvent dans les parties centrales. Elles sont habituellement plus nombreuses sur la moelle que dans les parties supérieures du système nerveux.

Sur la moelle elles occupent indistinctement les *différents cordons* ; elles sont souvent à cheval sur les sillons; elles envahissent la substance grise comme la substance blanche. Dans l'*isthme* les plaques sont à la fois périphériques et centrales. Dans le *cervelet* elles sont ordinairement centrales, et occupent spécialement le corps rhomboïdal. Dans le *cerveau* elles sont très rares sur les circonvolutions, plus fréquentes au voisinage des ventricules latéraux. On en rencontre assez souvent sur les *racines spinales* et sur quelques *nerfs craniens*, notamment l'optique, l'olfactif et le trijumeau.

Ces plaques mesurent de 1 à 5 centimètres de longueur; mais on en rencontre aussi de fort petites, et d'autres qui atteignent jusqu'à 20 centimètres. Leurs caractères particuliers s'observent facilement sur la moelle, après l'ablation de la *pie-mère*, qui ne présente aucune adhérence à leur niveau et qui souvent les laisse apercevoir par transparence. Ces plaques sont tantôt saillantes, tantôt de niveau avec les parties voisines, parfois même déprimées. Elles présentent en général une *coloration* d'un gris jaunâtre ; souvent elles sont très *vascularisées* et prennent à l'air une teinte rose. Leur consistance est ferme, les surfaces de section restent planes. Elles sont nettement circonscrites à l'œil nu, mais moins superficielles qu'elles ne le paraissent, et les coupes permettent seules d'apprécier leur étendue en profondeur.

Il est à remarquer que ces plaques isolées, quels que soient leur siège et leur profondeur, ne déterminent pas de dégénérescences secondaires des faisceaux blancs, à l'inverse des autres formes de lésions médullaires.

Caractères histologiques. — Au microscope on constate que l'intensité du processus s'accentue progressivement de la périphérie au centre, et que la ligne de démarcation périphérique de la plaque est moins tranchée qu'elle ne le paraissait à l'œil nu.

La lésion consiste essentiellement dans la modification de la névroglie et dans l'apparition d'un *réseau fibrillaire* de nature conjonctive, plus dense en pareil cas que dans les autres formes de sclérose des centres nerveux. Par contre, les *corpuscules de Gluge*, qu'on ne retrouve d'ailleurs qu'à l'état frais, sont assez rares et disparaissent complètement quand l'altération est plus avancée. De même les *corpuscules amylacés* sont relativement rares.

Les tubes nerveux perdent plus ou moins complètement leur gaine de myéline, mais, caractère particulier à cette forme de sclérose, les *cylindres d'axe* persistent presque indéfiniment au sein des nappes scléreuses.

Quand la substance grise est envahie, les *cellules multipolaires* perdent leurs prolongements, elles deviennent granuleuses, jaunâtres par dégénérescence pigmentaire, et enfin disparaissent par atrophie.

CHAPITRE IV

Nerfs périphériques.

I. — Névrite interstitielle. — C'est dans le tissu conjonctif interstitiel engainant des troncs nerveux que se déroulent les phénomènes inflammatoires dont ils peuvent être le siège. Au début le nerf est rouge et tuméfié ; on constate de la congestion, des dilatations vasculaires, un exsudat séreux. Suivant les cas le tissu conjonctif devient le siège d'une infiltration embryonnaire, qui peut aller jusqu'à la *suppuration*, ou bien il s'hypertrophie et *s'indure*. Les fibres nerveuses sont alors écartées et comme perdues au sein des anneaux de sclérose ; un certain nombre d'entre elles peuvent être comprimées et subir des lésions dégénératives.

C'est à ce second groupe que se rattachent les cas de *névrite interstitielle et progressive de l'enfance*, de Déjerine, dans laquelle la sclérose affecte *une disposition monotubulaire*.

Ces deux variétés de névrite interstitielle proliférative se rencontrent sous les influences les plus diverses ; on connaît assez mal leurs formes primitives.

On rencontre des **névrites périphériques disséminées**, sous des influences diverses, toxiques ou infectieuses.

Le **béribéri** paraît être une névrite multiple pouvant revêtir une allure épidémique ; la **lèpre** détermine des nodules fusiformes d'induration des troncs nerveux, dans lesquels on trouve tout à la fois de la sclérose interstitielle du tissu périfasciculaire et des lésions dégénératives des fibres elles-mêmes. Il en est de même de la **rage**.

II. — Névrite parenchymateuse. — On réunit sous ce nom toutes les lésions qui portent sur les fibres nerveuses elles-mêmes, aussi bien celles qui sont purement dégénératives que celles qui paraissent relever d'un processus actif. Elles n'ont guère été étudiées que sur les fibres myéliniques.

La névrite parenchymateuse proprement dite est une lésion dégénérative, en quelque mesure comparable à la dégénérescence de Zenker des muscles striés. Comme elle, elle porte principalement son action sur les *substances dérivées* intracellulaires.

On l'observe dans quelques intoxications comme le saturnisme, et surtout dans les maladies infectieuses les plus diverses, dans le typhus, dans la variole, dans la diphtérie, etc. Elle consiste essentiellement dans la

fragmentation et la **disparition de la gaine de myéline.**

Celle-ci se coagule ; elle devient trouble et opaque, puis elle se fragmente en gouttes et en gouttelettes que l'acide osmique colore en noir ; on trouve aussi des *granulations albuminoïdes* plus fines, que l'osmium ne colore pas. La myéline ainsi fragmentée disparaît peu à peu par résorption ; d'après quelques auteurs une partie serait absorbée et emportée à distance par les leucocytes migrateurs, qui viendraient s'en charger au travers de la gaine de Schwann.

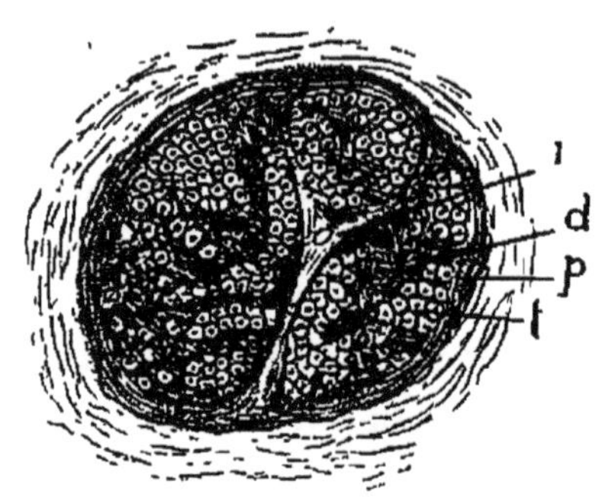

Fig. 70. — Névrite parenchymateuse.

p, périnèvre ; *i*, cloisons interstitielles un peu épaissies ; *t*, tubes sains ; *d*, tubes nerveux atrophiés et détruits.

Les auteurs ne sont pas d'accord sur le sort du *cylindre d'axe* ; pour les uns il persiste, simplement moniliforme et fibrillé (*névrite segmentaire périaxile* de Gombault) ; pour les autres il se fragmente et se détruit comme la myéline, tout en résistant plus longtemps que cette dernière.

La *gaine de Schwann* ne se détruit pas.

La lésion ne frappe pas également toutes les fibres d'un même tronc nerveux ; sur les coupes transversales, les tubes altérés sont répartis par petits groupes entre les tubes restés sains (fig. 70). Les premiers rappellent au premier abord l'aspect des tubes grêles normaux ; mais ils en diffèrent par ce fait qu'ils ne sont plus constitués que par une gaine d'enveloppe et un cylindre d'axe. Dans leur ensemble les faisceaux sont moins volumineux qu'à l'état normal ; en les dissociant, on isole un certain nombre de tubes dans lesquels on peut encore constater les premiers stades de la segmentation de la myéline.

III. — Dégénérescences wallériennes. — On désigne sous ce nom les lésions qui surviennent dans les cordons nerveux séparés de leurs centres trophiques, telles qu'on les trouve dans les sections expérimentales. Elles présentent une certaine similitude avec la dégénérescence que nous venons de décrire. Elles sont comme cette dernière essentiellement parenchymateuses, mais il ne s'agit pas alors d'un processus purement passif, et les lésions observées sont la conséquence d'un *travail actif* des cellules des segments interannulaires.

Les lésions des artères du nerf lui-même, avec endartérite, déterminent au-dessous de leur foyer des dégénérescences de cet ordre, par l'ischémie ou la nécrobiose qu'elles entraînent (*névrites interstitielles d'origine vasculaire* de Joffroy et Achard).

Lésions du bout périphérique. — Dès les premiers jours qui suivent la section du nerf, la **gaine de myéline** du segment périphérique tout entier perd sa transparence, elle devient *trouble*. Dès la fin du troisième jour, la **gaine de Schwann** présente des *sillons* profonds qui correspondent à la segmentation commençante de la myéline. Au bout de quelques jours celle-ci est réduite en *gouttelettes* et en granulations, dont la disparition se poursuit pendant des semaines et des mois. Les **cylindres d'axe** sont de bonne heure difficiles à reconnaître; plus tard ils *se segmentent* en fragments plus ou moins éloignés les uns des autres, repliés ou contournés; chacun d'eux reste longtemps entouré d'une petite couche de myéline (Cornil et Ranvier); enfin des vacuoles apparaissent dans leur intérieur, et ils finissent par s'émietter définitivement. Toutes ces lésions débutent à l'extrémité du nerf et non au voisinage immédiat de la section.

Ces phénomènes de disparition de la myéline et du cylindre d'axe sont eux-mêmes sous la dépendance de l'hypertrophie, suivie de prolifération active, des *cellules des segments interannulaires.* Ce sont les cellules embryonnaires nées de cette origine qui remplissent la gaine de Schwann, qui attaquent et divisent le cylindre d'axe et la gaine médullaire. On admet aussi que des cellules migratrices pénètrent dans l'intérieur des tubes nerveux, qu'elles contribuent à attaquer la myéline et à la transformer rapidement en granulations fines. Il y a tout lieu de penser que là, comme dans la plupart des phénomènes analogues, on a trop souvent rapporté aux « cellules lymphatiques » ce qui revient simplement aux cellules embryonnaires spécifiques du tissu fondamental.

Lésions du bout central. — Tous ces phénomènes s'accomplissent dans toute l'étendue du bout périphérique du nerf sectionné ; dans le bout central elles s'arrêtent au premier étranglement interannulaire de Ranvier, quelquefois seulement au plus voisin, mais il est exceptionnel qu'elles le dépassent; de plus le cylindre d'axe est conservé, il devient seulement irrégulier, noueux, et prend un aspect fibrillaire.

Il résulte cependant des recherches de Friedländer et de Krause que les *fibres sensitives* du bout central peuvent à la longue s'atrophier et perdre leur gaine de myéline jusqu'à la hauteur des ganglions spinaux.

IV. — Dégénérescences rétrogrades. — Elles surviennent, de même que les précédentes, à la suite de l'interruption des troncs ou des faisceaux nerveux, mais, contrairement à elles, dans le segment demeuré en rapport avec son centre trophique. De plus, elles peuvent être produites par des lésions portant exclusivement sur les arborisations terminales des nerfs.

Elles sont caractérisées anatomiquement par ce fait que la **myéline** est la première atteinte, soit par *fragmentation*, soit par *résorption moléculaire*, alors que le cylindre d'axe reste longtemps inaltéré.

Elles se produisent aussi bien dans le bout central des nerfs moteurs que dans les nerfs sensitifs ; elles se développent beaucoup plus lentement que les dégénérescences vallériennes, en se propageant progressivement du point lésé vers le *centre trophique*, qu'elles atteignent le plus souvent, et qu'elles peuvent aussi dépasser pour se propager aux neurones immédiatement contigus.

Cette dégénérescence rétrograde s'explique par la *solidarité fonctionnelle* de toutes les parties constituantes d'un même neurone.

V. — Régénération des nerfs. — Comme les fibres musculaires les nerfs dégénérés peuvent se reconstituer. D'après quelques auteurs les nerfs périphériques présentent, même à l'état normal, des fibres en voie d'atrophie ou de régénération, qui sont souvent confondues avec du tissu conjonctif ou des fibres de Remack.

Le processus de régénération peut survenir sur les nerfs qui ont été atteints de névrite parenchymateuse ; il atteint un degré élevé d'intensité et de puissance dans les **nerfs sectionnés** ; c'est là surtout qu'il a été bien étudié.

Quelques jours après la section, le travail de régénération commence dans l'extrémité du *bout central* du nerf sectionné ; on ne l'observe que sur une faible étendue, très limitée pour Ranvier, atteignant pour d'autres 1 1/2 à 2 centimètres.

Tout d'abord les *cylindres d'axe* se tuméfient, ils paraissent composés de fibrilles élémentaires ; bientôt la division se complète. De deux à quatre cylindres nouveaux, et quelquefois davantage, naissent ainsi d'un cylindre ancien et remplissent la gaine de Schwann ; ils arrivent même à la rompre et à se répandre dans le tissu connectif ambiant.

Les **fibres nerveuses néoformées** ne sont encore

constituées que par un *cylindre d'axe*, revêtu d'une enveloppe protoplasmique munie de noyaux, et provenant de la multiplication des corpuscules nerveux intra-sarcolemmiques. Un peu plus tard, une *gaine de Schwann* se différencie et une *gaine myélinique* mince s'interpose entre elle et le cylindre d'axe.

A ce moment la fibre nerveuse est complètement formée, mais elle est *grêle* et ses segments interannulaires sont *très courts*. Les fibres de nouvelle formation sont entremêlées avec les fibres anciennes; leur groupement régulier se complète au fur et à mesure que la régénération s'achève.

En même temps l'extrémité nerveuse, dans laquelle se passent ces phénomènes de régénération, *bourgeonne* et s'allonge sous la forme d'une masse molle, blanchâtre, qui traverse le tissu cicatriciel. Elle n'arrive guère au contact du bout périphérique qu'au bout d'un mois environ ; c'est alors seulement que commence à se dérouler dans le *bout périphérique* un processus analogue. Les fibres nerveuses régénérées du bout central se juxtaposent *bout à bout* avec les tubes nerveux atrophiés du bout périphérique, de telle sorte que leurs cylindres d'axe pénètrent dans les gaines sarcolemmiques vidées et apportent là l'excitation trophique nécessaire à la reconstitution du nerf. Ce travail se poursuit pendant des semaines et des mois ; cependant la régénération peut être complète au bout de trois mois.

Quelques auteurs admettent qu'il peut y avoir une sorte de **réunion par première intention** entre les cylindres d'axe d'un nerf sectionné, quand les deux fragments restent en contact immédiat. La plupart des auteurs admettent au contraire que la dégénération est toujours *inévitable* ; la régénération serait seulement un peu plus rapide en pareil cas, parce que l'extrémité bourgeonnante du bout central n'a pas à traverser de tissu de cicatrice pour arriver au contact du bout périphérique.

La régénération peut survenir encore quand une *suture tardive* réunit deux fragments restés séparés pendant des mois et des années.

Quand le bourgeon du bout central ne peut pas arriver à prendre contact avec le bout périphérique, les fibres néoformées qu'il contient se perdent dans le tissu de cicatrice; mais, par le fait du processus intense de régénération dont elle est le siège, l'extrémité du nerf se gonfle et se tuméfie.

Quand ce développement hypertrophique est très accusé, comme il arrive sur les nerfs des moignons d'amputation des membres, on en fait un *névrome*.

Dans certaines circonstances, après des lésions traumatiques des nerfs, des *nodules hypertrophiques* similaires peuvent se produire dans la continuité même des troncs nerveux.

QUATRIÈME SECTION

APPAREIL CIRCULATOIRE

CHAPITRE PREMIER

Sang.

L'examen du sang pouvant être fait utilement pendant la vie et poursuivi au lit du malade, l'histoire de ses lésions constatables appartient tout naturellement à la clinique ; par suite les procédés d'investigation que comporte cette étude, et notamment les diverses méthodes de *numération* des globules, trouvent mieux leur place dans un manuel de diagnostic que dans un précis d'anatomie pathologique. Nous ne ferons que signaler rapidement les *modifications morphologiques* des éléments figurés du sang, sans leur consacrer de description détaillée, et en laissant complètement de côté les *modifications chimiques* de ses parties constituantes.

Considérations générales. — Pour être « un tissu coulant » par le fait de son adaptation à sa fonction, le sang n'a pas perdu pour cela les propriétés essentielles des tissus solides ; il obéit aux mêmes lois pathologiques générales. Pour nous la pathologie du sang est avant tout *cellulaire*, au même titre que celle des autres tissus ; mais pour se rendre compte des rapports réels qui existent entre les lésions pathologiques du sang et celles des autres tissus, il faut se faire de sa constitution biologique une idée un peu différente de celle qui est universellement admise.

Le *globule blanc* est la **cellule fondamentale** du sang ; c'est la cellule spécifique de ce tissu, mais il n'y a pas lieu de lui imposer, comme on l'a fait, la lourde charge de fournir à toutes les édifications cellulaires de l'économie.

D'après Ehrlich on décrit cinq espèces de leucocytes, dont plusieurs représentent d'ailleurs les diverses étapes de l'évolution successive d'un même élément. Ce sont :

1° Les **lymphocytes** ; cellules *mononucléaires*, plus petites que les globules rouges, ne possédant autour du noyau qu'une mince bordure protoplasmique ;

2° Les **gros lymphocytes** ; deux ou trois fois plus gros que les globules rouges, plus riches que les précédents en protoplasma, *mononucléaires* comme eux ;

3° Les **leucocytes mononucléaires** ; forme de passage des précédents à la quatrième variété, dont le noyau, cessant d'être régulièrement arrondi, présente une *dépression* en son milieu ;

4° Les **leucocytes polynucléaires**, plus petits que les précédents, mais plus gros que les globules rouges, caractérisés par leurs noyaux *multilobés* ou multiples ;

5° Les **cellules éosinophiles**, dont le noyau est un peu moins colorable que celui des polynucléaires, et qui sont surtout caractérisées par des granulations intraprotoplasmiques se colorant vivement en rouge par les *couleurs acides* d'aniline et en particulier par l'éosine.

Les deux premières variétés forment 25 p. 100 du total des leucocytes dans le sang normal ; la troisième forme 70 p. 100 ; la cinquième de 1 à 2 p. 100.

Les *granulations* contenues dans les leucocytes sont de nature albuminoïde ou de nature graisseuse ; la plupart des globules contiennent réunies en proportions variables des granulations des deux ordres. Ceux dans lesquels prédominent les *granulations albuminoïdes*, nombreuses et uniformément fines, sont ceux qui manifestent la vitalité la plus énergique, tandis que celle-ci diminue à mesure que les *granulations graisseuses* augmentent de nombre.

Les granulations albuminoïdes présentent elles-mêmes des variétés multiples, dont les différences sont basées surtout sur leurs dimensions et sur leur inégale affinité pour les diverses couleurs d'aniline, acides, basiques ou neutres ; Ehrlich en distingue cinq espèces, auxquelles il accorde une signification différente, mais dont il a beaucoup exagéré l'importance.

Les *globules rouges* ne constituent qu'une **substance**

dérivée, une *substance intercellulaire figurée*, qui a pris la forme qui convenait aux nécessités de sa fonction; au lieu de revêtir par exemple la forme fasciculée inextensible du tissu conjonctif aponévrotique, la solidité de la charpente osseuse, ou la puissance contractile de la substance musculaire, elle a pris la *forme arrondie* et discoïde, la *consistance ductile*, le *poids spécifique* précis, qui devaient lui permettre de rouler pour accomplir sa fonction.

Les exemples qui précèdent montrent que le sang n'est pas le seul tissu dans lequel le rôle physiologique principal soit assuré par une substance non cellulaire. En y prenant garde, on s'aperçoit même que dans tous les tissus le rôle de la cellule fondamentale est surtout de former et de maintenir les substances dérivées nécessaires à la fonction : substances fixes ou sécrétions liquides, inter ou intracellulaires suivant les cas. Il n'est pas besoin d'insister longuement sur ce point pour en faire comprendre le sens et la portée.

Les globules rouges se produisent sous l'influence directe des globules blancs; c'est là un fait acquis, bien que le mécanisme de leur production reste encore enveloppé d'obscurité, malgré tous les travaux auxquels il a donné lieu. A vrai dire on ne sait pas mieux d'ailleurs comment les cellules des divers tissus produisent les substances intercellulaires qui dépendent d'elles; on constate seulement leur apparition parallèle, l'influence que l'état des cellules fondamentales exerce sur les substances intercellulaires, ainsi que leur étroite solidarité physiologique et pathologique. Ces données générales nous paraissent applicables au sang comme aux autres tissus; dès lors nous devons maintenir pour l'étude de ses lésions les lignes essentielles qui ont servi de cadre à nos divers chapitres.

I. — TUMEURS

Le sang est un tissu; sa cellule fondamentale, le globule blanc, peut, comme celle de tous les autres tissus, donner naissance à une *série néoplasique* qui lui est propre. Mais ici le néoplasme perd le caractère de gonflement local, qui appartient d'ordinaire aux néoplasmes et auquel ils doivent la dénomination de *tumeurs*; les tumeurs du sang conservent les attributs physiologiques essentiels du tissu dont elles émanent; elles sont *coulantes*, comme le tissu qui leur a donné naissance.

A priori une **tumeur bénigne** du sang doit se caractériser par une augmentation légère du nombre des globules blancs, à peu près stationnaire, retentissant peu sur la santé générale, et dès lors passant plus ou moins inaperçue. Peut-être est-ce là la cause de quelques-uns de ces états anémiques, indéfiniment prolongés, qui s'accompagnent d'un certain degré de *leucocytose*; mais ce n'est là qu'une hypothèse que rien ne permet encore de préciser.

Il n'en est pas de même des **tumeurs malignes,** du cancer du sang. Ici, comme dans tous les tissus, les cellules qui composent la tumeur se multiplient sans cesse, altèrent profondément la santé générale et entraînent, dans une marche fatale, une mort plus ou moins rapide. Une pareille affection pouvait être mal interprétée, mais elle ne pouvait passer inaperçue; la leucocythémie ou leucémie de Virchow répond à cette définition; pour nous elle doit être considérée comme le cancer propre du sang (1).

Leucocythémie. — Le caractère anatomique essentiel de la leucocythémie est l'*augmentation de nombre* toujours considérable et parfois colossale des globules blancs du sang. Cette augmentation s'accompagne d'une diminution parallèle, mais moins accusée, des globules rouges.

Tandis qu'à l'état normal il existe en moyenne un globule blanc pour trois à cinq cents rouges, ce rapport atteint au moins un pour vingt dans les leucocythémies de moyenne intensité. Dans les cas extrê-

(1) Bard. De la leucocythémie considérée comme le cancer propre du sang. *Lyon médical*, 1888.

mes les deux ordres de globules peuvent être de nombre à peu près égal; exceptionnellement on a constaté un seul globule rouge pour deux blancs.

Le *nombre absolu* des globules blancs n'a qu'une valeur relative; on en trouve ordinairement de 200 000 à 500 000 par millimètre cube, au lieu du chiffre normal de 7 à 8 000. Hayem fixe à 70 000 le nombre minimum dans la leucocythémie; en réalité ce chiffre est trop bas, il est parfois dépassé par de simples leucocytoses.

Le sang leucocythémique est *décoloré*, clair et limpide. Après la mort les caillots contenus dans les vaisseaux sont mal coagulés, blanchâtres, souvent d'aspect puriforme.

Caractères des leucocytes. — Non seulement les globules blancs sont augmentés de nombre, mais beaucoup présentent des modifications particulières. Un grand nombre d'entre eux sont plus *volumineux* et plus clairs que les leucocytes normaux; ils présentent en moyenne 12 à 15 μ de diamètre, mais peuvent atteindre 16 à 18 μ; leur aspect est *hyalin*, homogène, transparent; ils ne contiennent pour la plupart aucune granulation. C'est là d'ailleurs un caractère général dans l'histoire des tumeurs; on voit souvent les cellules qui les composent plus volumineuses et mieux caractérisées en apparence que les cellules normales du même tissu. Ces grands leucocytes sont en réalité très ductiles et très mous, ils se déforment facilement et prennent alors les aspects les plus divers; ils constituent, comme Mayet le soutient avec raison, un type encore imparfait; d'après lui, ils ne présentent pas de mouvements amiboïdes. Ce sont eux qui donnent au sang leucocythémique sa caractéristique principale; mais on y rencontre aussi toutes les variétés normales des leucocytes rappelées plus haut, et notamment un nombre élevé de cellules éosinophiles.

Enfin le sang leucocythémique paraît contenir un

certain nombre de *globules rouges à noyaux*, c'est-à-dire de globules blancs chargés de débris de globules rouges, dans lesquels on a voulu voir une étape de la transformation des globules blancs en hématies.

D'après Hayem, c'est la seule affection dans laquelle on en trouve de bonne heure, avant que l'anémie ne soit extrême, la seule aussi dans laquelle ils existent dans le sang d'une manière soutenue et en quantité un peu notable.

Les **globules rouges** ne présentent pas d'altérations notables dans la leucocythémie ; leur nombre a un peu diminué, mais leurs caractères restent normaux. Les *grandes hématies*, de 11 à 13 μ, paraissent être cependant un peu plus nombreuses qu'à l'état normal. Les *hématoblastes* sont également augmentés de nombre mais présentent un remarquable état d'intégrité (Mayet).

Lésions viscérales. — Chez les leucocythémiques existe constamment une hypertrophie considérable de la rate ; dans quelques cas une hypertrophie plus ou moins considérable des ganglions lymphatiques ou de la moelle osseuse ; et dans des cas plus rares encore des hypertrophies de certains organes dits hématopoiétiques, tels que les follicules lymphatiques du tube digestif, le corps thyroïde ou les amygdales.

Sous l'influence de la prolifération excessive des globules blancs, les organes au sein des réseaux capillaires desquels s'opère cette multiplication active, subissent de ce fait l'*hypertrophie* que l'on constate. Celle de la rate est seule constante ; on a beaucoup exagéré la fréquence des hypertrophies ganglionnaires, parce qu'on a confondu avec la leucocythémie vraie, tantôt des adénites infectieuses, tantôt des tumeurs ganglionnaires qui ressortissent au cancer primitif des ganglions, et qui, comme la plupart des cancers, peuvent s'accompagner de leucocytose. La réunion de tous ces états si divers dans une prétendue *diathèse lymphogène* est un point de vue ingénieux, mais inexact.

Les organes augmentés de volume dans la leucocythémie ne présentent d'ordinaire qu'une **hypertrophie** énorme, sans changement de structure à l'examen microscopique. Le foie notamment doit son augmentation de volume à son riche réseau capillaire et à la lenteur relative de sa circulation. La rate seule présente des lésions plus accusées, que nous avons déjà décrites ailleurs d'une manière détaillée (p. 280).

Dans le sang, la rate et la moelle des os, on rencontre souvent des *cristaux* en aiguilles octaédriques, constitués par des phosphates à bases organiques, connus sous le nom de cristaux de Charcot-Leyden.

D'une manière générale, l'examen histologique permet de constater dans tous les organes hypertrophiés, une *dilatation* considérable du *réseau capillaire* sanguin, et, dans ces capillaires, des *accumulations* énormes de globules blancs.

Dans quelques cas ces globules blancs sont assez nombreux pour arriver, par la mise en jeu de leurs propriétés adhésives, à oblitérer les vaisseaux et à constituer de véritables *thrombus*. Ces oblitérations ne se produisent que dans les plus petits vaisseaux; elles déterminent les symptômes cliniques ou anatomiques des *embolies capillaires*, mais nullement ceux des embolies artérielles.

Quand le processus est poussé plus loin, on observe dans divers organes, et notamment dans le foie et dans la rate, des foyers d'un blanc grisâtre, tantôt diffus, tantôt en nodules arrondis, sortes d'**infarctus hémorragiques blancs**, que le microscope montre constitués par des amas de leucocytes, les uns contenus dans des vaisseaux, les autres infiltrés dans leur voisinage. Les globules blancs se multiplient encore dans ces îlots; il est légitime d'y voir des *nodules secondaires* de généralisation cancéreuse; à leur niveau la tumeur primitive est sortie de son lieu d'origine, le sang endigué, pour se généraliser au milieu des autres tissus.

On décrit encore, surtout dans le foie et dans les reins, des nodules constitués par du tissu lymphadénoïde véritable, reproduisant les caractères essentiels des ganglions lymphatiques. Les cas dans lesquels on a constaté ces nodules se rattachent aux cancers ganglionnaires, mais non à la leucocythémie proprement dite.

Les hypertrophies viscérales précédentes sont considérées le plus souvent par les auteurs comme les lésions *initiales* de la maladie ; on a cherché par suite à distinguer des leucocythémies *spléniques*, *ganglionnaires*, *myélogènes*, *intestinales*, etc. Pour nous, toutes ces lésions sont secondaires, la maladie est essentiellement un **cancer du sang**.

Les auteurs qui admettent des espèces multiples de leucocythémie ont voulu attribuer à chacune d'elles une espèce particulière de leucocytes, choisie d'après sa ressemblance avec les cellules normales de l'organe *supposé* primitivement atteint. Dans cette manière de voir, les lymphocytes appartiendraient aux formes *ganglionnaires*, les leucocytes mononucléaires à granulations neutrophiles aux formes *myélogènes* (moelle osseuse); les grands globules hyalins et les cellules éosinophiles aux formes *spléniques* ; les diverses combinaisons aux formes *mixtes*. De plus, d'après Mayet, les globules rouges nucléés seraient toujours présents dans la leucocythémie myélogène et presque toujours dans la forme splénique, tandis qu'ils feraient défaut dans la forme ganglionnaire. En réalité la leucocythémie vraie ne doit pas être dissociée, toutes ces distinctions sont artificielles et ne reposent sur aucune base positive.

II. — LÉSIONS DE NUTRITION

1. — Lésions des globules blancs. — On rencontre dans un grand nombre d'états pathologiques une augmentation de nombre des globules blancs, par-

fois assez considérable, mais toujours variable et passagère.

La **leucocytose** représente l'*hypertrophie du tissu sanguin*; elle est séparée de la leucocythémie par toute la distance qui sépare le cancer des hypertrophies.

On a d'ailleurs augmenté le nombre des leucocytoses, en confondant souvent l'augmentation réelle de nombre des globules blancs avec leur augmentation apparente, qui résulte d'une spoliation séreuse accidentelle et plus ou moins durable du milieu sanguin.

La leucocytose, *inflammatoire* ou *cachectique*, porte le rapport des globules blancs aux rouges à plus de 1 p. 100, à 1 p. 50 et même 1 p. 20. L'augmentation porte principalement, surtout au début, sur les leucocytes polynucléaires.

Les cas décrits sous le nom de **leucémies aiguës** ne sont que des leucocytoses *infectieuses*, qui n'ont rien de commun avec la leucocythémie vraie.

II. — Lésions des globules rouges. — Les globules rouges sont eux-mêmes souvent altérés; à côté de leurs variations de nombre, des inégalités de leur richesse en hémoglobine ou plutôt des variations de pouvoir colorimétrique de cette dernière (*valeur globulaire*), des modifications de leur résistance aux causes de destruction (*destructibilité* augmentée ou diminuée), on leur connaît encore des altérations morphologiques.

Dans certaines *anémies*, ils diminuent de volume; de 6 à 8 μ qui sont leurs dimensions normales, ils tombent à 4 ou 5 μ. On dit alors qu'il y a **microcythémie.** Dans d'autres cas, ils deviennent plus volumineux, jusqu'à atteindre parfois 13 μ de diamètre, comme dans la *chlorose* et le *saturnisme*; il y a alors **macrocythémie.** Enfin, dans quelques cas, et en particulier dans l'*anémie pernicieuse*, ils se présentent avec les déformations les plus variées et les plus singulières, c'est alors la **poikilocytose.**

Quand les globules rouges se détruisent en masse, comme il arrive notamment dans le sang des paludéens sous l'influence des accès fébriles et surtout dans les accès pernicieux, on retrouve dans le sang des *grains pigmentaires*, tantôt libres dans le sérum, tantôt englobés dans les leucocytes. On doit à Kelsch une bonne description de cette **mélanémie** spéciale.

III. — LÉSIONS PARASITAIRES

Le sang présente des maladies parasitaires qui lui sont spéciales : il est l'habitat de certains parasites animaux, tels que la **filaire hématique** et le **distoma hœmatobium.**

Il paraît être aussi le substratum réel de certaines **invasions microbiennes**, telles que le charbon ordinaire, la fièvre rémittente ou fièvre à spirille ; nous n'avons pas à décrire ici les microbes eux-mêmes, et l'étude de l'anatomie pathologique des globules blancs et rouges est encore trop incomplète dans ces affections pour nous arrêter.

CHAPITRE II

Péricarde.

1. — Épanchements péricardiques. — Le péricarde contient ordinairement à l'autopsie de 10 à 30 grammes de sérosité limpide, c'est-à-dire environ une cuillerée à soupe. Cette quantité est souvent augmentée sans qu'il y ait lieu d'en conclure à l'existence d'un hydropéricarde notable pendant la vie. Il en est autrement quand on rencontre quelques *fausses membranes fibri-*

neuses, molles, flottantes ; celles-ci peuvent exister sans inflammation active, mais ne se forment pas dans les épanchements simplement agoniques.

Les *épanchements* qui se rencontrent dans les diverses formes de la péricardite, de même que les *exsudats* qui s'étalent à la surface de la séreuse, répondent à la description générale que nous avons donnée des inflammations des séreuses.

Le mouvement incessant et régulier du cœur imprime aux exsudats fibrineux un aspect macroscopique tout spécial ; ceux-ci forment à la surface des deux feuillets de la séreuse un revêtement villeux caractéristique, plus net sur la séreuse viscérale, et que l'on a justement comparé à l'aspect que prennent deux tartines de beurre frottées l'une contre l'autre.

II. — Plaques laiteuses. — Le péricarde viscéral présente très souvent de petites plaques opalines, auxquelles on donne le nom de plaques laiteuses. Ces plaques sont ordinairement situées sur les *points saillants* de la face antérieure ou postérieure du cœur, là où les frottements normaux sont le plus intenses ; elles sont très variables d'étendue et de forme, mais leur aspect est assez constant. A leur niveau la séreuse paraît épaissie, *opaque*, et ne laisse plus apercevoir par transparence le myocarde sous-jacent.

L'examen histologique révèle l'*épaississement hypertrophique* de la séreuse elle-même ; elle est doublée ou triplée de volume, constituée par des couches parallèles de tissu conjonctif lamellaire, ordinairement peu denses et très régulièrement superposées.

Dans quelques cas rares les plaques laiteuses peuvent se surcharger de *sels calcaires*.

III. — Adhérences. — Les inflammations du péricarde peuvent se terminer comme celles de toutes les séreuses par des adhérences entre les deux feuillets ; cette terminaison est ici beaucoup plus rare que dans la plèvre. Tantôt les adhérences sont limitées, tantôt elles occupent toute l'étendue de la séreuse et constituent la symphyse du péricarde.

Adhérences limitées. — Elles peuvent présenter de grandes variétés; mais elles se réduisent le plus souvent à un *faisceau unique*, assez allongé pour permettre les mouvements les plus étendus du cœur, mais souvent assez solide pour résister aux tractions au moment de l'autopsie et exiger la section avec les ciseaux. Ce faisceau unique, irrégulièrement cylindrique, mesure le plus souvent près de 1 centimètre de diamètre, et affecte un *siège de prédilection*: il s'implante sur la face antérieure du cœur, un peu au-dessus de la pointe de cet organe ; il gagne de là le feuillet pariétal en se dirigeant obliquement en haut.

Symphyse. — La symphyse totale résulte ordinairement d'adhérences étendues, mais assez *molles*; il arrive souvent que celles-ci peuvent être détachées avec le manche du scalpel. Dans d'autres cas les deux feuillets ne peuvent être séparés que par une dissection minutieuse, mais les fibres d'union présentent une certaine longueur et permettent encore un *glissement* notable entre les deux parois. Cette symphyse lamelleuse est ordinairement le fait des péricardites *rhumatismales* ou *infectieuses simples.*

Il est plus rare que la symphyse aille jusqu'à produire une *soudure intime* et absolue entre les deux feuillets de la séreuse, et le fait ne se produit guère qu'après des péricardites de nature *tuberculeuse.*

En pareil cas la séparation est absolument impossible, et l'examen histologique permet de constater que les deux feuillets sont *fusionnés* en une masse fibreuse unique, dense, cartilaginiforme, au sein de laquelle on reconnaît les deux feuillets constituants, soudés par une étroite zone intermédiaire de tissu fibreux, plus dense encore que celui qui représente les lames mêmes de la séreuse.

Bien qu'une telle disposition ne permette aucun glissement entre les deux feuillets du péricarde, la *mobilité du cœur* n'est pas pour cela absolument entravée; elle se rétablit par un mécanisme particulier que nous avons mis en lumière (1). Le *tissu cellulaire sous-séreux* s'infiltre d'une couche épaisse de tissu adipeux, tant du côté du cœur que du côté du médiastin. Cette couche peut dépasser 1 centimètre de hauteur, surtout du côté viscéral où elle est toujours prédominante. Dès lors le glissement, que permettent les couches adipeuses sous-séreuses, remplace les mouvements libres qui ne peuvent plus se produire entre les deux feuillets de la séreuse intimement soudés.

CHAPITRE III

Cœur.

I. — LÉSIONS DU DÉVELOPPEMENT

1. — Malformations. — Les malformations du cœur sont nombreuses, diverses et assez fréquentes ; nous ne signalerons ici que celles qui ont un intérêt anatomo-pathologique et clinique.

Ectopies cardiaques. — La transposition du cœur ou **dextrocardie** n'est le plus souvent qu'un épisode de la transposition générale des viscères, elle peut cependant se rencontrer seule ; en pareil cas, il est probable qu'il n'existe pas de transposition des cavités artérielles et veineuses, sans que ce point soit précisé par les auteurs.

(1) Bard et Tellier. Du rétablissement de la mobilité du cœur dans la symphyse du péricarde. *Revue de médecine*, 1887.

Les autres *anomalies de siège* sont le fait du développement incomplet des cloisons qui environnent le muscle cardiaque, tantôt de la paroi thoracique antérieure, tantôt simplement du diaphragme ou des séreuses thoraciques.

Il ne faut pas confondre avec la dextrocardie congénitale le **refoulement du cœur à droite** lié à des causes pathologiques, telles que le refoulement par une pleurésie *gauche* chronique à grand épanchement, ou la rétraction du thorax consécutive à une ancienne pleurésie *droite*. Dans ce dernier cas, on attribue généralement le déplacement du cœur aux tractions exercées par les adhérences, alors qu'il résulte en réalité du refoulement du médiastin par *l'hypertrophie compensatrice* du poumon gauche. Nous avons montré que les cas de refoulement pathologique du cœur peuvent être distingués des déplacements congénitaux, tant en clinique qu'à l'autopsie, par la *direction de l'axe* de l'organe (1). Contrairement à l'opinion classique, qui veut que le refoulement du cœur à droite s'accompagne du changement de direction de son axe, pouvant aller jusqu'à mener la pointe sous le mamelon droit, contrairement même à l'opinion plus justifiée de Pitres, qui veut que cet axe devienne vertical en pareil cas, nous avons établi que le refoulement se fait *en masse*, avec l'ensemble du médiastin, la base étant entraînée elle-même plus que la pointe ; bien que celle-ci soit abaissée par le fait de l'abaissement du diaphragme, la direction de l'axe n'est pas modifiée, et même, dans les cas très chroniques, son inclinaison s'exagère encore davantage. Dans les dextrocardies congénitales au contraire, l'axe est incliné en sens inverse, occupant à droite, une position symétrique à sa position normale à gauche.

Aplasie artérielle. — Dans quelques cas le développement du cœur et du système artériel tout entier s'accomplit mal ; il en résulte une *étroitesse relative de toutes les parties de l'arbre circulatoire*. Le cœur

(1) L. Bard. Refoulement du cœur à droite et dextrocardie congénitale. *Lyon médical*, 1892, III, p. 583. — *Médecine moderne*, 1897, p. 185.

de l'adulte peut ne pas dépasser les dimensions de celui d'un enfant de sept à huit ans. Les *artères* sont alors plus étroites et à parois plus minces. Variot en a observé un cas remarquable et a proposé pour cette lésion des artères la dénomination de **microsphygmie.**

Cette malformation de l'appareil circulatoire va d'ordinaire de pair avec une malformation analogue du sang lui-même et des organes génitaux, sans qu'il soit facile de dire si l'une des trois lésions est la cause première des deux autres.

On sait que Virchow attribuant la chlorose à une **angustie** congénitale des vaisseaux. Lancereaux attribue certaines lésions scléreuses d'organes, en particulier des reins, à une aplasie congénitale de leurs artères.

Malformations intracardiaques. — Les troncs artériels et les cloisons intracardiaques présentent des malformations multiples. et graves, dues à des *arrêts de développement*, le plus souvent incompatibles avec la survie du sujet. Il n'est pas toujours facile de les séparer nettement des malformations subordonnées aux lésions inflammatoires des endocardites fœtales.

Les principales sont : la **communication interventriculaire**, par arrêt de développement de la cloison, portant soit sur la base de ce septum, au niveau de sa portion membraneuse, soit sur sa partie musculaire, soit sur les deux à la fois ; la **communication interauriculaire**, large et béante, bien distincte de la persistance simple du trajet de Botal que nous décrirons plus loin ; la **transposition des troncs artériels**, qui fait naître l'aorte du ventricule droit, et l'artère pulmonaire du ventricule gauche ; l'absence de cloisonnement du **tronc commun** de ces artères ; la **persistance du canal artériel.**

Les **rétrécissements** des *troncs artériels* ou des

orifices auriculo-ventriculaires relèvent plus souvent de l'endocardite fœtale que d'arrêts de développement. A ces derniers se rattachent cependant quelques cas rares, compatibles avec la survie, de **rétrécissements cylindriques**, portant sur une longueur de 1 à 3 ou 4 centimètres, siégeant sur l'*artère pulmonaire*, au niveau de son infundibulum ou au delà de son orifice, jusqu'à la naissance du canal artériel; ou sur l'*aorte descendante*, au voisinage de l'embouchure du canal artériel; on désigne ces rétrécissements aortiques sous le nom de *sus* ou de *sous-botaliens*, suivant leur siège par rapport à cette embouchure.

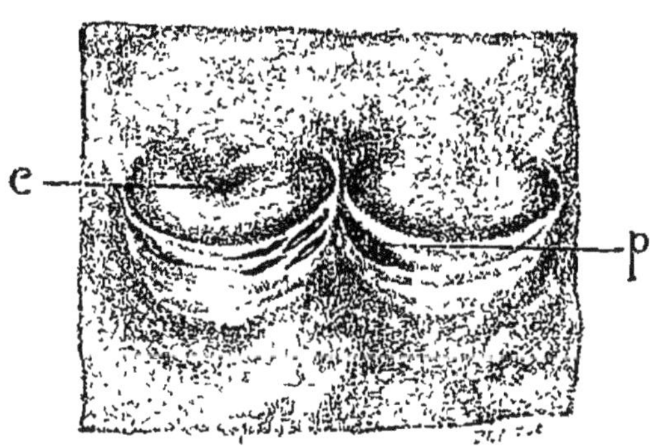

Fig. 71. — État perforé des valvules sigmoïdes de l'aorte.

p, perforations; *c*, orifice de l'artère coronaire.

État perforé des valvules. — Les valvules sigmoïdes présentent parfois des anomalies de nombre ou de formes, qui n'ont aucune importance en pathologie, mais qu'il est nécessaire de connaître pour ne pas les confondre à l'autopsie avec des lésions pathologiques. La plus fréquente de toutes est l'existence de *fentes multiples*, situées près du *bord libre* des valvules sigmoïdes.

Ces fentes sont linéaires, à bords souples; elles existent surtout sur les parties latérales des valvules au voisinage de leurs angles d'insertion (fig. 71). Elles disparaissent quand la valvule est tendue, et souvent ne sont bien visibles que quand on l'étale sur le doigt. Ces perforations sont très fréquentes, elles ne portent que sur les portions des valvules qui s'adossent pendant l'occlusion de l'orifice, et sont parfaitement inoffensives pour leurs fonctions.

Anévrysmes valvulaires. — Ils sont beaucoup plus rares, ils consistent dans la dilatation *ampullaire* ou *sacciforme* de la paroi valvulaire.

L'*orifice* est toujours tourné du côté où la valvule supporte la pression la plus forte, sur la face artérielle des valvules sigmoïdes, sur la face ventriculaire des valvules auriculo-ventriculaires. La poche est constituée par les deux lames de la valvule, adossées l'une à l'autre et d'ailleurs intactes dans leur structure.

On trouve parfois aussi des **dilatations localisées** analogues, plus ou moins profondes, à l'origine de l'aorte, dans le sinus de Valsalva, ou sur la cloison interventriculaire au niveau de sa portion membraneuse.

Tendons aberrants. — Ce sont des cordages étendus d'une des colonnes charnues ou d'un pilier à la paroi opposée du ventricule ; ces cordages se rencontrent dans le ventricule droit ; ils sont constitués par des cordelettes fibreuses, longues et minces.

II. — TUMEURS. — Les tumeurs **primitives** du cœur sont rares et mal connues, la plupart sont *congénitales*. Recklinghausen a trouvé chez un enfant nouveau-né un myome à fibres striées.

Les tumeurs **secondaires** sont moins rares, mais encore exceptionnelles. Toutes les formes anatomiques peuvent alors s'y rencontrer ; nous avons eu plusieurs fois l'occasion de trouver dans le cœur des nodules d'épithélioma corné, nés de la généralisation de cancers ectodermiques.

III. — ENDOCARDITE FŒTALE. — Les lésions inflammatoires de l'endocarde pendant la période fœtale ne sont pas rares ; les troubles mécaniques qu'elles engendrent dans la circulation intracardiaque, entraînent la production d'**anomalies subordonnées**, qui ont été l'objet de nombreuses discussions, parce qu'il n'est pas toujours facile de faire la part exacte des lésions d'origine inflammatoire et de celles qui résultent d'arrêts de développement.

Dans l'immense majorité des cas l'endocardite fœtale siège à *droite*, et presque toujours elle frappe l'artère pulmonaire, dont elle détermine le rétrécissement orificiel.

Les *rétrécissements de la tricuspide* et de la *mitrale*, ce dernier surtout, sont très exceptionnels et presque toujours associés aux lésions des artères.

Le *rétrécissement de l'aorte* est également très rare. Il entraîne d'ordinaire, comme anomalie subordonnée, la *persistance du canal artériel*.

Le rétrécissement de l'artère pulmonaire est de beaucoup le plus fréquent ; il représente à lui seul au moins 70 p. 100 de toutes les lésions congénitales du cœur. Il entraîne, comme anomalies subordonnées, la *persistance du trou de Botal*, l'hypertrophie du ventricule droit, et presque aussi souvent la *communication interventriculaire*.

L'association de ces trois malformations forme la lésion la plus habituelle de la *cyanose congénitale*, ou **maladie bleue** ; leur réunion constitue plus spécialement le type clinique auquel Roger a attaché son nom. Ces trois lésions méritent, par leur importance et leur fréquence relative, une description plus détaillée.

Rétrécissement de l'artère pulmonaire. — La lésion porte sur les *valvules sigmoïdes*, qui sont rigides, épaissies et fusionnées, rarement calcifiées. Le plus souvent leur fusion est tellement intime qu'on ne constate plus qu'une sorte de *diaphragme*, légèrement convexe en haut, percé au centre d'un pertuis souvent très étroit. La trace de la soudure des valvules est parfois, mais non toujours, indiquée par des arêtes un peu plus saillantes.

Il n'est pas rare de constater de plus des *végétations aiguës*, dues à des poussées nouvelles d'endocardite, développées au cours de la maladie qui a entraîné la mort. Au delà du rétrécissement, le calibre de l'artère est diminué, il est plus rare qu'il en soit de même de l'infundibulum ; le plus habituellement le canal artériel n'en est pas moins oblitéré. Au contraire, dans les cas d'aplasie de l'artère par arrêt de développement, celle-ci peut aller jusqu'à l'atrésie complète et exige pour le rétablissement de la circulation pulmonaire la *persistance du canal artériel*, avec renversement du sens normal du courant dans ce vaisseau.

Communication interventriculaire. — L'élévation de la pression dans le ventricule droit empêche l'occlusion de la partie membraneuse de la cloison et entraîne la persistance à ce niveau d'un orifice assez large, à bords fibreux, ordinairement demi-circulaire ; le bord inférieur est concave en haut, mince et tranchant ; le bord supérieur, plus rectiligne, siège immédiatement au-dessous des sigmoïdes aortiques. Le plus souvent la cloison est repoussée à gauche dans son ensemble, et il en résulte que *la naissance de l'aorte porte à cheval sur la cloison* au niveau de sa perforation, ce qui permet à ce vaisseau de recevoir du sang des deux ventricules à la fois.

Cet orifice peut aussi être intéressé plus tard par des poussées d'endocardite acquise, mais il ne présente pas d'ordinaire l'aspect d'une lésion inflammatoire, et il relève uniquement à l'origine de facteurs mécaniques.

Persistance du trou de Botal. — La communication interauriculaire, qui résulte de *facteurs mécaniques*, ne doit pas être confondue avec celle qui est le fait d'arrêts de développement de la cloison ou de la valvule. Elle consiste en un *trajet oblique*, dirigé d'arrière en avant et de droite à gauche, qui résulte de la disposition particulière que la valvule de Vieussens affecte, à l'état normal, par rapport à l'orifice qu'elle doit recouvrir ; disposition qui a été mal decrite par les auteurs, à laquelle nous avons consacré une étude spéciale (1), et qui est encore méconnue dans les traités classiques d'anatomie.

La persistance du trou de Botal proprement dite diffère nettement de l'arrêt de développement de la valvule, qui crée les communications larges, et résulte uniquement du *défaut de soudure* de son extrémité antérieure avec la lèvre correspondante du trou de Botal, qu'elle dépasse normalement en avant de plusieurs millimètres.

La valvule de Vieussens joue, pendant la vie intra-utérine, le rôle d'une *soupape*, ouvrant ou fermant la communication entre les oreillettes, suivant le *sens des pressions* que ses deux faces supportent. Elle est située dans l'oreillette gauche, et non dans le plan même de la cloison, avec lequel elle fait un angle ouvert en avant; la pression, plus élevée dans l'oreillette droite avant la naissance, repousse la valvule et ouvre au sang le trajet oblique qu'elle limite. Après la naissance, les deux parois habituellement accolées se soudent et ferment définitivement la communication.

Le rétrécissement de l'artère pulmonaire, en maintenant anormalement élevée la pression dans l'oreillette droite, entraîne la béance du trajet même après la naissance et, par suite, entrave la formation des adhérences et s'oppose à la soudure qui l'oblitère dans les conditions normales.

La persistance du trou de Botal par défaut de soudure est *très fréquente*, même en dehors de toute autre lésion; mais, en pareil cas, l'orifice est relativement étroit et gêne peu la circulation cardiaque, d'autant mieux que la pression sanguine, plus élevée dans l'oreillette gauche que dans l'oreillette droite, refoule cette valvule de telle façon qu'elle s'applique étroitement sur la cloison interauriculaire, sans laisser d'orifice

(1) Bard et Curtillet. Contribution à l'étude de la physiologie pathologique de la maladie bleue; forme tardive de cette affection. *Revue de médecine*, 1889, p. 993.

perméable. Dans des cas assez nombreux, cette malformation ne détermine aucun phénomène pathologique et n'est qu'une trouvaille d'autopsie.

Cette sorte de canal virtuel, très court, de calibre variable, quelquefois réduit à 1 ou 2 millimètres de diamètre, admet le plus souvent l'extrémité effilée d'un porte-plume ; dans quelques cas, il peut-être considérable. Nous avons trouvé, une fois, chez un tuberculeux avancé en âge, le trou de Botal assez large pour admettre avec facilité le médius ; malgré la coexistence d'une endocardite mitrale rhumatismale et d'une symphyse cardiaque, grâce à la disposition décrite plus haut et à la présence d'un rétrécissement mitral, ce large orifice n'était pas perméable et n'avait déterminé aucun accident.

Par contre, dans quelques cas, l'obliquité du trajet, quoique suffisante pour fermer l'orifice à l'état normal, devient insuffisante quand la pression s'élève dans l'oreillette droite jusqu'à dépasser celle de l'oreillette gauche, lorsque les oreillettes subissent une dilatation considérable, comme il arrive dans la stase pulmonaire prolongée, quelle qu'en soit la cause. Ce sont ces cas, dans lesquels un trou de Botal persistant devient tardivement perméable par ce mécanisme, que nous avons décrits sous le nom de **forme tardive de la maladie bleue.**

II. — LÉSIONS DE NUTRITION

I. — SURCHARGE GRAISSEUSE. — A l'état normal, la couche cellulaire sous-péricardique est infiltrée par places d'une certaine quantité de tissu adipeux, en contact immédiat avec les fibres musculaires du myocarde. Dans la surcharge graisseuse, ce tissu adipeux augmente dans des proportions considérables ; il s'étend sur toute la surface du cœur, et masque sur une grande étendue le muscle sous-jacent. Le tissu adipeux peut pénétrer aussi dans la profondeur de l'organe, le long des cloisons connectives; il entraîne l'atrophie des fibres contractiles par la gêne qu'il apporte à leurs fonctions. Cette surcharge graisseuse, quand elle est poussée à l'extrême, peut suffire à déterminer des troubles cardiaques.

La surcharge graisseuse est le plus souvent *primitive*; dans quelques cas, elle est *secondaire*, la graisse prenant simplement la place des fibres atrophiées sous une autre influence; la surcharge est alors l'analogue de la paralysie pseudo-hypertrophique des muscles de la vie de relation. Ces deux formes de surcharge graisseuse ne doivent pas être confondues avec la dégénérescence graisseuse vraie des fibres cardiaques.

II. — Atrophie et dégénérescences. — Le cœur obéit aux mêmes causes d'émaciation et de dégénérescence que les autres muscles de l'économie; il peut subir une **atrophie simple** dans les mêmes conditions.

Le cœur atrophié est diminué de volume, sans modifications de forme. Sa consistance est ordinairement diminuée, par le fait des altérations concomitantes des fibres musculaires.

Dans certains cas, les fibres sont très diminuées de volume, mais elles conservent leur striation transversale; elles se montrent infiltrées de *granulations pigmentaires* jaunâtres, disposées en séries axiales dans le protoplasma qui sépare les fibrilles primitives; la coloration des fibres est alors sombre ou ocreuse, d'où le nom de *dégénérescence pigmentaire* ou d'**atrophie brune** (voir fig. 62).

Dans d'autres cas, la diminution de volume est nulle ou peu accusée; de plus, ce sont des *gouttelettes graisseuses* qui infiltrent les fibres musculaires, en compromettant leur cohésion. Cette *dégénérescence graisseuse* ou **atrophie jaune** est plus grave que la lésion précédente; elle change plus profondément l'aspect des fibres musculaires, qui deviennent pâles, puis blanchâtres et un peu lardacées.

Quand les granulations sont fines et disséminées, elles ne masquent pas la *striation* ; celle-ci disparaît quand la lésion est plus accusée ; dans les cas extrêmes, d'après Cornil et Ranvier, les fibres du cœur ressemblent à des cylindres qui seraient formés entièrement de granulations graisseuses.

Dans la dégénérescence **hyaline,** les fibres perdent leur striation et peuvent se fragmenter. Dans la dégénérescence **vacuolaire,** des gouttelettes séreuses apparaissent dans le protoplasma et s'accumulent surtout autour du noyau qu'elles isolent des fibrilles musculaires.

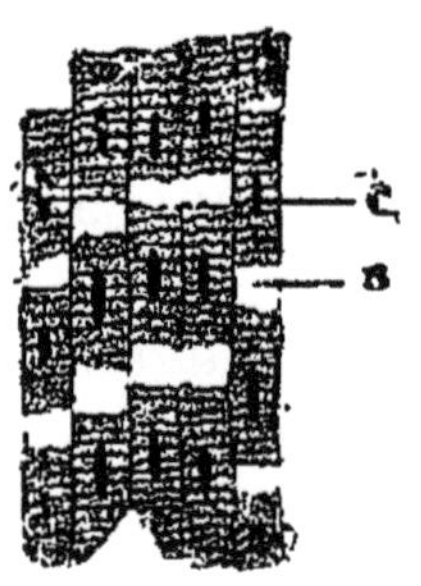

Fig. 72. — Segmentation intercellulaire du myocarde (schématique).

c, cellule musculaire; *s*, ligne de segmentation au niveau des traits scalariformes d'Éberth.

Désintégration segmentaire. — Renaut et Landouzy ont décrit sous ce nom une lésion spéciale, qui consisterait essentiellement dans la séparation cellulaire des fibres cardiaques, au niveau des *lignes scalariformes d'Eberth* (fig. 72). Cette fragmentation, absolument indépendante des tractions mécaniques, serait due à la *dissolution du ciment* qui unit normalement les cellules du cœur en une chaîne continue; ces auteurs pensaient que cette dissolution pouvait être attribuée à l'action de l'acide sarco-lactique, accumulé dans les interstices cardiaques par le fait même de l'œdème du cœur lié à l'asystolie. Les cellules ainsi désintégrées présenteraient de plus l'accroissement du protoplasma intercontractile, un *gonflement* considérable des *noyaux* et un degré plus ou moins accusé de *surcharge pigmentaire.*

En réalité la fragmentation est très irrégulière,

en même temps qu'inégalement répartie; elle porte sur la continuité des fibres, peut-être exclusivement, en tout cas, plus encore que sur leurs lignes de soudures (fig. 73).

Le muscle cardiaque en pareil cas est friable, il se déchire facilement par la traction et se désagrège par l'agitation dans l'eau.

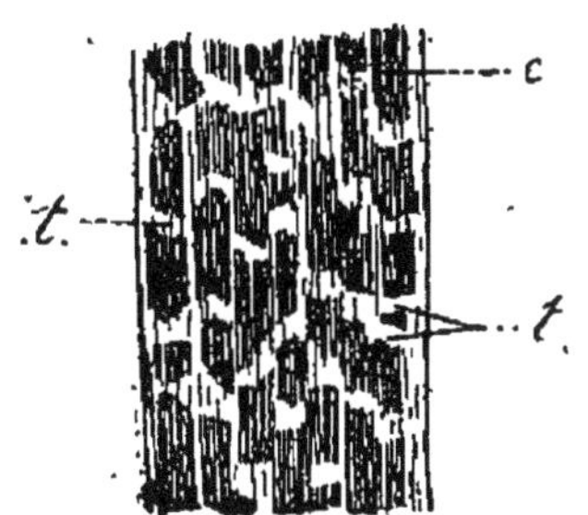

Fig. 73. — Fragmentation des fibres du myocarde.

c, parties des cellules non fracturées; *t*, traits de cassures irréguliers et multiples.

Après avoir considéré d'abord la segmentation comme caractéristique du cœur asystolique, Renaut en a fait, plus tard, avec Mollard, une *lésion spéciale* et autonome sous le nom de *myocardite segmentaire essentielle*; pour revenir plus récemment à l'unité des myocardites et ne plus voir en elle que l'aboutissant commun de toutes les lésions des fibres cardiaques. Par contre, quelques auteurs en ont contesté l'existence et n'y voient qu'une *lésion cadavérique*.

Rien ne prouve en effet que la fragmentation existait déjà réalisée pendant la vie, mais il est probable qu'elle révèle une fragilité anormale des fibres, préparée par des lésions préalables de leur nutrition, se rattachant d'ailleurs elles-mêmes à des causes pathogéniques très multiples.

Les diverses lésions *dégénératives* qui précèdent se rencontrent fréquemment, à titre de *lésions accessoires*, dans diverses maladies infectieuses, elles sont souvent alors qualifiées de **myocardite parenchymateuse**, expression que nous ne saurions accepter pour notre part en pareil cas.

III. — Hypertrophie. — L'augmentation de volume du cœur peut être le fait, tantôt de l'augmentation réelle du myocarde, tantôt de la dilatation des cavités cardiaques. Le plus souvent **hypertrophie** et **dila-**

tation se trouvent réunies; mais l'une d'elles prédomine et donne sa caractéristique à la lésion.

Il n'est d'ailleurs pas toujours facile de faire la part exacte entre ces deux facteurs. Cette appréciation résulte d'un ensemble de données que l'habitude apprend à préciser. Les *dimensions des orifices* fournissent des renseignements assez importants ; par contre l'*épaisseur des parois*, les *diamètres des cavités* ne sont pas susceptibles d'évaluations précises ; ils varient notablement avec l'état du cœur, suivant qu'il est en systole ou en diastole. Le *poids total* fournit une indication plus exacte et une mesure plus précise de l'hypertrophie ; il peut dépasser le double du poids normal, et en atteint parfois le triple, dans les cas extrêmes auxquels on a donné le nom de *cœur de bœuf*. Le *rapport* du poids au volume total serait le meilleur moyen d'apprécier la part réciproque de l'hypertrophie et de la dilatation ; mais s'il est facile de prendre le poids du cœur, il n'en est plus de même de son volume, et cette comparaison est ordinairement négligée.

Variétés. — L'hypertrophie est dite **excentrique**, **simple** ou **concentrique**, suivant que les dimensions des cavités sont en même temps *augmentées*, *normales* ou *diminuées*.

L'hypertrophie peut être totale ou partielle.

L'hypertrophie **totale** est exceptionnellement primitive sous cette forme, elle succède presque toujours à une hypertrophie primitivement partielle ; elle résulte de la solidarité physiologique qui existe entre les diverses cavités cardiaques, et du retentissement éloigné des lésions primitives par les troubles circulatoires qu'elles déterminent.

L'hypertrophie est dite **partielle**, quand elle porte exclusivement sur l'un des segments du cœur, presque toujours l'un des ventricules.

Quand le *ventricule gauche* est hypertrophié, le cœur prend la forme générale de ce ventricule ; il tend à devenir plus allongé, presque cylindrique ; le ventricule droit prend l'aspect d'une annexe peu importante ; le cœur dans son ensemble tend à devenir plus horizontal et à se coucher sur le diaphragme. Quand il y a *insuffisance aortique*, la pointe se dilate, prend une forme globuleuse et donne au ventricule une forme **en gourde** très spéciale.

Quand le *ventricule droit* est primitivement en cause, il est de règle que la dilatation l'emporte sur l'hypertrophie ; de plus le cœur s'élargit sans s'allonger, il se redresse, la pointe, qui n'est plus exclusivement formée par le ventricule gauche comme à l'état normal, s'élargit et s'étale.

Dans les *oreillettes*, la dilatation l'emporte d'une manière générale sur l'hypertrophie. Leurs lésions s'accompagnent le plus souvent d'hypertrophie des ventricules ; dans d'autres cas, et notamment dans le *rétrécissement mitral* ancien et cicatriciel, le ventricule gauche peut être normal ou même quelque peu atrophié, tandis que l'oreillette du même côté, et plus tard le cœur droit, sont hypertrophiés et dilatés.

Lésions du myocarde. — L'état du myocarde varie suivant les cas ; alors même qu'il n'est pas lésé primitivement, il se modifie secondairement dans les hypertrophies d'origine mécanique; mais ses lésions diffèrent suivant les périodes de la maladie.

Quand la mort survient prématurément par le fait d'une complication, le myocarde est ferme, rouge, bien coloré; il résiste aux tractions et aux déchirures; il apparaît comme un muscle en bon état. Quand au contraire la mort est survenue par les progrès de l'asystolie elle-même, le myocarde est le siège d'une altération très accusée ; il est flasque, friable, se laissant facilement déchirer par les tractions ; il présente de plus une coloration jaunâtre, mate, assez spéciale, qui lui a valu le nom de cœur **feuille morte**.

Dans l'hypertrophie du cœur les fibres musculaires

augmentent de *volume* et notamment de dimensions transversales; on discute encore pour savoir si elles augmentent réellement de *nombre*. On ne trouve pas dans le cœur hypertrophié de fibres jeunes en voie de développement apparent, mais il en est de même dans tous les organes en voie d'hypertrophie ou de régénération.

Les fibres hypertrophiées peuvent être le siège des *diverses dégénérescences* que nous avons signalées plus haut; elles sont toujours profondément altérées quand le myocarde se présente avec l'aspect feuille morte.

La **dilatation** reconnaît comme mécanisme de production la *gêne circulatoire* et l'*augmentation de tension* dans les cavités cardiaques; l'**hypertrophie** est la conséquence du *travail exagéré* qui incombe au cœur dans les mêmes conditions. La nature de l'obstacle, son siège, les variétés, et surtout les *modalités*, inflammatoires, torpides ou cicatricielles, de la lésion primitive entraînent des différences considérables, non seulement dans la *localisation* de l'hypertrophie, mais encore dans son *degré*, et dans les rapports de l'hypertrophie et de la dilatation. De plus, l'état du myocarde est un facteur important dans la genèse des lésions.

Les obstacles, qui déterminent la gêne circulatoire et l'augmentation de tension initiale, siègent, les uns dans le cœur lui-même, les autres dans les organes périphériques.

Dans le cœur, ce sont en premier lieu les *lésions valvulaires*, que nous étudierons plus loin avec les maladies de l'endocarde, mais aussi les *lésions du myocarde* lui-même.

A la périphérie, ce sont, surtout pour le cœur gauche, les lésions chroniques du *rein*, ou des *tuniques artérielles*; pour le cœur droit, les différentes *affections pulmonaires* qui, par des mécanismes divers, aboutissent à la gêne de la petite circulation. Chacune de ces diverses causes imprime à l'hypertrophie qu'elle détermine des caractères particuliers, plus ou moins typiques, dont l'exposition détaillée nous entraînerait trop loin.

IV. — Sclérose. — Cette lésion consiste, comme son nom l'indique, dans la production de tissu conjonctif surabondant dans les espaces interstitiels du myocarde. La sclérose est *diffuse*, mais elle reste d'ordinaire prédominante sur certains points, notamment dans les couches superficielles sous-endocardiques et dans les gros *piliers* charnus du cœur gauche.

Sur les surfaces de coupe le myocarde prend un *aspect fibrillé*; on aperçoit à l'œil nu des *traînées* et des *plaques fibreuses* plus ou moins distinctes.

Les fibres musculaires sont presque toujours en pareil cas diminuées de volume, brunes, un peu atrophiées; celles qui sont englobées dans les plaques scléreuses s'atrophient et disparaissent (fig. 74).

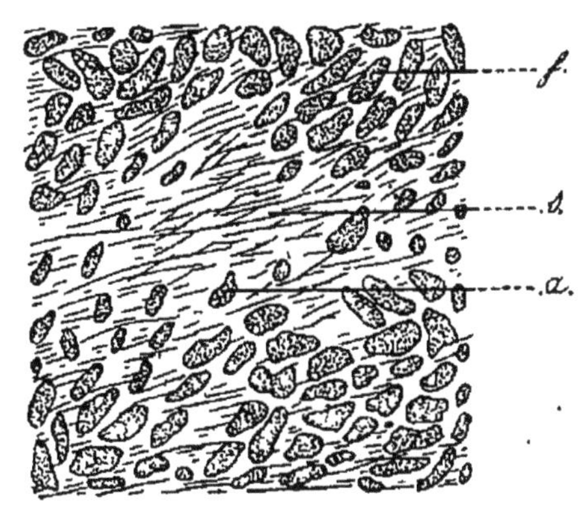

Fig. 74. — Plaque de sclérose du myocarde.

f, fibres musculaires normales; *a*, fibres musculaires en voie d'atrophie, englobées dans la plaque de sclérose, *s*.

D'après Huchard et Weber, l'apparition de la sclérose est toujours sous la dépendance de lésions artérielles, mais elle reconnaît trois mécanismes distincts : tantôt elle est de nature **inflammatoire**, *périartérielle*, directement secondaire aux lésions des tuniques artérielles; tantôt elle est de nature **dystrophique**, débutant loin des troncs vasculaires, dans les points les plus mal irrigués, se rattachant à des *endartérites oblitérantes*; tantôt enfin elle est **cardiaque**, c'est-à-dire secondaire à la stase, engendrée elle-même par d'autres lésions. Dans ces divers cas, d'après Nicolle, les fibres musculaires disparaîtraient par dégénérescence *granulo-fragmentaire*, et la vacuité de leurs logettes créerait alors un état réticulaire.

Pour nous, la sclérose se rattache à une inflammation interstitielle. Elle s'observe comme lésion **secondaire**, dans un certain nombre d'hypertrophies cardiaques d'origines diverses, et notamment dans celle qui accompagne les lésions chroniques du système vasculaire.

Elle peut exister aussi comme lésion **primitive**, elle s'accompagne dans ce cas d'une hypertrophie générale mais modérée, portant à la fois sur les deux cœurs, ordinairement prédominante à gauche. Cette affection mérite plus spécialement alors le nom de **myocardite interstitielle** ; elle relève d'ailleurs d'influences parasitaires diverses.

Cette myocardite peut déterminer secondairement de la sclérose de l'endocarde et jusqu'à des épaississements valvulaires ; elle s'accompagne fréquemment d'inflammations interstitielles de même nature dans les autres organes.

V. — Anévrysmes du cœur. — Dans quelques cas d'ailleurs assez rares, la sclérose reste partielle et occupe une petite étendue du myocarde. Par contre, elle est souvent alors poussée si loin que les fibres musculaires, à peu près complètement détruites, n'existent plus qu'à l'état de vestiges, perdues dans la masse conjonctive. Cette dernière forme une plaque compacte, blanchâtre, qui réunit en les fusionnant le péricarde et l'endocarde et constitue toute la paroi. Cette **sclérose partielle** diffère radicalement comme nature de la myocardite interstitielle ; elle succède habituellement à des *lésions localisées*, telles qu'un arrêt circulatoire partiel, une gomme syphilitique ou même une simple adhérence péricardique.

Privée du tissu musculaire auquel elle doit sa résistance, la paroi du cœur se laisse *distendre* et donne naissance à une dilatation anévrysmale. Celle-ci siège le plus souvent à la *pointe* du cœur, quelquefois sur les *parois latérales* ou dans la *cloison* interventriculaire.

Les anévrysmes de la pointe forment une petite *poche latérale*, quelquefois assez petite pour rester incluse dans les parois du myocarde ; habituellement du volume d'une petite noisette, ils peuvent atteindre exceptionnellement un volume presque égal à celui du cœur lui-même. La *paroi* de ces anévrysmes est ordinairement lisse ; bien qu'elle soit rigide, le sang ne stagne pas suffisamment pour donner naissance à des caillots stratifiés.

Les anévrysmes valvulaires liés à l'*endocardite ulcéreuse*, les *abcès* du myocarde de la même origine peuvent être quelquefois le point de départ d'anévrysmes du cœur ; mais ceux-ci ne présentent rien de commun avec les précédents, ils prennent une *marche aiguë*, ils sont diffus, bordés par des fibres musculaires dégénérées et déchirées ; leurs parois anfractueuses sont garnies de caillots irrégulièrement disposés.

VI. — Nécrose ischémique. Ruptures du cœur. — Les *lésions athéromateuses* et l'*endartérite oblitérante* sont fréquentes dans les artères coronaires ; tantôt elles *rétrécissent* simplement la lumière des vaisseaux, tantôt elles les *oblitèrent* complètement par embolie ou par thrombose. Dans le premier cas, elles déterminent le plus souvent uniquement de la sclérose diffuse, quelquefois des plaques scléreuses atrophiques, qui peuvent devenir le point de départ d'anévrysmes de la paroi ; dans le second cas, elles créent des lésions nécrobiotiques.

A un premier degré, les zones ischémiques apparaissent sous la forme de **taches jaunâtres**, anémiques, qui partent le plus souvent du sillon longitudinal antérieur. A ce niveau, le myocarde a perdu sa consistance, il est sec, gras et peu résistant. A un degré plus élevé, le foyer se ramollit complètement et forme une sorte d'**abcès athéromateux**, qu'il ne faut pas confondre avec les véritables abcès que nous décrirons plus loin.

La paroi ainsi affaiblie ne peut plus résister à la pression intracardiaque ; elle devient souvent alors le point de départ de lésions ultérieures, quelquefois d'un anévrysme diffus à marche rapide, le plus souvent d'une rupture du cœur. Celle-ci peut aussi survenir à la suite d'une dégénérescence graisseuse généralisée du muscle cardiaque ; mais ce fait est tout à fait exceptionnel, la nécrose ischémique en est la cause presque constante.

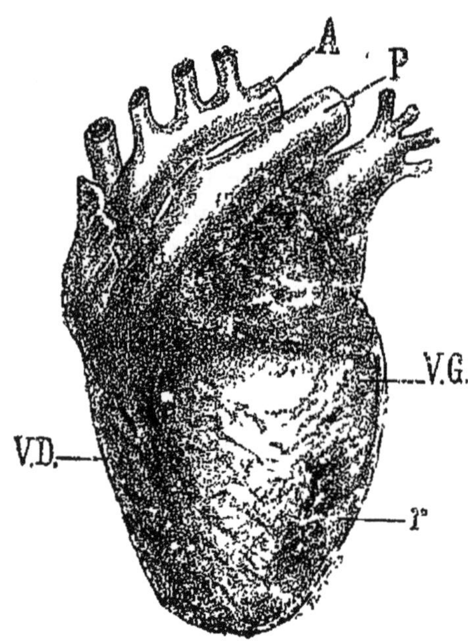

Fig. 75. — Rupture spontanée du cœur.

V D. ventricule droit; V G. ventricule gauche; A, aorte; P, artère pulmonaire; r, ligne de rupture.

Les **ruptures du cœur** sont rares ; elles se font toujours de dedans en dehors et entraînent la mort plus ou moins rapide par hémorragie. Il est exceptionnel que ces ruptures soient la conséquence de la *rupture d'un anévrysme du cœur* ; le plus ordinairement elles sont le fait de la *déchirure du myocarde* lui-même. Cette déchirure (fig. 75) est habituellement *unique*, formant une *ligne sinueuse* de 2 ou 3 centimètres de hauteur, plus ou moins parallèle au grand axe de l'organe ; elle *siège* le plus souvent sur la face antérieure du ventricule gauche, un peu au-dessous de sa partie moyenne. Le *trajet* de la rupture est anfractueux et sinueux.

III. — LÉSIONS PARASITAIRES

I. — Parasites supérieurs. — Les **kystes hydatiques** sont les seules lésions du cœur liées à des parasites animaux qui méritent d'être signalées ; ils sont presque tous dus à des échinocoques.

II. — Fermentations virulentes. — Les fermentations des *cellules musculaires* sont rares et très mal connues, le myocarde ne fait pas exception à cette règle. Toutes les lésions des cellules cardiaques que l'on connaît présentent les caractères généraux des dégénérescences, et notamment ne s'accompagnent jamais des proliférations actives du premier stade des fermentations virulentes, bien que les cellules musculaires soient d'autre part parfaitement capables de proliférations, comme le montrent leurs régénérations et leurs tumeurs. C'est pour ce motif que nous repoussons l'existence d'une **myocardite parenchymateuse**, au sens rigoureux du mot, bien que cette expression soit constamment employée par les auteurs, parce qu'ils ne font pas la séparation radicale des processus dégénératifs et des processus fermentatifs.

Par contre, le *tissu conjonctif* du cœur est parfois le siège des fermentations propres à ce tissu.

Inflammations interstitielles plastiques. — Elles ne sont pas séparées par les auteurs des autres scléroses, et elles ont été décrites plus haut avec ces dernières.

Abcès. — Ils sont assez rares ; tantôt ce sont des abcès *miliaires*, petits et très nombreux, tantôt des abcès plus volumineux liés alors le plus souvent à l'*endocardite ulcéreuse*. Ils peuvent s'ouvrir dans le ventricule gauche, quelquefois même *s'enkyster* et devenir *caséeux*.

Tubercules. — Ils sont fréquents sur le péricarde;

de là ils envahissent par contiguïté le myocarde sous-jacent, mais ils sont très rares dans son épaisseur.

Syphilis. — Elle donne naissance le plus souvent à des lésions scléro-gommeuses des *vaisseaux artériels*, parfois à une *myocardite interstitielle* diffuse sans caractères spéciaux.

Les **gommes** elles-mêmes ne sont pas très rares; elles peuvent se présenter sous la forme *nodulaire*; le plus souvent cependant elles sont *diffuses*, formant une sorte de nappe jaunâtre, interstitielle, sèche, assez dure en apparence, mais en réalité n'opposant qu'une résistance insuffisante à la pression sanguine et permettant la production à son niveau de *dilatations partielles de la paroi.*

Les gommes siègent soit au niveau des orifices valvulaires, soit dans le myocarde, mais plus fréquemment dans ce dernier. Elles se reconnaissent facilement à leur *couleur* quand elles sont en pleine évolution; on ne peut que soupçonner leur existence antérieure, quand on ne rencontre plus que les *plaques de sclérose* partielle, qui en sont la conséquence plus ou moins éloignée.

CHAPITRE IV

Endocarde.

L'endocarde est de toutes les parties constituantes du cœur celle dont les lésions sont le plus fréquentes et les plus importantes. Son analogie avec l'endartère fait qu'il présente les mêmes *lésions de nutrition* que cette dernière, mais de plus l'endocarde est fréquemment le siège d'*inflammations parasitaires.*

D'une manière générale, toutes les lésions de l'endocarde peuvent être observées sur tous les points de sa surface, mais elles affectent une préférence marquée pour les *valvules* et pour le *cœur gauche.*

Chez le fœtus seul, l'endocardite prédomine dans les cavités droites. Plus tard, les *cavités droites* sont le plus souvent respectées, et quand elles sont intéressées par la maladie, elles le sont presque toujours à un degré beaucoup moindre que les cavités gauches.

Au moment de l'autopsie, l'endocarde présente dans certains cas une rougeur livide, diffuse, qui résulte simplement de son **imbibition cadavérique** par un sang diffluent, et qui ne doit pas être prise pour une lésion pathologique locale.

Caillots intracardiaques. — Les cavités cardiaques contiennent habituellement du sang après la mort; ce sang est toujours coagulé, mais l'aspect et les caractères des caillots varient suivant les cas.

Caillots passifs. — On réunit sous ce nom les divers caillots qui se forment après la mort. Ordinairement à l'autopsie le *cœur gauche* est à peu près vide de sang, tandis que le *cœur droit* contient des caillots noirâtres, mous, qui tombent d'eux-mêmes au moment de l'ouverture de l'organe. Ces caillots sont parfois enchevêtrés dans les colonnes charnues, on ne peut alors s'en débarrasser que par le lavage, mais il est facile de constater qu'ils ne présentent nulle part d'adhérences réelles à la paroi. Quand la mort est survenue par asphyxie, le cœur gauche contient des caillots analogues à ceux du cœur droit.

Assez souvent on rencontre des caillots plus résistants, *cruoriques*, blanchâtres, décolorés, présentant parfois l'empreinte des bords valvulaires. Ces caillots, considérés autrefois comme agoniques, sont dus à la coagulation lente du sang après la mort; la lenteur avec laquelle ce phénomène s'opère permet aux hématies de se déposer et de gagner les couches profondes; de là l'*aspect décoloré* des parties supérieures des caillots.

Caillots actifs. — On réserve ce nom aux caillots qui se forment pendant la vie, et qui sont les seuls importants à constater. Dans le cœur, comme dans les vaisseaux, la *thrombose* est le fait tantôt de la stase circulatoire, tantôt d'altérations plus ou moins profondes des parois vasculaires qui sont souvent de simples érosions.

C'est surtout dans les *auricules* que se trouvent les caillots actifs nés de la stase simple; de là le précepte de les retourner complètement comme un doigt de gant, avant d'affirmer l'absence de caillots actifs dans les cavités cardiaques.

Toutes les *érosions* de l'endocarde peuvent devenir le point de départ de coagulations fibrineuses; le volume de ces dernières varie depuis la couche mince qui recouvre la superficie des végétations endocardiques, jusqu'aux caillots volumineux, plus ou moins pédiculés, désignés sous le nom de **polypes du cœur**. Très exceptionnellement on rencontre des caillots volumineux *libres* dans l'oreillette gauche, dans les cas de rétrécissement mitral.

Les caillots actifs sont blancs ou jaunâtres, *adhérents* à la paroi; ils sont pauvres en globules rouges et constitués surtout par des lamelles de fibrine granuleuse. Quand ils sont volumineux et assez anciens, leur *centre* est d'ordinaire ramolli, et contient un liquide puriforme, riche en leucocytes.

I. — LÉSIONS DE NUTRITION

I. — TRAUMATISMES. — Les chocs violents sur le thorax, par le contre-coup sanguin qu'ils déterminent, peuvent entraîner la *déchirure traumatique des valvules sigmoïdes* de l'aorte, parfois même l'*arrachement des cordages tendineux* de la mitrale. On ne confondra pas ces lésions avec l'état perforé que nous avons vu exister parfois à l'état normal sur les valvules sigmoïdes.

II. — DÉGÉNÉRESCENCES. — Les dégénérescences **graisseuse, muqueuse, hyaline** et même **amyloïde**, peuvent se rencontrer à l'état de plaques limitées sur certains points de l'endocarde, mais la dégénérescence athéromateuse, la surcharge calcaire et la sclérose, sont les seules lésions de ce genre qui soient fréquentes et dignes d'attention.

L'**athérome** présente les mêmes caractères que sur les vaisseaux; mais il affecte des sièges de prédilection. Le dépôt athéromateux se fait presque toujours sur les *valvules sigmoïdes* de l'aorte ; il occupe de préférence leur *face supérieure* et le *fond* du nid valvulaire; il forme là des îlots plus ou moins saillants et irréguliers, rarement il donne lieu à des **anévrysmes valvulaires** ou à des **perforations.**

De là l'athérome gagne la *valvule mitrale*, qu'il atteint par sa *valve antérieure* ; ses localisations y sont des plus irrégulières, souvent compliquées d'épaississements scléreux secondaires, qui ne permettent pas toujours un départ précis entre ce qui ressortit à l'athérome et ce qui pourrait appartenir à la sclérose simple ou à l'endocardite.

La **surcharge calcaire** est fréquente comme transformation secondaire et partielle de l'athérome ou à la suite d'endocardites anciennes; quelquefois aussi elle existe pour son propre compte, infiltrant alors le plus souvent les *anneaux fibreux* des orifices, plus encore que l'endocarde lui-même. Elle occupe surtout la région centrale de la base des ventricules, et forme là ces concrétions pierreuses auxquelles les anciens donnaient parfois le nom d'*os du cœur*.

La **sclérose** consiste dans l'épaississement et la rétraction des membranes valvulaires elles-mêmes, qui sont alors atteintes dans toute leur étendue. Souvent aussi elle s'accuse à la surface de l'endocarde, des ventricules ou des oreillettes, par des plaques opaques, blanchâtres, à peine saillantes, absolument analogues aux *plaques laiteuses* du péricarde.

La transformation scléreuse, lente et graduelle, des couches endocardiques et des valvules peut coïncider avec une inflammation interstitielle du myocarde; le plus souvent, elle accompagne les diverses lésions de l'endocardite chronique que nous décrirons plus loin, et la limite est souvent difficile à préciser entre ces deux ordres d'affections.

II. — LÉSIONS PARASITAIRES

I. — Endocardites aigues. — Elles se présentent sous deux formes assez nettement distinctes, désignées sous les noms d'endocardite simple ou plastique et d'endocardite ulcéreuse.

Endocardite ulcéreuse. — C'est la forme la plus rare, elle se rattache aux affections pyogéniques. Comme son nom l'indique, elle est caractérisée par l'existence de lésions profondes, au niveau desquelles le tissu ramolli et désagrégé s'élimine, en laissant des *pertes de substance* plus ou moins étendues, qu'il ne faut pas confondre avec les pertes de substance analogues dues à l'athérome.

Sur les *valvules*, l'altération peut intéresser toute l'épaisseur de la membrane et produire des **perforations** à marche rapide; dans d'autres cas, une seule lame est détruite, la seconde cède à l'effort sanguin, il se produit ainsi un **anévrysme** à marche extensive.

Sur les *parois cardiaques*, l'endocardite ulcéreuse devient le point de départ d'**abcès** anfractueux, et par eux, mais exceptionnellement, d'**anévrysmes disséquants** à marche grave.

L'endocardite ulcéreuse occupe d'ordinaire plusieurs orifices; ses lésions profondes et rapides produisent parfois des modifications soudaines de l'état des orifices, se traduisant en clinique par la variabilité des signes d'auscultation.

Endocardite plastique. — Elle est de beaucoup la forme la plus habituelle. Sa cause la plus fréquente, mais non pas unique, est le rhumatisme polyarticulaire aigu. Elle est à peu près exclusivement *valvulaire*; elle occupe le plus souvent les deux orifices du *cœur gauche*; quelquefois on la trouve simultanément, mais moins accusée, sur la valvule tricuspide; sa présence sur les sigmoïdes pulmonaires est tout à fait exceptionnelle.

Caractères macroscopiques. — Elle est caractérisée par la présence de *granulations* grisâtres, ordinairement très petites, demi-transparentes, d'apparence presque liquide, et cependant résistantes au doigt et très adhérentes à la valvule.

Les caractères des granulations diffèrent un peu suivant les affections causales : régulières et demi-transparentes dans l'*endocardite rhumatismale*, elles sont opaques et mûriformes dans l'*endocardite tuberculeuse*.

Il est difficile de dire dans quelle mesure ces petites granulations peuvent troubler le fonctionnement des

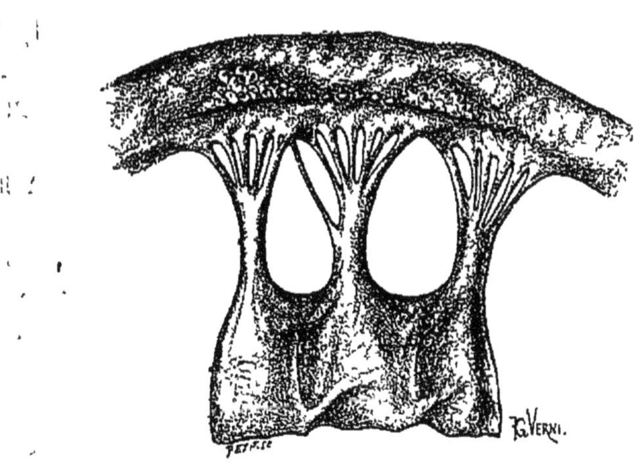

Fig. 76. — Endocardite plastique de la valvule mitrale.

valvules ; quand elles sont récentes et encore molles elles peuvent ne manifester leur présence par aucun signe. Quand elles sont saillantes et volumineuses, l'endocardite est dite **végétante.**

Les granulations sont généraelment disposées en *ligne continue*. Elles affectent une localisation très constante ; elles occupent, aussi bien sur les valvules sigmoïdes que sur la mitrale, la ligne même de *contact* et d'*adossement* des diverses valves au moment de l'occlusion de l'orifice, leurs facettes de contact.

Sur la **mitrale**, les granulations forment une ligne régulière et continue (fig. 76), une sorte de couronne qui s'étend sur la *face supérieure* des valves, à 1 ou 2 millimètres au-dessus du bord libre et parallèlement à lui. Sur les **sigmoïdes**, la ligne des granulations occupe au contraire la *face inférieure* ; de plus elle est ondulée, formant sur chaque sigmoïde une ligne légèrement convexe, qui atteint le bord libre au niveau du nodule d'Arantius, et de là s'incline un peu en bas pour rejoindre celle de la sigmoïde voisine. Les végétations sont plus abondantes sur la partie moyenne de chaque valvule, et font souvent défaut au voisinage de l'angle d'insertion. Ces granulations émanent de l'endocarde auquel elles sont très *adhérentes* ; le frottement les détache, mais leur place reste marquée par une petite déchirure.

Caractères histologiques. — On constate à leur surface un exsudat de fibrine coagulée; plus profondément, leur masse est surtout constituée par du *tissu conjonctif* en prolifération fermentative. Les cellules embryonnaires rondes sont moins nombreuses et moins altérées, à mesure qu'on se rapproche des couches sous-jacentes avec lesquelles la granulation se continue.

L'endocardite aiguë végétante est assez fréquente au cours des *tuberculoses granuliques*, mais le plus souvent elle ne présente pas de caractères anatomiques particuliers, et elle peut être rattachée à des *infections secondaires.* Dans quelques cas fort rares, on rencontre dans ces végétations des granulations tuberculeuses typiques avec cellules géantes; R. Tripier en a observé et publié un cas très démonstratif.

L'endocardite tuberculeuse peut guérir par sclérose et laisser à sa suite une lésion valvulaire définitive, le plus souvent, sinon toujours, un rétrécissement mitral. Pour Potain et P. Tessier, les lésions de l'endocardite tuberculeuse sont surtout *juxtamarginales* ; elles prennent une haute importance dans la pathogénie du rétrécissement mitral chez la femme.

Il ne faut pas confondre avec des lésions inflammatoires les petits **hématomes** transitoires que l'on rencontre sur les valvules auriculo-ventriculaires chez les *nouveau-nés*. Ces hématomes sont encore d'une très grande fréquence pendant les premiers mois de la vie; ils deviennent très rares après deux ans. Ils siègent dans des *lacunes* des couches de la valvule, plus près de son bord libre que de son insertion, sans dépasser la région d'insertion des cordages tendineux. Ils font sur sa *face auriculaire* une très légère saillie, lisse, brunâtre, bien délimitée, souvent à peine visible à l'œil nu. Ils sont ordinairement *multiples*, plus fréquents sur la mitrale que sur la tricuspide; ils n'atteignent jamais les sigmoïdes. Parrot, qui leur a donné le nom d'*hémato-nodules*, admettait leur origine vasculaire et hémorragique. Hausalter et Thiry en ont fait une étude récente très documentée, dans laquelle ils ont constaté que le sang est contenu dans des lacunes de la valvule, en communication plus ou moins directe avec des gouttières situées sur la face inférieure des valvules. Ces gouttières sont elles-mêmes en contact avec le sang du ventricule, d'où il résulterait que le sang pénètre dans les lacunes par *infiltration*, sous l'influence de la pression intracardiaque

II. — ENDOCARDITES CHRONIQUES. — Elles succèdent le plus souvent à l'endocardite aiguë végétante. Les sigmoïdes aortiques peuvent être atteintes par les inflammations **à point de départ aortique**, tout aussi bien que par les endocardites ; le fait est tout à fait exceptionnel pour la valvule mitrale. Tantôt les lésions chroniques existent seules à l'autopsie; tantôt elles s'accompagnent d'une poussée aiguë terminale, caractérisée par les petites granulations décrites plus haut; il en est toujours ainsi quand le malade a succombé aux progrès de l'affection.

L'endocardite chronique s'accuse, suivant les cas, par des productions verruqueuses ou par des épaississements scléreux diffus.

Les **productions verruqueuses** de l'endocardite chronique siègent aussi sur la face inférieure des sigmoïdes, ou sur la face supérieure des valvules auriculo-ventriculaires; mais elles sont plus fréquentes sur la *valvule mitrale*. Elles sont dures, résistantes, villeuses, sessiles, rappelant en petit l'aspect des verrues cutanées. Souvent une pareille lésion, bien limitée, située un peu loin du bord libre, n'est qu'une trouvaille d'autopsie.

La **sclérose diffuse** est la variété la plus commune; tantôt elle est pure, tantôt elle s'accompagne de petites végétations ou d'exulcérations superficielles, auxquelles s'attachent des concrétions fibrineuses plus ou moins considérables.

La sclérose inflammatoire des valvules se caractérise par l'existence simultanée de l'*épaississement* considérable de la membrane valvulaire, de son *raccourcissement* lié à la rétraction du tissu enflammé, et *d'adhérences*, plus ou moins solides et plus ou moins étendues, unissant entre eux les bords libres des diverses valves. La rétraction est parfois très marquée sur les *piliers* de la mitrale. Les adhérences débutent toujours par les parties les moins mobiles des bords libres, c'est-à-dire dans leurs *angles rentrants*, au niveau des insertions valvulaires et au voisinage des parois.

Ces trois éléments se mêlent dans des proportions diverses ; suivant le mode de distribution et la prédominance relative de chacun d'eux, ils déterminent les diverses formes des **rétrécissements** ou des **insuffisances** des orifices cardiaques. Du côté des valvules auriculo-ventriculaires, l'*épaississement* et le *raccourcissement* des valvules sont les facteurs dominants des insuffisances, tandis que ce sont surtout les *adhérences* des bords opposés des angles qui mènent aux rétrécissements. Du côté de l'aorte, ces adhérences des angles sont une cause fréquente d'insuffisance.

Il importe de connaître tout à la fois les *modalités diverses* des rétrécissements ou des insuffisances valvulaires, et la manière dont chacune d'elles retentit sur le myocarde, pour déterminer les diverses formes d'hypertrophie et de dilatation cardiaques.

Cette étude, qui ressortit autant à la clinique qu'à l'anatomie pathologique, nous entraînerait trop loin ; rappelons seulement que l'hypertrophie du ventricule gauche atteint son maximum d'intensité et de pureté dans le *rétrécissement aortique*, tandis que sa dilatation prédomine dans l'*insuffisance aortique* spécialement au niveau de la pointe. L'*insuffisance mitrale* détermine une hypertrophie modérée du ventricule gauche, mais retentit de bonne heure sur la petite circulation et sur le cœur droit. Dans le *rétrécissement mitral*, le ventricule gauche s'hypertrophie peu, souvent même il s'atrophie, tandis que l'oreillette gauche s'hypertrophie et se dilate tout à la fois ; la circulation pulmonaire est intéressée au plus haut degré, ses troubles entraînent rapidement la dilatation et l'hypertrophie du ventricule droit. La coexistence fréquente de deux ou de plusieurs lésions entraîne des caractères particuliers plus ou moins complexes suivant les cas.

CHAPITRE V

Vaisseaux.

I. — LÉSIONS DU DÉVELOPPEMENT

I. — Tumeurs. — Les vaisseaux entrent dans la composition de la plupart des tumeurs à titre d'organes de nutrition ; dans quelques-unes leur développement atteint une importance telle qu'elles prennent le nom de *tumeurs télangiectasiques* ; par contre, les tumeurs **primitives** des vaisseaux, c'est-à-dire nées des tissus qui entrent dans leur composition, sont fort rares, et présentent presque toujours une origine endothéliale.

Les tumeurs **secondaires** sont assez fréquentes dans la gaine adventice ; mais, tandis que la tunique moyenne et la tunique interne des *artères* opposent d'ordinaire une longue résistance aux invasions néoplasiques, les *parois veineuses* résistent beaucoup moins; les tumeurs malignes perforent facilement leurs tuniques, pénètrent dans leur cavité pour y provoquer des thromboses, ou devenir le point de départ d'embolies cancéreuses et de semis de généralisation.

Les dilatations vasculaires plus ou moins complexes, qui constituent les diverses variétés d'angiomes et d'anévrysmes et que nous étudierons plus loin, n'ont aucun rapport avec les tumeurs vraies.

II. — Cicatrisation des vaisseaux. — Quand un vaisseau sain a été sectionné ou oblitéré par un mécanisme traumatique quelconque, ligature, torsion ou embolie, et que le processus de réparation peut s'opérer à l'abri de toute contamination septique, on observe une série de phénomènes qui constituent à proprement parler la cicatrisation des vaisseaux.

Dans les sections complètes des artères, les deux tuniques internes se rétractent dans la gaine que leur constitue l'adventice; cette rétraction fait défaut dans les autres cas, mais, à cette différence près, la cicatrisation s'opère de la même façon, quel que soit le mode d'altération de l'artère, pourvu qu'il soit aseptique. Le sang se coagule dans le vaisseau dans toute la zone où il reste immobile, c'est-à-dire jusqu'à la première collatérale. Bientôt le caillot devient solide, il adhère aux parois vasculaires; on observe ensuite dans son intérieur toute une série de phénomènes, que l'on a désignés sous le nom d'**organisation du caillot.**

Cette organisation est le fait de la *prolifération de l'endartère*, du morcellement du caillot par les bourgeons conjonctifs et vasculaires qui émanent des tuniques artérielles. Le processus commence par le gonflement et l'infiltration embryonnaire de l'endartère; celle-ci se montre d'autant plus épaissie qu'on l'observe plus loin de la portion perméable du vaisseau. Elle émet des *bourgeons* allongés, qui se dirigent vers la surface libre du caillot. Sur des coupes transversales du vaisseau, les sections de ces bourgeons apparaissent comme des cercles pleins séparés par des lacunes sanguines. Ces bourgeons s'accroissent jusqu'à arriver au contact, le sang épanché disparaît

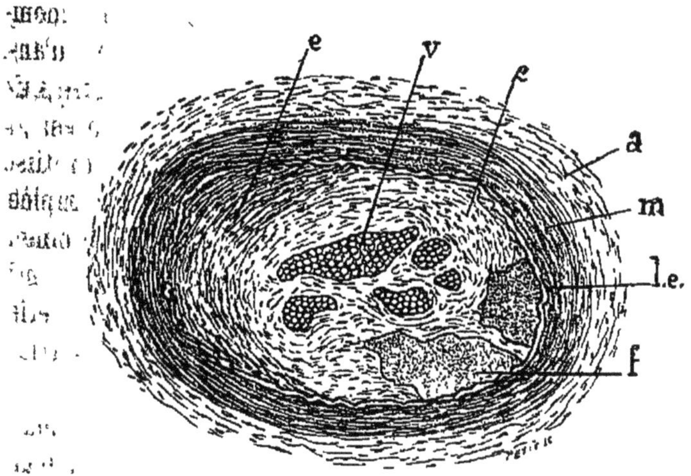

Fig. 77. — Oblitération artérielle : organisation du caillot.

a, tunique adventice; *m*, tunique moyenne; *le*, limitante élastique interne; *e*, endartère épaissie et en voie de prolifération; *c*, caillot en voie d'organisation fibreuse; *f*, masses fibrineuses vestiges du caillot; *v*, vaisseaux lacunaires néoformés.

au fur et à mesure, et il arrive un moment où le caillot n'est plus représenté que par une *masse conjonctive* de nouvelle formation, au sein de laquelle persistent encore quelques *lacs sanguins*, vestiges du caillot primitif.

Plus tard l'organisation se complète; il n'existe plus de lacs sanguins immobiles, mais le caillot organisé est traversé par un *réseau vasculaire perméable* (fig. 77). Dans les cas où la continuité du vaisseau n'a pas été interrompue, la circulation peut arriver à se rétablir entre les deux fragments, par l'intermédiaire de ce réseau néoformé, grâce à l'élargissement progressif de ses mailles.

Les recherches récentes de Cornil attribuent le rôle principal aux *cellules endothéliales* elles-mêmes ; celles-ci se détachent de la paroi et progressent dans le caillot qu'elles vont organiser, tout en conservant le contact avec la paroi dont elles émanent, par les chaînes qu'elles forment à l'aide des prolongements anastomotiques qui les réunissent les unes aux autres.

Dans les ligatures expérimentales, les bourgeons de l'endartère sont déjà *vascularisés* au sixième ou au septième jour; la transformation du caillot en tissu conjonctif avec disparition de la fibrine est complète dans les veines vers le dixième jour ; elle exige cinq à six jours de plus dans les artères.

II. — LÉSIONS DE NUTRITION

Les lésions de nutrition des vaisseaux sont fréquentes; elles répondent à des modalités diverses, qui ne sont pas toujours bien distinctes, et dont les causes sont mal précisées. On les réunit encore avec les lésions d'origine parasitaire sous le terme général d'artérites chroniques, et on les confond volontiers aujourd'hui dans la grande synthèse de l'**artério-sclérose**. Celle-ci intervient à son tour dans la genèse d'un grand nombre de lésions viscérales ; elle en arrive à servir de substratum à une grande partie de la pathologie, de telle sorte que pour un certain nombre d'auteurs contemporains, elle devient une conception systématique, d'une application presque aussi générale que le fut jadis la gastrite de Broussais.

A vrai dire, les lésions de la *tunique moyenne* et de l'*endartère* constituent à elles seules ce qui appartient en propre à la pathologie des vaisseaux; la *gaine adventice* subit à l'ordinaire les mêmes influences que le tissu connectif périphérique, dont elle n'est guère que l'épaississement.

Toutes ces lésions existent parfois sur les *veines*, mais se présentent avec une fréquence et une intensité incomparablement plus grandes sur les *artères*.

I. — Surcharges. — La **surcharge calcaire** occupe surtout les artères de volume moyen, celles de la tête et des membres ; les parties infiltrées se disposent en *anneaux* rigides, plus ou moins étendus en hauteur, alternant avec les parties saines restées souples. Les dépôts calcaires siègent de préférence dans la *tunique moyenne*, dont ils remplissent les fuseaux cellulaires ; ils se dissolvent dans les acides, et l'artère reprend alors son aspect primitif.

La **surcharge amyloïde** s'observe surtout dans les artérioles ou les capillaires. Dans l'aorte et dans les gros vaisseaux, elle occupe la tunique interne, dans les petits, la tunique moyenne et parfois l'adventice.

II. — Dégénérescences. — La **dégénérescence hyaline** ne s'observe guère que sur les plus fines artères et surtout dans les reins, dans la choroïde ou dans le cerveau.

La **dégénérescence graisseuse** simple, qu'il ne faut pas confondre avec l'athérome, consiste simplement dans l'apparition de petits îlots de dégénérescence graisseuse des cellules conjonctives de l'*endartère* ou des cellules musculaires de la *tunique moyenne*. On l'observe surtout dans l'aorte ou dans les capillaires, tantôt par le fait de troubles circulatoires, tantôt liée aux intoxications par des poisons stéatosants.

III. — Sclérose. — La sclérose proprement dite est constituée par l'épaississement hypertrophique de l'endartère : celle-ci augmente de hauteur en même temps que ses fibres conjonctives deviennent plus denses et plus fermes.

La sclérose s'accuse par des *plaques opalines*, à surface lisse, légèrement saillantes, tantôt à bords nets, tantôt en continuité insensible avec la périphérie. Ces plaques sont analogues aux plaques laiteuses du péricarde, dont elles présentent l'aspect et la structure. Elles sont plus ou moins transparentes, tantôt *gélatiniformes*, tantôt *fibroïdes*, parfois même *cartilaginiformes*. Le nombre de ces plaques est très variable, et elles peuvent devenir plus ou moins confluentes.

Sur les petites artères, la sclérose peut occuper toute la circonférence du vaisseau ; l'endartère augmente alors de volume au point de rétrécir considérablement, et parfois même d'oblitérer, la lumière du vaisseau ; toutefois l'endartérite oblitérante est le plus souvent de cause parasitaire.

IV. — Athérome. — L'athérome est une lésion très commune. On la trouve à l'origine de l'aorte chez la plupart des sujets, dès la fin de l'adolescence, sous forme de plaques plus ou moins accusées.

Les lésions athéromateuses présentent leur maximum de fréquence, à l'origine de l'aorte, sur les valvules sigmoïdes et dans les sinus de Valsalva ; sur la crosse aortique, surtout au niveau de l'origine des troncs artériels ; au niveau des courbures et des flexuosités des vaisseaux, et d'une manière générale partout où les tuniques artérielles sont le siège d'une pression plus forte, de mouvements étendus ou d'élongations plus accusées.

La lésion débute par une *plaque de sclérose*, mais l'athérome proprement dit ne commence que quand la dégénérescence graisseuse s'y ajoute. Celle-ci commence dans les *couches profondes de l'endartère* ; elle gagne de là les portions voisines de la tunique moyenne et arrive, de proche en proche, à détruire une plus ou moins grande étendue de l'une ou de l'autre de ces tuniques ou de toutes les deux à la fois (fig. 78).

La dégénérescence graisseuse commence dans les *cellules*. La *substance fondamentale* est compromise à son tour ; bientôt le dépôt de substance graisseuse se fait dans les interstices du tissu, qui est nécrosé par une sorte d'usure et se résorbe lentement.

A ce moment, la **plaque athéromateuse** a perdu la transparence de la sclérose ; elle devient jaunâtre et *opaque*, sans perdre encore le poli de sa surface et sa consistance ferme.

A un degré plus élevé, le dépôt athéromateux augmente de quantité, il forme une bouillie semi-liquide qui n'est plus séparée de la surface de l'endartère que par des couches superficielles amincies : **l'abcès athéromateux** est constitué.

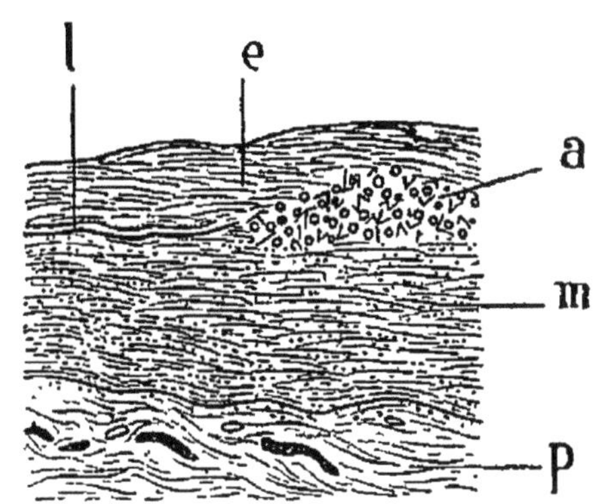

Fig. 78. — Athérome artériel.

p, tunique adventice ; *m*, tunique musculaire ; *l*, limitante élastique interne ; *e*, endartère épaissie ; *a*, dépôt athéromateux.

Plus tard, l'obstacle est rompu, l'abcès se vide dans le torrent circulatoire, et il apparaît à sa place un **ulcère athéromateux** (fig. 79), dont les *bords* sont taillés à pic, le *fond* plus ou moins anfractueux, et sur les aspérités duquel se déposent de petites concrétions fibrineuses.

La **bouillie athéromateuse** se compose d'une part de *graisses* diverses, granuleuses ou en gouttelettes huileuses ; d'autre part, de *cristaux de cholestérine* qui lui donnent son aspect brillant.

Plus tard, s'y ajoutent des sels calcaires. Cette **calcification** se montre presque toujours concurremment avec la dégénérescence graisseuse. Quand elle prédomine, on observe des plaques calcaires minces, dures, incrustées dans l'endartère, et laissant parfois dépasser leurs bords saillants et rugueux.

Dans quelques cas, cette calcification s'étend à toute la périphérie de l'aorte sur une grande longueur, le plus souvent tout le long de son trajet thoracique, plus rarement jusqu'à sa bifurcation. Les plaques sont alors très nombreuses, leurs bords arrivent au contact; la surface de l'aorte est écailleuse, comme craquelée. Il existe toujours, en pareil cas, une dilatation générale, mais irrégulière, du calibre du vaisseau; cette forme particulière d'athérome est souvent désignée sous le nom d'**aortite déformante.**

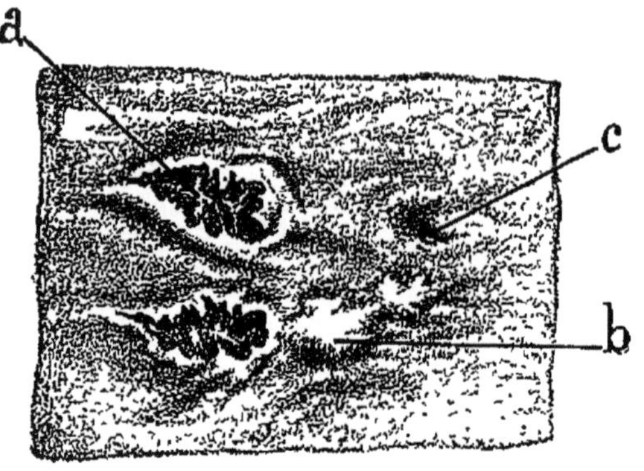

Fig. 79. — Lésions athéromateuses de l'aorte (aspect macroscopique).

c, orifice d'une collatérale; *b*, plaque athéromateuse; *a*, ulcère athéromateux.

Le processus athéromateux est tout à fait lent et torpide; il a une signification purement *dégénérative.*

Les vasa vasorum des gros vaisseaux atteints par l'athérome présentent d'ordinaire une lésion proliférative de l'endartère, qui aboutit à leur oblitération, et qui joue un rôle important dans la genèse des dépôts graisseux.

V. — Thromboses. — Quand les parois vasculaires sont altérées par l'athérome ou par toute autre cause, la fibrine du sang se coagule sur les *aspérités* qui lui sont offertes. Le caillot peut devenir assez volumineux pour entraîner l'oblitération du vaisseau et constituer un **thrombus**. En pareil cas, le sang se coagule jusqu'à la première collatérale; le caillot peut présenter les mêmes modifications ultérieures que dans les cas d'oblitérations traumatiques.

On admet aussi, mais le fait est plus rare et plus douteux, qu'une thrombose peut se produire sans qu'il y ait eu de lésions préalables des parois vasculaires; celles-ci surviennent alors secondairement comme dans les cas d'oblitération traumatique. Ces thromboses, dites *spontanées*, ne s'observent guère que dans les veines.

III. — LÉSIONS PARASITAIRES

I. — Lésions des artères. — La **périartérite** est une lésion fréquente dans les processus parasitaires les plus divers ; elle prend parfois la forme **noueuse**. La gaine adventice est étroitement solidaire des lésions du tissu conjonctif au milieu duquel elle est plongée, et dont elle présente la structure et les affinités pathologiques. Il en est de même des très petites artérioles.

La *tunique moyenne* échappe aux fermentations, tandis que l'endartère est souvent atteinte par les processus qui portent leur action sur le tissu conjonctif.

L'**endartérite aiguë** s'observe quelquefois sur l'aorte à l'état isolé ; elle rappelle par quelques caractères les lésions similaires de l'endocarde. Elle se montre sous la forme de *plaques gélatiniformes*, saillantes, à surface lisse, demi-transparentes. L'épaississement de l'endartère peut être très considérable, pouvant atteindre, d'après Cornil et Ranvier, cent fois l'épaisseur de la tunique interne normale, et deux ou trois fois celle de la tunique moyenne.

Au microscope, on reconnaît que la plaque est constituée par des couches conjonctives, infiltrées de *cellules embryonnaires*, rondes, juxtaposées en grand nombre, plus nombreuses dans les couches superficielles.

La *tunique moyenne* est habituellement intacte en pareil cas ou ne présente que de rares traînées inflammatoires, tandis que la *tunique externe* présente une infiltration embryonnaire analogue à celle qui occupe l'endartère.

L'**endartérite chronique** entraîne l'épaississement

énorme de l'endartère, et par là le rétrécissement et souvent l'oblitération du vaisseau intéressé (fig. 80).

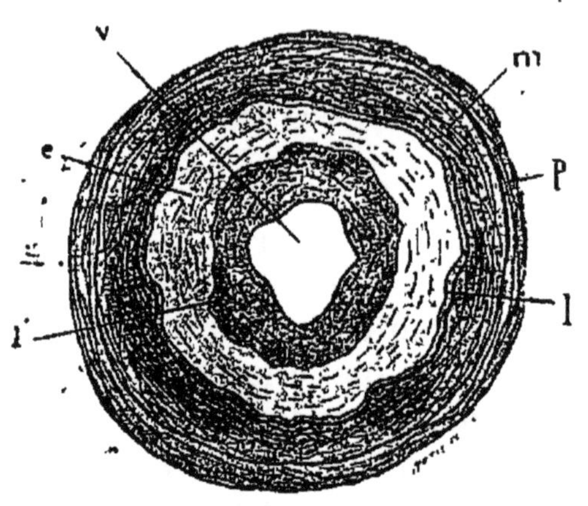

Fig. 80. — Endartérite oblitérante.

p, tunique adventice; *m*, tunique musculaire; *l*, limitante élastique interne; *v*, lumière du vaisseau considérablement rétrécie. L'endartère épaissie est divisée en deux couches : l'une externe, *e*, moins dense et plus claire; l'autre interne, *l*, plus compacte et de formation plus récente.

Le processus respecte habituellement la tunique moyenne; la *limitante élastique interne* reste intacte, elle indique le calibre primitif du vaisseau et sert de point de repère, sur les coupes histologiques, pour permettre d'apprécier le degré de la lésion.

A côté de ces artérites thrombosiques ou **oblitérantes**, il en existe dans lesquelles la lésion infiltre et détruit les parois artérielles, de manière à en préparer la dilatation ou même la rupture (**artérites térébrantes**).

Dans les gros vaisseaux et en particulier sur l'*aorte*, les plaques d'endartérite ne forment pas une saillie suffisante pour diminuer le calibre du vaisseau; mais par contre, la saillie de leurs bords, au niveau de l'origine des *collatérales*, peut *oblitérer* plus ou moins complètement les orifices de ces dernières. La turgescence variable qui accompagne toutes les lésions inflammatoires actives peut même réaliser, en pareil cas, pendant la vie, une obstruction de ces collatérales encore plus complète que celle que l'on constate à l'autopsie ; c'est par ce mécanisme que les plaques d'endartérite aiguë de l'aorte, situées à l'origine des coronaires, provoquent les crises d'**angine de poitrine**, qui relèvent ainsi d'une aortite et non d'une *coronarite*, comme on le répète à tort.

La syphilis est la cause la plus fréquente des aortites.

La *syphilis* et la *tuberculose* déterminent également des **endartérites oblitérantes** des petites artères. Il est assez fréquent de rencontrer dans les parois artérielles les lésions anatomiques caractéristiques de la tuberculose; la syphilis détermine des lésions gommeuses diffuses, qui ne présentent pas toujours des caractères spécifiques bien tranchés. C'est dans les cas d'endartérites syphilitiques que l'infiltration embryonnaire et la prolifération cellulaire atteignent leur plus haut degré, et remanient le plus profondément toutes les tuniques, y compris l'endartère.

II. — Lésions des veines. — Les inflammations de cause parasitaire de la tunique interne sont fréquentes dans les veines de moyen calibre. **L'endophlébite** est la cause réelle d'un grand nombre de thromboses considérées autrefois comme spontanées.

Quand l'endophlébite est **suppurative**, elle entraîne de graves désordres. La forme plastique est plus fréquente; elle mérite bien son nom d'**endophlébite adhésive**; tantôt elle est *insulaire*, répartie par plaques, tantôt elle intéresse *toute la périphérie* du vaisseau. Elle détermine d'abord la formation d'un caillot, qui se prolonge du côté du cœur sous la forme d'un prolongement libre ou à peine adhérent, en massue. Plus tard, ce caillot s'organise et arrive à souder les deux parois vasculaires, par un mécanisme absolument analogue à celui de l'organisation des caillots artériels.

IV. — DILATATIONS DES VAISSEAUX

La pression sanguine, qui exerce constamment son effort sur la face interne des vaisseaux, détermine leur dilatation progressive quand des conditions pathologiques ont affaibli la résistance de leurs parois. Les lésions consécutives sont différentes suivant qu'on considère les artères, les veines ou les capillaires ; nous les étudierons successivement.

1° Dilatations des artères. — Anévrysmes.

I. — Anévrysmes faux. — Il ne faut pas confondre avec les dilatations des parois artérielles, qui méritent seules le nom d'anévrysmes vrais, les poches contenant du sang en communication avec le système artériel, mais constituées uniquement aux dépens des *tissus extra-vasculaires*. Ces poches sont la conséquence de l'enkystement secondaire du sang, ayant fait irruption dans les tissus ambiants par une déchirure de l'artère, traumatique ou spontanée. On les désigne sous le nom d'anévrysmes faux **primitifs**, quand l'ouverture qui a donné issue au sang provient d'une artère non dilatée, et anévrysmes faux **consécutifs**, quand cette ouverture est le fait de la rupture d'une poche anévrysmale.

Les uns et les autres peuvent être **diffus** ou **circonscrits** ; ces mots se définissent d'eux-mêmes, et il est inutile d'y insister.

II. — Anévrysmes vrais. — Les anévrysmes vrais sont le fait de la dilatation des *parois artérielles* elles-mêmes. Pendant longtemps, avec Broca, on n'accordait ce nom qu'aux dilatations des artères qui portaient à la fois sur les *trois* tuniques vasculaires ; on réservait le nom d'anévrysmes *mixtes internes*, ou *mixtes externes*, à ceux dont les parois étaient constituées par la seule tunique interne ou externe après la disparition des deux autres. En réalité, les poches anévrysmales présentent toutes les mêmes caractères histologiques essentiels; elles sont toujours constituées par les tuniques interne et externe fusionnées et enflammées.

Pathogénie. — La *tunique moyenne* est le seul élément qui résiste efficacement à la pression sanguine ; quand la paroi cède et se dilate c'est que précisément la tunique moyenne a été au préalable altérée. Cette altération peut être le fait d'un *traumatisme*, mais dans l'immense majorité des cas, elle est la conséquence de lésions *athéromateuses* ou de lésions *inflammatoires*.

La dilatation peut commencer avant même que la tunique moyenne ait été détruite dans toute son épaisseur. Il suffit que sa cohésion soit compromise, pour que la pression sanguine écarte les fibres musculaires encore persistantes ; bientôt les dernières fibres sont envahies à leur tour par la dégénérescence graisseuse, et la destruction se complète. Cette disparition de la tunique moyenne atteint notamment son maximum au *point le plus saillant* de l'anévrysme.

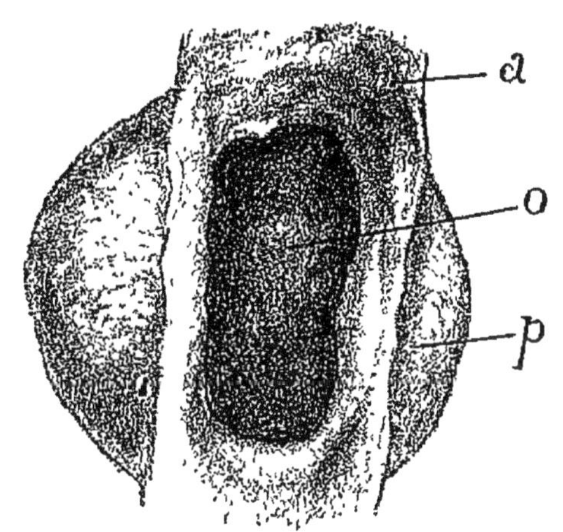

Fig. 81. — Anévrysme sacciforme.

a, aorte ; *p*, poche anévrysmale ; *o*, orifice de communication de l'anévrysme avec l'aorte.

Variétés. — La forme de l'anévrysme dépend de la forme et de la disposition de la lésion initiale de la tunique moyenne.

Anévrysmes **fusiformes et sacciformes** (fig. 81) sont des termes qui se définissent par eux-mêmes.

On désigne sous le nom d'anévrysmes **cupuliformes**, ou *kystogéniques*, une variété plus rare et un peu spéciale, qui mériterait seule peut-être la dénomination de mixte externe au sens de Broca. Elle résulte de la dilatation partielle d'un foyer athéromateux ouvert et distendu. La poche, toujours petite et assez régulièrement hémisphérique, communique avec l'artère par un bord circulaire tranchant.

Tous ces anévrysmes se forment plus ou moins lentement, au fur et à mesure que les tuniques enflammées cèdent devant la pression sanguine.

L'anévrysme **disséquant** est une lésion toute spéciale, d'ailleurs assez rare, et qui reconnaît un mécanisme différent; on l'observe sur l'*aorte ascendante*; il résulte de la rupture brusque de l'endartère du vaisseau déjà malade. Le sang fait irruption, non pas comme le croyait Laënnec entre la tunique moyenne et la tunique externe, mais bien, comme on le sait depuis Peacock, entre l'endartère et la tunique moyenne, ou dans les lames mêmes de cette dernière. Cette infiltration peut aller fort loin, et disséquer les parois aortiques depuis l'origine du vaisseau jusqu'à une grande distance sur l'aorte descendante. Dans des cas un peu comparables, des anévrysmes partis des sinus de Valsalva peuvent prendre un développement intra-cardiaque.

On applique aussi le même terme d'anévrysme disséquant aux suffusions sanguines qui se produisent parfois dans la *gaine lymphatique* des artérioles cérébrales.

Terminaisons. — Quelles que soient la cause initiale et la forme d'un anévrysme, il tend toujours à *s'accroître*; ce n'est que très exceptionnellement et sur les petites artères qu'il peut guérir spontanément par *oblitération fibreuse*.

Dans leur migration progressive les anévrysmes arrivent ordinairement à *se rompre*, tantôt à l'extérieur, tantôt dans les conduits tubulés de certains viscères.

L'extension des anévrysmes est graduelle mais inégale, se faisant en quelque sorte par poussées successives. Tous les tissus cèdent devant leur invasion, usés peu à peu et fournissant à la poche elle-même les éléments connectifs de remplacement dont elle peut avoir besoin pour suffire à cette extension.

Les tissus les plus solides n'opposent aux anévrysmes qu'une barrière temporaire ; les os eux-mêmes s'usent et s'atrophient à leur contact. Quand la colonne vertébrale est attaquée par les gros anévrysmes aortiques, on constate déjà, sur l'os battu par les expansions de l'anévrysme, une cupule d'atrophie, bien avant que l'usure complète de la poche ait mis à nu le tissu osseux. Plus tard, on peut voir ce tissu dénudé, rugueux, inégalement usé, faire saillie dans la poche sanguine elle-même. Il est remarquable qu'en pareil cas les *cartilages intervertébraux* résistent plus longtemps et sont moins altérés que les corps vertébraux eux mêmes. Ce fait résulte sans doute de l'absence de vaisseaux dans leur intérieur et met en relief le rôle que joue la *résorption* en pareil cas.

Caillots. — Dans la cavité anévrysmale, par le fait du *ralentissement du cours* du sang qui y est contenu, et plus encore peut-être par le fait des *rugosités* des parois, il se produit pendant la vie des coagulations fibrineuses. Il est facile, à l'ouverture de la poche, de distinguer ces dernières des caillots noirs et mous qui se forment après la mort aux dépens du sang que contenait encore l'anévrysme.

Les **caillots anciens** sont constitués par des lames élastiques, grisâtres ou translucides, dont la coupe transversale rappelle l'aspect de la *stratification* des terrains calcaires. Ces lames se sont formées successivement; les plus anciennes, qui sont plus externes, sont à la fois plus résistantes, plus minces et moins étendues que les suivantes. Cette inégalité de leurs dimensions est le fait de l'accroissement progressif, lent ou plus ou moins brusque, de la poche elle-même, dont l'histoire tout entière se trouve en quelque sorte inscrite sur les lames fibrineuses.

Les caillots les plus anciens perdent à la longue leur cohésion et subissent une sorte de *dégénérescence granuleuse.* Il arrive même qu'ils tombent en détritus et se transforment en une véritable *bouillie* athéromateuse. Par contre, jamais on n'observe dans les caillots des anévrysmes une réelle *organisation*, comparable à celle que nous avons décrite dans la cicatrisation des vaisseaux.

III. — Anévrysmes artérioso-veineux. — Il arrive exceptionnellement qu'un anévrysme s'ouvre dans une veine ; la poche est alors en communication à la fois avec le système artériel et avec le système veineux; on donne à cette variété spéciale le nom d'anévrysmes artérioso-veineux. Dans certains cas il existe entre les deux vaisseaux un *sac intermédiaire*.

Cette lésion est rarement le fait de l'extension d'un anévrysme vrai, elle succède le plus souvent à la *blessure simultanée* d'une artère et d'une veine voisine, entraînant dès l'origine une communication accidentelle et directe entre les deux vaisseaux. La veine intéressée se dilate sur une certaine étendue et prend peu à peu à l'œil nu l'aspect d'une artère.

IV. — Anévrysmes cirsoïdes. — Toutes les lésions que nous venons de décrire sont le fait de dilatations plus ou moins étendues, mais en somme *partielles* et surtout *passives* d'une artère déterminée. Ce sont les seules qui méritent réellement le nom d'anévrysmes. Nous devons cependant signaler à côté d'elles des formations bien différentes, qui sont le fait d'une sorte d'hypertrophie des formations artérielles. Tels sont les **anévrysmes cirsoïdes, anévrysmes racémeux**, ou **varices artérielles.**

Ils sont constitués par la dilatation de toutes les artérioles d'un territoire vasculaire limité. En même temps que les vaisseaux s'agrandissent, ils deviennent *flexueux*, ils forment des paquets enroulés à la manière des anses intestinales ; d'autre part leurs parois s'hypertrophient proportionnellement dans tous leurs éléments.

L'anévrysme cirsoïde s'observe surtout à la face, le plus souvent sur des branches de l'artère temporale; il est ordinairement symétrique, et bien qu'il se développe souvent longtemps après la naissance, à l'occasion d'un traumatisme, il reconnaît en réalité une origine *congénitale* et se rattache aux *malformations*.

2° Dilatations des veines. — Varices.

La pression sanguine est très faible dans les veines à l'état normal ; d'autre part les lésions de l'endophlébite chronique sont aussi rares que celles de l'endartérite chronique sont fréquentes : il résulte de là que la dilatation des veines est surtout le fait des augmentations de tension liées à des gênes circulatoires locales ; les modifications des parois du vaisseau sont le plus souvent de production secondaire.

La *phlébectasie simple* cesse avec la cause qui l'a produite, mais, quand elle a assez duré pour entraîner à sa suite une modification des parois veineuses, la varice est constituée.

VARICES. — Les dilatations variqueuses sont d'ordinaire irrégulières, cylindriques, fusiformes et sacciformes tout à la fois, suivant les régions, sur un même vaisseau.

La dilatation, par le fait même de sa cause productrice, n'est pas localisée comme la dilatation artérielle ; elle occupe une grande étendue du vaisseau atteint ; elle se généralise même habituellement à tout un plexus veineux soumis aux mêmes influences. Les *valvules* veineuses ne sont pas longtemps un obstacle ; elles cèdent vite à la pression et souvent elles s'atrophient. Parfois la dilatation atteint toutes les veinules afférentes et jusqu'à leurs vasa vasorum. Quand il en est ainsi, cette dilatation générale donne naissance à des *formations caverneuses* compliquées.

Les vaisseaux veineux dilatés deviennent *flexueux* ; ils s'entre-croisent jusqu'à former de véritables amas, semblables à des paquets de lombrics. Au niveau des courbures de leurs flexuosités, la dilatation donne souvent naissance à des *cavités ampullaires* amincies, qui rappellent les anévrysmes sacciformes. Partout ailleurs au contraire les *parois* des veines variqueuses sont *épaissies* ; l'augmentation de volume porte surtout sur la *tunique moyenne*, dont l'épaisseur est ordinairement doublée et peut devenir jusqu'à dix fois plus grande qu'à l'état normal. Cet épaississement est constitué, pour une faible part par la néoformation de fibres musculaires, pour la majeure partie par des couches fibreuses.

Les varices peuvent être envahies par la **calcification** ; les dépôts calcaires se font tantôt dans les parois elles-mêmes, qu'elles transforment en tubes rigides, tantôt dans les caillots fibrineux que contiennent les dilatations sacciformes des courbures ; c'est à ces dernières concrétions qu'on donne le nom de **phlébolithes.**

Le *tissu conjonctif périphérique* aux varices est souvent le siège d'une induration chronique, quelquefois de petits abcès. C'est ainsi que dans les varices du plexus hémorroïdal, les veines dilatées soulèvent la muqueuse rectale et arrivent à former les **hémorroïdes**, qui forment de petites tumeurs saillantes, constituées à la fois par les veines dilatées et par le tissu conjonctif périphérique, atteint d'hyperplasie et d'inflammation chronique.

3° Dilatations des capillaires. — Angiomes.

Les dilatations des réseaux capillaires sont habituellement décrites avec les tumeurs, sous le nom d'angiomes. Ce rapprochement n'est nullement légitime ; après ce que nous avons dit des tumeurs vraies et de leur caractère essentiel de prolifération cellulaire, il n'est pas besoin d'insister pour faire comprendre les différences qui séparent ces deux ordres de processus. Dans les angiomes il n'y a pas à proprement parler de néoformations de vaisseaux; il s'agit uniquement d'une métamorphose spéciale des *capillaires préexistants*, qui se fait suivant un mode particulier et sous l'influence prédominante de la tension sanguine. Sans doute il faut admettre l'existence *simultanée* ou *préa-*

table d'une altération particulière des parois vasculaires, mais ce fait ne suffit pas à en faire un néoplasme vrai.

Il ne faut pas confondre les angiomes vrais, qui se produisent dans les tissus normaux, avec les *dilatations télangiectasiques* qui surviennent fréquemment dans les réseaux capillaires d'un certain nombre de tumeurs malignes. Cette confusion a fait attribuer aux angiomes, par quelques auteurs, une malignité qu'ils ne possèdent nullement.

La métamorphose caverneuse, qui crée les angiomes, peut se montrer partout où il existe à l'état normal des réseaux capillaires, mais elle se fait suivant deux modes distincts qui doivent être décrits séparément.

I. — Angiomes simples. — Cette forme s'observe surtout sur la *peau* ou dans le *tissu cellulaire sous-cutané* ; elle donne naissance à de petites tumeurs plates, violacées, qui présentent des alternatives de turgescence et d'affaissement. Tels sont les *nævi congénitaux*, si fréquents chez les enfants nouveau-nés et dont beaucoup disparaissent spontanément dans les premiers mois de la vie.

Il n'y a pas là de néoformation vasculaire, mais une véritable hypertrophie des capillaires préexistants. Ceux-ci s'allongent, se dilatent ; leurs parois sont très épaissies, mais conservent la structure simple des vaisseaux capillaires.

II. — Angiomes caverneux. — Cette forme comprend la plupart des *tumeurs érectiles* externes, qui se développent de préférence dans les couches graisseuses. Elle s'observe fréquemment aussi dans les organes profonds et notamment dans le foie, dans les reins et dans la rate, qui possèdent de riches réseaux capillaires.

Fait important à noter, les angiomes caverneux de ces organes, ceux du foie par exemple, ne font *aucune saillie*, parce qu'ils *atrophient le tissu propre* et ne dépassent pas le volume du parenchyme qu'ils remplacent. Là encore il n'y a pas de néoformation vasculaire, mais une simple distension des capillaires préexistants ; on peut observer directement la dilatation progressive de ces derniers dans la *zone périphérique* des angiomes caverneux, lorsqu'ils sont encore en voie d'accroissement.

La structure de ces angiomes rappelle celle du tissu caverneux des organes érectiles. Il faut les étudier à l'état de réplétion ; le sang qu'ils contiennent, retenu et coagulé, réalise alors une injection naturelle ; on voit ainsi que la tumeur est constituée par des *cloisons* qui circonscrivent des *alvéoles* (fig. 82). Les cloisons sont simplement *fibreuses* et très élastiques ; elles sont tapissées par des cellules endothéliales aplaties, mais les cellules qui entrent dans leur composition sont fort rares et très difficiles à voir.

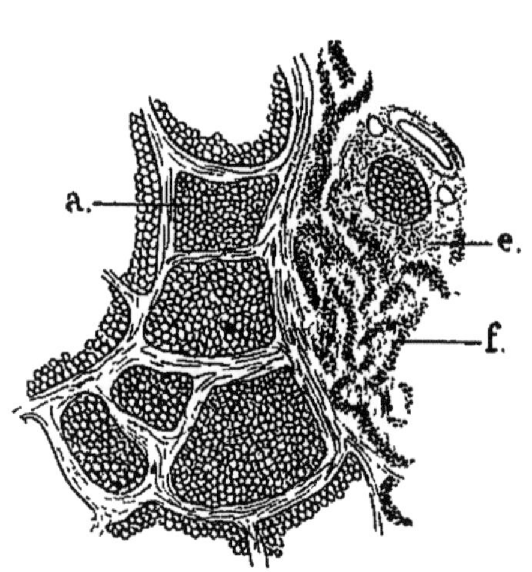

Fig. 82. — Angiome caverneux du foie.

a, alvéoles remplis par le sang ; *f*, parenchyme hépatique en voie d'atrophie ; *e*, espace de Kiernan contenant un vaisseau dilaté.

Le sang qui y est contenu est absolument normal, on n'y rencontre pas de caillots ; de plus, comme le font remarquer Cornil et Ranvier, le petit nombre des globules blancs et leur défaut d'adhérence aux parois vasculaires indiquent que la circulation y est active.

Terminaisons. — L'angiome caverneux ne présente aucune malignité, il ne possède qu'un pouvoir d'extension assez limité ; tantôt il est *diffus*, tantôt *encapsulé*.

Les angiomes peuvent s'infiltrer de *sels calcaires* ;

exceptionnellement on y rencontre des *kystes* remplis d'un liquide séreux, qui sont le fait des métamorphoses du sang contenu dans un bourgeon vasculaire accidentellement isolé de la circulation.

Dans quelques cas la coagulation spontanée du sang peut entraîner la *rétraction* des angiomes et leur *guérison* par cicatrice fibreuse.

CINQUIÈME SECTION

APPAREIL DIGESTIF

CHAPITRE PREMIER

Lésions générales des muqueuses.

I. — Congestion. —La congestion ne joue qu'un rôle secondaire dans la pathologie des muqueuses **stratifiées**, mais elle constitue une lésion assez importante sur les muqueuses **à revêtement cylindrique.** Là, les congestions donnent naissance à des extravasations sanguines, à de véritables taches ecchymotiques. Ces dernières se présentent tantôt sous la forme de petites *taches* arrondies, d'un rouge vif, plus ou moins confluentes et rapprochées, tantôt sous la forme de *plaques* plus brunes et plus ardoisées. Souvent le sommet des plis de la muqueuse est seul le siège d'une congestion vive et d'un piqueté hémorragique, pendant queles parties voisines sont normales ou anémiées.

Au niveau des points congestionnés on constate tantôt une simple dilatation des réseaux capillaires, tantôt des exsudats et des globules rouges autour des vaisseaux. La matière colorante du sang épanché subit les transformations ordinaires des ecchymoses, et donne naissance à des *pigmentations* brunes, sous forme de taches ou d'arborisations parallèles aux vaisseaux. Ces pigmentations s'accusent surtout dans les congestions chroniques et à répétition. Le pigment s'accumule à la fois dans le tissu conjonctif et dans les cellules épithéliales glandulaires.

II. — Inflammation catarrhale aigue. — Les inflammations catarrhales des muqueuses sont mal connues et surtout mal précisées. On réunit sous cette dénomination des *irritations mécaniques* ou *chimiques*, et des *inflammations toxiques*, à côté de *processus parasitaires*.

Quoi qu'il en soit, les muqueuses atteintes d'inflammation catarrhale présentent de la congestion, de la rougeur, de la tuméfaction, et une **sécrétion muqueuse** plus abondante, plus trouble, allant dans les cas intenses jusqu'à devenir *muco-purulente*. Cette sécrétion contient des éléments figurés plus nombreux qu'à l'état normal ; ce sont des cellules desquamées, des globules blancs, et quelques globules rouges quand la congestion est très intense.

Les **lésions de la muqueuse** consistent essentiellement en une *prolifération* plus ou moins abondante, catarrhale, des cellules épithéliales. Le *réseau capillaire* superficiel de la muqueuse est très distendu, surtout au niveau des saillies interglandulaires. Le *chorion* sous-jacent est œdémateux, turgescent ; ses mailles renferment quelques leucocytes et quelques globules rouges.

Les *lésions épithéliales* varient suivant le type anatomique de la muqueuse considérée. Dans les muqueuses du **type épidermique**, les couches épithéliales augmentent d'abord de hauteur, mais bientôt la desquamation est activée, elle dépasse l'intensité de la prolifération elle-même ; à l'épaississement du début succèdent l'amincissement et l'aspect plus lisse, plus rosé, comme exulcéré, qui en résulte.

Dans les muqueuses du **type cylindrique**, les cellules adultes sont repoussées par les formes rondes embryonnaires ; l'épithélium de la surface tombe d'ailleurs rapidement après la mort et ne peut guère être étudié. Le plus souvent le processus reste limité à la *surface*, et les *glandules* de la couche profonde ne participent pas à l'inflammation. Les cellules épithéliales sont tuméfiées, distendues par le mucus qui refoule les noyaux. La tuméfaction du tissu conjonctif, le gonflement des papilles interglandulaires compriment les orifices des canaux excréteurs, sans intéresser les culs-de-sac glandulaires.

Dans une première série de cas, les cellules desquamées forment des *exsudats* peu cohérents, qu'il ne faut pas confondre avec des fausses membranes proprement dites ; il s'agit alors d'**inflammation pultacée.**

Dans une série de cas précisément inverses, la desquamation des cellules épithéliales jeunes, plus intense, détermine des **exulcérations**, qui ne vont pas cependant jusqu'à mettre complètement à nu le derme sous-jacent. Dans quelques cas, de petites ecchymoses superficielles sont la cause efficiente des **ulcérations.**

III. — Inflammation catarrhale chronique. — Elle succède rarement au catarrhe aigu ; le plus souvent elle résulte d'une cause persistante d'irritation chronique, telle que l'alcoolisme par exemple pour la muqueuse pharyngée et pour la muqueuse gastrique.

L'aspect des lésions est assez différent sur les muqueuses stratifiées du type épidermique, et sur les muqueuses à épithélium cylindrique. La description suivante repose sur l'inflammation catarrhale chronique de ces dernières, et plus spécialement sur la **gastrite chronique** prise pour type.

1. Au premier degré de l'affection, la muqueuse conserve encore son aspect lisse ; la **couche épithéliale** est seule intéressée.

La muqueuse paraît épaissie, d'un rouge sombre et

comme ardoisé. Le *mucus* qui la recouvre est plus épais, plus adhérent, plus trouble.

Les *tubes glandulaires* sont altérés, remaniés, quelquefois à peine reconnaissables. Leurs cellules épithéliales sont en partie cachées par une accumulation de petites cellules embryonnaires rondes, réparties en îlots miliaires, surtout abondantes dans les parties profondes de la couche glandulaire. Cette infiltration ne dépasse pas encore la *muscularis mucosæ* et laisse indemne le tissu sous-muqueux.

2. A un degré plus élevé, les glandes sont profondément altérées et en même temps le **tissu sous-muqueux** participe à l'inflammation.

Les *glandes* présentent des altérations diverses : tantôt elles sont dilatées par l'accumulation d'un mucus plus cohérent que normalement, tantôt l'inflammation aboutit à la dégénérescence graisseuse de leurs cellules, puis à l'atrophie des glandes elles-mêmes. Les *glandules dilatées* apparaissent à la surface de la muqueuse sous la forme de petites vésicules brillantes, transparentes, assez semblables à de petites bulles d'air ; les plus grosses ne dépassent guère un millimètre de diamètre.

Le tissu sous-muqueux réagit à son tour ; il *s'hypertrophie*; ses fibres constituantes deviennent plus épaisses et plus denses. L'hypertrophie porte principalement sur les *cônes papillaires* interglandulaires ; ceux-ci bourgeonnent vers la surface libre ; revêtus seulement d'une mince couche épithéliale, ils deviennent saillants et donnent à la muqueuse un aspect *villeux*. La muqueuse stomacale rappelle alors l'aspect de l'intestin grêle. Les villosités pathologiques peuvent arriver à se souder par leurs bases, au-dessus de la couche glandulaire qu'elles emprisonnent et dont elles oblitèrent les canaux excréteurs.

La répartition des lésions glandulaires n'étant pas uniforme, les zones d'hypertrophie glandulaire et d'épaississement alternent avec celles d'atrophie, qui forment autour des premières des espèces de sillons. De là un *aspect mamelonné* particulier. L'état villeux et l'aspect mamelonné sont les aboutissants ordinaires des inflammations catarrhales chroniques des muqueuses digestives.

3. Quand l'inflammation chronique est à la fois très *ancienne* et très *accusée*, le retentissement réactionnel entraîne non seulement l'hypertrophie de la couche conjonctive sous-muqueuse, mais encore celle de la **tunique musculaire** elle-même. L'aspect mamelonné atteint alors son plus haut degré et il se forme, à la surface interne de l'organe, une sorte de réseau de larges trabécules qui rappelle l'aspect des vessies à colonnes.

IV. — Inflammations ulcéreuses. — Ce groupe mal défini comprend toutes les ulcérations qui n'intéressent que les couches superficielles de la muqueuse, et qui sont le fait d'une lésion de l'épithélium capable d'en déterminer la chute.

Ce sont tantôt des **escarres inflammatoires** liées à l'action de substances corrosives, tantôt des lésions *vésiculeuses* ou *pustuleuses* de natures diverses, depuis les petites ulcérations **aphteuses** arrondies, jusqu'aux bulles plus ou moins volumineuses du **pemphigus** des muqueuses.

L'inflammation catarrhale qui résulte de l'**urémie** détermine des ulcérations qui peuvent occuper toute l'étendue du tube digestif, mais qui se localisent de préférence sur la muqueuse du *gros intestin*. Les ulcérations sont d'ordinaire petites, arrondies, et très superficielles, occupant surtout les sommets des plis hypertrophiés de la muqueuse; dans quelques cas elles détruisent les follicules clos et peuvent atteindre une étendue de plusieurs centimètres.

V. — Inflammations pseudo-membraneuses. — On réunit sous cette dénomination les inflammations des muqueuses qui déterminent la formation à leur surface d'un exsudat particulier, cohérent, prenant la forme et l'aspect de **fausses membranes**.

Le processus pathologique qui leur donne naissance se limite à la *couche épithéliale* de la muqueuse et n'intéresse que secondairement le derme sous-jacent. Par l'aspect de l'exsudat, il se rapproche des inflammations fibrineuses des séreuses ou des alvéoles pulmonaires.

Les fausses membranes qui caractérisent ce mode d'inflammation des muqueuses sont composées tout à la fois de *fibrine* et de *cellules* proliférées et desquamées. La fermentation directe des cellules du revêtement épithélial est la lésion fondamentale des inflammations pseudo-membraneuses.

Il paraît probable qu'il existe plusieurs espèces d'agents pathogènes capables de déterminer des lésions de cette nature, mais les diverses variétés auxquelles elles donneraient naissance ne sont pas encore différenciées. On se contente généralement d'en distinguer deux formes : l'inflammation **fibrineuse** ou pseudo-membraneuse simple, qui est fort rare, et l'inflammation **diphtérique**, au sens clinique du mot, qui sera plus loin l'objet d'une description spéciale.

Les Allemands réunissent toutes les inflammations pseudo-membraneuses *superficielles* sous le terme commun d'**inflammation croupale**, qu'ils emploient par opposition à celui d'**inflammation diphtéritique**, donné aux inflammations *interstitielles* profondes.

Ces deux termes prêtent souvent à la confusion, parce qu'ils prennent d'autre part en clinique une signification différente, qui ne comporte entre eux aucune opposition, le croup étant en nosologie la localisation laryngée de la diphtérie.

L'opposition qu'on a voulu créer entre ces deux formes ne correspond pas d'ailleurs à la nature des choses. La lésion essentielle de la diphtérie par exemple est superficielle ou profonde suivant les cas ; pour employer la terminologie anatomique allemande, elle serait croupale ou diphtéritique, suivant les régions et suivant son degré d'intensité.

De plus, l'analogie n'est pas aussi étroite qu'il le semble au premier abord entre les fausses membranes des séreuses et celles des muqueuses. A la surface des séreuses la fibrine s'étale en couches superficielles, d'abord bien délimitées du côté profond, et que les cellules proliférées ne pénètrent que secondairement; dans l'inflammation des muqueuses, comme dans la pneumonie fibrineuse, l'exsudat englobe dès l'origine un plus ou moins grand nombre d'éléments cellulaires.

VI. — Inflammations du chorion. — Les lésions qui affectent les couches épithéliales des muqueuses leur appartiennent en propre, tandis que celles qui portent leur action sur le chorion muqueux ressortissent plutôt aux maladies du *tissu conjonctif*.

Inflammation sclérosante. — Elle s'observe dans les couches conjonctives sous-muqueuses, au même titre et sous les mêmes influences que dans le tissu conjonctif interstitiel des organes viscéraux, dans les cas d'inflammations interstitielles plastiques polyviscérales. Nous en avons observé des exemples surtout dans le côlon.

Suppuration. — La suppuration se produit le plus souvent sous la forme d'**abcès** isolés, plus ou moins volumineux; plus rarement on observe une **suppuration diffuse**, qui s'étend en nappe et décolle la muqueuse, tout en déterminant des ulcérations sur divers points. Tel est le cas dans certaines formes rares de **gastrite phlegmoneuse**.

Gangrène. — Certaines formes de gangrène débutent dans les couches profondes des muqueuses, et envahissent progressivement les couches sous-jacentes. Telle est la gangrène de la bouche, le **noma**, dont les escarres noirâtres et sèches peuvent dans les cas extrêmes perforer les vaisseaux, aboutir à l'extérieur et amener des fistules cutanées.

Tuberculose. — La tuberculose amincit la couche épithéliale située au-dessus des granulations ; tantôt elle la réduit à une couche mince, comme dans le lupus ; tantôt elle entraîne sa chute et provoque une ulcération.

Syphilis. — Elle atteint surtout les muqueuses pendant la période secondaire de la maladie ; elle détermine : d'une part, l'*infiltration* des couches superficielles du *chorion* par des cellules embryonnaires, rondes et très petites ; d'autre part, au-dessus d'elles, une *hypertrophie* réactionnelle très accusée des *couches épithéliales*, qui donne naissance aux **plaques muqueuses.** La lésion dans son ensemble diffère peu des condylomes cutanés.

CHAPITRE II

Bouche et pharynx.

I. — Stomatite ulcéro-membraneuse. — Elle s'observe, comme son nom l'indique, sur la muqueuse buccale ; elle occupe d'ordinaire la face interne des lèvres et des joues, les gencives, plus rarement le voile du palais et les amygdales. Les ulcérations sont sanieuses, fétides, leurs bords sont taillés à pic ; le fond est couvert de détritus grisâtres et de débris de tissu conjonctif.

La lésion est constituée, d'après Cornil et Ranvier, par une *infiltration diffuse* du chorion, par du pus et de la fibrine. Cet exsudat comprime les capillaires et détermine la mortification des couches intéressées ; leur élimination est progressive et lente.

II. — Angine granuleuse. — Elle occupe la face postérieure du pharynx et de là s'étend plus ou moins loin sur les parties voisines. Elle est constituée, comme son nom l'indique, par l'existence de *granulations*, plus ou moins saillantes au-dessus de la surface congestionnée de la muqueuse elle-même.

Ces granulations sont le fait de l'inflammation chronique des **follicules lymphatiques** situés au-dessous de l'épithélium. Les follicules enflammés et infiltrés occupent le centre de la granulation ; l'*épithélium* qui les recouvre est épaissi, parfois recouvert d'un *enduit pultacé*.

Les **glandes acineuses** voisines participent aussi à la lésion ; leurs canaux excréteurs s'élargissent, ils donnent issue à un mucus puriforme ; leur tuméfaction donne naissance à des granulations plus ou moins distinctes de celles qui ont pour origine les follicules lymphatiques. Le *tissu conjonctif* du derme s'épaissit et s'indure en même temps.

Les follicules clos sont tuméfiés dans la plupart des inflammations aiguës de la muqueuse, mais leur gonflement est alors passager et de peu d'importance. Le processus que nous étudions est au contraire essentiellement chronique et très rebelle. Il aboutit tantôt à la *sclérose* et à l'*atrophie* des glandes et des follicules atteints, tantôt à leur *dilatation kystique* ou à leur *calcification*. Les petites cicatrices qui en résultent, alternant avec la saillie des follicules tuméfiés, donnent à la muqueuse, dans les cas anciens, un aspect irrégulier et tourmenté très caractéristique.

III. — Diphtérie. — La lésion de la diphtérie constitue le type principal des inflammations pseudo-membraneuses, elle se localise sur les couches épithéliales de la muqueuse.

Les **fausses membranes diphtériques** occupent de préférence la muqueuse stratifiée du type épidermique, qui recouvre les amygdales, le voile du palais et les parties supérieures du larynx. Elles peuvent aussi, mais plus rarement, gagner de là la muqueuse à cils vibratiles de l'arbre respiratoire ; elles sont alors moins épaisses, noins adhérentes, moins bien développées, et somme toute moins caractérisées que sur les régions supérieures.

Caractères macroscopiques. — Les fausses membranes diphtériques sont d'un blanc grisâtre, quelquefois noirâtre quand l'exsudation hémorragique est plus accusée ; elles sont feutrées, épaisses, adhérentes à la muqueuse congestionnée et turgescente qui les supporte.

Elles se disposent en **couches stratifiées** ; les *superficielles*, qui sont en même temps les plus anciennes, sont plus molles, en voie de désintégration, tandis que les couches *profondes* récentes sont plus cohérentes et plus denses. Des couches nouvelles se forment sans cesse avec une assez grande rapidité, au fur et à mesure que la prolifération des cellules de la couche génératrice apporte de nouveaux matériaux à la fermentation.

Les fausses membranes de la diphtérie ne sont bien apparentes que pendant la vie ; *après la mort* elles disparaissent plus ou moins complètement par dessiccation, ou se réduisent à une simple couche d'apparence pultacée. E. Wagner attribue ce fait à ce qu'elles ne seraient pas composées par de la fibrine, mais bien par des cellules épithéliales soudées les unes aux autres et pouvant être dissociées.

Caractères histologiques. — Le processus est essentiellement constitué par une **fermentation spéciale** des cellules proliférées de l'épithélium de la muqueuse. Ces dernières s'infiltrent peu à peu d'une *substance albuminoïde* particulière, qui d'après Cornil et Ranvier se rapproche des substances colloïdes par la facilité avec laquelle elle fixe le carmin. Ce processus est un de ceux que Cohnheim et Weigert réunissent sous le nom de nécrose de coagulation.

Les cellules perdent peu à peu leurs noyaux, elles se tuméfient, prennent un aspect homogène et réfringent ; en même temps elles deviennent anguleuses et *ramifiées* à la façon des bois de cerf, *cellules rameuses* de Wagner. Les cellules ainsi altérées forment la partie principale de la plaque ; il s'y mêle des *coagulations fibrineuses*, qui enferment à côté d'elles, dans leur réseau à larges mailles, des *leucocytes* et des *globules rouges*.

Dans les couches tout à fait superficielles, les éléments perdent leurs caractères différentiels et tendent à se fondre en une *masse granuleuse* ; dans les parties moyennes, la fibrine est plus apparente, elle est disposée en *lames parallèles* ou en fibrilles entrecroisées. Plus profondément, les cellules fermentées sont plus nettes et prédominantes.

La lésion occupe ainsi toute l'épaisseur des couches épithéliales et arrive au contact du *chorion*, parfois simplement congestionné, parfois infiltré de cellules embryonnaires et de globules rouges. Le processus n'entraîne pas d'ordinaire la chute totale de l'épithélium (*diphtérite superficielle* des auteurs allemands).

Quand l'intensité du processus diminue, la prolifération de la couche génératrice donne naissance à des cellules moins altérées, à des couches membraneuses moins cohérentes ; les plaques se détachent et l'épithélium se régénère rapidement. Ce n'est que dans les cas exceptionnels où l'épithélium a été complètement détruit, que la perte de substance peut laisser une ulcération, et plus tard une cicatrice.

CHAPITRE III

Estomac.

I. — Ramollissement cadavérique. — La surface de l'estomac s'altère rapidement après la mort ; bien que les altérations de cette nature ne soient pas des lésions pathologiques, il est indispensable de les connaître pour éviter de graves erreurs dans les autopsies ; il est d'ailleurs souvent fort difficile de se prononcer sur la véritable valeur des lésions superficielles de cet organe.

Les altérations cadavériques de l'estomac sont plus fréquentes en été qu'en hiver ; elles commencent bien avant la putréfaction proprement dite. Elles sont plus accusées au niveau des *parties déclives* ; on les attribue à l'*auto-digestion* de la muqueuse privée de vie, par le suc gastrique que l'estomac contient parfois encore en notable quantité au moment de la mort. Elles sont très accentuées chez les enfants, quand ils meurent avec un estomac encore rempli de lait.

Ces lésions portent presque exclusivement sur la tunique muqueuse ; la *chute de l'épithélium* superficiel est le phénomène le plus précoce, mais ce fait est commun à la plupart des muqueuses des types endodermiques. Viennent ensuite le *gonflement* et le *ramollissement* de la muqueuse tout entière ; celle-ci prend, suivant les cas et suivant le degré des lésions, un aspect rougeâtre et ardoisé, ou blanc et gélatiniforme.

Le ramollissement cadavérique, la **gastromalacie,** bien que déjà signalé par les anciens, était le plus souvent attribué à l'inflammation par les pathologistes du commencement de ce siècle, par Broussais surtout et parfois par Cruveilhier lui-même.

II. — Dilatation. — Indépendamment des modifications partielles de forme qui résultent des diverses lésions locales dont les parois de l'estomac peuvent être le siège, cet organe présente assez souvent une dilatation générale ; celle-ci n'est pas à proprement parler une lésion primitive, elle est tantôt la conséquence d'*obstacles siégeant au pylore*, quelle qu'en soit d'ailleurs la nature, tantôt le fait de *lésions inflammatoires chroniques des parois* elles-mêmes, et en particulier de la gastrite alcoolique.

L'estomac dilaté est en même temps *déplacé*; le pylore s'abaisse, donnant ainsi à l'organe une situation plus oblique. La dilatation s'opère surtout aux dépens de la grande courbure, qui s'abaisse jusqu'à dépasser la ligne ombilicale, et, dans les cas extrêmes, jusqu'à atteindre le sommet de la vessie.

Les *parois* sont toujours plus ou moins altérées. La tunique musculaire est le siège d'une hypertrophie notable, qui atteint son maximum dans les cas de dilatation liés à un rétrécissement pylorique ancien.

La *muqueuse* elle-même est profondément altérée. Dans une première série de cas elle est considérablement épaissie par l'augmentation de volume des *glandules*, dont les dimensions peuvent être doublées : **gastrite hypertrophique.**

Dans les cas accompagnés d'hypersécrétion acide, cette hypertrophie des glandules est très marquée et porte spécialement sur les cellules dites de revêtement, auxquelles les cellules dites principales ont cédé la place : *gastrite parenchymateuse hyperpeptique*, de Hayem.

Dans d'autres cas, au contraire, elle est amincie et sa structure est presque méconnaissable ; les glandes atrophiées ont fait place à une mince couche fibreuse, parsemée de granulations graisseuses et de quelques cellules déformées en voie de disparition : **gastrite atrophique.**

Dans quelques cas, et surtout dans les gastrites alcooliques, on rencontre, outre de nombreuses *exulcérations*, des *suffusions sanguines* récentes plus ou moins étendues, des *plaques brunes* ou *ardoisées*, indices des congestions hémorragiques anciennes, des *taches blanches ou jaunâtres* en rapport avec la dégénérescence des épithéliums.

La dilatation de l'estomac n'est pas aussi facile à reconnaître à l'autopsie qu'on pourrait le croire au premier abord ; d'une part, dans quelques cas, l'hypertrophie des couches musculaires, surtout au niveau de l'anneau pylorique, peut en imposer pour un cancer; d'autre part, et plus souvent peut-être, un *cancer en nappe* des parois, sans lésion apparente de la couche muqueuse, peut être méconnu et pris pour une dilatation idiopathique.

III. — Ulcère rond. — Nous nous contenterons de décrire les caractères anatomiques de la maladie de Cruveilhier, sans nous arrêter aux nombreuses théories pathogéniques dont elle a été l'objet. Toute perte de substance de la muqueuse stomacale, quelle qu'en soit la cause première, quand elle n'est pas le siège d'une prompte réparation, présente peu de tendances à la guérison; il semble que la cicatrisation soit entravée par l'action même du suc gastrique, sur des tissus que ne protège plus la barrière épithéliale.

Siège. — L'ulcère de Cruveilhier peut siéger sur tous les points de l'*estomac* et sur les *portions contiguës* du tube digestif, partout où peut atteindre le suc gastrique et où règne la réaction acide, très rarement sur l'extrémité inférieure de l'*œsophage*, plus souvent sur la première portion du *duodénum*.

On l'observe le plus souvent dans la *région pylorique*, sur la petite courbure et sur la face postérieure de l'organe. Il est le plus souvent *unique*, quelquefois cependant il est multiple, mais toujours localisé.

Caractères macroscopiques. — L'ulcère affecte une *forme* générale très caractéristique, assez régulièrement arrondie, quelquefois ovalaire ou même annulaire. Le *fond* se dispose en entonnoir très aplati, les *bords* présentent une série de gradins qui correspondent aux couches successives que traverse l'ulcération (fig. 83). Dans les ulcères anciens et stationnaires cette disposition fait défaut, et l'ouverture des couches profondes est à peu près aussi large que celle de la muqueuse elle-même.

Les *dimensions* varient de 1 à 6 centimètres de *dia-*

mètre; les dimensions les plus ordinaires sont celles des pièces de 50 centimes et d'un franc. Cruveilhier a observé un cas dans lequel le plus grand diamètre atteignait 16 centimètres et demi. La *profondeur* est des plus variables, comme nous le verrons plus loin.

L'aspect particulier des tissus traversés est tout aussi caractéristique que la forme générale de la lésion. Les tissus ne paraissent être le siège d'aucune réaction

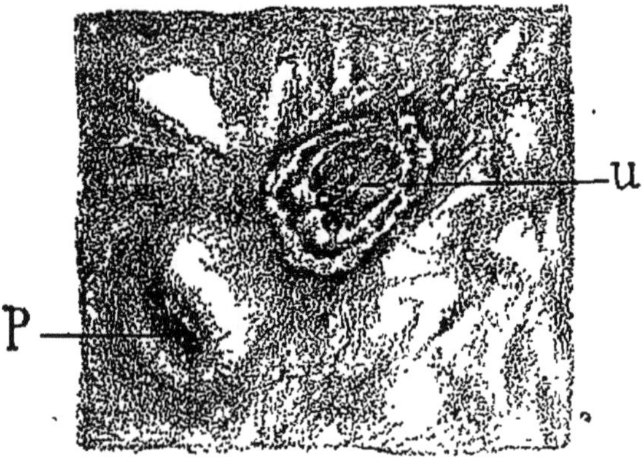

Fig. 83. — Ulcère de l'estomac (aspect macroscopique).

u, ulcère ; *p*, orifice pylorique.

plastique. Les bords de la muqueuse ne font aucune saillie, la section est aussi nette que si elle était artificielle et pratiquée à l'emporte-pièce. Il en est à peu près de même des gradins plus profonds, tout au plus les voit-on s'incliner en pente arrondie, mais avec des bords nets.

Le fond est sec, dur; les tissus qui le constituent sont d'ordinaire presque aussi reconnaissables que s'il s'agissait d'une dissection anatomique. Il n'y a pas même de congestion et la pression ne fait écouler aucun suc. On distingue parfaitement le tissu du pancréas ou du foie, quand ces organes forment le fond d'un ulcère envahissant. Assez souvent on aperçoit la section d'une artériole, béante ou thrombosée.

Le diagnostic différentiel d'avec le cancer ulcéré n'est pas aussi simple qu'il peut le paraître au premier abord. Il n'est pas rare que des ulcères en apparence simples se révèlent cancéreux à une étude histologique attentive, soit par l'existence d'îlots néoplasiques dans leurs bords ou sur leur fonds, soit même seulement par des généralisations à distance, telles que des lymphangites pulmonaires cancéreuses, relativement fréquentes en pareil cas.

De véritables ulcères se développent en effet assez fréquemment sur des tumeurs cancéreuses manifestes, surtout dans les cas à marche lente, par le fait de foyers nécrobiotiques dus à des *endartérites oblitérantes.*

Duplant (1), dans un travail inspiré par R. Tripier, a étudié ces deux ordres de faits et a montré qu'ils avaient fait croire à tort à la fréquence de la dégénérescence cancéreuse des ulcères simples de l'estomac.

Caractères histologiques. — A l'examen histologique, on retrouve les mêmes *caractères négatifs.* La muqueuse n'est pas notablement altérée à la limite de l'ulcération ; les glandules sont un peu plus allongées ; leur tissu conjonctif est un peu plus épais et plus riche en cellules, sans qu'il y ait de véritable inflammation. Il en est de même dans les tissus plus profonds ; les fibres conjonctives sont coupées nettement, sans infiltration embryonnaire notable. Le bord de l'ulcère peut être au premier abord confondu avec une section artificielle ; il ne s'en distingue guère que par l'amincissement des fibres conjonctives au voisinage de leur terminaison, et par la légère courbure de leur ligne de section. La lésion est manifestement nécrobiotique et nullement proliférative.

A la périphérie de la lésion, le tissu conjonctif est épais et plus dense ; les vaisseaux voisins sont presque toujours le siège d'une *endartérite oblitérante* ; celle-ci est totale au voisinage immédiat de l'ulcère, mais elle

(1) Duplant. De la prétendue transformation de l'ulcère rond en cancer. Th. Lyon, 1898.

se prolonge plus ou moins loin sur le vaisseau, en laissant une lumière de plus en plus grande à mesure qu'on s'éloigne davantage. L'endartérite oblitérante paraît jouer un rôle prépondérant dans l'extension de la lésion; elle explique l'absence ou la rareté des hémorragies dans certains cas.

Extensions. — Assez souvent l'ulcère reste *superficiel*, il ne dépasse pas la couche sous-muqueuse ou n'intéresse que fort peu la couche musculaire ; souvent aussi il devient envahissant. L'**ulcus rodens** détruit successivement tous les tissus qu'il rencontre sur son passage ; après les parois stomacales arrive le tour des organes voisins, le foie, la rate, le pancréas qui paraît offrir une résistance relative assez grande, les parois abdominales elles-mêmes. Quand l'ulcération rencontre sur son passage une artère volumineuse, elle la perfore et produit ainsi des hémorragies mortelles ; l'*artère splénique* est celle qui est le plus souvent atteinte. Dieulafoy a insisté sur la possibilité de production de grandes hémorragies, même par un ulcère très superficiel, « à fleur de muqueuse », qu'il appelle *exulceratio simplex*, pouvant échapper à un examen superficiel et exigeant pour être aperçu le déplissement soigneux de la muqueuse. Cette forme serait consécutive à des processus infectieux aigus, développés dans les zones profondes de la couche épithéliale, sans artérite initiale.

La marche envahissante de l'ulcère détermine parfois une réaction plastique et des *adhérences* défensives ; celles-ci sont en général peu considérables, elles se bornent d'ordinaire à souder aux parois stomacales, au pourtour de l'ulcère, les organes qui en forment le fond.

La **perforation** est par là une terminaison assez fréquente, surtout quand l'ulcère occupe la face antérieure de l'estomac ou sa grande courbure, ce qui est heureusement un fait exceptionnel. Elle peut entraîner une péritonite généralisée, mais souvent aussi un abcès stercoral plus ou moins enkysté, et parfois la forme assez spéciale décrite sous le nom de **péritonite sous-diaphragmatique** ou d'**abcès sous-phrénique**. Les abcès dus aux perforations présentent aussi des variétés *insolites*, assez multiples, sur lesquelles nous ne pouvons insister ici.

Cette perforation est plus fréquente encore pour l'**ulcère du duodénum**, surtout quand il siège sur la face antérieure de cet organe, ce qui est le cas le plus habituel.

Cicatrisation. — L'ulcère rond peut aussi se cicatriser. Les cicatrices sont ordinairement arrondies, *stellaires*, beaucoup plus petites que l'ulcération à laquelle elles succèdent. La muqueuse voisine se laisse attirer et mobiliser assez facilement, comme en témoignent les plis rayonnés qu'elle présente à la périphérie de la lésion. La surface de la cicatrice est blanchâtre et lisse; elle est exclusivement fibreuse et ne présente ni glandules ni revêtement épithélial.

On rencontre quelquefois des ulcères cicatrisés à côté d'autres en évolution; d'autre part, des cicatrices peuvent se rouvrir et devenir le point de départ d'ulcérations nouvelles.

Les cicatrices qui succèdent à l'ulcère rond ne sont elles-mêmes pas toujours inoffensives. Elles entraînent, par leur *rétraction*, des modifications de forme de l'estomac qui peuvent troubler profondément ses fonctions. Les cicatrices qui occupent le pylore ou qui sont situées dans son voisinage, soit du côté de l'estomac, soit même du côté du duodénum, déterminent secondairement une dilatation considérable de l'estomac avec hypertrophie de sa tunique musculaire.

Dans quelques cas une cicatrice étendue crée un rétrécissement circulaire, qui divise l'estomac en deux poches distinctes et lui donne la forme d'un *sablier*, **estomac biloculaire**. Le rétrécissement est irrégulier, limité par des parois épaissies et rétractées; il siège en général vers le milieu de la région pylorique.

On rencontre aussi des estomacs en sablier d'*origine congénitale*; nous avons observé personnellement un cas de cette nature. La partie rétrécie siège alors vers le *milieu* de l'estomac, ou un peu plus près du cardia; elle est *lisse* des deux côtés; les parois adjacentes ne sont pas plissées, la petite courbure conserve sa forme normale; le rétrécissement est constitué uniquement par la forme biconvexe de la *grande courbure*.

IV. — Polyadénomes gastriques. — L'inflammation chronique de la muqueuse s'accompagne, dans certains cas, d'hypertrophies glandulaires et de formations polypeuses, bien distinctes des cancers et des tumeurs proprement dites. On les trouve surtout à l'autopsie des sujets âgés, sans qu'elles aient donné lieu à aucun symptôme particulier.

Les polyadénomes se présentent sous deux formes bien distinctes : tantôt il s'agit d'une *hypertrophie en nappe* de la couche glandulaire, tantôt on rencontre des *hypertrophies localisées* sous forme de polypes.

Polyadénomes en nappe. — La muqueuse, épaissie et trop grande pour la cavité qu'elle tapisse, se plisse en circonvolutions saillantes. La surface de l'estomac présente alors à son plus haut degré l'*aspect mamelonné*, que nous avons déjà décrit comme l'aboutissant de la gastrite catarrhale chronique.

En pareil cas, la lésion consiste surtout dans l'augmentation des dimensions des glandes en *hauteur*; celles-ci arrivent parfois à atteindre cinq et six fois leur longueur normale ; leur structure générale est peu modifiée, les kystes y sont rares et peu volumineux.

Polyadénomes polypeux. — Ils sont mieux caractérisés. Ce sont de petites tumeurs du volume d'une lentille, d'un pois, ou tout au moins d'une noisette. Très rarement uniques, ces polypes sont ordinairement au nombre de trente à quarante ; dans des cas exceptionnels on en a trouvé plus de trois cents.

Ils siègent de préférence à la *région pylorique*, mais, quand ils sont nombreux, ils peuvent se trouver dans toutes les parties de l'organe.

Une fois arrivés à un certain degré de développement, ces polypes restent *stationnaires*, aussi le plus grand nombre présentent un volume assez uniforme; hémisphériques et sessiles quand ils sont petits, ils arrivent plus tard à se pédiculiser et à se renfler en massue. Ils sont mollasses ou spongieux, peu vasculaires, mobiles, et constitués par un simple *épaississement de la muqueuse*, qui présente au centre, sous forme d'axe, un léger prolongement de la couche celluleuse.

L'*hypertrophie des glandes* se présente sous deux types différents : dans l'un, l'hypertrophie porte sur la **partie tubulée**, dont la hauteur s'exagère mais dont la forme est conservée ; les dilatations kystiques n'y sont pas rares.

Dans l'autre type, ce sont les **culs-de-sac** qui végètent et qui multiplient leurs contours. Sur une coupe, les sections transversales des glandules se réunissent sous forme de lobes, séparés par des travées conjonctives.

Dans les deux cas les tubes glandulaires présentent des contours normaux très nets et un revêtement très adulte ; de plus, les culs-de-sac proliférés ne franchissent jamais la couche muqueuse et sont toujours nettement limités par la *muscularis mucosæ*. Par ces deux caractères ces polypes se distinguent facilement des cancers.

Il ne faut pas confondre avec la lésion inflammatoire spéciale qui donne naissance aux polyadénomes, les petites saillies formées par les **myomes**, que l'on observe quelquefois dans la tunique musculeuse, non plus que les **polypes**, plus volumineux et ordinairement uniques, qui présentent les caractères anatomiques des tumeurs bénignes proprement dites.

Ces diverses tumeurs, comme les polyadénomes, sont latentes et en général inoffensives ; cependant Chiari a fait connaître un cas dans lequel un adénome polypeux s'était engagé dans l'orifice pylorique ; les contractions péristaltiques tendaient à l'expulser du côté de l'intestin et une obstruction pylorique mortelle en avait été la conséquence.

V. — LINITE PLASTIQUE. — On décrit sous ce nom, depuis Brinton, une lésion caractérisée par l'épaississement hypertrophique considérable de la couche *sous-muqueuse*, envahissant et atrophiant la couche muqueuse, quelquefois *circonscrite*, le plus souvent *diffuse* et s'étendant à la plus grande partie de l'étendue de l'estomac; l'organe est *rétracté* et *induré*, souvent adhérent aux parties voisines par l'extension de la sclérose autour de lui; celle-ci peut englober et comprimer les voies biliaires et les autres organes voisins. Hanot et Gombault ont décrit un cas de cette forme sous le nom de *rétropéritonite calleuse*.

L'aspect est très caractéristique à l'œil nu; sur une coupe transversale des parois de l'estomac, la couche musculaire est bien distincte, notablement hypertrophiée, et en dedans d'elle on aperçoit la couche sous-muqueuse, sèche, rigide, blanc nacré, atteignant de 1 à 2 centimètres d'épaisseur.

La lésion peut être confondue à l'œil nu avec les formes infiltrées et à marche lente des cancers épithéliaux.

Au microscope on ne constate dans la couche hypertrophiée que du *tissu conjonctif*, riche en cellules.

La plupart des auteurs voient dans la linite une inflammation chronique, tout en reconnaissant que son évolution clinique est celle du cancer, avec lequel on la confond presque toujours pendant la vie; nous pensons qu'il s'agit en réalité d'un **cancer du type conjonctif dense,** d'origine sous-muqueuse.

VI. — Cancers. — Les cancers primitifs de l'estomac sont très fréquents, tandis que les cancers **secondaires** sont fort rares. Il ne faut pas croire cependant que ces derniers soient tout à fait exceptionnels; ils occupent en général les *couches sous-péritonéales* ou *sous-muqueuses* et laissent la surface interne parfaitement intacte; d'après nos observations, ces cancers secondaires sont le plus souvent de nature conjonctive ou fibro-musculaire, souvent d'origine ovarienne. De plus, on a signalé sur la muqueuse elle-même des nodules d'épithélioma épidermique corné, secondaires à un cancer primitif de l'œsophage.

Espèces. — Les cancers **primitifs** sont pour la plupart *épithéliaux*, les uns prenant pour point de départ l'épithélium cylindrique, les autres l'épithélium arrondi des culs-de-sac; viennent ensuite les cancers nés des couches *conjonctives* ou *musculaires*, beaucoup plus rares, qui s'observent surtout chez les jeunes sujets. Enfin les cancers du cardia, quand ils ont pour point de départ la muqueuse œsophagienne, appartiennent au type épidermique *corné*. Ces diverses formes présentent des caractères macroscopiques différentiels, dans le détail desquels nous ne pouvons pas entrer ici.

Rappelons pour mémoire que les auteurs décrivent dans l'estomac, par ordre de fréquence : des épithéliomes cylindriques, des carcinomes encéphaloïdes, quelquefois télangiectasiques, des carcinomes squirrheux, des carcinomes colloïdes et des lymphadénomes.

Caractères macroscopiques. — Le cancer de l'estomac est généralement facile à reconnaître à l'autopsie; l'*augmentation de volume localisée* qui le caractérise est ordinairement typique; le *contenu* de l'estomac est souvent noirâtre, marc de café.

Siège. — Le *pylore* serait le point de départ le plus fréquent des cancers; vient ensuite la *petite courbure*; le *cardia* et la *grande courbure* ne viennent qu'en dernier lieu.

Forme. — La tumeur est presque toujours facilement perceptible par l'examen extérieur de l'organe et par la palpation de ses parois. Sa forme répond à trois types principaux :

1. La forme **annulaire** est la plus fréquente ; elle est à peu près constante pour le cancer des orifices, ainsi que pour les cancers de l'intestin lui-même, et dans ce cas l'anneau est ordinairement complet.

Quelques-unes des tumeurs nées de la petite courbure vers sa partie moyenne poussent sur les deux faces de l'organe des prolongements transversaux qui vont à la rencontre l'un de l'autre. Il s'agit le plus souvent de formes dures, squirrheuses; l'anneau est alors rarement complet ; il n'occupe d'ordinaire que les deux tiers de la circonférence et laisse intactes la grande courbure et un arc plus ou moins considérable de la face antérieure.

2. Dans d'autres cas la tumeur forme une **masse irrégulièrement circulaire**, volumineuse, bourgeonnante, qui s'étend autour d'elle de proche en proche, sans orientation définie. Plus rarement la tumeur est réduite à une petite masse arrondie, peu volumineuse et ne pouvant être aperçue qu'après l'ouverture de l'estomac.

3. Viennent ensuite les **infiltrations diffuses** des parois, tantôt molles et boursouflées, tantôt rigides et formant une sorte de *cuirasse* qui s'étend sur une grande étendue. Dans quelques cas le cancer en nappe ne détermine qu'un épaississement relativement modéré des parois stomacales ; la muqueuse paraît intacte à l'œil nu, et la confusion peut être faite avec des linites ou même des dilatations simples.

4. Très exceptionnellement on rencontre **deux foyers** néoplasiques, séparés par une zone de muqueuse saine, par le fait de la *greffe à distance* de cellules détachées du foyer initial.

Surface. — Le plus souvent la surface de la tumeur est *saillante*, villeuse ; elle est *ulcérée* à son centre et sur une plus ou moins grande étendue. Cette ulcération est irrégulière, peu profonde, *bourgeonnante*, vascularisée, couverte d'un liquide blanchâtre, épais et opaque. Les bords en sont saillants et renversés, la muqueuse présente à leur niveau des tuméfactions inégales, elle est infiltrée par des nodules néoplasiques.

Dans d'autres cas, au contraire, l'ulcération est profonde, comme *creusée* ; son fond est plus sec, plus dur ; ses bords, presque taillés à pic, sont recouverts par une muqueuse amincie, qui paraît soulevée et usée de dehors en dedans plutôt que détruite par un processus primitif.

Enfin, dans quelques cas plus rares, la muqueuse paraît *intacte* ; elle forme un revêtement adhérent, mais lisse et continu.

Lésions de voisinage. — Au niveau du cancer, l'estomac est presque toujours soudé par des *adhérences* aux parties voisines; aussi les *perforations* sont extrêmement rares.

Dans quelques cas l'extension de la tumeur au côlon transverse crée une *fistule gastro-colique.*

L'envahissement secondaire de la tumeur par des *processus infectieux* est fréquent, et peut déterminer des suppurations locales ou à distance.

Les *ganglions lymphatiques* prévertébraux sont toujours atteints ; ils forment des masses indurées, plus ou moins considérables, qui entravent la dissection et l'ablation des organes.

Le *foie* est souvent le siège de noyaux secondaires très volumineux, mous, qui déterminent une augmentation de volume parfois colossale. Il n'est nullement nécessaire en pareil cas que le cancer stomacal primitif soit lui-même volumineux; quelque petit qu'il soit, on ne doit pas hésiter à voir en lui la lésion primitive. Le *pancréas* est plus souvent atteint par envahissement de proche en proche que par généralisation proprement dite. L'extension au *péritoine* et à l'*épiploon* est très fréquente ; vient ensuite la généralisation au *poumon* ; par contre la généralisation sous forme de péritonite cancéreuse étendue est relativement rare.

CHAPITRE IV

Intestin.

I. — Entéroptose. Ectopies des viscères abdominaux. — La plupart des organes abdominaux et le tube digestif en particulier jouissent d'une *mobilité* assez étendue. Ils ne sont qu'imparfaitement soutenus par leurs ligaments suspenseurs et par la paroi abdominale antérieure, de là la possibilité et la fréquence relative de leurs déplacements. Ceux-ci se produisent sans aucune lésion organique, et ne s'accusent que par les changements de rapports qui en résultent. Frantz Glénard a appelé l'attention sur leur importance clinique et les réunit sous le nom général de **splanchnoptoses.**

Ces ectopies portent tantôt sur les divers segments du tube digestif : *gastroptose, entéroptose*, etc. ; tantôt sur les organes glandulaires : *néphroptose, hépatoptose, splénoptose* ; tantôt enfin sur l'utérus : *métroptose*. D'après Glénard, elles se trouvent très fréquemment associées ; la métroptose elle-même, quoique pouvant exister isolément, s'accompagnerait le plus souvent d'entéroptose.

Les ectopies du tube digestif portent de préférence sur l'*estomac* et le *côlon transverse*, mais elles peuvent intéresser toutes ses parties. Elles s'accusent par l'exagération des courbures angulaires normales, au niveau desquelles s'insèrent les divers replis suspenseurs ; de là tantôt des **sténoses**, réduisant à l'état de *cordes* une longueur plus ou moins grande du tube digestif, en aval de la coarctation ; tantôt des **ectasies**, par la dilatation ampullaire des segments situés en amont, ou compris entre des points coarctés.

Dans d'autres cas les déplacements sont produits ou maintenus par des *adhérences* vicieuses et des *brides épiploïques* ; mais ces lésions sont étrangères à l'entéroptose proprement dite.

La **splénoptose** est très rare. L'**hépatoptose** est rarement isolée, et d'ailleurs peu importante.

La **néphroptose** accompagne l'entéroptose dans le plus grand nombre des cas ; elle prend de ce fait une réelle importance, parce qu'elle aide à déceler celle-ci, et qu'elle peut, jusqu'à un certain point, lui servir de mesure. Sa description trouvera sa place dans l'étude des lésions du rein.

II. — Appendicite. — Les lésions qui ont pour point de départ l'appendice iléo-cæcal sont fréquentes et importantes. Leur anatomie pathologique n'est bien connue que depuis quelques années.

Appendicite plastique. — Dans les cas légers, la lésion consiste dans une inflammation *exsudative* des parois intestinales, avec infiltration par des cellules embryonnaires conjonctives dans les couches sous-muqueuses, dans les interstices de la couche musculaire, dans la couche sous-péritonéale, et jusque dans le tissu cellulaire rétrocæcal. Les lésions de la muqueuse sont peu marquées, ou ne dépassent pas le type des inflammations *catarrhales*. Quelques auteurs localisent les lésions dans les follicules lymphatiques, et comparent l'appendicite à l'amygdalite : d'où le nom d'appendicites **folliculaires.**

En pareil cas l'appendice se montre dilaté, turgescent, atteignant le volume du petit doigt ou de l'index ; sa surface péritonéale est dépolie, couverte d'exsudats fibrineux ou d'adhérences fibreuses. La cavité, un peu dilatée, contient un mucus visqueux ou séro-purulent.

La résolution de l'inflammation exsudative peut être complète, mais quand il s'est produit des poussées successives (appendicite **à rechutes**), les parois s'indurent et s'hypertrophient ; la cavité se dilate ; l'organe se perd dans un tissu fibreux inflammatoire qui le soude aux parties ambiantes, à l'épiploon, aux anses intestinales adjacentes, à la paroi abdominale. L'appendice lui-même présente des lésions variables suivant les cas ; il peut devenir le siège de rétrécissements partiels qui engendrent sa dilatation en amont, ou au contraire il s'oblitère et se transforme en un cordon fibreux induré. Assez souvent cette forme d'appendicite est de nature tuberculeuse.

Appendicite septique. — Dans d'autres cas l'inflammation est *purulente*, *putride*, ou même *gangreneuse*, suivant le degré de septicité ou la nature des micro-organismes dont elle procède. Les parois de l'organe sont infiltrées par des globules de pus. Soit par *propagation*, soit le plus souvent par *perforation*, la suppuration se propage au péritoine, qui se couvre de fausses membranes fibrino-purulentes, agglutinant les anses intestinales voisines, ou donne naissance à un exsudat séro-sanguinolent fétide. La **péritonite appendiculaire** peut se limiter et *s'enkyster*, pour donner naissance à un *abcès stercoral* limité, ou au contraire se diffuser et se généraliser.

La localisation et le siège des abcès dépendent eux-mêmes de la situation variable de l'appendice par rapport au cæcum; de ce fait on distingue des formes *iliaque*, *prérectale*, *sous-ombilicale*, *rétrocæcale* et *lombaire*, beaucoup plus rarement *herniaire* et scrotale; ils peuvent se rencontrer en somme du scrotum jusqu'à l'ombilic.

Dans les formes très septiques, la destruction putride des tissus se propage jusque dans les *muscles* psoas et carré des lombes.

L'appendice est tantôt complètement séparé, amputé, et souvent sphacélé jusqu'à être méconnaissable, au milieu d'un pus fétide, dans les formes gangreneuses; tantôt présentant des plaques gangreneuses limitées; tantôt encore simplement perforé.

La **perforation**, ordinairement nette et arrondie, variant de la dimension d'un grain de blé à celle d'un pois, quelquefois *multiple*, peut siéger sur tous les points de l'organe, même à son extrémité, le plus souvent au voisinage de sa base.

Les veines mésaraïques, la veine porte elle-même, sont assez souvent envahies par les agents septiques: les **phlébites** qui en résultent peuvent donner lieu à des *abcès du foie* ou à des *abcès pyohémiques* à distance. Les *artères* résistent davantage, elles peuvent cependant quelquefois être ulcérées et donner lieu à des **hémorragies**.

L'appendicite est le plus souvent provoquée par des corps étrangers qui obstruent sa lumière, compriment et étranglent ses parois, et contribuent à favoriser la production des perforations. Les corps étrangers, que l'on retrouve souvent en place dans l'appendice ou devenus libres dans les phlegmons consécutifs, sont très rarement des *corps étrangers* ingérés, épingles ou arêtes de poisson ; un peu plus souvent des *parcelles alimentaires dures*, surtout des pépins de fruits, ou des *calculs*, biliaires ou intestinaux ; enfin, et le plus ordinairement, simplement de petites boulettes de *matières fécales durcies*. Le rôle de ces corps étrangers a été l'objet de discussions nombreuses, au cours desquelles on a exagéré certainement leur influence purement *mécanique* ; le rôle principal revient aux agents pathogènes très multiples qui se développent au niveau de la lésion, parmi lesquels on a rencontré même l'actinomyces. Il est probable toutefois que les corps étrangers favorisent la pénétration des germes infectieux, en lésant les muqueuses, en troublant la circulation des parois, en créant des stagnations qui favorisent la pullulation et l'exaltation de la virulence des micro-organismes ; Talamon et Dieulafoy ont particulièrement insisté sur l'influence qu'exerce en pareil cas la création d'un *vase clos*, par l'obstruction de l'appendice due au corps étranger.

Le cæcum est atteint beaucoup plus rarement que l'appendice ; cependant il peut être le siège d'*inflammations pariétales* analogues aux précédentes, d'*ulcérations de la muqueuse*, surtout dans les cas de dysenterie, de fièvre typhoïde, de tuberculose ou même de syphilis. Il est très rare que ces ulcérations deviennent *perforantes* ; mais le fait a été observé, et la **typhlite** de même que la **pérityphlite** doivent garder une petite place à côté de l'appendicite.

La **typhlite tuberculeuse** est relativement fréquente : elle donne lieu à une infiltration très productive des parois de l'organe, entraînant une augmentation de volume très notable, souvent confondue avec de véritables tumeurs.

III. — Ulcérations tuberculeuses. — Elles se trouvent assez fréquemment à l'autopsie des tuberculeux pulmonaires, mais elles sont fort rares comme affection primitive.

Siège. — Le nombre de ces ulcérations est ordinairement assez considérable ; elles siègent presque toujours sur le *bord libre* de l'intestin ; on les trouve de préférence sur la *dernière partie de l'intestin grêle* ou au voisinage de la valvule de Bauhin, sans que cette localisation soit aussi prédominante que pour les lésions typhiques ; le gros intestin n'est pas toujours indemne.

Aspect extérieur. — La lésion débute par la *surface interne* de l'intestin, et ne doit pas être confondue avec la tuberculose du péritoine viscéral ; cette dernière est peu envahissante et ne dépasse guère en profondeur la tunique musculaire. Les lésions tuberculeuses des tuniques internes se propagent au contraire très rapidement à la couche sous-péritonéale ; aussi elles sont apparentes à la surface externe sous la forme de *plaques*, non ulcérées, un peu déprimées, qui froncent la surface péritonéale de l'intestin. Le centre de la plaque est lisse, d'un rouge violacé ; la périphérie est entourée de petites granulations grises miliaires. Quelquefois il existe à ce niveau des adhérences ou des fausses membranes fibrineuses. Au niveau des ulcérations les parois intestinales sont épaissies, elles prennent une consistance molle particulière. Les ulcérations tuberculeuses récentes, qui n'ont pas encore atteint la face péritonéale, ne sont pas apparentes à l'extérieur, mais se reconnaissent à la palpation.

Caractères macroscopiques. — Quand l'intestin est ouvert, on constate que la muqueuse est *ulcérée* ; les *bords* de l'ulcération sont tomenteux, irréguliers, infiltrés de granulations tuberculeuses élémentaires plus ou moins reconnaissables. La *forme* de la lésion est variable, le plus souvent un peu irrégulière, parce qu'elle résulte de la fusion de granulations voisines, plutôt que de l'extension excentrique d'un foyer unique. Le *fond* est irrégulier, caséeux, mal détergé. Le plus grand diamètre de l'ulcération est ordinairement plus ou moins *transversal*, parce que la lésion suit la direction des trajets vasculaires ou lymphatiques, le long desquels elle se propage ; parfois cependant elle est limitée aux follicules clos ou aux plaques de Peyer, surtout dans la dernière portion de l'intestin grêle, elle revêt alors la forme à grand diamètre longitudinal de ces dernières.

Les *ganglions mésentériques* sont rapidement intéressés à leur tour ; mais la péritonite généralisée est fort rare en pareil cas.

Dans quelques cas, beaucoup plus rares que les précédents, à marche très lente, les ulcérations tuberculeuses envahissent circulairement toute la périphérie de l'intestin, en même temps qu'elles présentent une évolution plus *fibreuse* qu'ulcéreuse. Dans cette forme la lésion diminue le calibre de l'intestin et crée des **rétrécissements multiples.**

Caractères histologiques. — Les granulations tuberculeuses initiales présentent là leur *structure* habituelle ; elles apparaissent soit dans le tissu conjonctif de la sous-muqueuse, soit dans les follicules clos ou dans les plaques de Peyer, dont elles déterminent la tuméfaction d'abord et la caséification ensuite. Elles entraînent rapidement la *chute de l'épithélium* superficiel, par le mécanisme de l'usure et de la gangrène moléculaire. Elles pénètrent à travers les interstices lymphatiques de la couche musculaire jusqu'au tissu conjonctif sous-péritonéal ; de là les plaques extérieures que nous avons déjà décrites.

IV. — Fièvre typhoïde. — Les lésions spécifiques de la fièvre typhoïde occupent le **tissu adénoïde** du tube digestif, et en particulier les *follicules clos* et les *plaques de Peyer*.

Siège des lésions. — Elles sont ordinairement localisées dans la *dernière portion de l'intestin grêle*; elles sont plus confluentes et plus intenses à mesure qu'on se rapproche de la valvule de Bauhin, pour atteindre à son niveau leur plus haute expression, et cesser brusquement sur sa face colique.

Habituellement les ganglions mésentériques et la rate participent au processus infectieux. Exceptionnellement les mêmes lésions peuvent occuper le tissu adénoïde des autres parties du tractus intestinal, les follicules clos du gros intestin, surtout dans le *cæcum*, du duodénum, de l'estomac, ou même du pharynx et des voies respiratoires supérieures. Ces dernières localisations sont généralement accessoires, plus ou moins légères, très inférieures en signification et en intensité aux lésions de la dernière partie de l'iléon.

On a décrit, sous le nom de **colotyphus**, les cas fort rares dans lesquels les lésions lymphatiques ulcéreuses prédominent au contraire dans le côlon.

Caractères macroscopiques. — L'aspect des lésions intestinales varie suivant les *périodes* de la maladie.

Début. — Pendant les quatre ou cinq premiers jours, la muqueuse intestinale ne présente que les lésions de l'**inflammation catarrhale aiguë** ; déjà au-dessous d'elle commencent cependant à gonfler et à se tuméfier les formations adénoïdes des follicules clos et des plaques de Peyer. Quelques auteurs admettent qu'à ce stade le gonflement initial porte sur *tous* les follicules clos de l'intestin grêle, bien qu'un petit nombre d'entre eux seulement doivent présenter les stades ultérieurs de la maladie.

Infiltration médullaire. — Un peu avant la fin du premier septénaire, l'état catarrhal de la muqueuse passe au second plan ; le *développement des follicules lymphatiques* devient nettement prédominant. A ce deuxième stade les follicules sont saillants, coniques, assez durs ; les plaques de Peyer notamment forment un relief très appréciable, qui atteint en moyenne 2 à 3 millimètres et peut être plus accusé. La couleur rosée du début fait place à un aspect blanchâtre et transparent.

Quand le processus est très intense, les plaques sont très résistantes et constituent les **plaques dures** de Louis ; quand il est plus atténué, elles sont moins tendues et ne donnent naissance qu'à des **plaques molles.**

La saillie des plaques est très nette, à bords taillés à pic ; leur surface paraît *lisse* à l'œil nu et ne présente au microscope qu'une ligne à peine ondulée ; les *villosités* participent à l'infiltration pathologique et s'effacent au-dessus des follicules malades.

Sur une surface de section le tissu pathologique est blanchâtre, de consistance molle, assez semblable à la substance nerveuse, ce qui a valu à ce stade le nom d'infiltration médullaire. Le follicule lymphatique ne se distingue plus du tissu ambiant, et le tout constitue une masse homogène à limites indécises.

Résolution. — Les follicules isolés et les plaques de Peyer qui atteignent au stade d'infiltration médullaire sont déjà beaucoup moins nombreux que ceux qui sont atteints par la tuméfaction hypérémique initiale. Quelques-uns peuvent aussitôt après ce stade présenter des **transformations régressives** ; les lésions disparaissent alors par simple atrophie et par résorption, sans qu'il se soit produit aucune ulcération.

Le nombre des plaques qui s'arrêtent au stade d'infiltration varie suivant les cas ; presque toutes sans doute évoluent ainsi dans les formes abortives.

Ulcération. — La lésion poursuit son cours sur un certain nombre de plaques, et de préférence sur celles qui se trouvent les plus rapprochées de la valvule de Bauhin ; elle entraîne alors la formation d'une

escarre nécrosique, qui s'élimine et aboutit à une ulcération. Dans quelques cas, et en particulier sur les plaques molles, la nécrose reste *moléculaire* et *superficielle*; l'ulcération, sans profondeur, n'est parfois apparente qu'à l'examen microscopique. Le plus souvent au contraire le processus aboutit à une *ulcération proprement dite* (fig. 84).

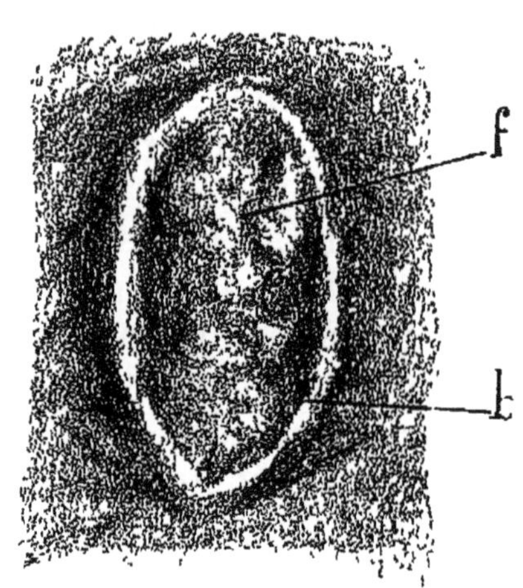

Fig. 84. — Plaque de Peyer ulcérée dans la fièvre typhoïde (aspect macroscopique).

f, fond de l'ulcération; *b*, bourrelet qui en forme le bord.

Toutes les plaques ne présentent pas une évolution parallèle et on en trouve, dans une même autopsie, qui sont aux diverses étapes du processus. Sur les plaques ou les follicules les plus rapprochés de la valvule de Bauhin, l'ulcération peut apparaître dès le cours du second septénaire. Le *nombre* des plaques ulcérées atteint en moyenne de trente à quarante mais est très variable suivant les cas.

Les plaques qui vont s'ulcérer perdent d'abord leur coloration grise et leur transparence, pour devenir jaunâtres et *opaques*. Une petite escarre apparaît ensuite au point le plus saillant du follicule; le travail éliminateur l'expulse et l'ulcération qui lui succède s'agrandit progressivement. A ce stade l'ulcération est un peu irrégulière, anfractueuse, assez semblable au bourbillon d'un furoncle; cet aspect dure tant que l'élimination n'est pas complète.

Sur les plaques de Peyer le processus peut commencer sur plusieurs points différents et l'ulcération **totale** s'établit par la confluence des foyers isolés.

Souvent il arrive que les follicules élémentaires d'une même plaque de Peyer ne sont pas tous intéressés et que l'ulcération reste **partielle**.

Les ulcérations reproduisent habituellement la *forme* de la plaque ou du follicule détruits; très exceptionnellement elles peuvent envahir la muqueuse au delà de leurs limites. Elles occupent dans l'intestin la place normale du tissu lymphoïde, c'est-à-dire le *bord libre*, d'où la recommandation d'ouvrir en pareil cas l'intestin en suivant son bord mésentérique. Le grand diamètre des ulcérations est *longitudinal*, comme celui des plaques normales.

Le processus ulcératif se limite d'ordinaire à la *muqueuse* et à la *sous-muqueuse*; cependant, même dans les cas de moyenne intensité, le processus pathologique s'étend à travers les espaces lymphatiques de la tunique musculaire jusqu'au *tissu sous-péritonéal*. En pareil cas, on observe à la surface externe de l'intestin une petite *plaque* blanchâtre, qui rappelle un peu la plaque sous-péritonéale des ulcérations intestinales tuberculeuses; elle s'en distingue cependant par ce fait qu'elle ne contient ni points caséeux ni granulations distinctes.

Cette infiltration pathologique est d'ordinaire peu destructive et respecte la continuité de la couche musculaire. Ce n'est que dans des cas exceptionnels qu'une **perforation** en résulte; l'inflammation peut aussi se propager au péritoine sans qu'il y ait eu de perforation. Dans ces cas on observe des exsudats fibrino-purulents plus ou moins étendus sur la face péritonéale de l'intestin.

Les **vaisseaux** voisins sont au début le siège d'une congestion et d'une dilatation considérables. Quand l'ulcération s'établit, la plupart s'oblitèrent par *thrombose* et par *endartérite*, pourvu que le processus soit assez lent; par contre, quand l'ulcération progresse rapidement ou quand l'escarre se détache prématurément, les vaisseaux peuvent être ulcérés et donner naissance à des *hémorragies* graves.

Cicatrisation. — Quand l'escarre est complètement éliminée, l'ulcération présente des caractères nouveaux. Les bords encore tuméfiés et saillants sont taillés à pic en dedans, mais se continuent en dehors en pente douce avec la muqueuse. Le fond *détergé*, lisse, est constitué par la dernière couche connective de la sous-muqueuse.

Assez souvent les plaques de Peyer présentent un **aspect gaufré** spécial, qui est dû à ce que quelques follicules ont seuls été atteints et détruits ; les travées interfolliculaires et les follicules qui ont échappé à la destruction forment les points en saillie.

Bientôt la cicatrisation se caractérise ; les bords s'affaissent graduellement, en même temps que le fond *bourgeonne* pour arriver à leur niveau. La cicatrisation est d'ordinaire très irrégulière et quelquefois assez *lente* à se compléter. Dans les cas où les malades succombent à des complications lointaines, on peut trouver encore des plaques incomplètement cicatrisées, et cela plus de deux mois après la guérison de la maladie primitive.

La **cicatrice** est assez longtemps encore très reconnaissable ; la surface en est lisse, sans aucune formation villeuse; elle conserve un aspect légèrement gaufré, et surtout elle présente une *coloration ardoisée*, piquetée de noir, assez caractéristique. Les *parois* intestinales sont amincies à son niveau, souvent assez pour présenter une certaine transparence.

On n'observe jamais de lésions ultérieures importantes ; ces ulcérations n'entraînent ni scléroses ni rétrécissements consécutifs.

Caractères histologiques. — Les caractères histologiques des lésions intestinales de la fièvre typhoïde sont moins nets et moins typiques que leurs caractères macroscopiques. Après l'*hypérémie* du début, au stade d'infiltration médullaire, on constate la *prolifération des cellules lymphatiques* qui deviennent extrêmement nombreuses, en même temps que quelques-unes d'entre elles augmentent de volume. Leur noyau est plus gros ; leur protoplasma, si exigu, si peu distinct à l'état normal, devient très apparent autour du noyau. Cet état, voisin de l'aspect épithélioïde, résulte sans doute de la *fermentation spéciale* que subissent ces cellules lymphatiques ; quelques auteurs leur donnent le nom, qui mérite d'être conservé, de *cellules typhiques*. Un peu plus tard le protoplasma et le noyau deviennent granulo-graisseux, et la *régression* commence.

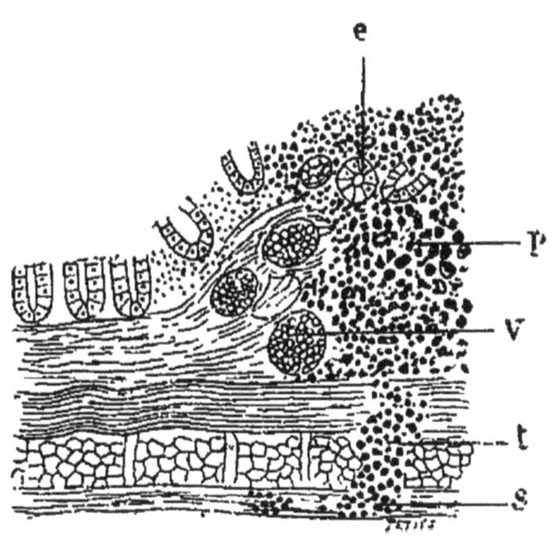

Fig. 85. — Lésions des plaques de Peyer dans la fièvre typhoïde.

p, plaque de Peyer au stade d'infiltration médullaire ; *e*, culs-de-sac épithéliaux dissociés ; *v*, vaisseaux congestionnés et dilatés ; *t*, traînées de cellules embryonnaires lymphatiques traversant la tunique musculaire ; *s*, îlot embryonnaire souspéritonéal.

Dans les cas très légers, la tuméfaction, la multiplication embryonnaire et la formation de cellules typhiques se limitent aux *follicules lymphatiques* eux-mêmes, et ceux-ci restent distincts du tissu conjonctif ambiant. Le plus souvent ce dernier paraît intéressé, soit qu'il prenne part personnellement à la lésion, soit qu'il soit simplement infiltré et envahi par les cellules lymphatiques proliférées. Quoi qu'il en soit, les follicules se perdent alors au sein du *tissu conjonctif ambiant*, infiltré comme eux de cellules embryonnaires rondes et même de cellules typhiques. C'est cette infiltration qui, d'un côté, dissocie la muqueuse superficielle et entraîne sa chute, et qui, de l'autre côté, arrive à travers la couche musculaire jusqu'à la couche sous-péritonéale (fig. 85). Toutefois le follicule, point de départ de l'infiltration, reste toujours le plus atteint ; le tissu embryonnaire est à son niveau plus compact et plus avancé en évolution pathologique.

Les *glandes* de la muqueuse subissent d'abord, par contre-coup réactionnel, une hypertrophie et une augmentation de volume de tous leurs éléments. Plus tard les *villosités* situées au-dessus du follicule atteint se gonflent, en diminuant de hauteur; elles finissent par s'effacer en se soudant les unes aux autres, d'où l'aspect lisse de la plaque dure.

L'escarre entraîne l'usure moléculaire et la chute des glandules; cependant, sur les coupes microscopiques, on retrouve, assez loin dans la masse lymphoïde fermentée, des culs-de-sac profonds, encore intacts, qui paraissent dans quelques cas résister victorieusement jusqu'à la fin.

La *restitutio ad integrum* peut se faire quand la lésion n'a pas dépassé le stade d'infiltration médullaire. Plus tard, la cicatrisation ne reconstruit pas toujours tous les éléments détruits. La surface de la cicatrice peut bien se recouvrir d'un revêtement épithélial, mais il n'y a plus de villosités ni de glandules, la sous-muqueuse devenue fibreuse ne contient plus de tissu adénoïde.

Les **ganglions** du mésentère sont toujours intéressés par le processus typhique; ils sont augmentés de volume et présentent des modifications parallèles et tout à fait semblables à celles des follicules lymphatiques de la paroi intestinale. C'est d'abord une turgescence hypérémique, puis une infiltration médullaire avec des cellules typhiques; enfin une régression qui peut aller jusqu'à l'atrophie totale.

Les lésions de la **rate** sont moins bien connues: on sait seulement que cet organe est toujours tuméfié dans la fièvre typhoïde.

La formation de **pus** paraît étrangère au processus normal de la fermentation typhique; mais les ulcérations intestinales sont une porte ouverte à des *infections secondaires*; dans quelques cas, on observe de petits abcès folliculaires au voisinage des lésions typhiques, de là les microbes pyogènes peuvent gagner les ganglions et la rate et y déterminer des collections purulentes. Ces complications sont plus fréquentes encore chez les malades qui ont présenté des *escarres cutanées*.

Les abcès des ganglions peuvent s'enkyster et guérir par calcification.

V. — Choléra. — Les lésions sont essentiellement localisées à l'**intestin grêle**; elles occupent toute son étendue, mais en augmentant d'intensité à mesure qu'on s'approche de la valvule de Bauhin. L'estomac et le gros intestin sont d'ordinaire intacts ou peu touchés.

Caractères macroscopiques. — Dès l'ouverture de l'abdomen on remarque la *sécheresse* et l'*état poisseux* du **péritoine.** Les anses intestinales sont agglutinées par un *enduit* visqueux et filant, qui est constitué par des cellules endothéliales desquamées, dont quelques-unes ont subi la transformation muqueuse. Cette desquamation se retrouve d'ailleurs, quoique moins accusée, sur les *plèvres* et sur le *péricarde*; elle n'est donc pas le fait de la lésion intestinale, mais la conséquence de l'**état du sang.**

Toutes les tuniques intestinales sont fortement hypérémiées, et il en résulte une *coloration lilas* ou *hortensia* des parois, que l'on reconnaît avant d'ouvrir l'intestin. Les vaisseaux les plus fins, très dilatés, se montrent sous la forme d'*arborisations* délicates. Par places, on observe un *piqueté hémorragique*; dans les cas plus intenses, ce sont de véritables *plaques ecchymotiques*, qui se prolongent parfois assez loin entre les deux lames du mésentère.

Quelquefois au contraire, et surtout dans les cas

foudroyants, la coloration hortensia fait défaut, et l'intestin est *pâle*, d'un blanc grisâtre, comme lavé.

En ouvrant l'intestin, au moment de l'autopsie, on constate tout d'abord que les parois sont épaissies par une *infiltration œdémateuse* considérable; mais après durcissement et rétraction, les parois paraissent au contraire plutôt amincies.

Dans les cas à marche rapide, l'intestin est distendu par un liquide aqueux, privé de gaz, presque incolore, semblable à celui qui constitue les selles caractéristiques. Il contient des *flocons riziformes*, constitués par des débris granuleux divers et surtout par des cellules épithéliales desquamées : les unes déchiquetées, granuleuses, privées de leur plateau; les autres peu altérées et adhérentes les unes aux autres en plaques plus ou moins étendues.

La muqueuse est recouverte par un **exsudat** d'un blanc grisâtre, un peu crémeux; elle présente la coloration hortensia; la congestion et le piqueté hémorragique prédominent sur le sommet des valvules conniventes. Les *follicules clos* sont tuméfiés, formant de petites saillies au-dessous de la muqueuse; les *plaques de Peyer* sont plus saillantes encore, entourées d'une zone d'hyperémie; leur gonflement est plus considérable et plus constant chez les enfants que chez les adultes. Dans l'immense majorité des cas, il n'existe pas d'ulcérations, pas de lésions nécrosiques de la muqueuse ni des plaques de Peyer.

La **desquamation colossale** de la surface épithéliale est la lésion capitale et essentielle. On a beaucoup discuté sur son importance et sur son étendue; Cohnheim la considérait comme *cadavérique*, mais les travaux de la mission française en Egypte en 1884 ont levé tous les doutes.

Dans des autopsies faites un quart d'heure après la mort, ces observateurs ont constaté que la desquamation était *totale* et régnait depuis le pylore jusqu'au cæcum. Elle était toutefois limitée aux *couches superficielles*; l'épithélium qui tapisse le fond et le corps des glandes de Lieberkühn est régulièrement en place et paraît intact. De même la *chute des villosités* avec toute leur charpente connective, qui a été décrite par quelques auteurs, est en réalité purement cadavérique. La *tunique musculeuse* reste intacte, les perforations ne se produisent jamais à cette période.

Quand le choléra s'est prolongé et a été suivi de *réaction typhoïde*, l'aspect change ; le contenu de l'intestin se rapproche de l'aspect fécaloïde ordinaire. La surface de la muqueuse est recouverte par un *enduit brunâtre et sanguinolent*, qui rappelle la lavure de chair. On peut rencontrer alors de petites ulcérations superficielles, parfois même de vrais ulcères folliculaires, qui peuvent, dans des cas extrêmement rares, entraîner la *perforation* des parois.

Le *gros intestin* peut alors être intéressé, il présente une desquamation peu intense et toujours limitée ; il peut être hémorragique par places et parfois même ulcéré.

Caractères histologiques. — Les lésions histologiques sont plus profondes et plus intenses que ne le ferait supposer l'examen à l'œil nu. Outre la *desquamation* déjà décrite, on constate une *infiltration embryonnaire* considérable du tissu adénoïde de la muqueuse et des villosités. Celles-ci sont littéralement remplies de cellules embryonnaires (Straus) ; cette infiltration, qui est plus accusée vers la fin de l'iléon, existe déjà au niveau du duodénum, mais, tandis que dans les premières parties du jéjunum, elle ne dépasse pas la *muscularis mucosæ*, vers la fin de l'iléon elle envahit toute la *sous-muqueuse*, sans atteindre toutefois la tunique musculaire.

Les *plaques de Peyer* présentent une infiltration nucléaire identique ; elles prennent par là un caractère analogue à celui des plaques molles de la fièvre typhoïde, mais le processus ne va pas plus loin et ne devient pas nécrosique.

Le **choléra nostras**, dans les cas exceptionnellement intenses, présente des caractères anatomo-pathologiques identiques à ceux du choléra asiatique; mais il est fort rare qu'ils atteignent une égale intensité.

VI. — Dysenterie. — Les lésions de la dysenterie sont limitées au **gros intestin** ; dans les cas très intenses, on peut trouver simultanément une inflammation catarrhale de la dernière portion de l'iléon, mais celle-ci est peu étendue et ne présente pas l'aspect propre aux lésions dysentériques de la muqueuse du gros intestin.

Le processus a pour siège la muqueuse elle-même ; il paraît consister essentiellement en une *fermentation nécrosique spéciale des éléments épithéliaux.*

D'après Kelsch et Kiener le processus débute immédiatement après la valvule de Bauhin ; procédant ensuite par *poussées successives*, il présente une marche régulièrement *descendante* le long du côlon et du rectum vers l'anus. Néanmoins dans les cas peu intenses, les lésions paraissent limitées à la moitié inférieure du gros intestin, à l'S iliaque et au rectum; elles sont d'ailleurs toujours prédominantes dans ces régions. Le plus souvent le *tiers supérieur* du gros intestin présente des foyers plus petits et isolés, tandis que sur le *tiers moyen* et le *tiers inférieur* des désordres plus complexes et plus considérables résultent de la confluence des lésions primitives et de l'intensité des lésions phlegmasiques consécutives.

A l'autopsie il est de règle que l'intestin malade ne présente aucune lésion apparente à l'extérieur; même dans les cas les plus intenses la *tunique péritonéale* reste indemne. Les parois paraissent simplement épaissies à la palpation et ce fait même est souvent masqué par la persistance des masses adipeuses sous-péritonéales.

L'intestin est rempli, sans être distendu, par un *liquide* absolument identique à celui qui constitue les selles; ses caractères varient suivant les périodes de la maladie. Au début c'est une matière **glaireuse**, semblable à l'albumine de l'œuf ou aux crachats muqueux; on l'a comparée au frai de grenouille; elle contient peu de sang. Plus tard, dès que les ulcérations commencent, le liquide devient plus abondant; il est alors **séreux**, coloré en rouge par le sang; il contient des *débris épithéliaux* de dimensions variables, sous forme de fragments membraneux blanchâtres; on l'a comparé à de la lavure de chair. Enfin, quand l'élimination des parties nécrosées est terminée, le liquide est **sanieux**, puriforme, plus ou moins grisâtre.

L'aspect de la muqueuse varie suivant les cas et suivant les épidémies considérées; Kelsch et Kiener ont montré que, malgré l'aspect varié des lésions, on a toujours affaire, en dernière analyse, à des **escarres** de dimensions et de profondeur variables, de marche plus ou moins rapide, laissant après leur élimination une *perte de substance*.

Forme légère. — On décrit quelquefois les *cas légers* sous le nom de **dysenterie catarrhale**.

Caractères macroscopiques. — La muqueuse est très congestionnée, parsemée de petites ecchymoses, et un peu bourgeonnante. Bientôt apparaissent de petites *ulcérations*, taillées à l'emporte-pièce, bien distinctes et isolées les unes des autres; leurs bords sont arrondis, mais irréguliers. Recouvertes par une petite couche de mucus louche, elles paraissent dès l'abord tout à fait superficielles; une fois détergées, le gonflement de leurs bords les fait paraître plus profondes qu'elles ne le sont en réalité. Ces ulcérations progressent peu, et se cicatrisent assez facilement.

Dans l'intervalle des ulcérations, la muqueuse est le siège d'une congestion accusée. Les tuniques sous-muqueuses paraissent intactes.

En pareil cas il s'agit d'une *nécrose superficielle*, procédant avec lenteur de la surface à la profondeur, et n'atteignant pas même le plus souvent toute l'épaisseur de la couche muqueuse; les phénomènes inflammatoires périphériques et réactionnels sont très modérés. Kelsch donne à cet ordre de lésions le nom de **nécrose sèche.**

Caractères histologiques. — A l'examen histologique on constate que la **partie centrale** de la lésion est constituée par une *zone granuleuse*, dans laquelle les éléments cellulaires sont complètement détruits, fusionnés en petits blocs vitreux, jaunâtres, qui ne se laissent plus imprégner par les matières colorantes. Autour de cette zone en pleine désagrégation moléculaire, qui occupe une hauteur plus ou moins grande de la couche muqueuse, s'étend une **zone externe** concentrique, dans laquelle la première est comme *enchâssée*, et dont les éléments cellulaires présentent déjà très accusé le processus de fermentation dysentérique. Mais là la nécrose n'est pas complète, les éléments sont encore reconnaissables, cohérents ou fusionnés en masse vitreuse, déjà rebelles aux colorations, se résolvant peu à peu en détritus granuleux. Cette zone existe tout autour de la première et au-dessous d'elle; tantôt elle laisse encore plus au-dessous les culs-de-sac profonds des glandes de Lieberkühn presque inaltérés; tantôt elle achève d'intéresser toute la hauteur de la couche glandulaire.

Plus en dehors la muqueuse est simplement tuméfiée; ses *glandes* sont hypertrophiées et agrandies. La *sous-muqueuse*, également tuméfiée, présente un *œdème fibrineux*, qui va d'ordinaire jusqu'à la tunique musculaire sans l'intéresser.

On ne constate que fort peu d'infiltration embryonnaire dans toutes les parties intéressées. Les artères sont souvent thrombosées; ce n'est qu'exceptionnellement que l'infiltration est *hémorragique*. Les *folli-*

cules clos sont peu tuméfiés et ne jouent aucun rôle dans le processus. Le *tissu connectif* englobé ne participe que secondairement à la destruction; ses fibres peu colorées conservent assez tard leur forme et leur striation longitudinale.

Quand toutes les parties nécrosées ont été éliminées, et que le processus de cicatrisation va commencer, il arrive assez souvent que les bords de l'ulcération se rapprochent au niveau du sommet, alors que la base reste élargie au niveau de la sous-muqueuse, disposition qui vaut à la lésion le nom d'**ulcère en bouton de chemise.**

La réparation dans cette forme légère est d'ordinaire très complète quoique un peu lente. Il persiste seulement un très léger *amincissement* de la muqueuse, rarement une *dépression cicatricielle* appréciable.

Forme grave. — Dans les cas intenses, le processus présente les mêmes caractères généraux, mais l'aspect est complètement changé. Les lésions sont larges et profondes, à marche envahissante et rapide; Kelsch et Kiener leur donnent le nom de **gangrène humide**, qui évoque l'idée d'un processus véritablement gangreneux; la dysenterie revêt presque toujours cette forme aux Antilles.

Il n'y a pas de différences radicales entre cette forme et la précédente. Souvent elles se mêlent dans des proportions diverses; celle qui prédomine impose son cachet au cas particulier.

Caractères macroscopiques. — Dans la forme humide la muqueuse est très *boursouflée*, transformée en une masse jaunâtre, mollasse; sa surface est irrégulière, son aspect tomenteux, gangreneux.

Les lésions se présentent encore sous la forme de **plaques**, plus ou moins isolables, mais moins circonscrites que dans la forme précédente. Dans quelques cas les lésions gangreneuses sont tellement étendues que ce sont les *îlots* de muqueuse restés *intacts* qui paraissent former des plaques distinctes au milieu de la surface tomenteuse. Ces îlots eux-mêmes sont d'ailleurs le siège d'une congestion et d'une inflammation catarrhale très accusées.

La nécrose atteint d'emblée toute la profondeur de la muqueuse, ainsi que les couches superficielles de la sous-muqueuse. Quand l'élimination des eschares a eu lieu, la *surface des ulcérations* est lisse, unie, rosée, recouverte de bourgeons charnus, tandis que les *portions saines*, boursouflées et molles, forment au-dessus d'elles des plaques à bords taillés à pic, d'un rouge plus sombre, ecchymotique, qui prennent parfois une saillie exagérée et un aspect presque polypeux.

Souvent aussi la lésion est *envahissante en profondeur*; elle creuse dans la sous-muqueuse de longs trajets, qui entraînent des **décollements** très étendus, des pertes de substance consécutives. C'est ainsi que se produisent ces décollements qui expulsent des lambeaux de la muqueuse, ceux-ci comprenant parfois tout le pourtour de l'intestin dont ils conservent la forme cylindrique.

Les décollements résultent tantôt de la nécrose dysentérique elle-même, tantôt de *phlegmons diffus*, survenus comme complications additionnelles et qui donnent lieu à de véritables nappes de pus.

Les ulcérations une fois produites se recouvrent quelquefois de *membranes d'aspect diphtéroïde*, concrétées à leur surface; ce n'est là qu'une lésion secondaire, qu'il ne faut pas confondre avec le processus nécrosique essentiel de la maladie.

Malgré ces lésions considérables de la muqueuse et de la sous-muqueuse, il est de règle que la *tunique musculaire* et le *péritoine* soient peu intéressés par l'inflammation voisine ; l'infiltration embryonnaire y est fort rare et les *perforations* sont tout à fait exceptionnelles. Assez souvent cependant les parois perdent leur cohésion; leur friabilité peut être telle que le gros intestin ne puisse être enlevé que par fragments, parce qu'il se déchire à la moindre traction. Même dans ce cas la surface péritonéale ne paraît pas atteinte et conserve sa coloration nacrée normale.

Caractères histologiques. — L'examen histologique montre que les lésions de la gangrène humide sont comparables à celles des escarres sèches.

Le **centre** des plaques, qui comprend toute l'épaisseur de la *muqueuse* et de la *sous-muqueuse*, est constitué par une substance plus *molle*, mais également jaunâtre, *granuleuse* et incolorable par les réactifs; elle est aussi plus *brune* et plus infiltrée de granulations pigmentaires noires, qui trahissent l'intensité plus grande des processus hémorragiques.

La transition avec les parties saines de la muqueuse se fait de même par une **zone externe**, dans laquelle les cellules sont flétries, encore reconnaissables, mais sans noyaux apparents, opaques, grisâtres et mal colorables. Cette zone est *diffuse* et mal délimitée, tant que le processus nécrosique est en voie d'extension; la ligne de démarcation d'avec les parties saines n'apparaît nettement que quand l'élimination commence.

La tunique musculaire n'est pas intéressée dans sa continuité; mais très souvent les fibres musculaires sont troubles, opaques, profondément dégénérées.

Quand la mort ne survient pas, la cicatrisation des plaies qui succèdent aux nécroses gangreneuses est beaucoup plus difficile que celle des escarres sèches; le passage à l'état chronique est incomparablement plus fréquent.

La cicatrisation entraîne la formation d'**indurations scléreuses**; celles-ci sont surtout marquées dans la tunique celluleuse, elles peuvent intéresser aussi la couche musculaire elle-même et jusqu'à la couche sous-péritonéale. De là résultent des **rétrécissements** de l'intestin, avec des parois presque rigides ; ces derniers s'observent surtout dans l'S iliaque et dans le rectum, là où les lésions sont toujours le plus prononcées.

Dysenterie chronique. — Après le passage à l'état chronique, ce sont les phénomènes d'**induration scléreuse** des parois intestinales qui dominent la scène. La muqueuse est congestionnée, boursouflée par places ; sa surface est très irrégulière. Ces *plaques saillantes*, dans lesquelles on retrouve des glandes allongées, plongées au milieu d'un tissu connectif bourgeonnant, alternent avec des *plaques déprimées*, que l'on pourrait au premier abord prendre pour des ulcérations, et avec des *ulcérations* véritables, dans lesquelles la muqueuse abrasée est réduite au tiers inférieur de ses culs-de-sac glandulaires, quelquefois même complètement détruite jusqu'au tissu sous-muqueux, qui forme alors le fond de l'ulcère.

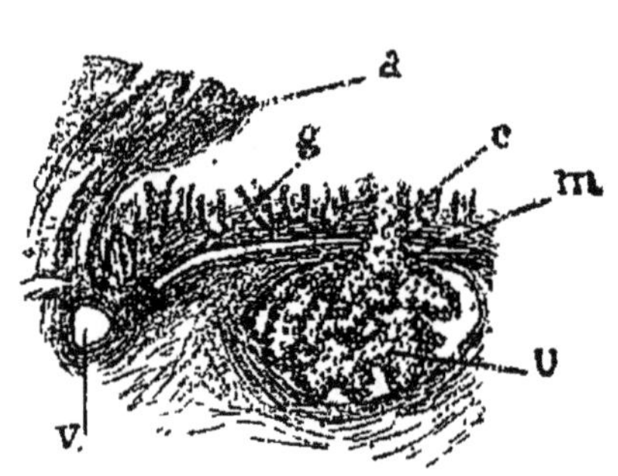

Fig. 86. — Ulcère folliculaire dysentérique (d'après Cornil et Ranvier).

a, muqueuse tuméfiée formant le bord de l'ulcération principale ; *u*, abcès folliculaire ; *c*, col de communication de l'ulcère avec la surface ; *g*, fond des culs-de-sac glandulaires ; *m*, muscularis mucosæ ; *v*, vaisseau.

Sur quelques ulcérations on aperçoit de petites *dépressions* profondes, remplies de mucus, qui forment une perte de substance toute particulière, et auxquelles on donne le nom peut-être mal justifié d'**abcès folliculaires** (fig. 86). Ce sont de petites cavités ampullaires, pouvant atteindre jusqu'à 4 ou 5 millimètres de diamètre, enchâssées au sein du tissu conjonctif, à grand diamètre parallèle à la surface, s'ouvrant par un *goulot* évasé mais assez étroit, remplies par une sorte de mucus concret, et presque toujours tapissées par une couche de cellules cylindriques. Cornil et Ranvier pensent qu'il s'agit là de *follicules* suppurés et vidés. La présence de mucus au lieu de pus, et surtout l'existence du revêtement épithélial, peuvent au contraire faire penser qu'il s'agit de dilatations de quelques culs-de-sac des glandes de Lieberkühn, englobés par le tissu conjonctif enflammé et exubérant.

On rencontre de plus, alternant avec les lésions précédentes, de nombreuses **cicatrices** d'ulcérations guéries, sur lesquelles la muqueuse ne s'est pas reconstituée, mais qui sont parfois le siège d'*excroissances polypeuses*, glandulaires ou connectives.

CHAPITRE V

Pancréas.

I. — TUMEURS. — Les **tumeurs secondaires** sont les plus fréquentes; parfois ce sont de véritables foyers de *généralisation*, et c'est alors presque toujours la *queue* de l'organe qui en est le siège. Le plus souvent le pancréas est simplement envahi par l'*extension* de proche en proche des tumeurs primitives des organes voisins, ou des tumeurs secondaires des ganglions lymphatiques qui l'entourent.

Ces cancers secondaires n'exercent d'ordinaire aucune influence appréciable sur les voies excrétoires du pancréas et ne se révèlent qu'à l'autopsie.

Cancers primitifs. — Il en est tout autrement des cancers primitifs, qui ne sont pas très rares.

Le cancer primitif épithélial occupe presque toujours la *tête* de l'organe; il détermine alors constamment l'*obstruction simultanée du canal de Wirsung et du canal cholédoque* (1). De là une dilatation marquée des voies biliaires supérieures, qui porte principalement son action sur la *vésicule*; cette dernière se distend et peut dépasser le volume du poing.

Le cancer primitif du pancréas détermine une augmentation de volume très variable de la tête de l'organe ; le plus souvent elle atteint le volume d'un gros œuf; elle peut dépasser le volume du poing, elle peut aussi assez fréquemment être à peine appréciable. En pareil cas le cancer peut passer inaperçu, si l'on se contente d'inciser le pancréas suivant sa longueur, au lieu d'explorer la tête de l'organe par une seconde incision, oblique sur la première. La tumeur est toujours très *adhérente au duodénum*, souvent elle envahit ses parois et elle ulcère sa muqueuse; quelquefois elle fait simplement saillie, par un bourgeon latéral, à travers l'ampoule de Vater. Elle est prise très fréquemment, à tort suivant nous, pour un cancer primitif du duodénum siégeant au niveau de cette ampoule.

La tumeur est toujours plus ou moins *dure*, blanchâtre, lardacée, avec des portions un peu jaunâtres et plus molles et parfois de petites cavités kystiques.

Le canal cholédoque et le canal de Wirsung sont compris dans la tumeur, et toujours *oblitérés* simultanément ; la pression sur la vésicule distendue ne permet pas à la bile de franchir l'obstacle. Le plus souvent on ne trouve même plus le trajet de ces canaux détruits par le tissu néoplasique. Quelquefois cependant le canal cholédoque est simplement tortueux et comprimé; bien qu'il ne permette pas le passage de la bile, il peut alors être franchi par un stylet.

Le *canal de Wirsung* est dilaté en amont, son diamètre peut dépasser celui d'une grosse plume d'oie

(1) Bard et Pic. Du cancer primitif du pancréas. *Revue de médecine*, 1888, p. 257.

le pancréas présente secondairement, dans toute son étendue, une *cirrhose par rétention* très accusée; sa lobulation est plus apparente et sa consistance très augmentée.

Le *foie* est *ictérique*, quelquefois scléreux par angiocholite ascendante, parallèlement avec le pancréas lui-même. De plus il présente presque constamment des **nodules cancéreux secondaires**; ces derniers présentent souvent alors des caractères macroscopiques très *particuliers*, sur lesquels nous avons appelé l'attention. Ce sont de *petits* nodules arrondis, d'un blanc mat, non saillants, assez semblables à des taches de bougie, et que l'on peut confondre à l'œil nu, quand ils sont très petits, avec de simples îlots scléreux.

Le cancer primitif de la tête du pancréas provient dans la grande majorité des cas des cellules épithéliales *glandulaires*; quelquefois cependant il émane des canaux excrétoires, aussi bien dans le corps de l'organe qu'au niveau de l'embouchure de ces canaux dans le duodénum; il appartient alors aux tumeurs épithéliales *cylindriques*.

II. — Kystes. — Ils sont assez fréquents; on les rencontre surtout dans le corps ou dans la queue de l'organe; ils sont parfois très volumineux; leur contenu atteint souvent de 1 à 3 litres; il peut exceptionnellement dépasser 10 litres.

Les uns sont dus à la rétention de la sécrétion, par obstruction des canaux; les autres, multiples, bosselés, relèvent d'une *maladie kystique* de la glande.

III. — Hémorragies. — Elles ne sont pas très rares mais répondent à deux types anatomiques bien distincts.

Dans l'un, ce sont de simples **taches ecchymotiques** disséminées, accompagnant une congestion intense de l'organe. Dans l'autre, un foyer **hémorragique** envahit l'organe dans toute son étendue et lui donne l'aspect d'un *caillot volumineux*; le sang s'étend en nappe dans le tissu interstitiel interacineux et interlobulaire ; il infiltre le tissu cellulaire sous-péritonéal, le mésocôlon, et peut faire irruption dans le péritoine, dans l'arrière-cavité des épiploons.

Les hémorragies abondantes peuvent relever de *traumatismes*, ayant entraîné des contusions violentes ou des ruptures du pancréas ; quelques auteurs les rapportent à des inflammations (**pancréatites hémorragiques**) ; elles paraissent résulter surtout de *ruptures vasculaires*, comparables à celles qui créent les hémorragies cérébrales et relevant des mêmes causes pathogènes, accompagnant notamment des néphrites chroniques.

IV. — Dégénérescences. — Les lésions dégénératives des cellules épithéliales, la dégénérescence graisseuse surtout, sont fréquentes sous des influences diverses, mais elles sont d'une appréciation très difficile, l'épithélium pancréatique étant très sensible aux altérations cadavériques.

V. — Sclérose. — Elle répond à deux types anatomo-cliniques différents.

Dans l'un il s'agit d'une **pancréatite interstitielle** diffuse, peu dense, n'entraînant qu'une atrophie peu accusée, se développant parallèlement avec des inflammations interstitielles des autres organes. Il faut toujours se rappeler d'ailleurs que le pancréas normal est lui-même compact et dur, et ne pas croire trop facilement à l'autopsie à l'existence d'une sclérose vraie.

Dans l'autre, véritable **cirrhose atrophique**, la sclérose est très accusée, très dense ; l'organe très dur, petit, atrophié dans son ensemble ; sur la coupe le tissu scléreux prédomine et les îlots jaunâtres de tissu glandulaire normal sont petits et peu apparents.

Cette seconde forme est une affection plus locale que la précédente, souvent subordonnée à des lésions des canaux excréteurs ou à la lithiase. Elle appartient plus particulièrement au diabète grave, **diabète pancréatique** de Lancereaux.

Cet auteur admet aussi l'existence chez les jeunes sujets d'une atrophie sans lésions, d'une **aplasie** pure.

VI. — VOIES EXCRÉTOIRES. — Les canaux pancréatiques présentent des lésions tout à fait comparables à celles des canaux des autres glandes.

La **lithiase** est relativement fréquente, sous forme de *calculs*, libres ou enchâssés vers l'embouchure du canal de Wirsung, de *sable* occupant toute l'étendue des canaux, ou même de calculs très nombreux. Ils occupent surtout la région de la tête, ne dépassent guère le volume d'une noisette, et sont constitués par du carbonate ou du phosphate de chaux.

Les **inflammations septiques** de ces canaux s'accompagnent de petits abcès multiples disséminés autour d'eux, relevant d'*infections ascendantes* d'origine intestinale.

Les **abcès** plus volumineux sont indépendants des canaux ; ils siègent surtout dans la tête de l'organe et sont plutôt d'origine *pyolémique*, provoqués par des agents pathogènes apportés par le courant circulatoire.

SIXIÈME SECTION

APPAREIL RESPIRATOIRE

CHAPITRE PREMIER

Plèvre.

Les inflammations de la plèvre ne se séparent par aucun détail important des inflammations des autres séreuses; nous nous contenterons de décrire ici les lésions qui, par leur caractère spécial aux organes considérés, n'ont pas pu trouver place dans la description générale.

I. — Adhérences pleurales. — Leurs caractères et leur signification varient suivant les cas.

Les *inflammations aiguës du poumon*, quand elles sont superficielles, déterminent des adhérences molles, lâches, formées par des plaques minces et transparentes; on les trouve sur tous les points où la séreuse s'adosse à elle-même: entre le poumon et la paroi costale, et plus encore entre les lobes eux-mêmes.

Les adhérences plus résistantes, mais encore faciles à rompre, formées par des plaques cohérentes, sont le fait d'*inflammations pulmonaires chroniques*; elles se forment plus facilement aux sommets où les mouvements respiratoires sont moins étendus; elles relèvent le plus souvent de la tuberculose pulmonaire.

Les adhérences consécutives à des *pleurésies* sont

plus importantes et plus étendues. Quelquefois elles sont lâches, spongieuses et peuvent être infiltrées d'œdème ; dans ce cas, leur épaisseur peut atteindre 2 centimètres et même davantage. Le plus souvent elles sont compactes et fusionnent étroitement les deux feuillets de la séreuse en une lame unique.

En pareil cas, la symphyse de la plèvre s'accompagne souvent d'une sclérose pulmonaire de propagation qui constitue ce qu'on a appelé la **pneumonie pleurogène** (Voir fig. 51). Les poussées congestives aiguës, de même que la congestion chronique, sont très fréquentes dans les bases pulmonaires ainsi transformées.

Grancher donne le nom d'adhérences *pleuro-viscérales* aux adhérences minces d'origine pulmonaire, et celui de *pleuro-pariétales* aux adhérences plus solides de la symphyse proprement dite.

Dans quelques cas des adhérences, plus ou moins solides, limitent par une ligne continue des épanchements liquides de diverses natures, auxquels on donne alors le nom de **pleurésies enkystées.**

II. — Pneumothorax. — La présence de gaz dans la cavité pleurale est presque toujours le fait d'une déchirure du poumon ; la fermentation putride de certains épanchements peut donner naissance à des gaz intra-pleuraux, mais le fait est extrêmement rare.

La **perforation** du poumon présente tout naturellement des caractères en rapport avec sa cause. Il n'est pas besoin de décrire l'aspect d'une *plaie traumatique* directe, ou produite indirectement par un fragment de côte fracturée, non plus que l'aspect d'une déchirure par *rupture d'une vésicule emphysémateuse.* La perforation de beaucoup la plus fréquente est celle qui est le fait d'une *caverne tuberculeuse superficielle* à marche rapide.

En pareil cas, et par le fait même du mécanisme de sa production, la perforation est d'ordinaire large, arrondie, à bords minces. Les cavernes perforées atteignent habituellement le volume d'une noisette et la perforation occupe près des deux tiers de leur partie saillante. Ces perforations présentent de grandes variétés de siège; leur lieu d'élection est le *lobe supérieur* du poumon, au niveau de la partie inférieure de sa face postérieure.

Le **contenu** de la plèvre varie suivant les cas, depuis l'épanchement gazeux du *pneumothorax simple*, aseptique, qui suit la rupture de vésicules emphysémateuses, dans la coqueluche par exemple, jusqu'à l'épanchement putride du *pyopneumothorax gangreneux*, qui résulte de la rupture d'un noyau lobulaire de gangrène pulmonaire, en passant par les épanchements séreux ou purulents des *hydropneumothorax* ou des *pyopneumothorax tuberculeux*.

III. — Empyème graisseux. — La plèvre renferme, beaucoup plus fréquemment que les autres séreuses, des épanchements *chroniques* tenant en suspension des *globules de pus ayant subi une transformation graisseuse* intense, et qui constituent de ce fait un type anatomo-pathologique et clinique très particulier.

Les globules de pus sont alors très pâles, peu cohérents, riches en grosses granulations graisseuses brillantes; quelques-unes de ces dernières sont libres dans le sérum. Ces épanchements ne contiennent généralement pas de micro-organismes et leur liquide présente une grande résistance à la putréfaction.

Il y a lieu de distinguer deux espèces très différentes de ces empyèmes graisseux :

Dans l'une, les globules sont *très nombreux*, le liquide offre la couleur et l'aspect habituels du pus; il s'agit alors d'une *pleurésie purulente d'emblée*, relativement bénigne et lente, mais ne différant que par son caractère torpide des épanchements purulents ordinaires des séreuses.

Dans l'autre, les globules sont relativement *rares* : le liquide est opaque et rappelle la couleur et l'aspect d'un bain sulfureux plutôt que ceux du pus habituel. Il s'agit alors d'une *pleurésie primitivement séreuse*, passée à l'état chronique et ayant subi parallèlement cette évolution spéciale. En pareil cas la plèvre est ordinairement très épaissie, mais sa surface est lisse; les culs-de-sac contiennent des amas granuleux à gros grains, fibrineux et graisseux, incapables de se vasculariser et de s'organiser pour créer une symphyse. Souvent le *refoulement du médiastin* du côté de la lésion, par l'*hypertrophie compensatrice du poumon du côté opposé*, a contribué à combler le vide laissé par le poumon du côté malade en grande partie atélectasié; en pareil cas, la cavité de l'empyème est aplatie et réduite, en forme de lame de sabre.

On a signalé aussi des épanchements *chyleux*, dus à la rupture du canal thoracique, et on a voulu à tort expliquer par ce mécanisme tous les épanchements à globules graisseux.

CHAPITRE II

Voies respiratoires supérieures.

I. — Ozène. — L'ozène est lié à un *catarrhe chronique* des fosses nasales, qui entraîne tantôt l'épaississement, tantôt l'induration et l'atrophie de la muqueuse.

Les *glandules* s'atrophient et disparaissent; pour quelques auteurs, c'est la disparition même des glandes de Bowmann qui, en modifiant la composition des sécrétions de la muqueuse, rend possible le développement des bactéries de putréfaction qui engendrent la fétidité.

Dans quelques cas la maladie finit par entraîner l'*atrophie des os*, sous-jacents à la muqueuse malade; de là la forme spéciale et l'agrandissement des cavités nasales qu'on constate chez les sujets atteints d'ozène.

Ces divers caractères se trouvent indiqués dans la

dénomination de **rhinite chronique atrophique fétide.**

II. — Syphilis tertiaire des fosses nasales. — La syphilis tertiaire attaque fréquemment les fosses nasales ; elle y détermine tantôt une inflammation de la muqueuse et des **ulcérations** envahissantes, tantôt des **gommes**, qui ont pour point de départ soit la *muqueuse* elle-même, soit le plus souvent le *périoste* ou le *périchondre.*

Ces lésions s'accusent d'abord par de la fétidité, *ozène syphilitique*, par des sécrétions purulentes ou des croûtes ; elles finissent par entraîner l'ulcération, l'élimination des *cartilages* et des *os* de la région, l'affaissement de la voûte du nez, la perforation des *cloisons*, et en somme des *déformations* graves et profondes.

La tuberculose ordinaire et le lupus déterminent des désordres anatomiques analogues.

III. — Malformations du larynx. — L'*absence d'une partie* limitée du larynx, comme l'épiglotte ou un cartilage, s'observe quelquefois. L'*asymétrie*, le développement excessif ou insuffisant du larynx sont relativement fréquents. La *petitesse anormale* de l'organe se rencontre avec l'aplasie des testicules ; elle accompagne de même la castration précoce.

IV. — Papillomes du larynx. — Parmi les tumeurs du larynx, il faut faire une mention spéciale pour ce que l'on a appelé les papillomes ou **fibromes papillaires.**

Ceux-ci sont d'ordinaire nombreux, étalés en surface ou prenant l'aspect de bourgeons arborisés de formes variables. Ils prennent leur point de départ habituel sur les *cordes vocales inférieures* et de là s'étendent plus ou moins loin. Chaque *papille* est constituée par un vaisseau et du tissu conjonctif, coiffés par un revêtement épithélial.

Les papillomes se montrent surtout dans la jeunesse ; ils constituent en somme une lésion bénigne, qui paraît se rapporter bien plutôt à une inflammation parasitaire locale qu'à une véritable tumeur.

V. — Œdème de la glotte. — Le larynx est assez souvent le siège d'un œdème qui a une grande importance clinique, par les accidents spéciaux de suffocation qu'il entraîne.

Cet œdème présente des caractères anatomiques différents suivant la nature des causes multiples dont il dépend. Quand il n'est que l'épisode local d'une **anasarque** plus ou moins étendue, il est le plus habituellement *chronique* et siège symétriquement aux lieux d'élection que nous signalerons plus loin. Quand il est le fait d'une **inflammation locale** voisine, il lui emprunte quelques-uns de ses caractères anatomiques; le plus souvent alors il est *aigu*, inflammatoire, plus ou moins limité et souvent unilatéral.

Les parties œdématiées sont gonflées, tremblotantes, demi-transparentes. La muqueuse est d'un blanc pâle, rosée ou même livide, suivant la nature de l'œdème. A la coupe et par la pression on fait écouler un liquide séreux incolore, ou bien un liquide rosé et parfois même puriforme.

Siège. — L'examen histologique ne révèle aucun caractère qui soit particulier à cet œdème; son importance et sa physionomie spéciale lui viennent de la *localisation topographique* qu'il affecte. Bien qu'il porte le nom d'œdème de la glotte, il est localisé à la partie supérieure du larynx. Il occupe la *face inférieure de l'épiglotte;* il présente son maximum sur les *replis aryténo-épiglottiques*, qui sont souvent gonflés au point d'arriver presque au contact. De là il atteint les *cordes vocales supérieures* sans pénétrer plus bas.

Cette localisation résulte de ce fait que l'œdème intéresse peu la muqueuse elle-même et se développe principalement dans les *couches sous-muqueuses*; celles-ci sont lâches et faciles à distendre dans les régions indiquées, tandis qu'au niveau des cordes vocales inférieures le tissu sous-muqueux fait complètement défaut et les muscles très adhérents à la muqueuse lui sont étroitement unis.

Les replis aryténo-épiglottiques gonflés par l'œdème permettent l'expiration, mais ils s'accolent pendant l'inspiration, et déterminent de ce fait un type spécial de dyspnée. Quand les bourrelets ainsi produits sont très accusés, la suffocation peut être très rapide, d'autant que l'œdème détermine alors souvent, par effet réflexe, un *spasme* de la glotte qui ajoute son action à l'obstacle mécanique.

VI. — Laryngites ulcéreuses. — Les ulcérations du larynx sont assez fréquentes, elles sont tantôt **aiguës** et tantôt **chroniques**, et reconnaissent des causes multiples. Parmi ces causes il faut citer principalement, pour les ulcérations aiguës, la *fièvre typhoïde*, pour les ulcérations subaiguës ou chroniques, la *syphilis* et surtout la *tuberculose*.

Les ulcérations atteignent le plus souvent les *cordes vocales inférieures*, surtout au niveau de leur angle de réunion ; on les trouve fréquemment aussi dans les ventricules, sur l'épiglotte et sur les replis aryténo-épiglottiques.

Elles débutent le plus souvent dans la muqueuse, par des foyers multiples, granulations tuberculeuses ou autres lésions. Dans quelques cas plus rares, la laryngite ulcéreuse débute par une **périchondrite** et n'atteint la muqueuse que secondairement.

Quand les ulcérations gagnent en profondeur, leur fond devient fongueux, anfractueux, souvent terminé par des prolongements irréguliers. Les muscles, les cartilages eux-mêmes sont envahis ; les ulcérations profondes s'accompagnent de *phlegmons*, de fusées étendues, et peuvent déterminer des *perforations* de la peau ou de l'œsophage.

Les *cartilages* détruits par l'inflammation sont érodés d'abord, puis morcelés et éliminés avec le pus.

Dans d'autres cas cependant ils réagissent au lieu de se détruire ; ils se *calcifient*, ou même subissent, dit-on, par le fait de l'inflammation prolongée, une *ossification* vraie.

La **tuberculose laryngée** présente toutes les formes anatomiques habituelles à la tuberculose des autres régions.

Dans les cas de granulie on ne trouve que les granulations fines, semi-transparentes, spéciales à cette affection. Le plus souvent il s'agit de tuberculoses subaiguës ou chroniques, la muqueuse est alors le siège d'une boursouflure œdémateuse, plus ou moins considérable, accompagnée d'érosions ou d'ulcérations étendues, serpigineuses, festonnées, mais encore superficielles. C'est au niveau des cartilages thyroïde et cricoïde que les ulcérations tuberculeuses sont d'ordinaire le plus caractéristiques. Enfin, dans quelques cas, la tuberculose détermine des *ulcérations profondes* et destructives.

CHAPITRE III

Bronches.

I. — Bronchite capillaire. — La bronchite capillaire était autrefois décrite comme une affection spéciale sous le nom de **catarrhe suffocant**. Elle est aujourd'hui considérée par la plupart des auteurs comme le processus initial de la broncho-pneumonie ; on admet qu'elle n'existe seule que lorsque les malades succombent avant la production de la pneumonie lobulaire. Nous ne pensons pas qu'il faille faire aussi bon marché de son individualité ; il est certain d'ailleurs qu'on la rencontre parfois isolée et qu'elle mérite une description spéciale.

La bronchite capillaire isolée, absolument exceptionnelle comme cause unique de mort chez l'adulte, est extrêmement fréquente comme affection additionnelle et ultime dans les milieux nosocomiaux; d'après nos observations, elle joue dans les services hospitaliers de médecine un rôle aussi néfaste que celui que jouaient autrefois l'érysipèle et la pyohémie dans les services de chirurgie.

Caractères macroscopiques. — Quand les malades succombent à la bronchite capillaire proprement dite, elle est d'ordinaire bilatérale et symétrique.

Ce qui frappe, au premier abord, c'est la *légèreté* et la *distension emphysémateuse* excessive et générale des deux poumons; on trouve aussi par places de petites plaques de *collapsus* ou d'*atélectasie* superficielle, surtout vers les bords de l'organe, tranchant par leur couleur livide sur la couleur pâle et exsangue de l'emphysème aigu général. Le parenchyme est en effet décoloré, *anémié* par le fait même de l'excès de tension de l'air qu'il contient. Sur la coupe il est sec, également pâle; il ne laisse écouler *aucun exsudat*; cependant, par la pression, on fait sourdre de ci, de là, quelques *gouttelettes de pus*, très petites, qui sortent des bronchioles intra-lobulaires.

Les bronches plus volumineuses sont peu atteintes et souvent même parfaitement intactes. En pareil cas on ne trouve ni pneumonie catarrhale ni foyers de pneumonie lobulaire.

Caractères histologiques. — L'examen histologique montre que l'inflammation est alors limitée aux **bronches intra-lobulaires**, dont le calibre est inférieur à un millimètre. Leur lumière est presque toujours oblitérée par un bouchon cellulaire constitué par des cellules assez volumineuses, profondément altérées, faisant corps avec le revêtement épithélial proliféré et remanié, qui paraît être le point de départ du processus (fig. 87).

En même temps les *parois* de la bronche sont infiltrées par de petites cellules embryonnaires ; cette infiltration s'étend quelquefois jusqu'au tissu conjonctif qui entoure l'artériole pulmonaire correspondante,

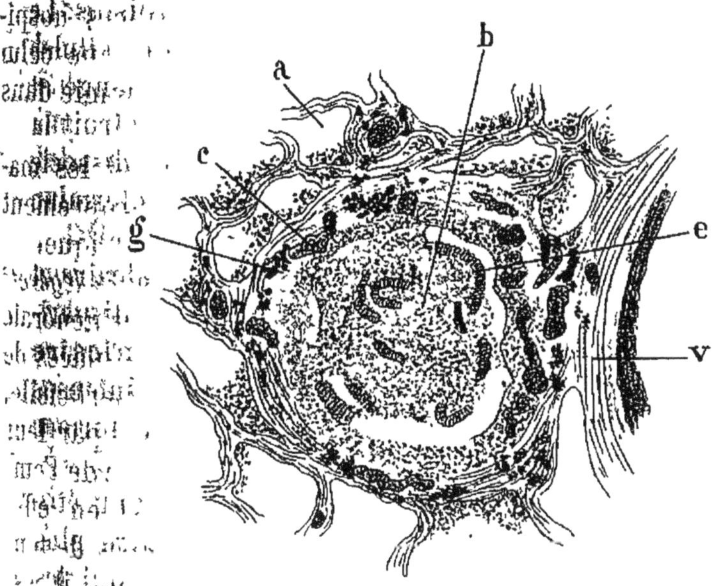

Fig. 87. — Bronchite capillaire.

b, bouchon de cellules proliférées oblitérant la bronchiole ; *e*, vestiges de l'épithélium desquamé ; *g*, parois bronchiques infiltrées de cellules embryonnaires ; *c*, cartilage de la bronchiole ; *a*, alvéoles voisins ; *v*, vaisseau adjacent à la bronchiole.

sans atteindre cependant les alvéoles voisins et sans compromettre la circulation artérielle.

Quand la lésion est un peu plus ancienne, le bouchon oblitérant perd sa cohésion ; il tombe facilement et manque sur les coupes ; la *perte de substance* qui en résulte est arrondie, limitée par les parois bronchiques infiltrées de cellules embryonnaires et plus ou moins méconnaissables.

II. — Bronchite chronique. — Dans les inflammations chroniques le *revêtement épithélial* est modifié, il perd plus ou moins complètement ses cils vibratiles; les cellules jeunes, encore mal formées, abondent dans ses couches profondes.

L'inflammation se propage jusqu'à la *tunique externe* des bronches, sans présenter cependant aucune tendance à envahir les lobules pulmonaires voisins. Le *tissu conjonctif de la muqueuse* est infiltré de cellules embryonnaires ; quand l'inflammation se prolonge et passe à l'état chronique, cette infiltration détruit la plus grande partie des *fibres élastiques*; elle dissocie et atrophie les *fibres musculaires lisses*; elle détermine l'inflammation des *cartilages*.

Celle-ci est suivie tantôt d'incrustation calcaire et d'ossification, tantôt de dégénérescence et de disparition des îlots cartilagineux. **L'incrustation calcaire** et l'ossification des cartilages sont parfois si intenses chez les vieillards que les bronches arrivent à former des tuyaux absolument rigides.

Les *glandes muqueuses* elles-mêmes peuvent être atteintes; cependant elles résistent d'ordinaire plus ou moins victorieusement à l'inflammation qui les entoure, tant par le fait de leur situation profonde que par la protection qu'elles reçoivent de leur charpente fibreuse.

Le *tissu conjonctif périphérique* s'hypertrophie ; il se forme autour des bronches enflammées des anneaux concentriques de sclérose. Quand celle-ci se propage plus ou moins loin dans les espaces interlobulaires, elle donne naissance à une véritable **pneumonie interstitielle** d'origine bronchique.

Ces diverses lésions entraînent à leur suite une dilatation de la bronche plus ou moins durable ; celle-ci peut disparaître quelque temps après la guérison de la bronchite, pourvu que les lésions destructives n'aient pas été profondes, et que les muscles, simplement paralysés et un peu atrophiés, soient encore susceptibles de régénération.

III. — Dilatations bronchiques. — Très fréquentes

dans la tuberculose pulmonaire chronique, elles peuvent se rencontrer toutes les fois que les bronches ont été profondément modifiées dans leur structure par une inflammation chronique primitive ou ambiante.

Siège. — Les bronchectasies s'observent sur toutes les parties de l'arbre bronchique ; mais il existe des différences nosologiques et anatomo-pathologiques importantes entre les dilatations des bronches intralobulaires et celles des tuyaux bronchiques plus volumineux.

Dilatations des bronches capillaires. — Elles se présentent sous la forme de petites ampoules, du volume d'une tête d'épingle en verre, ordinairement superficielles, souvent sous-pleurales, à parois peu résistantes. Elles communiquent avec une bronche, mais sont remplies de muco-pus, et rappellent l'aspect des grains jaunes de la broncho-pneumonie, ou même des petites cavernes tuberculeuses. Leur surface est lisse, régulière, parcourue quelquefois par des travées conjonctives blanches nacrées.

Au microscope, on trouve souvent, mais non toujours, un revêtement épithélial ; les parois sont exclusivement conjonctives, embryonnaires ou fibreuses, suivant l'ancienneté de la lésion. Ces dilatations des bronches capillaires sont consécutives à la *bronchite capillaire* ou à la *pneumonie lobulaire* ; elles restent indépendantes des lésions des grosses bronches.

Dilatations des bronches proprement dites. — Elles sont à la fois plus importantes et plus fréquentes. Elles se présentent sous la forme de cavités beaucoup plus volumineuses que les précédentes, à parois plus distinctes et plus résistantes.

Variétés. — Elles sont le plus souvent *perméables à l'air* et s'interposent simplement sur le trajet de l'arbre bronchique. Dans quelques cas au contraire, la bronche qui leur a donné naissance est *oblitérée* et la dilatation se présente sous la forme d'une *ampoule kystique*, tantôt à revêtement et à contenu muqueux, tantôt à parois fibreuses et à contenu caséeux, jaunâtre, presque solide. Ces bronchectasies oblitérées existent surtout aux sommets des poumons ; elles sont plus rares que les dilatations bronchiques restées perméables à l'air.

Ces dernières se présentent tantôt sous la forme d'une dilatation uniforme plus ou moins étendue du tuyau bronchique, régulièrement **cylindrique**, ou **ovoïde** par l'affaissement graduel de ses extrémités, tantôt sous la forme d'une cavité **ampullaire** ou **sacciforme**. Le plus souvent d'ailleurs, bronchectasies cylindriques et ampullaires existent simultanément

Dans quelques cas plus rares, une bronche présente sur son trajet plusieurs dilatations ampullaires, séparées par des portions unissantes de calibre normal : dilatations en chapelet ou **moniliformes**.

Cette dernière variété est rare et se rencontre surtout aux sommets. Les autres dilatations bronchiques sont plus fréquentes aux bases qu'aux sommets.

Il n'est pas rare de trouver une dilatation ampullaire *unique*, parfois très considérable. Le plus souvent cependant les bronchectasies sont *multiples*, constituées par des dilatations ampullaires, réunies par des bronches cylindriques mais dilatées. Au delà des dilatations, la bronche est atrophiée, parfois terminée par des kystes ou des lacunes pulmonaires.

Structure. — La surface des dilatations bronchiques rappelle l'aspect de la bronche normale, tout en s'en éloignant plus ou moins suivant le degré de la lésion. On y trouve encore le *revêtement muqueux*, en continuité avec celui de la bronche normale voisine ; il a perdu ses plis longitudinaux, mais parfois il a conservé son poli habituel ; l'aspect en est lisse, luisant, rosé ou demi-transparent. Au-dessous de la muqueuse, les *plaques cartilagineuses* et les *faisceaux musculaires* sont plus ou moins distincts.

Le plus souvent le parenchyme qui entoure les bronches dilatées est lui-même le siège d'une sclérose plus ou moins dense, ayant oblitéré et détruit un grand nombre d'alvéoles.

D'une manière générale, la lésion est plus avancée et l'aspect de la paroi moins caractéristique dans les bronchectasies ampullaires que dans les bronchectasies cylindriques ; dans une même bronchectasie ampullaire, à la partie moyenne et saillante que vers les extrémités.

Au microscope, le revêtement épithélial est ordinairement encore cylindrique, mais très rarement à cils vibratiles ; parfois il est composé de cellules arrondies, proliférées et enflammées; rarement il manque complètement. Dans la paroi on retrouve, quoique altérés, tous les éléments d'une bronche normale ; dans la portion équatoriale d'une bronchectasie ampullaire, la paroi est souvent presque exclusivement conjonctive.

Pathogénie. — Sous l'influence de l'inflammation les bronches perdent plus ou moins complètement les éléments élastiques, musculaires et cartilagineux, qui leur donnaient leur *résistance*. L'accumulation des produits de sécrétion, ordinairement muco-purulents, les efforts de toux, viennent ajouter leur action aux causes précédentes.

La *sclérose péribronchique* elle-même, et la rétraction du parenchyme qu'elle détermine, jouent parfois un certain rôle dans la production des bronchectasies; il peut en être ainsi d'ailleurs aussi bien quand la sclérose est elle-même d'origine bronchique, que lorsqu'elle est au contraire primitive, par le fait d'une pneumonie interstitielle d'origine quelconque.

Lésions secondaires. — Les bronchectasies sont fréquemment le siège de lésions secondaires diverses.

Le plus souvent la muqueuse des bronches dilatées est le siège d'une inflammation chronique assez intense; elle se vascularise, s'épaissit, se recouvre d'un exsudat puriforme; ses parois s'infiltrent de cellules embryonnaires.

Le processus peut aller jusqu'à la production d'*ulcérations*, qui font disparaître tout ce qui pourrait rappeler encore la structure primitive de la bronche.

Dans quelques cas les dilatations bronchiques présentent, sur leur surface interne, des **végétations** saillantes, sous la forme de bourgeons visibles à l'œil nu; ce sont des papilles inflammatoires simplement conjonctives, mais coiffées par le revêtement épithélial. Ces végétations existent surtout dans les parties de la bronche moins profondément altérées et intermédiaires aux dilatations ampullaires.

Dilatations congénitales. — Outre les formes acquises, de beaucoup les plus fréquentes, on rencontre quelquefois des dilatations bronchiques congénitales. Ces dernières peuvent être *généralisées* à tout un lobe pulmonaire ou même à tout un poumon, et permettre néanmoins une longue survie.

Les bronches dilatées conservent leur revêtement épithélial cylindrique; elles sont si nombreuses et si rapprochées, qu'une zone pulmonaire plus ou moins étendue est transformée en une sorte de bloc aréolaire, dont les travées sont formées par ce qui reste du parenchyme pulmonaire scléreux et rétracté.

L'aspect spécial du poumon en pareil cas est tel qu'on a attribué la lésion à l'*aplasie* du parenchyme pulmonaire lui-même. Il nous paraît plus légitime de rapprocher cette malformation spéciale des angiomes et de la maladie kystique des organes glandulaires, pour y voir une dilatation des bronches réalisée sous l'influence de la pression aérienne normale, par le fait d'un *défaut initial de résistance de leurs parois*.

IV. — Bronchite fétide. — L'appareil bronchique est parfois le siège d'une **gangrène superficielle**, qui, pendant la vie, donne à l'haleine du malade une odeur particulière, caractéristique et très fétide.

Cette maladie est ordinairement décrite sous le nom de bronchite fétide, mais parfois on en fait une forme spéciale de la gangrène pulmonaire. Elle se distingue néanmoins de la gangrène du parenchyme que nous décrirons plus loin. On l'observe chez les sujets atteints de bronchites chroniques, et presque exclusivement quand celles-ci s'accompagnent de dilatations bronchiques ; souvent aussi elle envahit les cavernes tuberculeuses elles-mêmes.

Les auteurs admettent que, sous l'influence d'une infiltration purulente excessive, les vaisseaux sont comprimés et que la gangrène est le fait de *l'arrêt de la circulation.* Il est fort probable au contraire qu'il s'agit là d'une maladie additionnelle, liée à la germination de microbes particuliers et aux fermentations qui les accompagnent.

Quoi qu'il en soit, quand les bronches, dilatées ou non, sont atteintes de gangrène superficielle, leur surface est recouverte par une *couche grisâtre*, très adhérente, qui cache les parois de la cavité, et dans laquelle se trouvent des cellules granuleuses et des éléments conjonctifs en voie de destruction. Le *pus* est assez fluide, d'une couleur gris jaunâtre, assez souvent marron, ou plus ou moins coloré par les éléments du sang. Il est riche en cristaux d'acides gras, contient peu de mucine, et se mêle facilement à l'eau.

CHAPITRE IV

Poumons.

I. — TUMEURS

Le poumon est assez fréquemment le siège de tumeurs ; les tumeurs malignes méritent seules de nous arrêter.

Cancers primitifs. — Le cancer primitif du poumon est assez rare, il se présente habituellement sous la forme d'une tumeur volumineuse, blanche et molle, encéphaloïde le plus souvent, occupant la plus grande partie des deux poumons, très adhérente aux parois thoraciques qu'elle envahit, notamment au diaphragme, qui est d'ordinaire bourré de noyaux secondaires et plus ou moins détruit. Il s'accompagne souvent d'une pleurésie hémorragique abondante.

L'examen histologique montre alors le plus souvent qu'il s'agit d'une tumeur *épithéliale* à stroma alvéolaire. Les cellules fondamentales sont volumineuses, sphériques, contenant des noyaux ovoïdes, volumineux, multinucléolés. Le stroma est alvéolaire, mais délicat ; il présente de grandes ressemblances avec le stroma normal des alvéoles pulmonaires, aussi a-t-on pu dire que les cellules néoplasiques étaient simplement distribuées dans les alvéoles normaux de l'organe. Le volume même de la tumeur suffit cependant à montrer qu'on est réellement en présence d'une néoformation de travées conjonctives.

Le cancer primitif provient d'ordinaire du *revêtement endothélial* de l'alvéole, plus rarement des *glandes de la muqueuse bronchique*, exceptionnellement du tissu conjonctif.

Cancers secondaires. — Les tumeurs secondaires sont beaucoup plus fréquentes dans le poumon que les cancers primitifs, soit qu'il s'agisse de tumeurs propagées par *extension directe*, soit qu'il s'agisse de semis *métastatiques*.

Ce sont surtout les *tumeurs du médiastin* qui envahissent le poumon par **extension directe**. Les ganglions de cette région, et notamment ceux du médiastin antérieur, deviennent assez fréquemment cancéreux; ces cancers lymphatiques prennent un grand développement, et, dès le début, refoulent et envahissent le parenchyme pulmonaire adjacent. On trouve alors une énorme tumeur, blanche, molle, bosselée, sur la périphérie de laquelle s'étale une lame pulmonaire mince. Il est souvent difficile de reconnaître en pareil cas si la tumeur s'est développée primitivement dans le poumon ou dans les ganglions; l'examen histologique est parfois nécessaire pour en établir l'origine.

Les **noyaux métastatiques** les plus fréquents sont ceux qui proviennent des cancers *épithéliaux* des organes glandulaires. Ils se présentent d'ordinaire sous la forme de *nodules* assez petits, arrondis, disséminés, dépassant rarement le volume d'une noisette. Ils ressemblent à des noyaux de broncho-pneumonie, mais ils se distinguent par leur dureté et par leur blancheur sur la coupe. Ces noyaux cancéreux secondaires n'atteignent presque jamais dans le poumon le volume considérable qui leur est habituel dans le foie ; mais ils déterminent fréquemment par leur présence des pleurésies hémorragiques.

Enfin on rencontre quelquefois des **lymphangites cancéreuses**, généralisées à toute l'étendue de l'organe, des deux côtés, et provenant presque toujours de cancers ulcéreux de l'estomac. L'*aspect macroscopique* en est assez spécial : sur les coupes, les lymphatiques sectionnés apparaissent sous la forme de fines granulations, simulant au premier abord une granulie tuberculeuse ; sous la plèvre, les traînées lymphangitiques sont plus facilement reconnaissables, rectilignes ou dessinant des réseaux périlobulaires. Sur les *coupes histologiques*, le diagnostic est facile par le fait du grand nombre des lymphatiques oblitérés par les cellules cancéreuses; ces lymphatiques sont reconnaissables à leur forme arrondie, à leurs limites nettes et à leur situation dans les travées interlobulaires; quelques-uns commencent à être détruits par la néoplasie, qui rompt leurs parois et envahit les alvéoles ambiants.

II. — LÉSIONS DE NUTRITION

1° Lésions par troubles circulatoires.

I. — Anémie. — L'anémie du poumon se rencontre surtout comme la manifestation locale d'une anémie générale. Parfois elle est la conséquence d'une compression partielle ou d'une oblitération vasculaire. Sur le cadavre le sang s'accumule par le fait de la pesanteur dans les gouttières vertébrales, et l'anémie qui en résulte dans les parties antérieures ne doit pas être prise pour un phénomène pathologique.

L'obstruction embolique des branches de l'artère pulmonaire détermine une anémie locale, mais, par le fait même de la double circulation de cet organe, on n'observe pas dans le poumon les infarctus blancs, nécrobiotiques, que les embolies déterminent dans les autres viscères. L'embolie survient d'ailleurs d'ordinaire dans les affections cardiaques, sur des poumons qui sont déjà le siège d'une congestion chronique ; sous cette double influence naissent des foyers hémorragiques particuliers que nous décrirons plus loin.

II. — Œdème. — Il est général ou partiel, suivant la nature de la cause qui l'a produit.

L'œdème pulmonaire, qui n'est qu'un épisode local de l'anasarque, est plus ou moins **généralisé**, mais toujours prédominant aux bases. On le trouve encore généralisé dans les poumons, quoique limité à ces organes, dans certains cas d'asphyxie par des gaz irrespirables, de même qu'après les agonies prolongées qui se sont accompagnées de paralysie cardiaque.

Plus rarement l'œdème est **localisé** ; il en est ainsi dans les régions dont la circulation capillaire est entravée par des embolies capillaires multiples, comme on l'a signalé dans les cas d'embolies graisseuses.

Caractères macroscopiques. — Les poumons œdémateux sont augmentés de volume, mais leur consistance est molle, sans élasticité ; ils gardent l'empreinte du doigt. Leur coloration est blanche, leur surface lisse n'est le siège d'aucun exsudat. A la coupe, sans même qu'il soit nécessaire d'exercer aucune pression, on voit sourdre un *liquide spumeux*, incolore, aéré, que la pression fait écouler en grande abondance.

Caractères histologiques. — Les alvéoles contiennent une sérosité claire, mêlée d'eau, très pauvre en éléments figurés : quelques rares globules, rouges et blancs, de plus rares cellules épithéliales desquamées.

Cependant, quand l'œdème survient dans un poumon qui est le siège d'une stase chronique, dans les **œdèmes hypostatiques** des cardiaques par exemple, les globules rouges augmentent de nombre dans l'exsudat, qui devient un peu rosé ; il en est de même dans l'œdème localisé qui accompagne les foyers inflammatoires de diverses natures. C'est là une variété spéciale d'œdème qui constitue en somme un état intermédiaire entre l'œdème véritable et la congestion.

III. — Hypérémie. — Le poumon est très fréquemment le siège d'hypérémies ; mais il faut distinguer deux séries de cas bien différents : tantôt l'hypérémie est le fait d'une fluxion par dilatation **active** des vaisseaux ; elle est plus ou moins *aiguë*, de durée relativement courte, pouvant aller de quelques heures à quelques jours ; tantôt les vaisseaux sont le siège d'une dilatation **passive**, fixe, par stase, ordinairement très prolongée et véritablement *chronique*.

Congestion active. — Elle ne frappe pas spécialement les parties déclives ; souvent elle se localise à un lobe ou à une partie d'un lobe et mérite le nom de congestion *lobaire* : c'est l'apoplexie vasculaire des anciens. Elle s'accompagne parfois d'une exsudation séreuse abondante, et prend alors le nom d'**œdème aigu**.

Dans les maladies fébriles ou chroniques qui entraînent le décubitus dorsal prolongé, on rencontre souvent une congestion plus étendue, plus intense, frappant les bases pulmonaires déjà le siège d'un œdème hypostatique. C'est à ce mélange de *stase*, de *congestion aiguë* et d'*inflammation*, qu'on a donné le nom assez impropre de **pneumonie hypostatique**.

Caractères macroscopiques. — Le poumon congestionné est augmenté de volume comme dans l'œdème; mais sa coloration est rouge; au premier abord les noyaux de congestion, quand elle est intense, rappellent l'aspect de la pneumonie lobaire. Leur consistance est ferme, élastique; la surface de la plèvre présente quelquefois à leur niveau cet aspect livide, trouble et un peu granuleux, qui est le signe d'une inflammation propagée et qui atteint son maximum dans la pneumonie vraie.

Sur la coupe, le liquide s'écoule moins rapidement que dans l'œdème, mais la pression le fait sourdre en abondance, il est spumeux, *rouge*, quelquefois même presque noir.

Quand la congestion a été liée à l'asphyxie, le sang est plus noir; il existe de plus de petites hémorragies interstitielles situées au-dessous de la surface pleurale, formant de petites taches arrondies, connues en médecine légale sous le nom de **taches de Tardieu.**

Caractères histologiques. — Les parois alvéolaires sont épaissies par la saillie des vaisseaux capillaires gonflés et flexueux. Les travées ne sont d'ordinaire le siège d'aucune infiltration embryonnaire, mais le revêtement épithélial est gonflé, souvent granuleux. Les alvéoles sont remplis par un *exsudat* liquide, mêlé d'air, contenant en suspension de nombreux globules rouges, quelques globules blancs et d'assez nombreuses cellules épithéliales desquamées, sphériques, souvent multinucléées, ordinairement plus ou moins pigmentées par le sang ou par des poussières.

Quand les globules rouges ou les cellules épithéliales présentent une grande abondance, ils indiquent la nature inflammatoire de la congestion, qui confine, suivant les cas, à *l'inflammation hémorragique* ou au *catarrhe desquamatif*. Dans les congestions très intenses, quelques alvéoles se montrent complètement vides d'air; d'autres peuvent même contenir un petit réticulum fibrineux; dans certains cas limites, la distinction peut être difficile entre la congestion inflammatoire et la pneumonie fibrineuse.

Stase. — La stase se produit quand il existe une *gêne mécanique durable* de la circulation pulmonaire, comme il arrive dans les maladies organiques du cœur : elle donne naissance à l'**induration rouge** ou cyanotique.

Quand le poumon a été le siège de congestions répétées et successives, les divers éléments de l'organe subissent des modifications plus profondes et plus durables. La couleur et la consistance sont changées ; l'organe garde une *coloration sombre*; il est *dur* et résistant à la coupe ; il présente une consistance augmentée, mais garde à peu près son volume normal. On aperçoit à sa surface le réseau des cloisons périlobulaires épaissies ; il arrive à l'**induration brune.**

Les vaisseaux capillaires restent dilatés, leur saillie rétrécit d'autant le calibre de l'alvéole ; le tissu conjonctif s'hypertrophie dans les travées inter-alvéolaires elles-mêmes, puis dans les espaces interlobulaires, ainsi qu'autour des vaisseaux et des bronches. L'hypertrophie atteint aussi parfois les anneaux musculaires des bronchioles et des processus alvéolaires. Ces lésions sont en rapport avec une *pneumonie interstitielle diffuse*, modérée mais très étendue.

Le sang, épanché dans les congestions successives, laisse dans les tissus, dans les cellules lymphatiques, et jusque dans les cellules épithéliales de la paroi alvéolaire, des *granulations pigmentaires*, qui déterminent la coloration brune particulière de l'organe, et qu'il ne faut pas confondre avec les poussières noires que contiennent toujours en plus ou moins grande abondance les poumons d'adultes.

On attribue les lésions de l'induration brune uniquement à la stase circulatoire et à l'irritation chronique qu'elle détermine ; elle constitue la lésion caractéristique principale du *poumon cardiaque*. Nous pensons au contraire que ces lésions possèdent une réelle autonomie, et qu'elles ressortissent à des **pneumonies interstitielles plastiques**, locales, relevant de la même cause pathogène que la localisation cardiaque, rénale ou vasculaire, que l'on regarde à tort comme initiale ; en pareil cas, les diverses lésions scléreuses sont parallèles, mais non subordonnées les unes aux autres.

IV. — Apoplexie pulmonaire. Infarctus hémoptoïques. — Les exsudats intra-alvéolaires de la congestion et de la stase sont toujours plus ou moins riches en globules rouges, mais ils ne doivent pas être confondus avec les véritables épanchements hémorragiques. Ceux-ci se rencontrent sous deux formes très différentes :

Dans quelques cas l'hémorragie est le fait de la *rupture* ou de l'ulcération de *vaisseaux* veineux ou artériels ; le sang s'épanche alors brusquement et en masse. On trouve en plein parenchyme pulmonaire, au milieu d'un lobe, un mélange de sang coagulé et de sang liquide, au milieu duquel flottent des lambeaux de tissu pulmonaire déchiré. C'est là une **apoplexie en foyer**, qui peut parfois, quand elle est superficielle, envahir la cavité pleurale. Cette forme n'est pas rare dans la gangrène pulmonaire.

Les *hémorragies capillaires* sont beaucoup plus fréquentes, elles se présentent sous la forme de petits nodules, connus sous le nom d'**infarctus hémop-**

toïques de Laënnec. Ces infarctus se produisent principalement dans les maladies organiques du cœur, dans les *lésions mitrales* en particulier.

Caractères macroscopiques. — Les infarctus siègent de préférence dans les *lobes inférieurs* et au voisinage de la surface du poumon. Ils sont le plus souvent *multiples* et se présentent sous la forme d'*infiltration diffuse*, ou de *noyaux indurés* coniques, à base périphérique. Cette double apparence correspond à un mécanisme de production différent, sur lequel nous reviendrons plus loin.

Ces nodules se distinguent nettement du parenchyme environnant; leurs bords sont *nets*; leur volume est des plus variables, depuis celui d'un petit pois jusqu'à celui d'un gros œuf. Sur la coupe, ils présentent la coloration foncée, *noire*, du sang coagulé; leur surface est sèche et la distribution alvéolaire y est très reconnaissable. Dans toute l'étendue de l'infarctus compact les vaisseaux sont *oblitérés* par des caillots; ceux-ci sont d'abord mous, puis subissent toutes les transformations habituelles aux caillots des thromboses vasculaires.

La *plèvre* présente d'ordinaire, au niveau des infarctus superficiels, quelques granulations fibrineuses; ceux-ci provoquent même souvent de véritables pleurésies. En pareil cas c'est souvent au sein des zones atélectasiées du poumon que l'on retrouve les infarctus qui ont été le point de départ de l'épanchement.

Caractères histologiques. — Les alvéoles sont remplis par une mosaïque de globules rouges, très serrés, déformés par pression réciproque. L'air a été complètement chassé de l'alvéole; on n'y aperçoit que fort peu de fibrine, dans les infarctus récents seulement, et elle ne tarde pas à disparaître.

Tantôt, et le plus souvent, il s'agit d'une hémorragie capillaire en nappe et on ne retrouve pas les déchirures qui ont donné passage au sang; il en est toujours ainsi notamment dans les cas où les limites de l'infarctus sont indécises. Tantôt, au contraire, le sang provient de la rupture d'un petit vaisseau, il s'épanche dans une bronchiole, et, aspiré avec l'air, remplit uniquement le lobule auquel elle aboutit ; en pareil cas l'infarctus présente des limites nettes, et suit la distribution d'un lobule plus ou moins volumineux.

L'hémorragie de l'infarctus reconnaît pour cause déterminante, dans la grande majorité des cas, des *embolies* émanées du cœur droit ou du système veineux. Mais, d'une part l'embolie n'est pas absolument nécessaire pour la production d'un infarctus hémoptoïque diffus ; d'autre part, les embolies ou thromboses des branches de l'artère pulmonaire ne suffisent pas à elles seules à produire des infarctus nodulaires. Il faut pour cela l'influence adjuvante d'une *stase prolongée* et des *altérations vasculaires* qui en résultent. Ce sont ces dernières qui permettent à l'embolie de déterminer la rupture des capillaires ou des artérioles.

Il ne faut pas confondre avec les infarctus hémorragiques proprement dits, les infarctus peu colorés, rouges, pâles ou jaunes, qui sont le fait de l'obstruction des capillaires par des globules blancs dans la *leucocythémie*.

Terminaisons. — Quand l'infarctus ne subit pas d'*infection secondaire*, capable d'en déterminer la **gangrène** ou la **suppuration**, le sang se résorbe et la réparation se produit. Tantôt elle se fait par **résolution**, elle est alors complète et n'entraîne aucune altération durable du parenchyme; tantôt elle se fait par **cicatrisation**.

Celle-ci se produit suivant deux mécanismes différents. Le plus souvent l'hémorragie n'a pas compromis la nutrition des travées alvéolaires; le séjour du sang détermine leur hypertrophie sclérosante, et l'air ne rentre plus dans le parenchyme induré. On aperçoit alors un épaississement de la plèvre, blanchâtre, cicatriciel, envoyant des prolongements plus ou moins étendus dans le voisinage. Quelquefois, mais plus rarement, le tissu de l'infarctus se désagrège en une bouillie brune, inodore, qui s'évacue dans une bronche; la perte de substance qui en résulte se cicatrise rapidement.

V. — DÉGÉNÉRESCENCES. — Les lésions dégénératives simples sont peu importantes et à peine étudiées.

La *calcification* est une terminaison fréquente des lésions inflammatoires, mais elle est fort rare comme lésion primitive, on l'observe cependant quelquefois dans les maladies générales qui s'accompagnent d'une forte résorption du tissu osseux. La *surcharge amyloïde* est très rare dans le poumon ; elle s'y limite toujours à la paroi des vaisseaux. La *dégénérescence graisseuse* de l'épithélium se rencontre dans l'empoisonnement par le phosphore ou par l'arsenic : les cellules sont remplies de grosses goutelettes de graisse ; quelques-unes deviennent libres dans l'alvéole dont la surface interne se trouve ainsi dépouillée de son revêtement.

2° Lésions de cause mécanique.

I. — ATÉLECTASIE. — On désigne sous ce nom l'état du poumon dans lequel les alvéoles pulmonaires sont affaissés et privés d'air, bien que celui-ci n'ait été chassé par aucun exsudat. Cette lésion se rencontre dans trois séries de faits bien distincts, qu'il y aurait tout intérêt à distinguer les unes des autres par une expression qui fût propre à chacune d'elles. Les trois termes d'*état fœtal*, d'*atélectasie*, de *collapsus alvéolaire* sont employés d'ordinaire à peu près indifféremment l'un pour l'autre ; il nous paraît préférable de réserver chacun d'eux à l'une des trois formes de l'affaissement des alvéoles pulmonaires.

État fœtal. — On sait que chez le fœtus qui n'a pas respiré, le poumon vide d'air va au fond de l'eau. Le poumon est d'ailleurs parfaitement *insufflable*.

Sur une coupe histologique les alvéoles sont vides, et par le fait même de l'affaissement des parois, les cellules du revêtement épithélial sont volumineuses, pyramidales, plus larges à leur base d'implantation qu'au niveau de leur sommet. C'est là l'atélectasie fœtale, ou plus simplement l'état fœtal du poumon.

Cet *état physiologique* peut se prolonger partiellement après la naissance, quand le poumon se dilate incomplètement, par le fait de l'obstruction d'une bronche, d'une congestion pulmonaire ou d'une broncho-pneumonie survenant chez le nouveau-né.

Atélectasie proprement dite. — Nous réservons cette dénomination aux cas dans lesquels l'affaissement pulmonaire reconnaît pour cause une *compression* périphérique du poumon, presque toujours liée elle-même à un épanchement pleural. Le mécanisme de la lésion est alors des plus simples ; l'épanchement empêche l'entrée de l'air inspiratoire et la pression chasse peu à peu l'air de réserve et l'air résidual des alvéoles pulmonaires.

L'atélectasie ne porte d'ordinaire que sur une portion plus ou moins étendue du poumon comprimé, elle peut cependant atteindre l'organe tout entier dans des cas exceptionnels. La partie atélectasiée tranche sur les parties aérées par son petit volume, sa couleur sombre, ardoisée, sa consistance compacte et élastique. Sur une surface de section le tissu est sec, noir, *élastique*, assez analogue à du caoutchouc. Les fragments vont au fond de l'eau. L'*insufflation* peut être laborieuse, mais elle s'accomplit bien quand l'atélectasie est pure, sans mélange de lésion du parenchyme ni d'inflammation pleurale, comme il arrive par exemple dans l'hydrothorax de l'anasarque.

Une coupe mince plongée dans l'eau reprend aussitôt ses dimensions primitives et les cavités alvéolaires reparaissent. Quand on examine le poumon durci dans l'état d'atélectasie simple, on n'y constate aucune lésion notable ; les capillaires sont perméables; les cellules épithéliales sont un peu granuleuses, plus ou moins cylindriques ou globuleuses, par le fait de la rétraction de leur base d'implantation.

Quand la pleurésie causale est de nature inflammatoire, la *plèvre* qui recouvre la partie atélectasiée est couverte de fausses membranes ; celles-ci s'épaississent, deviennent fibreuses, et, en pareil cas, l'insufflation cesse d'être possible. Le retour du poumon à son volume primitif est d'autant plus difficile et plus lent à se réaliser que la sclérose partie de la plèvre envahit le parenchyme lui-même. De là l'insuccès des ponctions dans les pleurésies inflammatoires chroniques, le poumon ne pouvant suivre le mouvement d'expansion que sollicite l'évacuation de la séreuse.

La zone atélectasiée contient parfois des infarctus hémoptoïques, des foyers gangreneux ou tuberculeux, dont la présence a été la cause première de la pleurésie elle-même.

Collapsus. — Il est la conséquence de l'*obstruction d'une bronche* plus ou moins volumineuse par une cause quelconque, le plus souvent un bouchon épithélial de bronchite capillaire ou de bronchopneumonie, quelquefois un corps étranger. En pareil cas l'air ne tarde pas à disparaître des alvéoles que commande la bronche oblitérée; le parenchyme s'affaisse, se déprime ; le terme de collapsus ne saurait trouver un meilleur emploi.

L'aspect *macroscopique* du poumon est très différent dans l'atélectasie pleurale et dans le collapsus d'obstruction bronchique. Au lieu de la zone lobaire, noire et compacte de la première, on trouve dans le second des plaques lobulaires, de couleur rouge violacé, ordinairement superficielles, multiples, légèrement déprimées. A la coupe le tissu est lisse, mais il est rouge, et n'est pas aussi sec que dans l'atélectasie par compression. Les plaques de collapsus s'observent surtout à la *périphérie* des poumons, sur ses bords, et en particulier sur son bord tranchant antéro-inférieur.

A l'examen *histologique*, on ne constate pas de lésion notable du fait du collapsus lui-même, mais les zones affaissées présentent des complications inflammatoires dues à la lésion initiale.

On a cherché à expliquer la disparition de l'air par la *mobilité* du bouchon obturateur, qui jouerait le rôle de soupape en se déplaçant pendant les mouvements respiratoires. La démonstration schématique est simple : on suppose un bouchon de dimensions fixes, dans une bronche régulièrement conique, de dimensions décroissantes du centre à la périphérie. L'expiration pousse le bouchon dans une portion large de la bronche, et l'air s'échappe autour de lui; mais l'inspiration attire le bouchon dans une portion plus étroite, l'air ne peut rentrer; il ne tarde pas à s'épuiser et bientôt il n'en reste plus dans les alvéoles. Ce mécanisme, pour simple qu'il paraisse, échappe à toute constatation directe; de plus il suppose un bouchon compact et mobile, et d'ailleurs il n'explique pas la disparition de l'air résidual.

L'explication est plus simple encore; l'air stagnant est *résorbé* par la circulation; comme l'inspiration ne le renouvelle plus, l'alvéole ne tarde pas à se vider.

II. — Emphysème. — Ce terme désigne l'état du poumon dans lequel les alvéoles terminaux eux-mêmes présentent un volume plus considérable qu'à l'état normal. Cette lésion est la conséquence, tantôt d'une *dilatation simple* des alvéoles, devenue permanente par la perte d'élasticité de leurs parois, tantôt de la *confluence* des alvéoles voisins en cavités plus volumineuses, par l'effacement ou la rupture de leurs cloisons de séparation.

Quand le poumon est emphysémateux dans toute son étendue, il est augmenté de volume, et ne s'affaisse pas après la section des côtes. Il est pâle, anémié; sa consistance est molle, sans élasticité; l'organe garde l'empreinte du doigt. La distension des vésicules aériennes les rend visibles à l'œil nu et met en évidence la structure lobulaire de l'organe; leur coloration blanche tranche sur les contours sombres de leurs parois. Quand la lésion est très marquée, la pression chasse facilement l'air d'une partie de l'organe dans les parties adjacentes. Quand il y a de l'emphysème sous-pleural, les bulles d'air sont plus volumineuses, et on les fait cheminer sous la plèvre par la pression du doigt.

Emphysème aigu. — Il relève surtout de causes capables d'entraîner mécaniquement l'élévation de tension de l'air intra-pulmonaire par l'augmentation des efforts respiratoires; on l'a désigné pour ce motif sous le nom d'emphysème *vicariant* ou *compensateur*. Il atteint son maximum d'intensité dans la bronchite capillaire et peut occuper toute l'étendue des deux poumons; en général, il n'est que partiel et se localise dans les lobes supérieurs, surtout dans leur languette antérieure.

L'emphysème limité aux alvéoles est dit **vésiculaire**. Dans quelques cas la paroi alvéolaire cède à l'excès de pression; l'air chemine alors dans les espaces connectifs de l'organe, l'emphysème devient **intervésiculaire** et **sous-pleural**. Dans quelques cas rares, l'air dépasse le tissu sous-pleural et gagne le *médiastin*, le cou, et même le tissu cellulaire **sous-cutané** de la partie supérieure du tronc. Plus exceptionnellement encore la plèvre elle-même peut se rompre dans une secousse de toux, notamment dans la coqueluche chez les enfants; un *pneumothorax simple*, ordinairement bénin, est la conséquence de cette rupture.

Emphysème chronique. — Il s'accompagne de modifications profondes de structure. Il atteint son plus haut degré d'intensité et de généralisation par le fait de l'asthme, mais il accompagne à des degrés divers la plupart des maladies chroniques de l'appareil respiratoire.

Caractères macroscopiques. — L'emphysème chronique présente les mêmes caractères de localisation et de distribution que l'emphysème aigu. Comme lui il peut être *vésiculaire*, ou *intervésiculaire* et *sous-pleural*; toutefois il reste habituellement vésiculaire. Les cavités dilatées y sont très irrégulières et deviennent souvent énormes, parce qu'elles résultent non plus de la simple dilatation des alvéoles, mais de la confluence des alvéoles voisins, qui s'opère par la *perforation* ou la *disparition progressive* des cloisons (fig. 88).

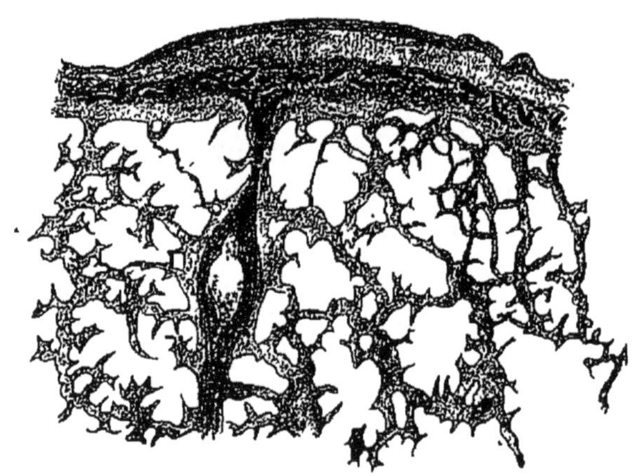

Fig. 88. — Emphysème pulmonaire (faible grossissement).

Les vésicules ainsi produites atteignent parfois un volume considérable; celles de la grosseur d'un petit pois à une noisette ne sont pas très rares; on en rencontre qui dépassent le volume d'une noix. Parfois l'extrémité antérieure du lobe supérieur ne forme qu'un seul prolongement globulaire à peine cloisonné. Une piqûre d'épingle fait affaisser les parois de ces vésicules; mais elles ne reprennent pas leur forme normale.

Les poumons atteints d'emphysème chronique n'en sont pas moins, d'ordinaire, diminués de poids. Dans certains cas, ils le sont aussi de volume et en voie d'*atrophie*, surtout chez le vieillard. Il est assez fréquent de trouver les parties antéro-supérieures du poumon emphysémateuses et anémiées, alors que les parties postéro-inférieures sont le siège d'une congestion chronique.

Caractères histologiques. — Les *parois des alvéoles* sont le siège de troubles de nutrition bien marqués, qui font défaut dans l'emphysème aigu, mais qui entraînent dans la forme chronique des altérations profondes. Tout d'abord les cellules endothéliales de l'alvéole subissent une **dégénérescence graisseuse**; celle-ci commence par l'accumulation de granulations graisseuses autour du noyau, elle entraîne la résorption de ces noyaux, et plus tard la chute de la cellule elle-même. Sur certains points, dans les fossettes qui séparent les vaisseaux capillaires, la paroi n'est guère formée à l'état normal que par l'adossement des cellules endothéliales des deux faces; le processus précédent produit à leur niveau de petites **perforations**, qui font communiquer les deux alvéoles voisins, et dont les contours délicats ne sont plus limités que par des fibres élastiques arciformes.

Les *parois des infundibula* sont atteintes à leur tour; des vésicules plus grosses se forment par la confluence d'*infundibula* voisins. C'est alors le degre le plus avancé de la lésion.

Les *vaisseaux capillaires* s'oblitèrent et s'atrophient à leur tour; les cordons élastiques qui limitent les alvéoles résistent un peu plus longtemps; mais ils finissent par se rompre et se rétracter. A ce moment les cloisons qui séparent les alvéoles, et qui font normalement saillie dans la cavité de l'infundibulum, n'existent plus qu'à l'état de petites cordelettes en relief sur la paroi; cet aspect se reconnaît à l'œil nu ou à un faible grossissement, en étalant la face interne d'une vésicule emphysémateuse.

L'emphysème chronique entraîne graduellement l'atrophie, puis la disparition d'un grand nombre de capillaires; ceux qui subsistent sont d'ordinaire élargis. Il n'en résulte pas moins une gêne profonde de la circulation pulmonaire, qui explique le retentissement habituel de cette lésion sur le cœur droit.

3° Lésions provoquées par des poussières atmosphériques.

I. — Inflammations aigues. — Les corps étrangers un peu volumineux déterminent une **obstruction bronchique**, en s'arrêtant dans une bronche de petit calibre ; quand ils l'obstruent sans troubler gravement l'hématose, les parois bronchiques s'enflamment, le territoire de la bronche oblitérée s'affaisse et s'atélectasie, comme dans les cas de collapsus pulmonaire lié aux inflammations des tuyaux bronchiques.

Quand les poussières, *en suspension dans la vapeur d'eau*, arrivent jusqu'au parenchyme respiratoire, elles déterminent une **broncho-pneumonie miliaire**, qui se caractérise par de petits nodules inflammatoires, constitués tantôt par un petit *groupe d'alvéoles* terminaux, tantôt par les *bronchioles* respiratoires elles-mêmes. Les cellules proliférées remplissent les alvéoles ; dans nombre d'entre elles on retrouve englobées les poussières irritantes cause du processus.

Chez l'homme ces petits nodules broncho-pneumoniques sont toujours rares et isolés; ils se terminent d'ordinaire par une guérison rapide. Ils peuvent provoquer la formation de ces petits *nodules fibreux*, arrondis, gros comme une tête d'épingle, qu'on rencontre si souvent à l'autopsie de tous les sujets.

Quand les particules inhalées sont irritantes, caustiques ou septiques, elles déterminent des foyers de broncho-pneumonie grave.

Il en est de même quand pénètrent dans l'appareil bronchique des matières émanées de *foyers pathologiques* liés à des maladies de la bouche ou des voies respiratoires supérieures. La broncho-pneumonie par inhalation de produits putrides ou de parcelles alimentaires est particulièrement fréquente dans les rétrécissements cancéreux de l'œsophage.

II. — PNEUMOKONIOSES. — On réunit sous ce terme général les *inflammations chroniques* du poumon provoquées par l'inhalation *habituelle* de poussières.

L'incrustation du poumon par les poussières extérieures atteint son maximum chez les ouvriers qui exercent leur profession dans une atmosphère chargée de poussières.

L'**anthracose** est due à l'absorption des poussières de charbon et surtout de charbon de terre chez les mineurs ; la **sidérose** est liée à l'inhalation de poussières métalliques, comme chez les polisseurs de glaces et chez les ouvriers qui travaillent le fer ou l'acier; la **chalicose**, aux poussières de pierre, de quartz, etc., chez les tailleurs de pierre; ces deux causes sont souvent réunies, comme chez les rémouleurs ; l'**aluminose** est plus rare, elle est due aux poussières d'argile, chez les ouvriers qui travaillent la porcelaine.

Toutes ces pneumokonioses présentent des *caractères similaires* ; elles diffèrent surtout entre elles par la *coloration* qu'elles impriment au poumon, et qui dépend elle-même de la couleur des poussières propres à chacune d'elles.

Pathogénie. — Quand les poussières inhalées sont sèches et en petite quantité, elles sont arrêtées par les cils vibratiles des parois bronchiques, qui les repoussent peu à peu à l'extérieur ; de là les crachats noirs du matin que l'on observe chez la plupart des sujets.

Les particules de poussières qui arrivent jusqu'aux alvéoles peuvent au contraire se fixer dans les tissus pulmonaires. Elles pénètrent dans l'épithélium qu'elles traversent;

les cellules migratrices les absorbent et les transportent à quelque distance; ces particules s'incrustent dès lors à demeure dans les cloisons fibreuses du poumon, dans les travées interalvéolaires et interlobulaires, dans le tissu conjonctif qui entoure les bronches et les vaisseaux, et jusque dans les ganglions lymphatiques. Sur tous les poumons d'adulte, on rencontre ainsi une *pigmentation noire* plus ou moins accusée, qui reconnaît ce mécanisme de production.

On admettait autrefois que le pigment noir intrapulmonaire était constitué par du pigment sanguin, reliquat des poussées congestives produites par les poussières. Traube et Rindfleisch ont définitivement établi le mécanisme exposé plus haut, en retrouvant dans les alvéoles pulmonaires des particules de charbon de bois, parfaitement reconnaissables à leurs canaux poreux, chez les ouvriers employés à manier le charbon de bois.

C'est toujours par les *voies respiratoires* que les poussières pénètrent dans le parenchyme pulmonaire, bien qu'on ait invoqué leur pénétration par les voies digestives et leur passage par les puits lymphatiques du diaphragme. L'intestin, les ganglions du mésentère peuvent absorber des poussières noires pour leur propre compte; mais cette pigmentation est indépendante de celle des voies respiratoires.

Anthracose. — L'anthracose est de toutes les pneumokonioses la plus fréquente et la mieux étudiée; les détails de sa description s'appliquent assez bien à toutes les autres.

1. Quand la lésion est encore peu accusée, le poumon présente une *coloration grise, marbrée* par des taches noires arrondies. La consistance de l'organe n'est pas encore changée, et au microscope on constate uniquement l'extrême abondance de petites particules d'un noir mat, absolument opaques, qui surchargent les tissus.

La répartition des particules charbonneuses dans les tissus est commandée par la distribution des voies lymphatiques. Elles s'accumulent à la *partie centrale* des lobules autour des bronches, et à leur *périphérie* dans le tissu conjonctif périlobulaire. Ces deux zones principales sont reliées entre elles par des taches *intermédiaires* beaucoup moins accusées (Carrieu).

2. Un peu plus tard survient de la *bronchite chronique*; l'épithélium vibratile altéré ne défend plus l'entrée des poussières, et l'*encombrement charbonneux* fait dès lors des progrès rapides.

Les travées conjonctives supportent d'abord assez bien la présence des poussières; mais à la longue elles réagissent, le tissu conjonctif prolifère, des nappes de sclérose étendues se produisent, au sein desquelles les alvéoles se rétrécissent et disparaissent, tandis que dans les parties intercalaires ils deviennent emphysémateux. La disposition des *nappes de sclérose* est d'ordinaire commandée par la distribution normale du tissu conjonctif; elles s'orientent autour des bronches, des vaisseaux et des lobules; des *granulations fibreuses* denses, formées de couches concentriques, enkystent les particules charbonneuses plus volumineuses.

3. Dans un grand nombre de cas des **ulcérations** apparaissent au centre des parties pigmentées et indurées; elles forment de véritables *cavernes*, identiques d'aspect et de structure à celles de la tuberculose. Les parois de ces cavités, le pus qu'elles contiennent, sont absolument *noirs*, et cette coloration rend difficile l'étude de leurs caractères réels.

C'est là, pour la plupart des auteurs, le troisième degré de l'encombrement charbonneux, qui constitue une **phtisie anthracosique** cavitaire, distincte de la tuberculose. On attribue en effet, en pareil cas, la production des ulcérations et des cavernes aux lésions oblitérantes des vaisseaux et à la suppression de la circulation. R. Tripier a démontré au contraire que l'anthracose ne détermine pas d'ulcérations par elle-même, mais que la tuberculose vraie survient souvent sur les poumons anthracosiques et explique seule les lésions observées ; il arrive seulement que, par le fait de l'anthracose, les foyers tuberculeux sont difficiles à retrouver et à reconnaître.

III. — INDURATION SÉNILE ARDOISÉE DES SOMMETS. — Il est bien rare de trouver chez les vieillards les sommets du poumon indemnes de toutes lésions. On y rencontre les vestiges de nombreux processus inflammatoires anciens, guéris ou méconnaissables. Le plus souvent la plèvre présente des *cicatrices* déprimées ou calleuses, des *adhérences* plus ou moins épaisses. Le parenchyme est dur, élastique, *noirâtre*; la *sclérose* alterne avec l'*emphysème*, et au sein de cette sclérose on trouve de petits nodules enkystés, calcaires ou quelquefois même caséeux. Cet état peut être limité à l'extrême sommet ; quand il est très accusé, il envahit la plus grande partie des lobes supérieurs des deux poumons.

III. — LÉSIONS PARASITAIRES

I. — PNEUMONIE FIBRINEUSE LOBAIRE. — A la période d'état, la pneumonie franche se présente sous la forme d'un *noyau unique*, continu, plus ou moins volumineux, occupant à l'ordinaire la plus grande partie d'un lobe, quelquefois même une partie considérable de deux lobes voisins, enfin très exceptionnellement la presque totalité de l'organe.

La lésion est d'ordinaire *unilatérale* ; il arrive souvent aussi qu'elle atteint les deux côtés; mais, dans la pneumonie double, le plus souvent les lésions, apparues successivement, ne sont pas au même stade et diffèrent d'aspect entre les deux côtés.

La *plèvre* présente une coloration violacée, elle présente habituellement des *fausses membranes fibrineuses* peu abondantes qui lui donnent un aspect tomenteux ; il est plus rare qu'il existe un épanchement abondant dans la cavité séreuse.

Caractères macroscopiques. — La partie atteinte par la pneumonie est augmentée de volume, le poumon ne s'affaisse pas à l'ouverture du thorax et présente même parfois l'empreinte des côtes à sa surface externe. La consistance de l'organe est très augmentée ; le parenchyme est dur, compact, résistant ; le doigt poussé avec force pénètre assez facilement dans les tissus, tandis que le parenchyme du poumon sain se tasse sous la pression sans se laisser déchirer. Une limite ordinairement nette et régulière sépare le foyer pneumonique des parties saines.

L'aspect est différent suivant les périodes de la maladie : l'*engouement* correspond au début, et ne persiste que vingt-quatre à quarante-huit heures ; l'*hépatisation rouge* est le fait de la période d'état ; l'*hépatisation grise* est un mode de terminaison qui est loin de survenir dans tous les cas.

Ces trois processus se succèdent dans l'ordre indiqué sur chaque point atteint, mais, par le fait même du mode d'extension de la pneumonie, il arrive assez fréquemment qu'on les constate côte à côte sur les mêmes poumons.

A la période d'**engouement**, le parenchyme est le siège d'une congestion active, très intense, qui lui donne une coloration rouge foncé ; dans quelques cas la congestion est tellement vive que l'aspect du poumon engoué rappelle celui de l'infarctus hémoptoïque. A ce stade, la pression fait sourdre de la surface de coupe un liquide rouge, hémorragique, un peu aéré ; les fragments surnagent encore dans l'eau.

Au stade d'**hépatisation rouge**, la lésion prend son aspect caractéristique ; l'exsudat se coagule complètement, la consistance devient plus ferme, la coloration est d'un rouge moins foncé, plus brun ; l'aspect de la coupe est nettement *granuleux*, les granulations sont blanches et correspondent aux moules fibrineux des infundibula. Ces grains, qui atteignent d'ordinaire un millimètre de diamètre environ, deviennent beaucoup plus volumineux quand la pneumonie porte sur un poumon emphysémateux. La pression modérée n'exprime plus de liquide, les fragments vont au fond de l'eau. A ce stade, le poumon est encore très congestionné ; la coloration rouge de la coupe est bien moins le fait de l'exsudat intra-alvéolaire, riche en globules rouges, que du contenu des capillaires; le lavage de la surface par un filet d'eau chasse le sang, tout en laissant en place l'exsudat fibrineux, et fait succéder une coloration plus claire à la coloration rouge primitive.

Il existe toujours simultanément de la congestion et de l'hépatisation, quelquefois en raison inverse l'une de l'autre. Dans les cas où le rapt congestif est très intense, la pneumonie devient **hémorragique.**

Après ce stade, le plus souvent la **résolution** commence. L'exsudat plus ou moins solide commence à se liquéfier; sur la coupe la pression fait sourdre une sérosité louche, blanchâtre, et les granulations fibrineuses qui subsistent encore se laissent facilement expulser des alvéoles.

Dans quelques cas, au contraire, à l'hépatisation rouge succède le stade d'**hépatisation grise** ; celle-ci peut même s'établir *d'emblée*. Le poumon perd de sa consistance ; il se décolore et devient gris ou blanc grisâtre; les granulations sont plus molles et plus saillantes sur la surface de coupe ; en même temps l'organe s'anémie. La pression fait écouler un liquide gris pâle ou jaunâtre ; le tissu est très friable, et le doigt y creuse facilement « des cavités qui ne tardent pas à se remplir de pus et de grumeaux ».

L'hépatisation grise est encore appelée **hépatisation purulente**, ou **pneumonie suppurée**; ces termes prêtent à confusion, car on observe aussi dans le poumon de véritables abcès qu'il ne faut pas confondre avec elle.

Caractères histologiques. — Ils sont très différents suivant les stades.

Dans l'**engouement**, les caractères de la *congestion* dominent et sont encore presque seuls ; les capillaires sont gonflés, saillants dans l'alvéole ; l'*exsudat* intra-alvéolaire est encore clair, mélangé d'air, il ne contient presque que des globules rouges et quelques globules blancs ; les cellules endothéliales commencent à peine à gonfler et à desquamer. L'épithélium est intéressé dans les alvéoles, les infundibula et jusque dans les bronchioles respiratoires.

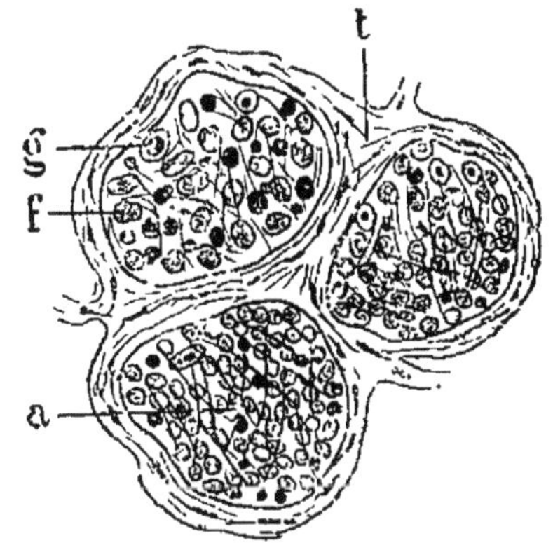

Fig. 89. — Pneumonie fibrineuse. Stade d'hépatisation rouge.

a, réticulum fibrineux ; *f*, cellules desquamées et fermentées ; *g*, globules rouges ; *t*, travées inter-alvéolaires.

Le contenu alvéolaire ne tarde pas à chasser complètement l'air, en même temps il se coagule et l'**hépatisation rouge** se constitue (fig. 89). Les capillaires restent très congestionnés ; toutefois les *parois* alvéolaires ne sont le siège d'aucune inflammation, d'aucune prolifération cellulaire ; elles ne présentent d'autre épaississement que celui qui est le fait de la distension du réseau capillaire. La lésion consiste essentiellement dans deux phénomènes parallèles et corrélatifs : la *fermentation spéciale de l'endothélium* respiratoire, et l'*exsudat* particulier auquel elle donne naissance.

A ce stade l'exsudat est constitué par un *réticulum fibrineux*, dont les fibrilles délicates et entre-croisées emprisonnent dans leurs mailles des globules rouges en grand nombre, quelques globules blancs et des cellules endothéliales modifiées. La proportion relative de ces trois éléments, *fibrine*, *globules du sang* et *cellules endothéliales*, est très différente suivant les cas. Ces dernières, quand elles sont libres au milieu de l'exsudat, se présentent sous la forme de grosses cellules arrondies, très granuleuses, un peu grisâtres, qui se colorent mal par le carmin, et auxquelles on ne voit pas de noyau distinct. La paroi alvéolaire n'est pas complètement dépouillée de son revêtement; les cellules qui le constituent encore sont gonflées et granuleuses ; on les voit se détacher peu à peu de la paroi, et on en aperçoit souvent qui ne tiennent plus à elle que par un mince pédicule.

Au stade d'hépatisation rouge, l'exsudat coagulé est très compact ; on extrait facilement par le raclage de petits *blocs fibrineux*, en spirales, qui conservent leur forme moulée dans les infundibula. Ces concrétions peuvent aussi pendant la vie être entraînées par l'expectoration et se retrouver dans les crachats.

Quand la **résolution** s'approche, le réticulum disparaît; la fibrine devient d'abord *granuleuse*, puis se dissout complètement; les cellules deviennent complètement *graisseuses*, elles se creusent de vacuoles et se liquéfient. L'exsudat coagulé fait place à un *liquide*, tenant en suspension de nombreuses granulations graisseuses, les unes libres, les autres encore contenues dans les cellules. Cette masse semi-liquide est éliminée presque brusquement au moment de la défervescence avec une incroyable rapidité ; la plus grande partie est résorbée par les lymphatiques. La réparation s'achève ensuite rapidement, et les alvéoles reprennent leur structure normale; l'endothélium de revêtement se régénère par la prolifération des cellules qui ont résisté à la fermentation.

Quand la pneumonie passe à **l'hépatisation grise**,

l'exsudat se caractérise par l'abondance extrême des cellules qu'il contient; de plus, la *fibrine* a diminué notablement de quantité, elle devient amorphe et granuleuse, le réticulum disparaît (fig. 90). Les *globules rouges* sont peu nombreux; l'exsudat est constitué presque exclusivement par des cellules plus petites que celles qu'on trouve dans l'hépatisation rouge, mais nombreuses et serrées; elles sont arrondies, granuleuses, et se colorent mal par le carmin.

Le revêtement endothélial est plus profondément atteint que dans l'hépatisation rouge; les parois alvéolaires peuvent rester néanmoins intactes; souvent cependant, elles sont entamées et peuvent arriver à se détruire,

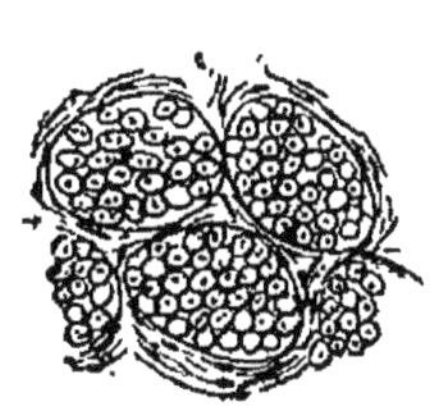

Fig. 90. — Pneumonie lobaire. Hépatisation grise.

L'hépatisation grise succède d'ordinaire à l'hépatisation rouge, mais peut aussi survenir d'*emblée*.

Les **bronches** sont d'ordinaire rouges et enflammées dans la pneumonie lobaire; mais elles ne sont pas à proprement parler directement intéressées par la maladie. Le processus de fermentation épithéliale limite son action au revêtement respiratoire, c'est-à-dire à celui des alvéoles, des infundibula et des bronchioles respiratoires. L'exsudat peut passer de là dans les bronches lobulaires, mais en quelque sorte par regorgement; il les obstrue, les oblitère même sans adhérer à leur paroi. Dans quelques cas fort rares, il arrive à remplir de coagulations solides tous les tuyaux bronchiques compris dans le lobe hépatisé (**pneumonie massive** de Grancher).

Les **vaisseaux lymphatiques** sont oblitérés par un exsudat identique à celui des alvéoles; le trajet des branches superficielles distendues devient apparent à la surface du poumon. Les **ganglions** du hile sont toujours plus ou moins tuméfiés et rouges, surtout ceux qui siègent du côté du poumon atteint. On y retrouve à l'examen histologique des globules rouges et des éléments semblables à ceux que contient l'exsudat pneumonique lui-même.

II. — Pneumonie hyperplasique. — Dans quelques cas assez rares, l'exsudat pneumonique, au lieu de se résoudre, provoque une *transformation scléreuse* du poumon, qui s'établit assez rapidement, en trois ou quatre semaines d'ordinaire. R. Tripier et Bret ont montré que cette évolution anormale est le plus souvent en rapport avec des troubles circulatoires préexistants, d'origine cardiaque ou rénale.

En pareil cas, l'exsudat ne s'organise pas directement comme Bret l'a décrit, mais il provoque par sa présence une *inflammation végétante des parois alvéolaires*, qui arrive à l'organiser par un mécanisme comparable à celui par lequel l'endartérite organise les thromboses vasculaires. L'exsudat est pénétré ou refoulé par les bourgeons conjonctifs, dont il est facile de retrouver sur les coupes le pédicule d'insertion sur les parois dont ils émanent; les éléments de l'exsudat ancien subissent une *dégénérescence graisseuse* et disparaissent à mesure que le tissu fibroïde achève son développement.

Dans une seconde série de faits, plus rares et moins bien caractérisés, la transformation scléreuse résulte de l'*épaississement progressif des travées interalvéolaires* et du rétrécissement parallèle des alvéoles eux-mêmes. La structure alvéolaire de l'organe se perd beaucoup plus vite que dans la première forme, et la lésion n'en présente pas l'aspect histologique caractéristique.

Buhl a décrit, sous le nom de **pneumonie desquamative**, des cas qu'il considère comme une forme particulière de pneumonie, spéciale dès son origine, et qui paraissent se rattacher à la pneumonie hyperplasique.

III. — PNEUMONIE LOBAIRE CHRONIQUE. — Dans certains cas, bien que l'exsudat se soit liquéfié et résorbé, le parenchyme reste sur quelques points affaissé et *imperméable* à l'air. Cet état se produirait surtout sous l'influence de pressions extérieures ou d'obstructions des bronches. On trouve alors à l'autopsie des îlots flasques, lourds, vides d'air, qui détachés plongent au fond de l'eau; leur couleur est rouge ou rouge-gris, par places jaunâtre; ils laissent exprimer çà et là un exsudat trouble, contenant des cellules en dégénérescence graisseuse. Au microscope, on constate que les alvéoles sont déformés, et leurs parois épaissies.

Charcot, qui a décrit la pneumonie chronique chez les vieillards, en distingue trois formes : **rouge, jaune ou grise**, ne présentant d'ailleurs aucun rapport de succession entre elles. La différence de couleur tient aux inégalités de répartition et d'abondance, suivant les cas, des trois éléments essentiels de ces pneumonies chroniques : la *pigmentation* née des transformations de la matière colorante du sang, la *dégénérescence graisseuse* des éléments cellulaires endothéliaux et la *sclérose* consécutive.

La pneumonie chronique n'occupe souvent qu'une portion superficielle et très limitée de l'organe, au-dessous de la plèvre; elle peut aussi s'étendre à la plus grande partie d'un lobe. Son mode de répartition est des plus variables; tantôt elle se présente sous la forme d'un *noyau* de tissu compact, continu; tantôt ce sont des *îlots* à limites indécises, séparés par du parenchyme aéré. D'après Ziegler, cette forme se caractérise par ce fait que les îlots ne se présentent pas en nodules ou en groupes de nodules bien limités, mais au contraire en *foyers diffus* et en *traînées* qui sillonnent le parenchyme resté perméable à l'air.

La *plèvre* est épaissie et adhérente au niveau des foyers. Les *bronches* peuvent devenir le siège de dilatations secondaires.

IV. — Broncho-pneumonie aigue. — La broncho-pneumonie n'a pas la netteté nosologique et anatomique de la pneumonie lobaire; il est probable que ce terme général englobe plusieurs processus infectieux distincts. Quoi qu'il en soit, deux caractères essentiels donnent à la broncho-pneumonie sa physionomie propre : d'une part, les *bronches lobulaires* sont toujours intéressées, et leurs lésions sont prédominantes; d'autre part, les diverses lésions, assez multiples d'ailleurs, qui accompagnent les altérations bronchiques, se répartissent en *foyers irrégulièrement distribués*, qui atteignent simultanément ou successivement les deux poumons.

Lésions élémentaires. — La broncho-pneumonie comprend un ensemble de lésions élémentaires, assez complexes, qui ont reçu des auteurs les noms les plus différents. Aussi rien n'est plus confus et plus difficile à débrouiller que les descriptions dont elle a été l'objet.

La bronchite capillaire est considérée comme le premier stade de la broncho-pneumonie; nous renvoyons sur ce point à la description que nous en avons déjà donnée précédemment, et nous ne décrirons ici que la broncho-pneumonie confirmée.

Caractères macroscopiques. — Les poumons atteints de broncho-pneumonie présentent des **noyaux lobulaires**, arrondis, durs, disséminés irrégulièrement dans les deux poumons, saillants sous la plèvre ou cachés dans la profondeur du parenchyme, plus confluents d'ordinaire dans les lobes inférieurs. La *plèvre* présente souvent, au niveau des nodules superficiels, quelques exsudats fibrineux coagulés.

Les divers nodules apparaissent successivement et se présentent à l'autopsie à des degrés différents d'évolution. Au début, ils sont *rouges*; plus tard, ils deviennent *gris*, puis *jaunâtres*. Ils ne sont que partiellement imperméables à l'air; isolés des parties voisines, tantôt ils vont au fond de l'eau, tantôt ils nagent entre deux eaux. Ils sont d'ordinaire petits, mais ils peuvent atteindre la grosseur d'une noisette par la confluence de plusieurs nodules voisins.

Quand les nodules *confluents* sont assez nombreux pour hépatiser une portion étendue d'un lobe, la broncho-pneumonie est dite **pseudo-lobaire**.

Quand la broncho-pneumonie se prolonge, et parfois même très rapidement, l'infiltration cellulaire

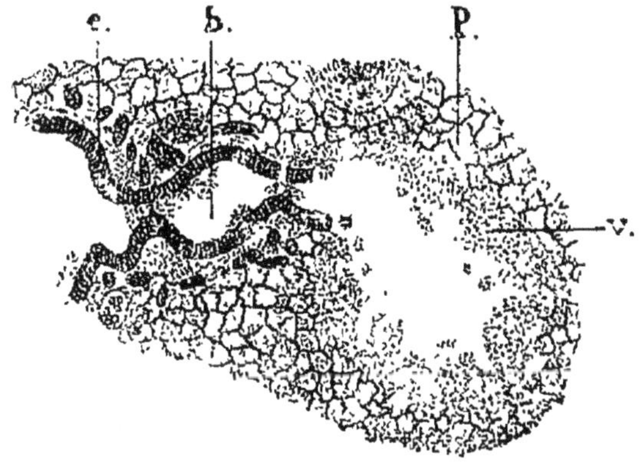

Fig. 91. — Broncho-pneumonie : nodule péribronchique et grain jaune (faible grossissement).

b, bronche dilatée et déformée; *e*, épithélium bronchique; *v*, couche de cellules embryonnaires formant la paroi de la vacuole; *p*, alvéoles périphériques atteints de pneumonie catarrhale.

qui constitue le nodule se détruit par suppuration; d'abord le pus ne devient apparent que par la pression, qui le fait sourdre sur les surfaces de coupe; plus tard, il donne lieu à de petits **abcès péribronchiques** (fig. 91), visibles sous la plèvre ou sur les surfaces de section du poumon, sous la forme de petites granulations purulentes, auxquelles on a donné le nom de **grains jaunes**. Les grains jaunes peuvent déterminer par leur présence une *pleurésie* grave, parfois même par leur rupture un *pneumothorax*.

Ces petites granulations, formées par la fusion

suppurative de plusieurs infundibula terminaux, rappellent un peu l'aspect des tubercules, mais ne doivent pas être confondues avec eux; la piqûre en fait sourdre une petite *gouttelette de pus*, bien liée, nettement différente de la substance caséeuse. Assez souvent, la lésion s'étend le long des tuyaux bronchiques dans une assez grande étendue et forme des sortes d'**abcès tubulaires ramifiés.**

Lésions secondaires. — L'influence mécanique des lésions précédentes, qui seules appartiennent en propre à la bronchopneumonie, entraîne le collapsus d'îlots pulmonaires plus ou moins étendus; nous avons déjà décrit le mécanisme de cette **atélectasie** par obstruction bronchique. On rencontre aussi simultanément des îlots **emphysémateux.** L'atélectasie s'accompagne souvent ici d'une congestion des vaisseaux, très accusée, subinflammatoire, qui lui donne une consistance différente, une coloration rouge violacé, créant des zones de **carnification.**

Dans quelques cas assez rares, on rencontre des cavités lisses, en communication avec les bronches, d'un volume considérable, variant des dimensions d'un pois à celles d'un œuf de pigeon, désignées sous le nom de **vacuoles.** Les unes ne contiennent que de l'air, d'autres renferment du pus. La plupart sont des *bronches dilatées*, quelques-unes de simples *bulles d'emphysème.*

Caractères histologiques. — Sur les coupes histologiques faites suivant un plan *perpendiculaire* à la bronche qui occupe le centre du nodule, la bronche est ordinairement *obstruée* par des globules de pus; son épithélium cylindrique est conservé assez longtemps, on le retrouve longtemps encore après sa chute, sous la forme d'une bande de cellules cylindriques bien reconnaissables.

Les *parois* des bronchiolés sont complètement remaniées; elles sont infiltrées par des cellules arrondies, mal colorables par les réactifs, se transformant en globules de pus.

L'*artériole pulmonaire* voisine est comprise dans la zone inflammatoire ; sa tunique externe est épaissie, infiltrée, mais cette **périartérite** paraît être là un phénomène secondaire et banal ; les tuniques internes du vaisseau sont habituellement respectées.

Autour de la bronche et dans une étendue plus ou moins grande les *alvéoles* pulmonaires sont hépatisés; ils forment ainsi une sorte de *virole* extérieure, **nodule péribronchique**, dans lequel l'inflammation va en s'atténuant du centre à la périphérie. A ce niveau les *parois inter-alvéolaires* sont épaissies, infiltrées de cellules embryonnaires fermentées, comme les parois bronchiques elles-mêmes ; la structure alvéolaire s'efface et devient méconnaissable, faisant place à une infiltration presque homogène par de petites cellules embryonnaires, identiques à celles des parois bronchiques elles-mêmes.

Les alvéoles les plus voisins de la bronche contiennent surtout les petites cellules embryonnaires, englobées dans un exsudat un peu fibrineux. Plus loin, il n'existe plus guère que des cellules endothéliales desquamées, il n'y a plus de fibrine, les parois alvéolaires sont intactes. De là, la division du nodule péribronchique en trois zones, qui se succèdent de dedans en dehors : d'abord les *parois de la bronche* infiltrées; puis une zone dite de *pneumonie fibrineuse péri-bronchique*; enfin, plus en dehors, une zone de *pneumonie catarrhale*, qui se perd peu à peu dans la simple *congestion* pulmonaire périphérique.

L'inflammation peut atteindre jusqu'au *tissu conjonctif périlobulaire*; de là, quand les noyaux sont superficiels, l'irritation phlogogène se propage jusqu'à la surface libre de la plèvre.

Dans son évolution ultérieure le nodule se détruit par l'évolution même des cellules embryonnaires fermentées qui le constituent ; la *suppuration* se collecte et forme les grains jaunes et les abcès péribronchiques.

Sur les coupes qui portent suivant la *longueur* de la bronche altérée, on constate que la lésion atteint cette bronche sur une certaine étendue, qu'elle forme autour d'elle un *manchon allongé* (fig. 91) et non une simple virole arrondie. A mesure qu'on s'éloigne du foyer du petit abcès, l'inflammation de la paroi bronchique est moins profonde et s'irradie moins loin dans le parenchyme ; sur les limites de la lésion l'*épithélium* persiste encore sur les parois bronchiques déjà infiltrées ; il s'arrête sur une ligne nette, comme traumatique ; il ne prend pas une part directe à la lésion, qui paraît être sous-épithéliale et siéger dans le tissu conjonctif.

V. — Pneumonie catarrhale. — La pneumonie catarrhale est très fréquente comme lésion discrète et secondaire autour des lésions pulmonaires les plus diverses, mais les formes primitives de la maladie sont encore bien mal déterminées ; elle serait assez fréquente chez les enfants nouveau-nés, et elle est alors assez difficile à distinguer de la pneumonie lobaire franche.

Les termes de pneumonie catarrhale, de pneumonie épithéliale, de splénisation, ou de spléno-pneumonie, sont souvent employés avec des significations à peu près équivalentes.

Caractères macroscopiques. — La pneumonie catarrhale présente une certaine ressemblance avec la pneumonie fibrineuse ; comme elle, elle s'étend sur une étendue assez grande et se présente sous la forme de *nappes lobaires*. Elle occupe d'ordinaire le *lobe inférieur* des deux poumons, parfois elle se limite à leurs parties postéro-inférieures ; elle rappelle l'aspect de la période d'engouement de la pneumonie fibrineuse et présente en somme presque tous les caractères de cette dernière, mais notablement *atténués*. Tout d'abord le poumon est à peine augmenté de volume; il est mollasse, rénitent; il ne possède pas la cohésion de celui de la pneumonie fibrineuse; plus tard le parenchyme est plus plein, plus sec, un peu grisâtre. Souvent il n'est pas complètement vide d'air, et il crépite encore un peu sous la pression; il admet une certaine quantité d'air par l'insufflation; il ne plonge pas nettement dans l'eau.

La surface de section n'est ni sèche ni granuleuse, elle est uniformément rouge et se recouvre d'un liquide opaque, sanguinolent; son aspect uniforme peut aller jusqu'à rappeller celui d'une coupe de la rate, d'où le nom de **splénisation** qui lui est alors donné.

En dehors des nappes de pneumonie catarrhale, on trouve parfois des nodules disséminés de **broncho-pneumonie lobulaire** et des îlots affaissés d'**atélectasie**; les lobes supérieurs sont souvent le siège d'un **emphysème** supplémentaire.

Caractères histologiques. — A l'examen histologique on constate l'intégrité des parois alvéolaires; seuls les *vaisseaux capillaires* sont turgides et saillants. L'*exsudat* est intra-alvéolaire comme celui de la pneumonie fibrineuse; mais, d'une part, la fibrine fait défaut ou elle forme tout au plus un réticulum très fin dans quelques alvéoles; d'autre part, les cellules contenues dans l'exsudat (fig. 92) sont volumineuses, arrondies ou polyédriques, à protoplasma très granuleux; elles contiennent parfois deux ou trois noyaux; il s'agit sans aucun doute de cellules endothéliales de l'alvéole, tuméfiées et desquamées. L'exsudat n'est pas hémorragique, et on ne rencontre au milieu des cellules épithéliales que quelques globules blancs ou rouges assez rares.

L'exsudat catarrhal qu'on observe dans cette forme de broncho-pneumonie est absolument semblable à celui qu'on rencontre, à titre de *lésion réaction-*

nelle banale, autour des lésions les plus diverses.

Quand la **résolution** survient, les cellules desquamées se fragmentent par dégénérescence granulo-graisseuse, et leurs éléments sont résorbés par les lymphatiques. Pendant un temps plus ou moins long, les cellules de l'épithélium de revêtement restent tuméfiées ; elles ne reprennent qu'à la longue leurs caractères normaux.

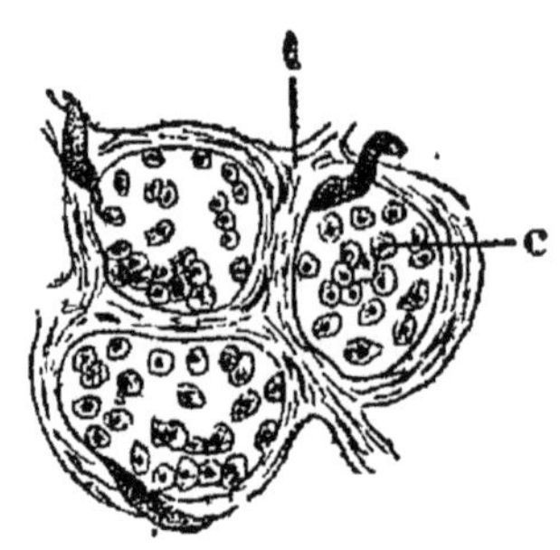

Fig. 92. — Pneumonie catarrhale.

t, travées inter-alvéolaires congestionnées ; *c*, cellules endothéliales desquamées encombrant les alvéoles.

VI. — Broncho-pneumonies chroniques. — **La broncho-pneumonie proprement dite** affecte souvent chez les enfants une marche prolongée, *subaiguë* plutôt que véritablement *chronique*. Les grains jaunes, les petits abcès bronchiques disséminés sont la caractéristique essentielle de cette forme.

La **pneumonie catarrhale** peut aussi passer à l'état chronique ; l'aspect est alors très semblable à celui des masses caséeuses de la tuberculose. Les noyaux pneumoniques sont jaunâtres ou gris, imperméables à l'air, très secs et très peu vascularisés.

Quand les lobules sont encore gris et un peu rosés, les *alvéoles* contiennent des cellules endothéliales polyédriques, peu différentes de celles de la pneumonie catarrhale aiguë. Plus tard, les *cellules* subissent la dégénérescence granulo-graisseuse complète, mais sans se fusionner et sans perdre leurs caractères épithéliaux ; enfin elles s'atrophient et se ratatinent, et les lobules deviennent jaunâtres. Les *cloisons* inter-alvéolaires ne sont pas altérées. Les *vaisseaux* s'atrophient ou s'oblitèrent, ils ne tardent pas à devenir imperméables.

Les **bronches** sont ordinairement enflammées, couvertes de muco-pus et parfois dilatées dans tout leur trajet.

Dans d'autres cas, la broncho-pneumonie chronique donne simplement naissance à des **pneumonies interstitielles sclérosantes.**

VII. — SUPPURATION. — Le poumon est assez fréquemment le siège d'**abcès** semblables à ceux des autres organes. Ils prennent leur point de départ dans le *tissu conjonctif*, périalvéolaire, péribronchique ou périlobulaire. De la destruction des cloisons connectives résultent des cavités pleines de pus, de volume variable et à parois anfractueuses ; leur communication avec les bronches n'est pas immédiate ; quand elle arrive à se produire, le pus s'évacue par cette voie.

Les abcès superficiels s'ouvrent parfois dans la cavité pleurale et déterminent un **pyopneumothorax** ; dans d'autres cas, l'inflammation plus lente provoque des *adhérences* entre les deux feuillets de la séreuse, et le pus se fraye lentement un chemin vers l'extérieur, à travers un espace intercostal.

Les abcès **primitifs** sont assez rares ; ils peuvent se montrer comme complication terminale dans toutes les formes des pneumonies.

Les abcès **secondaires** résultent de la propagation des abcès des organes voisins ; ceux du médiastin, des ganglions trachéo-bronchiques, de l'œsophage, de l'espace sous phrénique ou même du foie à travers le diaphragme, peuvent déterminer par continuité plus ou moins directe des abcès intrapulmonaires.

Les abcès **métastatiques** sont fréquents dans le poumon, comme dans tous les organes, par le fait de l'infection purulente, quel qu'en soit le point de départ. Ils se présentent sous la forme de petits nodules *disséminés*, multiples, qui s'accroissent assez rapidement. Leur noyau d'origine est entouré d'une zone de pneumonie catarrhale assez cohérente ; mais, très promptement une *gouttelette de pus* apparaît au centre, et la fonte du tissu progresse rapidement.

Au microscope, on constate au début une *desquamation irritative* de l'endothélium alvéolaire, qui s'accompagne de l'*épaississement des parois* et de leur *infiltration* par des cellules embryonnaires, en voie de fermentation pyogénique. Bientôt le pus détruit les cloisons; les cellules épithéliales disparaissent, et l'abcès est constitué. Des îlots de suppuration étendue résultent parfois de la *confluence* de nodules voisins; l'*aspect lobulé* de la périphérie trahit alors le mode de formation de la lésion.

Quand la prolifération cellulaire est trop intense, l'arrêt de la circulation entrave la formation du pus et provoque la dégénérescence graisseuse des cellules proliférées; de là une sorte d' **infarctus blanc**, de forme régulière et d'aspect caséeux. La périphérie en est très vasculaire, souvent hémorragique.

La **pneumonie morveuse** est une pneumonie purulente, constituée surtout par des lymphangites, et, dont les caractères se rapprochent de ceux des abcès métastatiques.

VIII. — Lymphangites pulmonaires. — Les vaisseaux lymphatiques du poumon sont intéressés dans toutes les inflammations de cet organe; ils présentent un exsudat de même nature que celui qui remplit les alvéoles pulmonaires, *fibrineux*, *catarrhal* ou *purulent*, suivant qu'il s'agit de pneumonie lobaire, de pneumonie desquamative ou d'abcès; ces exsudats proviennent plus souvent de la résorption des produits des alvéoles que de l'inflammation des lymphatiques eux-mêmes.

Toutes les inflammations pleurales ont une grande tendance à se propager par les lymphatiques dans les espaces connectifs de la charpente pulmonaire, qui sont en continuité plus ou moins directe avec le tissu sous-pleural. Elles intéressent d'abord les cloisons *interlobulaires* et de là peuvent atteindre les zones *périvasculaires* et *péribronchiques*.

A l'état *aigu*, la lymphangite suppurée accompagne d'ordinaire les pleurésies purulentes ; le processus peut aller assez loin pour élargir les espaces interlobulaires, détruire les connexions normales des lobes et mériter par là le nom de **pneumonie disséquante.** Les alvéoles voisins des lymphatiques enflammés sont intéressés par propagation ; ils deviennent le siège d'un certain degré de pneumonie catarrhale.

A l'état *chronique*, dans les pleurésies terminées par l'épaississement subinflammatoire de la plèvre, le tissu conjonctif, en continuité avec le tissu sous-pleural épaissi, s'hypertrophie à son tour. Ces lymphangites chroniques déterminent la formation de travées de *sclérose*, décroissantes de dehors en dedans, qui partent de la surface pleurale et s'étendent plus ou moins loin dans la profondeur de l'organe. La sclérose intéresse à la fois les parois alvéolaires, les tissus péribronchiques et les éléments des bronches elles-mêmes ; par là elle peut, comme toutes les variétés des scléroses pulmonaires, déterminer des dilatations bronchiques. Ce processus sclérosant s'accompagne souvent de poussées congestives répétées ; de là résulte une **pneumonie interstitielle** spéciale, que nous avons déjà eu occasion de signaler ailleurs et qui est connue sous le nom de pneumonie pleurogène.

IX. — Gangrène pulmonaire. — La gangrène pulmonaire est considérée comme une *terminaison* assez rare, mais plus ou moins banale de toutes les inflammations du poumon. En réalité, il s'agit là d'une infection *particulière* ; toutefois elle est très rarement primitive et diverses causes occasionnelles ont sur elle une influence prépondérante.

La pneumonie gangreneuse se présente sous deux

formes d'apparence distincte, décrites sous les noms de gangrène **diffuse** et de gangrène **circonscrite** : elles ne diffèrent guère que par la localisation des lésions, qui dans un cas occupent un lobe entier, tandis que dans l'autre elles se limitent à quelques lobules circonvoisins ; dans les deux formes, la gangrène est toujours diffuse dans le parenchyme de la zone intéressée. Ces deux formes mériteraient mieux les noms de **gangrène lobaire** et de **gangrène lobulaire**, sans attacher toutefois à ce dernier terme un sens trop étroit, car on observe des degrés intermédiaires, et de plus la gangrène circonscrite frappe presque toujours plusieurs lobules circonvoisins. Gangrène lobaire et gangrène lobulaire paraissent d'ailleurs se rattacher à la même maladie et ne sont sans doute que des localisations d'étendue variable de la même infection. On les rencontre fréquemment associées ; quand un poumon présente un lobe atteint par la gangrène, on trouve habituellement du côté opposé un ou plusieurs foyers gangreneux lobulaires.

La plèvre peut présenter un épanchement purulent, et, dans quelques cas, la rupture d'un foyer superficiel détermine un **pyopneumothorax gangreneux**. L'épanchement pleural peut prendre l'importance prépondérante, et il existe de ce fait une gangrène pulmonaire à forme pleurétique.

Caractères macroscopiques. — Dans la pneumonie gangreneuse **lobaire**, le poumon est augmenté de volume, induré, d'un rouge vineux, et parfois même très noir. A la coupe, il est gorgé de sang noir; souvent on y constate des foyers hémorragiques, qui parfois vont jusqu'à former une apoplexie diffuse, avec des caillots très abondants qui s'échappent sur la surface de section. Les limites de la lésion se confondent peu à peu avec le tissu ambiant, on ne trouve pas les lignes de séparation nette de la pneumonie lobaire franche. Le parenchyme est gorgé de liquides, mou, très friable ; il ne va pas au fond de l'eau ; il est souvent infiltré de gaz, et exhale une *odeur* de putréfaction caractéristique, identique à celle que présente l'haleine des malades pendant le cours de l'affection. L'odeur parfois peu intense doit être recherchée de près ; elle est moins accusée dans les cas où l'hémorragie est abondante.

Le lavage à l'eau entraîne le sang et fait disparaître avec lui la coloration noire ; le parenchyme prend alors une teinte *grise* et un aspect de dentelle fine, à mailles très étroites, des plus typiques. On constate de plus des *ulcérations* très étendues, sinueuses, anfractueuses, très irrégulières, à bords mous, qui n'ont pour parois que des lambeaux flottants et déchiquetés de parenchyme.

Les foyers circonscrits de la forme **lobulaire** sont *arrondis*, ordinairement du volume d'un œuf d'oiseau ; les bords sont mieux limités, et le centre plus avancé en désorganisation que dans les foyers lobaires. L'hémorragie faisant plus ou moins défaut, la coloration est simplement *grise* ; le centre souvent cavitaire est rempli d'un liquide sanieux, grisâtre.

La gangrène pulmonaire s'observe quelquefois dans le cours de la tuberculose, tantôt sous la forme de gangrène superficielle de la paroi des cavernes, tantôt sous celle d'infiltration gangreneuse diffuse du parenchyme ; les foyers des deux affections se combinent alors en proportions variables, et il est souvent difficile de faire la part de ce qui ressortit à chacun des deux processus.

Caractères histologiques. — La destruction moléculaire du parenchyme atteint son maximum dans les *parties centrales*. Le détritus qui s'y trouve ne contient que des éléments méconnaissables, il est constitué par des grumeaux déchiquetés, renfermant les vestiges des tissus préexistants : fibres élastiques ou conjonctives ; granulations pigmentaires d'origine sanguine, à toutes leurs étapes de transformation; granulations graisseuses, margarine, leucine, tyrosine et jusqu'à des cristaux de phosphate ammoniaco-magnésien. Dans la partie encore cohérente des foyers gangreneux, les lésions sont moins avancées. Les *vaisseaux* sont d'ordinaire oblitérés par du sang coagulé; mais les caillots sont mous, friables et certainement de production secondaire.

Outre les éléments du sang extravasés, très variables d'abondance, les *alvéoles* contiennent des cellules endothéliales, granuleuses, irrégulières, beaucoup moins nombreuses et moins tassées que dans les pneumonies que nous avons déjà étudiées. Le revêtement épithélial a complètement disparu; il n'est représenté que par des cellules desquamées. Le *réseau capillaire* ne se retrouve plus, sa disparition si complète et si brusque est sans doute la cause des hémorragies en nappe, fréquentes en pareil cas. Les *parois* des alvéoles sont affaissées, très épaissies, mais elles ne sont plus constituées que par du tissu conjonctif en nappe, faiblement coloré par le carmin, ayant perdu son aspect fibrillaire. Les *fibres élastiques* ont complètement disparu, de telle sorte qu'il en résulte un aspect histologique spécial et assez caractéristique, bien qu'il soit difficile à décrire. Cette disparition des fibres élastiques concorde avec ce fait, signalé par Filehne, que les détritus de la gangrène pulmonaire contiennent un *ferment* très semblable à la trypsine, qui jouit de la propriété de dissoudre rapidement le tissu élastique dans une solution alcaline.

La gangrène parenchymateuse se termine constamment par la *mort*; nous avons observé cependant des cas très prolongés, dans lesquels les lésions présentaient une *tendance fibreuse* bien manifeste (1).

(1) Voir thèse de Langlois, Lyon, 1896, basée sur vingt-trois observations recueillies dans notre service.

X. — Syphilis. — Les localisations pulmonaires de la syphilis sont assez rares chez l'adulte, beaucoup plus fréquentes chez les nouveau-nés atteints de *syphilis héréditaire*. Elles affectent une certaine prédilection pour le voisinage du hile, elles prédominent un peu à droite. Tandis que les lésions des voies supérieures, et notamment celles du larynx, appartiennent à la période secondaire, celles du poumon lui-même sont toujours tardives et tertiaires.

La syphilis, de même que dans les autres organes, donne naissance tantôt à des **gommes**, tantôt à des **scléroses** diffuses ou disséminées; les traînées scléreuses et les foyers gommeux pouvant d'ailleurs s'associer en proportions variables. Des gommes ulcérées peuvent arriver à constituer une **phtisie syphilitique ulcéreuse**, ou être suivies de *gangrène*; mais l'histoire anatomique de la phtisie syphilitique est encore obscure, d'autant plus difficile à préciser d'ailleurs que des lésions tuberculeuses et des lésions syphilitiques peuvent coïncider assez fréquemment sur les mêmes poumons.

Gommes. — Elles se présentent dans le poumon sous la forme de *petits* nodules, inclus au milieu d'une granulation inflammatoire ou fibreuse, quelquefois *encapsulés* ; leur *centre* se caractérise par la consistance sèche, friable, et la coloration jaunâtre; spéciales à la fermentation gommeuse. Elles sont peu nombreuses, petites, et siègent habituellement dans les sommets; elles peuvent simuler en quelque mesure la tuberculose. Dans quelques cas exceptionnels, l'infiltration embryonnaire syphilitique peut se diffuser sur une grande étendue de l'organe et évoluer assez rapidement pour constituer une sorte de *pneumonie interstitielle aiguë*.

Sclérose diffuse. — Plus fréquente que les gommes circonscrites, elle donne naissance à une véritable *pneumonie interstitielle chronique*, qui diffère peu des scléroses d'une autre origine; la présence dans son intérieur de petits nodules gommeux, quand il en reste, permet seule d'en reconnaître la nature.

La lésion paraît débuter dans les *grands espaces connectifs* du poumon, notamment autour des *bronches* de moyen calibre, qu'elle entoure de manchons d'infiltration scléreuse, et de même autour des vaisseaux; elle gagne de là les espaces interlobulaires et les travées interalvéolaires elles-mêmes.

Les *alvéoles* sont alors comprimés, effacés, ou même en partie oblitérés par leurs cellules endothéliales desquamées et en voie de régression.

La sclérose se localise d'ordinaire sur des zones limitées du parenchyme, sous forme de *blocs fibreux indurés* ou de *cicatrices déprimées*, affectant volontiers une forme sinueuse ou rayonnée, ordinairement blanches ou à peine pigmentées. Les *dilatations bronchiques* y sont très fréquentes, de même que les adénopathies du médiastin et les pleurésies.

Pneumonie blanche. — Cette forme a été décrite par Virchow, et se trouve exclusivement chez les nouveau-nés syphilitiques. Elle est réellement caractéristique et très distincte à l'œil nu des autres broncho-pneumonies chroniques. Elle est constituée par des *nodules* d'un blanc opaque, ordinairement superficiels, peu nombreux, assez gros pour atteindre le volume d'une petite noisette. Ils tranchent nettement sur le parenchyme environnant par leur coloration, par leur densité et par leur résistance. Sur une surface de section, le tissu est d'un blanc grisâtre, sec, cohérent, assez difficile à déchirer.

Au microscope, on constate que les *travées* sont très épaissies, infiltrées de cellules embryonnaires conjonctives profondément altérées; elles forment la masse principale de la lésion. Les *alvéoles* sont très diminués de volume, quelquefois encore perméables; leur endothélium est resté pavimenteux, gonflé, le plus souvent partiellement desquamé et en dégénérescence graisseuse secondaire.

IV. — TUBERCULOSE PULMONAIRE.

Les localisations pulmonaires de la tuberculose sont les plus fréquentes et les plus importantes de cette affection, mais l'aspect des poumons tuberculeux présente des différences considérables suivant les cas particuliers. Ces différences résultent non seulement du *mode de répartition* et de la *confluence* des lésions, ainsi que des *degrés variables de leur développement*, mais encore des modalités diverses de leurs **formes originelles** ; en second lieu de la présence habituelle de **lésions secondaires**, banales, plus ou moins contingentes, mais *subordonnées* aux lésions tuberculeuses proprement dites; et enfin de **lésions associées**, indépendantes de la tuberculose elle-même, relevant d'*infections surajoutées*.

Les **lésions tuberculeuses proprement dites** feront seules l'objet d'une description spéciale et détaillée.

Les **lésions secondaires** résultent des phénomènes réactionnels divers que les lésions tuberculeuses provoquent autour d'elles. Tels sont, du côté du parenchyme pulmonaire, la *congestion*, l'*emphysème*, la *pneumonie interstitielle* chronique; du côté de la plèvre, les *adhérences* plus ou moins étendues et plus ou moins solides, les diverses variétés d'*épanchements* liquides, le *pneumothorax* ; du côté des bronches, la *congestion simple*, l'*inflammation catarrhale*, les *dilatations*.

Il faut signaler aussi l'extension de la tuberculose aux organes voisins, et en premier lieu l'*adénopathie trachéo-bronchique* tuberculeuse; très exceptionnellement, l'*emphysème sous-pleural*, *médiastinique* et même *généralisé*, ce dernier se propageant le plus souvent par le hile pulmonaire.

Les **lésions associées** relèvent d'infections multiples, tantôt unies à la tuberculose dès son origine, pour constituer une *infection mixte*, tantôt purement *secondaires*, ayant pénétré après elle par la porte qu'elle venait d'ouvrir. La *suppuration* en est la forme la plus fréquente; la *gangrène* n'est pas rare; enfin, principalement chez les malades d'hôpital, on rencontre très fréquemment des lésions de *bronchite capillaire* ou de *broncho-pneumonie simples*, survenues dans les derniers temps de la vie et ayant souvent contribué à précipiter le dénouement.

Ces diverses lésions secondaires ou associées présentent d'ailleurs chez les tuberculeux les mêmes caractères généraux que nous avons déjà décrits pour chacune d'elles.

1° Lésions tuberculeuses élémentaires.

L'étendue des foyers, leur siège cellulaire initial, leur mode d'extension, les modalités de leur évolution, varient suivant les cas particuliers, et permettent de distinguer un certain nombre de lésions élémentaires différentes que nous grouperons en cinq grandes catégories : les granulations tuberculeuses, les lésions interstitielles diffuses, les lésions endothéliales, celles des bronches et enfin les cavernes.

I. — Granulations tuberculeuses. — Elles ne diffèrent pas, au point de vue des détails de leur histogénèse, des granulations tuberculeuses en général que nous avons déjà décrites ; mais elles se présentent sous des aspects un peu spéciaux, que l'on peut ramener à quelques types principaux : les granulations miliaires, les granulations suppurées, les tubercules caséeux isolés et confluents, les tubercules enkystés et les granulations fibreuses.

Granulations miliaires. — Elles se rencontrent dans la granulie proprement dite, qui est une affection toujours *aiguë*, plus ou moins *généralisée*, dont la localisation pulmonaire n'est jamais unique et n'est pas toujours la principale.

Dans les formes généralisées, on trouve simultanément des granulations de cette nature sur la plupart des *séreuses*, et dans un grand nombre de viscères. Il y a tout lieu de penser que l'agent pathogène, en pareil cas, est disséminé par les *voies circulatoires*;

aussi rencontre-t-on fréquemment des granulations tuberculeuses légitimes dans la *tunique interne* des vaisseaux, notamment dans les vaisseaux méningés ou les veines pulmonaires, dans l'*endocarde*, dans les parois des vaisseaux *lymphatiques*, et jusque dans les *caillots* fibrineux des thromboses, provoquées par les granulations dans leur voisinage.

Caractères macroscopiques. — Les granulations sont extrêmement nombreuses, surtout dans les parties superficielles du poumon et sur les deux feuillets de la plèvre ; elles sont disséminées à peu près uniformément dans toutes les parties de l'organe, sans groupement particulier et sans affecter de préférence bien nette pour les sommets. C'est surtout en pareil cas que s'applique légitimement l'expression imagée de Peter : « Il grêle des tubercules ».

Les granulations sont *arrondies*, très petites, grises, *demi-transparentes* ; parfois elles ne dépassent pas 1/20e de millimètre de diamètre et sont invisibles à l'œil nu. Aussi, malgré leur nombre considérable, il arrive qu'elles peuvent passer inaperçues pour un observateur non prévenu ; elles sont parfois plus faciles à apprécier au toucher qu'à la vue, et il faut alors, pour les apercevoir, observer l'organe obliquement ou à contre-jour. Bien qu'elles soient à peine dures, elles donnent à la palpation la sensation d'un sable fin.

Elles font d'ailleurs parfaitement corps avec le tissu pulmonaire et ne sont ni isolables ni énucléables. L'opacité et la caséification commencent au centre des granulations ; presque toujours elles paraissent faire totalement défaut à l'œil nu.

Le parenchyme pulmonaire au sein duquel les granulations sont plongées paraît au premier abord indemne sur les surfaces de section ; néanmoins les poumons sont ordinairement le siège d'une *congestion* assez vive ; ils sont gonflés, tendus et augmentés de volume. Habituellement on ne rencontre pas de foyers d'induration ; quelquefois cependant on observe un certain degré de *pneumonie catarrhale diffuse*, hypostatique, dans la partie postérieure des lobes inférieurs.

La *transformation caséeuse* étendue des granulations est fort rare dans les granulies vraies; la mort survient presque toujours avant que les lésions aient pu atteindre le stade de ramollissement et d'ulcération.

Dans quelques cas un emphysème aigu, provoqué par les granulations, devient si intense et donne naissance à des bulles si volumineuses qu'il peut, à l'œil nu, en imposer pour des cavernules à un observateur non prévenu. L'extrême abondance et la régularité des vacuoles en pareil cas doivent précisément mettre en garde contre cette erreur.

La *plèvre* reste ordinairement lisse, malgré le nombre des granulations qu'elle renferme; quelquefois elle présente par place des fausses membranes fibrineuses.

Caractères histologiques. — Les granulations constituent à peu près les seules lésions; les alvéoles qui les entourent immédiatement peuvent présenter de la congestion, de la prolifération catarrhale légère, parfois un léger exsudat fibrineux, mais ces lésions réactionnelles restent limitées et de faible importance.

Les granulations sont situées dans le *tissu conjonctif* interstitiel, le plus souvent au voisinage des *ramuscules artériels* dont elles suivent la distribution topographique, souvent adhérentes à la gaine adventice de ces derniers.

Au microscope elles se montrent constituées par des follicules tuberculeux élémentaires, plus souvent isolés que réunis en granulations composées; elles présentent en général une ou deux *cellules géantes.*

Dans certains cas l'îlot embryonnaire est opaque et trouble, les éléments qui le composent sont peu distincts et difficiles à caractériser. Dans d'autres cas sa structure est très nette ; il est alors ordinairement peu riche en cellules embryonnaires ; la dégénérescence vitreuse fait à peu près défaut, et la cellule géante est plongée au sein d'une substance conjonctive diffuse, homogène ou à peine fibrillaire.

Cette disposition, qui pourrait en imposer pour une évolution fibreuse, ne doit pas être confondue avec elle ; ces granulations ne possèdent pas de fibres conjonctives adultes, et par là sont bien distinctes des granulations fibreuses que nous étudierons plus loin.

Granulations suppurées. — Dans quelques cas les granulations, d'ailleurs disséminées et uniformément réparties comme les précédentes, sont un peu plus volumineuses, plus opaques, d'un *blanc laiteux*, plus molles, et laissent sourdre à la pression une gouttelette de pus crémeux. Cette suppuration se retrouve sur toutes ou à peu près toutes les granulations, sans que celles-ci soient encore évacuées ni même ulcérées ; cette forme réalise une association de tuberculose et de pyohémie, qui résulte sans doute d'une *infection associée*, mixte d'emblée.

Tubercules caséeux isolés. — Ils se montrent sous la forme de grains arrondis, ordinairement du volume d'un grain de mil, mais pouvant atteindre des dimensions assez considérables. Ces tubercules sont assez résistants à la palpation, entourés d'ordinaire par une zone d'irritation périphérique, qui augmente leur consistance. Ils font corps avec le parenchyme ambiant, souvent induré, fibreux et ordinairement très *pigmenté* autour d'eux. Sur la coupe leur contenu est nettement caséeux, d'un blanc grisâtre, opaque, un peu sec.

Dans quelques cas particuliers ils sont très discrets, irrégulièrement distribués, et constituent des *grains durs* qui échappent au couteau.

Ces granulations correspondent aux **tubercules crus** de Laënnec ; elles ne doivent être confondues ni avec les granulations semi-transparentes de la granulie, ni avec les nodules lobulaires que nous décrirons plus loin.

Au point de vue de leur structure histologique, ces formations caséeuses isolées (fig. 93) sont des **tubercules composés**, constitués par la confluence de follicules tuberculeux élémentaires, développés aux dépens du *tissu conjonctif*, et répondant à la description générale que nous en avons déjà donnée.

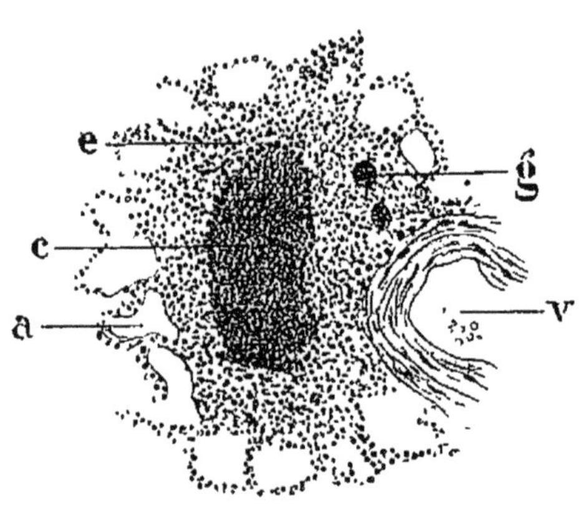

Fig. 93. — Tubercule caséeux isolé.

c, partie centrale caséeuse; *g*, cellule géante; *e*, zone de cellules conjonctives embryonnaires; *a*, alvéoles périphériques; *v*, vaisseau.

Leur *partie caséeuse centrale*, d'abord cohérente et sèche, se ramollit et s'ulcère par la suite.

Leur *périphérie* est ordinairement bien limitée, souvent marquée par un léger anneau de tissu conjonctif plus adulte; souvent aussi leur *zone embryonnaire* envoie des prolongements extérieurs assez étendus, qui se continuent avec les cloisons alvéolaires voisines plus ou moins épaissies. Par contre ces tubercules ne développent en général autour d'eux qu'une inflammation peu vive des alvéoles contigus.

Rapports avec les bronches. — Ces granulations apparaissent partout où se trouvent des cellules conjonctives, dans les espaces **péribronchiques** ou **périvasculaires**, dans les travées **interalvéolaires**; mais c'est avec les bronches qu'elles affectent les rapports les plus fréquents. D'après Rindfleisch, la plupart apparaissent tout d'abord au niveau de la *bifur-*

cation terminale des bronches intralobulaires, au point même où celles-ci s'ouvrent dans les conduits alvéolaires de l'acinus; mais elles peuvent siéger aussi sur des bronches plus volumineuses.

Rapports avec les vaisseaux. — L'atmosphère connective périvasculaire, les tuniques vasculaires elles-mêmes, sont également intéressées suivant le même mode; mais ici l'oblitération du vaisseau est la conséquence habituelle et rapide du processus; l'*endartérite*, l'*endophlébite*, l'*endocapillarite* même, déterminent des coagulations fibrineuses au milieu desquelles on voit se développer de véritables tubercules et des cellules géantes légitimes.

On faisait jouer autrefois à ces **oblitérations vasculaires**, dans l'évolution ultérieure des lésions, un rôle considérable; on allait même jusqu'à voir en elles la cause initiale de tout le processus. Par une réaction exagérée en sens inverse, on ne leur reconnaît plus aujourd'hui la part qui leur revient sans doute dans la caséification.

Par contre, Natalis Guillot a montré, il y a longtemps déjà, que la disparition atrophique des vaisseaux, nés de l'artère pulmonaire, était en partie compensée par la **dilatation** ou la **néoformation** de branches vasculaires, émanées de l'artère bronchique et se déversant néanmoins dans les veines pulmonaires.

Les **lymphatiques** sont intéressés au même titre que les vaisseaux sanguins; par eux les *ganglions du hile* sont rapidement et constamment envahis. Chez les enfants, cette diffusion par les lymphatiques est plus importante encore que chez l'adulte, et chez eux on observe quelquefois l'ouverture de ganglions caséeux et ramollis dans une bronche ou dans un vaisseau sanguin.

Rapports avec les alvéoles. — Dans les travées interalvéolaires le processus est absolument identique; la prolifération embryonnaire donne naissance à des **bourgeons** pleins, pourvus ou non de cellules géantes, en continuité avec le tissu de la granulation, faisant corps avec la paroi alvéolaire, mais faisant *saillie* dans la cavité des alvéoles voisins jusqu'à la remplir plus ou moins complètement. La portion saillante de ces bourgeons est couverte de cellules endothéliales semblables à celles qui tapissent toute la cloison alvéolaire. Quand le bourgeon arrive au contact de la paroi opposée, l'endothélium disparaît, les parois se fusionnent en une masse embryonnaire unique, dans laquelle on ne distingue plus les limites alvéolaires préexistantes. Le tubercule en voie d'extension absorbe et détruit ainsi les alvéoles environnants.

Tout *autour* de la granulation, les alvéoles sont atteints dans une zone plus ou moins étendue d'*inflammation catarrhale*, d'*inflammation fibrineuse* ou simplement de *congestion*. Le plus souvent ces phénomènes réactionnels sont peu accusés ou font totalement défaut. Les éléments divers qui encombrent ces alvéoles présentent des degrés divers de **régression**, mais sans se fusionner et sans subir de véritable fermentation caséeuse.

Tubercules caséeux confluents. — Ils se présentent sous deux formes distinctes, qui ne diffèrent par aucun caractère essentiel des tubercules isolés.

1. Dans une première série de faits, les tubercules sont simplement **cohérents** et conservent des limites reconnaissables. A l'œil nu ils forment une sorte de *bouquet de granulations*; bouquet plus ou moins volumineux, ordinairement appendu à une extrémité bronchique, dans lequel les granulations tuberculeuses composantes sont distinctes, mais incluses dans une sorte de gangue commune, dure, fibreuse, noirâtre et comme ardoisée.

Au microscope les granulations arrivent au contact, sans se fusionner; des bandes scléreuses plus ou moins denses les séparent, et par places quelques vestiges des alvéoles persistent encore entre elles.

2. Dans un certain nombre de cas, les granulations composées voisines sont réellement **confluentes**, au sens rigoureux du mot; elles se fusionnent en une *masse unique*, constituant une sorte de *tubercule géant*, suivant l'expression de Grancher. Celui-ci se compose d'une agglomération de tubercules composés, dont les zones embryonnaires arrivées au contact se fondent en une nappe continue. On est alors en présence d'une véritable **infiltration** tuberculeuse diffuse. Le centre de l'ensemble est plus caséeux et plus avancé que les parties périphériques, mais il n'en existe pas moins plusieurs centres de caséification et les granulations composantes ont encore conservé leur individualité.

Les deux variétés précédentes peuvent s'ulcérer et aboutir à la formation de cavernules, ou bien au contraire donner naissance à l'une des deux variétés suivantes.

Tubercules enkystés. — Quand le tissu des granulations initiales a subi complètement la fermentation caséeuse, mais que sa zone d'extension est restée stérile et qu'aucune communication ne s'est établie avec un tuyau bronchique, il se développe autour du tubercule une membrane fibreuse d'enkystement, épaisse, très distincte à l'œil nu, nettement séparée du caséum central, absolument semblable à celle qui pourrait entourer un corps étranger quelconque.

Le *contenu caséeux* subit à la longue une dessiccation plus ou moins complète; souvent il s'infiltre de sels **calcaires**, jusqu'à prendre une consistance pierreuse.

Ces tubercules guéris par enkystement atteignent parfois le volume d'une noisette.

Granulations fibreuses. — Déjà signalées par Bayle, elles résultent de la *transformation fibreuse* directe des granulations tuberculeuses elles-mêmes (fig. 94). A l'œil nu ces granulations apparaissent comme des sortes de perles fibreuses, dures, résistantes au toucher, en général demi-transparentes et ne présentant pas de foyer jaunâtre et opaque à leur centre. Pour Renaut, ce sont des *bourgeons vasculaires* qui pénètrent les îlots caséeux, morcellent les points dégénérés et deviennent l'origine de la sclérose. Les choses se passent plus simplement ; ce sont les cellules embryonnaires conjonctives de la granulation qui sont, en pareil cas, le point de départ de la néoformation.

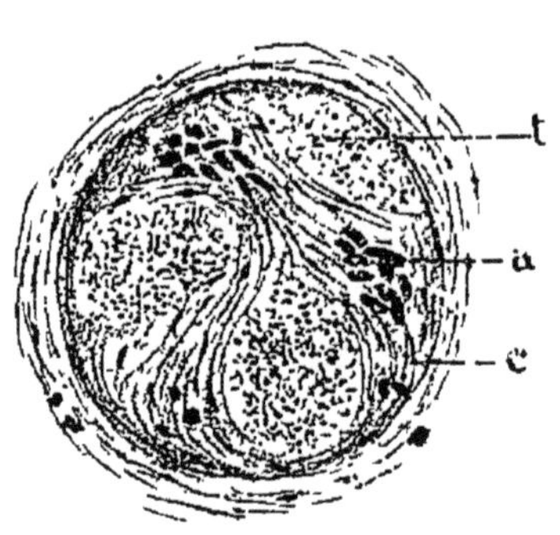

Fig. 94. — Granulation tuberculeuse fibreuse.

c, tissu fibreux de nouvelle formation ; *t*, amas caséeux, vestiges des produits tuberculeux ; *a*, grains charbonneux.

Les fibres conjonctives apparaissent d'emblée dans l'intérieur du nodule, elles se disposent en *lames parallèles* ou en *couches concentriques*. Au milieu d'elles, on aperçoit encore par places des *cellules géantes*, emprisonnées par un anneau de sclérose, ou de petits *amas granulo-graisseux* en voie de résorption. Le tissu est ordinairement infiltré de granulations pigmentaires ou de particules anthracosiques.

Le *centre* de la granulation est très dense, privé de vaisseaux, colorable par le carmin ; mais les parties externes contiennent des vaisseaux perméables au sang. On peut se demander s'il s'agit là de vaisseaux néoformés ou de la persistance des vaisseaux anciens.

La *couche périphérique* des granulations se continue avec les cloisons épaissies des alvéoles voisins.

II. — Lésions interstitielles diffuses. — Elles prennent leur point de départ, comme les précédentes, dans le tissu conjonctif, mais elles en diffèrent par leur caractère de diffusion et leur distribution en nappes étendues.

Lésions abortives. — Nous désignons sous ce nom les lésions *cicatricielles* que l'on rencontre souvent aux autopsies, surtout chez les vieillards, sur des sujets ayant succombé à d'autres affections que la tuberculose. Ces lésions succèdent le plus souvent à des poussées tuberculeuses qui ont passé inaperçues pendant la vie; le processus inflammatoire, complètement éteint, n'a laissé apres lui qu'une cicatrice franche et définitive.

On les rencontre sous deux aspects principaux : tantôt c'est une **cicatrice déprimée**, presque linéaire, fronçant la surface du poumon, et entourée de vésicules emphysémateuses; tantôt c'est **un bloc dense**, ardoisé, pouvant atteindre le volume d'un œuf, contenant à son centre un ou plusieurs foyers calcifiés enkystés, quelquefois même une dilatation bronchique ou une cavernule lisse. Ces cicatrices et ces foyers sont généralement situés au sommet, uniques ou peu nombreux dans le même poumon, mais presque toujours bilatéraux.

Infiltration interstitielle massive. — Dans quelques cas rares, à marche clinique aiguë, la tuberculose interstitielle perd l'aspect nodulaire qui lui est habituel. On rencontre alors des *zones étendues* de parenchyme pulmonaire dans lesquelles le tissu conjonctif des travées interalvéolaires est le siège d'une prolifération diffuse, donnant naissance à une véritable **nappe** de cellules embryonnaires, remaniant ou effaçant les alvéoles, et pouvant faire croire, à un examen superficiel, à un véritable processus pneumonique.

Bien que, par le fait de l'intensité et de la diffusion des lésions, les stades ultérieurs de la fermentation tuberculeuse n'aient pas toujours le temps de se produire, il est encore facile cependant de reconnaître au microscope qu'on est en présence d'un *processus interstitiel* et à point de départ conjonctif.

La *nature tuberculeuse* de la fermentation est plus difficile à déterminer; elle ressort de ce fait qu'on retrouve par places des ébauches plus ou moins parfaites de follicules tuberculeux. La lésion ne se présente d'ailleurs à ce stade que dans certaines régions du poumon, notamment aux bases, alors que les sommets présentent simultanément des granulations tuberculeuses caractérisées.

Sclérose tuberculeuse. — La néoformation de tissu conjonctif ne se limite pas à la transformation fibreuse des granulations elles-mêmes; elle peut se *diffuser* autour d'elles, à tout le tissu conjonctif qui constitue la charpente normale de l'organe.

Caractères macroscopiques. — Cette sclérose se présente sous deux formes assez distinctes.

1. Dans l'une on ne constate qu'une **sclérose diffuse** modérée, se révélant par l'*épaississement des travées* inter-alvéolaires, sans suppression des alvéoles dont le diamètre est simplement diminué, et par la coloration noirâtre du parenchyme par surcharge pigmentaire.

Cette sclérose diffuse se localise dans des zones plus ou moins étendues et détermine par contre de l'**emphysème** bien marqué. Tout d'abord, au voisinage même des granulations fibreuses ou des travées de sclérose, la *rétraction cicatricielle* peut donner naissance à des dilatations et à des déformations diverses des alvéoles voisins; mais, fait plus important à connaître, nous avons montré par de nombreuses observations dans notre thèse inaugurale (1) qu'il se produit, en dehors même des points intéressés par cette sclérose, un emphysème très accusé, généra-

(1) L. Bard. De la phtisie fibreuse chronique, ses rapports avec l'emphysème pulmonaire et la dilatation du cœur droit. *Thèse de Lyon*. 1879.

lisé aux points d'élection, et tout à fait semblable à celui qui accompagne les inflammations chroniques non tuberculeuses de l'appareil bronchique et pulmonaire. Cet emphysème réagit à son tour sur le *cœur droit*; ces deux lésions, secondaires et en quelque sorte contingentes, prennent le pas sur la tuberculose dont elles dérivent; les malades atteints de pneumonie interstitielle d'origine tuberculeuse peuvent se confondre avec des emphysémateux ou des asystoliques du cœur droit de toute autre origine.

2. Dans une seconde forme, il se produit au contraire une **induration scléreuse** compacte, qui transforme une large étendue de poumon, souvent tout un sommet, en un bloc noirâtre, *ardoisé*, presque imperméable à l'air, offrant la consistance d'une masse de caoutchouc, adhérent ou non aux parois thoraciques, contenant dans son intérieur des *tubercules enkystés*, *caséeux* ou *crétacés*, des *granulations fibreuses* ou même des *cavernes stationnaires*.

Les *bronches* comprises dans la zone scléreuse sont rouges, épaissies, atteintes d'inflammation chronique, souvent dilatées.

Caractères histologiques. — Au microscope on constate une pneumonie interstitielle, constituée par des **travées scléreuses diffuses**, entrelacées dans les directions les plus diverses, surchargées à l'ordinaire de particules anthracosiques plus encore que de granulations pigmentaires d'origine sanguine.

Comme dans toutes les scléroses, ces travées se montrent plus abondantes autour des *vaisseaux*, autour des *bronches*, autour des *granulations* fibreuses, autour des *cavernes* elles-mêmes, mais elles ne présentent nulle part de disposition systématique bien appréciable.

Indépendamment des bandes scléreuses qui suivent le trajet des travées interlobaires et interlobulaires, on constate **l'oblitération fibreuse directe des al-**

véoles. Les cloisons alvéolaires s'épaississent et se sclérosent; l'alvéole se rétrécissant par suite de l'épaississement de ses parois, les cellules endothéliales se tassent les unes auprès des autres et finissent par disparaître. Les alvéoles qui persistent sont déformés et méconnaissables, tantôt vides, tantôt incomplètement remplis par de grosses cellules rondes chargées de grains noirs.

On aperçoit, en pareil cas, sur les bords ou dans l'épaisseur des zones scléreuses, de distance en distance, des vestiges plus ou moins importants des foyers tuberculeux antérieurs, ou bien des **ébauches de nouvelles granulations**, souvent constituées simplement par des cellules embryonnaires conjonctives, arrondies, bien colorées par le carmin, réunies en îlots très semblables à de petits abcès miliaires, et ne présentant encore aucun attribut nettement tuberculeux.

III. — Lésions endothéliales. — Elles sont constituées par des *foyers localisés*, englobant tous les éléments constituants du parenchyme pulmonaire, mais intéressant particulièrement les alvéoles et leur revêtement endothélial; le plus souvent il existe des foyers multiples et successifs, d'âges divers et de marche inégale.

Foyers lobulaires caséeux. — Ils constituent tout à la fois la *lésion élémentaire* et la forme la plus fréquente des lésions alvéolaires endothéliales.

Caractères macroscopiques. — Ils se présentent sous la forme de nodules arrondis, très semblables d'aspect, pendant les premières périodes de leur évolution, aux nodules de la broncho-pneumonie vulgaire. Ils diffèrent peu au premier abord des granulations confluentes, et présentent des transformations comparables aux leurs; il importe cependant de ne pas les confondre avec elles, comme on le fait d'ordinaire. Ils sont en général *plus volumineux*, leurs *contours* sont moins nets, leurs limites ne sont pas constituées par un cercle fibreux pigmenté, leur *périphérie* plus diffuse présente une atmosphère de congestion pulmonaire ou d'hépatisation plus ou moins étendue.

Au début de leur évolution, ces foyers lobulaires présentent un aspect **gélatiniforme** grisâtre ; plus tard ils deviennent franchement **caséeux**, jaunâtres ; enfin ils se résolvent en un détritus ramolli, qui s'élimine et donne naissance à une **caverne** ; ces divers stades se succèdent souvent avec une grande rapidité, sans provoquer d'ailleurs autour d'eux de réaction de défense bien apparente.

Quand les foyers sont superficiels, la plèvre présente d'ordinaire à leur niveau quelques fausses membranes molles, rarement des adhérences solides ; aussi est-ce la lésion tuberculeuse qui donne le plus souvent naissance au pneumothorax.

Caractères histologiques. — Au microscope ces îlots se distinguent des simples granulations confluentes par des caractères très nets. L'aspect général est celui d'un lobule hépatisé, dans lequel les alvéoles sont comblés par un *exsudat spécial* ; on n'y trouve le plus souvent ni cellules géantes ni cellules embryonnaires conjonctives. La caséification débute dans les parties centrales ; la fermentation se caractérise progressivement de la périphérie au centre ; de là la disposition du foyer en couches concentriques, analogues à celles qui se succèdent dans les granulations conjonctives.

Les caractères propres de ces foyers se montrent avec leur maximum de netteté, quand on les observe au moment où la caséification du centre est accomplie, et avant le ramollissement ulcératif qui va donner naissance à la caverne. On constate alors (fig. 95) que les alvéoles sont comblés par un exsudat compact, qui résiste à la dissociation et se fragmente sous les aiguilles, plutôt qu'il ne se laisse désagréger.

Cet exsudat est adhérent aux parois des alvéoles, opaque et brunâtre dans les préparations ordinaires, ne pouvant être coloré par le picro-carmin qu'après une action de plusieurs heures ; il est composé en réalité de cellules proliférées et fermentées, obstruant les alvéoles, mais dont il serait d'ailleurs, à ce stade, difficile de dire si elles sont d'origine conjonctive ou d'origine endothéliale.

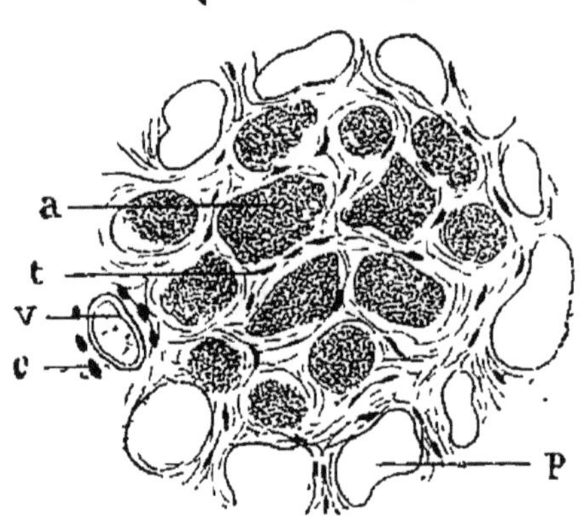

Fig. 95. — Foyer lobulaire de tuberculose endothéliale.

a, alvéoles comblés par les cellules fermentées ; *t*, travées interalvéolaires conservées ; *p*, alvéoles périphériques ; *v*, vaisseau ; *c*, particules anthracosiques.

Quoi qu'il en soit, ces cellules sont petites, finement granuleuses, semi-transparentes ou vitreuses, suivant le degré de leur altération ; elles finissent par s'agglutiner étroitement les unes aux autres et par se résoudre en petits corpuscules anguleux. Dans les préparations colorées au picro-carmin, cette **caséification** diffère notablement par son aspect de celle qui occupe le centre des granulations interstitielles ; la masse qui en résulte est *brune* au lieu d'être jaune ; elle est homogène, plus finement granuleuse, moins craquelée.

A ce stade, les *limites* des cavités alvéolaires restent encore distinctes, la forme de leur réseau est conservée. Toutefois, les *travées* interalvéolaires sont profondément altérées, elles sont amincies, elles ont perdu leurs capillaires ; elles participent à l'aspect général du lobule, elles sont brunes ou incolores ; leurs fibres et leurs cellules conjonctives disparaissent, bien loin de présenter aucune infiltration nucléaire,

Les travées ne sont plus en somme représentées que par leurs *fibres élastiques*; celles-ci persistent les dernières au milieu de l'îlot; elles seront emportées avec le tissu après son ramollissement, mais restent longtemps reconnaissables au milieu du caséum.

Le *nombre des alvéoles* ainsi altérés varie suivant les dimensions du nodule et suivant le niveau de la coupe; il est en général assez considérable, d'une douzaine en moyenne. Souvent, on trouve au centre de l'îlot une cavité plus large, également hépatisée, constituée par un *infundibulum* dans lequel s'ouvrent les alvéoles circonvoisins. Les bronchioles acineuses correspondantes, parfois même les dernières ramifications des bronches lobulaires, peuvent contenir un exsudat analogue.

Quand le **ramollissement ulcératif** succède à la caséification, les cloisons alvéolaires se rompent et disparaissent, et la disposition qui précède ne se retrouve plus que dans une zone un peu moins centrale.

Évolution des lésions. — L'exsudat que nous venons de décrire est le dernier terme de l'hépatisation tuberculeuse des alvéoles; les *premiers stades* peuvent être étudiés dans les zones périphériques des îlots en voie d'extension rapide (fig. 96).

En dehors des points devenus complètement caséeux et à mesure qu'on s'éloigne du centre, on voit les cellules embryonnaires intra-alvéolaires devenir à la fois moins nombreuses, moins altérées, non agglutinées et par là plus distinctes; leurs formes sont très irrégulières; entre elles existent quelques *filaments fibrineux*. Dans cette *zone intermédiaire*, la lésion se rapproche de l'aspect de la **pneumonie catarrhale** simple; dès ce moment cependant quelques cellules trahissent déjà la caséification dont elles vont être atteintes; on rencontre là en effet de grandes cellules devenues vitreuses dans toute leur masse et se colorant en jaune orangé par le picro-carmin. La présence de la *fibrine* achève de donner à ce stade sa caractéristique propre. La zone de pneumonie tuberculeuse catarrhale est ordinairement assez étroite au pourtour des îlots lobulaires isolés; elle peut faire complètement défaut.

La *zone la plus externe* est exclusivement *fibrineuse.* Les alvéoles sont tapissés par une couche de cellules volumineuses, tuméfiées, polyédriques, se colorant bien par les réactifs et dont quelques-unes contiennent plusieurs noyaux. Les cellules proliférées et desquamées font presque totalement défaut dans l'exsudat; par contre on trouve un réseau fibrineux très riche, très délicat, formé de longues fibrilles entre-croisées, incomparablement plus riche et plus évident que celui de la pneumonie franche; on n'y rencontre à peu près pas de globules rouges, ce qui explique sans doute l'absence habituelle de crachats véritablement sanglants en pareil cas. Cette pneumonie tuberculeuse fibrineuse diffère notablement de la pneumonie franche et peut en être distinguée assez facilement dans le plus grand nombre des cas.

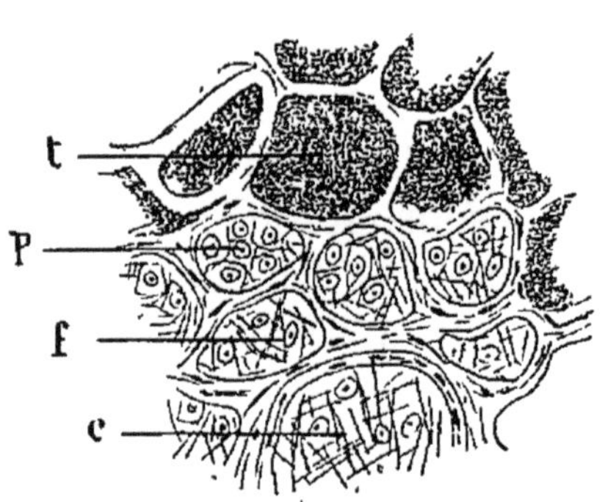

Fig. 96. — Tuberculose endothéliale diffuse : zones successives.

c, périphérie, exsudat presque exclusivement fibrineux ; *f*, exsudat fibrineux et catarrhal ; *p*, exsudat surtout catarrhal, formé de cellules proliférées encore distinctes; *t*, exsudat complètement caséifié des zones centrales.

En dehors de cette zone on ne trouve plus que de la **congestion simple**, sans aucun caractère spécifique.

En résumé on trouve, de dehors en dedans : une zone **fibrineuse,** une zone **fibrineuse et catarrhale**, une zone **caséeuse**, et enfin, au degré le plus élevé, une zone ramollie et **ulcérée.** Chacune d'elles représente un stade différent de la lésion ; chacune rappelle plus ou moins quelque autre processus inflammatoire, mais possède en somme ses caractères propres ; le processus est très spécial dès son origine.

Dans les îlots lobulaires isolés, les deux zones centrales constituent la plus grande étendue du nodule ; les deux zones externes sont étroites, parfois même elles manquent complètement. Nous verrons tout à l'heure qu'il en est tout autrement dans les formes confluentes.

Les foyers lobulaires que nous venons de décrire sont ordinairement confondus, comme nous l'avons déjà dit, avec les granulations proprement dites. Cependant Ziegler, tout en les considérant comme deux variétés d'un même processus, séparées seulement par des caractères accessoires commandés surtout par la rapidité de leur marche, désigne les granulations sous le nom de *broncho-pneumonie tuberculeuse nodulaire*, et les foyers lobulaires sous celui de *broncho-pneumonie tuberculeuse lobulaire caséeuse*. La question de leur distinction n'est pas même posée dans les autres auteurs.

Pneumonie tuberculeuse. — Lorsque les îlots lobulaires sont nombreux et volumineux, lorsqu'ils sont *confluents* en un mot, les zones de pneumonie tuberculeuse catarrhale ou fibrineuse, qui constituent leurs limites externes, arrivent *au contact* avec les zones correspondantes des îlots voisins ; il en résulte une **nappe pseudo-lobaire** de pneumonie tuberculeuse continue, pouvant s'étendre sur la plus grande étendue d'un lobe pulmonaire. Elle constitue la lésion caractéristique de la **phtisie aiguë pneumonique.**

Ces îlots lobulaires confluents présentent la même disposition et les mêmes caractères essentiels que les îlots disséminés ; on retrouve les mêmes zones, disposées concentriquement dans le même ordre. La fusion des zones marginales des divers îlots a seulement pour effet de masquer le caractère lobulaire des lésions initiales ; le *fond continu* est formé par de la pneumonie tuberculeuse fibrineuse ; celle-ci contient dans son intérieur, disséminés en plus ou moins grand nombre, des îlots parvenus au stade caséeux, qui marquent le centre des **foyers lobulaires primitifs.** Autour d'eux, la transition se fait des foyers caséeux à la pneumonie fibrineuse par une zone catarrhale intermédiaire plus ou moins étendue.

Nous ne reviendrons pas sur les caractères histologiques de ces diverses zones, déjà développés en étudiant les îlots lobulaires disséminés. Leur confluence modifie uniquement l'aspect macroscopique des lésions. Celles-ci réalisent une **hépatisation gélatiniforme** grise et semi-transparente, ou une **hépatisation jaune**, suivant que la prédominance appartient au stade *fibrineux* ou au stade *caséeux* de la fermentation. Le plus souvent les stades varient suivant les points considérés ; les différences sont déjà apparentes à l'œil nu, et l'hépatisation est constituée par un *fond grisâtre* légèrement grenu, marbré de *taches plus opaques*, jaunes ou caséeuses.

L'aspect macroscopique de ces îlots confluents pseudo-lobaires se distingue nettement de celui de la *pneumonie franche* à ses divers stades : tandis que celle-ci est toujours plus ou moins rouge, plus riche en sang qu'en fibrine, le fait est précisément inverse dans la pneumonie tuberculeuse ; de même les caractères des produits de raclage revêtent dans chaque cas les caractères spéciaux de l'exsudat propre au processus considéré.

Par contre, la similitude est assez grande, à l'œil nu, entre la pneumonie tuberculeuse et l'*hépatisation grise* de la pneumonie lobaire passée à suppuration ; la différenciation résulte surtout en pareil cas de la présence des foyers caséeux disséminés ; parfois l'examen histologique est nécessaire pour lever tous les doutes.

La forme que nous venons de décrire est considérée par la plupart des auteurs comme une pneumonie *pseudo-lobaire* ; d'autres admettent au contraire qu'il s'agit d'une véritable pneumonie *lobaire*, mais en réalité le fait ne résulte même pas de leurs propres descriptions.

Les îlots sont, il est vrai, parfois assez nombreux pour transformer en une nappe pneumonique continue une portion plus ou moins considérable d'un lobe pulmonaire ; c'est là précisément le fait qu'exprime l'expression de pneumonie pseudo-lobaire. Le caractère lobulaire de la lésion se révèle néanmoins par ce triple fait, qu'on retrouve la trace des divers foyers lobulaires initiaux ; que la succession progressive des divers stades de la caséification ne porte pas uniformément sur tout l'ensemble de la lésion, mais se développe au contraire par foyers arrondis, isolés et disséminés ; et enfin qu'il est de règle presque constante de rencontrer des foyers lobulaires en dehors de la région intéressée par le foyer pseudo-lobaire.

La **fonte caséeuse** est la terminaison habituelle de la pneumonie tuberculeuse. Il est difficile de savoir dans quelle mesure et dans quelles limites **la résolution** des exsudats caséeux peut être possible ; elle ne saurait être assez complète pour aboutir à la guérison, mais il est possible qu'elle se réalise partiellement, et que toute l'étendue du parenchyme primitivement frappé ne soit pas fatalement vouée à la destruction.

En général, la tuberculose pneumonique exerce autour d'elle une *influence phlogogène* sur les alvéoles, elle détermine facilement des exsudats fibrineux ou simplement congestifs, mais elle provoque peu de sclérose réactionnelle. Cependant, quand les îlots lobulaires présentent un développement suffisamment lent, ils peuvent déterminer autour d'eux une *irri-*

tation réactionnelle du tissu conjonctif des parties saines environnantes, capable de provoquer la formation d'une **sclérose d'enkystement.**

Renaut a même émis l'opinion que des *bourgeons vasculaires*, partis des zones marginales, pouvaient pénétrer les îlots caséeux, morceler les points dégénérés et devenir l'origine d'une véritable sclérose réparatrice. Il admet aussi que la pneumonie tuberculeuse peut subir d'*emblée* la *transformation fibreuse*, au même titre que les nodules tuberculeux eux-mêmes. Pour lui, cette sclérose résulterait tout à la fois de l'épaississement des cloisons interalvéolaires et de la transformation fibreuse directe des moules intra-alvéolaires eux-mêmes, c'est-à-dire de l'exsudat pneumonique.

III. — Lésions des bronches. — Les bronches présentent des lésions de divers ordres, dont les unes sont le fait de la *localisation des tubercules sur les bronches* elles-mêmes, les autres résultent de la *solidarité des bronches avec le tissu ambiant.*

Nous avons déjà vu les rapports que les granulations interstitielles affectent d'ordinaire avec les extrémités bronchiques ; mais il existe de plus des cas dans lesquels les lésions frappent spécialement les parois bronchiques elles-mêmes et prennent de ce fait des caractères spéciaux.

Tantôt les granulations tuberculeuses siègent en dehors de l'anneau bronchique, dans le tissu conjonctif ambiant, constituant une sorte de *nodule péri-bronchique*, disposé sous forme de croissant ou de couronne, constitué par des granulations tuberculeuses juxtaposées ; tantôt elles siègent dans le tissu sous-muqueux, elles soulèvent l'épithélium et font saillie dans le calibre de la bronche. Celle-ci s'enflamme sur une plus ou moins grande étendue ; les altérations de ses parois qui en résultent peuvent amener la formation de *bronchectasies* secondaires.

Chez les enfants l'envahissement caséeux de l'appareil bronchique est plus fréquent que chez l'adulte.

IV. — Cavernes. — On désigne sous ce nom toutes les ulcérations creusées dans le poumon par la suppuration ou l'*élimination* des lésions tuberculeuses.

A proprement parler, ces ulcérations ne devraient prendre le nom de cavernes que lorsqu'elles sont constituées par une cavité distincte, à parois plus ou moins nettes; mais il n'y a aucun intérêt à séparer de ces cavernes proprement dites les ulcérations irrégulières ou diffuses qui en forment la première ébauche. C'est ainsi qu'il y a lieu de distinguer plusieurs variétés de cavernes tuberculeuses.

Cavernes pneumoniques. — Le ramollissement qui succède à la caséification de l'hépatisation tuberculeuse pseudo-lobaire, ou même lobulaire, donne naissance à des cavernes qui, au début de leur formation, présentent des caractères particuliers.

Caractères macroscopiques. — D'une manière générale elles possèdent des **parois** plus molles, plus tomenteuses, plus irrégulières et moins bien délimitées que celles des autres formes; elles sont dès leur origine en communication directe avec l'appareil bronchique et avec l'air extérieur.

Celles qui succèdent à des îlots lobulaires isolés sont de volume assez uniforme, à peu près arrondies, mais à bords déchiquetés. Celles qui surviennent dans les nappes pneumoniques pseudo-lobaires sont encore plus caractérisées; elles sont généralement de production rapide; elles succèdent à la fonte des points caséeux, qui s'opère sous la forme de *foyers de ramollissement* plus ou moins *diffus*. Ce sont des **ulcères sinueux** plus encore que des cavernes.

Les centres de caséification sont irrégulièrement distribués, et les cavernes qui résultent de leur rencontre et de leur fusion sont essentiellement *anfractueuses* et irrégulières. Au début elles peuvent être constituées par de simples fissures ; quand elles sont volumineuses, elles sont traversées par des travées arrondies, plus ou moins épaisses, qui représentent les vestiges de la charpente connective interlobulaire, relativement épargnée au milieu de la fonte caséeuse des alvéoles eux-mêmes. Des fragments de parenchyme caséeux incomplètement ramollis et non encore éliminés pendent sur les parois.

Caractères histologiques. — Au microscope, les cavernes sont limitées par des *rangées d'alvéoles* profondément atteints par la pneumonie caséeuse, en voie de destruction similaire, et s'ouvrant largement dans la caverne elle-même. Par contre, on ne trouve pas en pareil cas les granulations périphériques, non plus que les couches fibreuses, plus ou moins denses et membraniformes, qui se rencontrent dans les cavernes consécutives aux granulations.

Cavernes progressives. — Elles succèdent au *ramollissement suppuratif* et à l'*ulcération* consécutive des granulations isolées ou confluentes, quand ils ont déterminé l'ouverture du foyer dans un conduit bronchique et l'évacuation au dehors de son contenu. Toutefois, les cavernes d'origine granuleuse diffèrent elles-mêmes de caractères, suivant qu'elles sont encore en voie d'extension ou que, stationnaires et en voie de guérison, elles tendent à devenir fibreuses.

Caractères macroscopiques. — Les cavernes progressives présentent les *dimensions* les plus diverses. On les désigne quelquefois sous les noms de cavernes *acineuses*, *lobulaires* ou *lobaires*, suivant leurs dimensions ; mais en réalité ces noms sont ici assez impropres, parce qu'ils supposent une régularité de distribution qui n'existe pas en réalité. Les expressions de **cavernules** et de **cavernes**, *moyennes* o *volumineuses*, ont l'avantage de n'envisager que leur dimensions.

Dans quelques cas, une énorme caverne, pouvan

loger le poing, occupe tout un sommet ; dans d'autres, celui-ci est complètement creusé par un certain nombre de cavernes adossées, que séparent des travées conjonctives assez épaisses, et qui ne communiquent entre elles que par des anastomoses peu étendues. Dans d'autres cas, les cavernes sont encore séparées les unes des autres par des intervalles de parenchyme sain, ou simplement infiltré de granulations tuberculeuses, ou parsemé de cavernules.

Quel que soit leur volume, les cavernes de cette origine ont une *forme générale arrondie*, à peine modifiée par quelques anfractuosités, et une *paroi* relativement *lisse*, continue, fibreuse, assez résistante. Leur surface interne est recouverte d'une couche purulente ou pulpeuse, souvent diphtéroïde, dont l'aspect varie notablement suivant les cas. On y constate des détritus divers, riches en bacilles de Koch, mais aussi en microbes des espèces les plus variées.

La structure de leurs parois permet d'en distinguer deux variétés, de signification différente.

Dans l'une, la plus fréquente, les *parois sont infiltrées de tubercules* en voie de caséification et d'ulcération, arrivant à s'ouvrir dans la caverne, à se fusionner avec elle et à l'accroître par ce mécanisme.

Dans l'autre, la *paroi mince* repose directement sur le parenchyme pulmonaire indemne de tubercules; elle est doublée en dedans par une *membrane pyogénique*, d'aspect nette, diphtéroïde ; l'accroissement de la caverne se fait de dedans en dehors, par une *ulcération de surface*, une sorte de phagédénisme, placé sous la dépendance d'infections secondaires destructives ; par là ces cavernes méritent plus spécialement le nom de **cavernes ulcéreuses** ; elles peuvent d'ailleurs atteindre un énorme développement.

Les cavernes communiquent toujours dès le début avec la **bronche** dans laquelle elles ont déversé leur contenu ; tantôt celle-ci s'arrête brusquement à la limite de la perte de substance, ulcérée et comme coupée à l'emporte-pièce ; tantôt, mais plus rarement, ses parois se continuent directement avec celles de la caverne. Toujours la muqueuse bronchique est le siège d'une inflammation profonde ; le plus souvent la bronche s'élargit avant d'atteindre la caverne, tantôt sous la forme d'une *dilatation conique*, tantôt sous celle d'une *dilatation ampullaire*, précédant immédiatement la caverne.

Les **vaisseaux qui** passent au voisinage des cavernes sont habituellement oblitérés et transformés ; quelquefois cependant ils restent perméables. Quand il s'agit d'artérioles comprises dans les couches superficielles des parois caverneuses, les tuniques enflammées perdent leurs couches musculo-élastiques, et ne peuvent plus résister à la pression sanguine. De là la formation d'une variété particulière d'**anévrysmes miliaires,** déjà décrits par Rasmüssen, et qui forment une légère saillie à la surface interne des cavernes.

Ces anévrysmes siègent habituellement sur des *artérioles* de l'artère pulmonaire, de 1 à 3 millimètres de calibre ; ils se rompent facilement et deviennent la source d'hémoptysies graves, souvent incoërcibles. Quand il en est ainsi, on trouve à l'autopsie un petit caillot, adhérent à leur niveau, et qui guide dans la recherche de la déchirure. Par contre, il devient souvent impossible de retrouver leur siège si le caillot a été enlevé par le lavage.

Caractères histologiques. — Sur les coupes histologiques (fig. 97), les parois des cavernes présentent en dehors une **couche fibreuse** plus ou moins épaisse, parsemée de *granulations tuberculeuses* à divers degrés d'évolution. La **couche interne** est formée par une certaine épaisseur de *détritus* granuleux informes, dans lesquels, pour peu que la caverne soit déjà ancienne, on ne rencontre presque jamais de granulations tuberculeuses reconnaissables.

En réalité la fermentation tuberculeuse, qui a été le *primum movens* de ce processus, a fait place à ce niveau à des végétations microbiennes diverses, liées à des **infections secondaires de surface**, d'ailleurs multiples, non encore caractérisées, et qui expliquent l'aspect variable des cavernes suivant les cas particuliers. C'est dans cette couche pulpeuse, et qui à proprement parler n'est pas tuberculeuse, que l'on trouve cependant le bacille de Koch avec sa plus grande abondance.

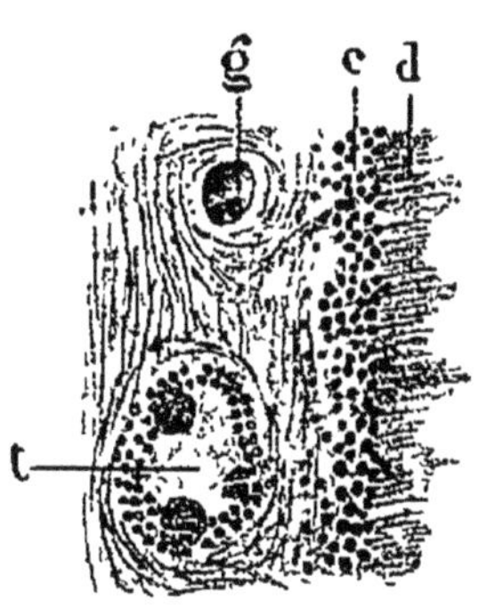

Fig. 97. — Paroi de caverne tuberculeuse.

d, couche superficielle de détritus pulpeux; *c*, couche embryonnaire sous-jacente ; *g*, cellule géante isolée ; *t*, petit tubercule composé.

Cavernes fibreuses.—Quand la granulation caséeuse s'est ouverte dans une bronche et a donné naissance à une caverne, la guérison est sans doute plus rare, mais elle est encore possible.

Les cavernes guéries ou tout à fait stationnaires présentent des caractères particuliers. Cruveilhier leur donnait le nom de **géodes**; leur forme est plus régulière; leurs parois sont épaisses, dures, parfois pseudo-cartilagineuses; elles sont constituées par un tissu fibreux densifié, ne contenant plus de granulations tuberculeuses en évolution. Leur surface est *sèche*, *lisse*, noire, tapissée par une membrane de nouvelle formation, dépourvue toutefois d'épithélium.

Il arrive même parfois que les parois s'affaissent et tendent à se rapprocher, de telle sorte que, dans les cas les plus favorables, il ne reste plus qu'une sorte de **fistule**, comme l'avait déjà vu Laënnec.

Ces cavernes sont parfois difficiles à distinguer des dilatations bronchiques, qui elles aussi reconnaissent assez souvent la tuberculose comme origine. La difficulté est encore plus grande quand les parois des cavernes se continuent directement avec celles d'une bronche dilatée. En pareil cas la distinction peut exiger l'emploi du microscope ; elle se base sur la nature du revêtement de la surface et surtout sur la structure des parois ; dans les bronchectasies, celles-ci contiennent encore des vestiges reconnaissables des diverses formations, musculaires, glandulaires ou cartilagineuses, qui entrent normalement dans la constitution des tuyaux bronchiques.

2° Complexité pathogénique des lésions.

Les formes endothéliales caséeuses, et plus spécialement la forme pseudo-lobaire massive, sont celles qui ont servi de base aux discussions prolongées qui ont eu lieu sur la dualité ou l'unité de la tuberculose pulmonaire.

On sait que Laënnec avait observé et décrit la forme en *granulations* et, la forme *infiltrée*, et malgré les différents aspects anatomiques de ces lésions, il n'avait pas hésité à affirmer l'**unité** de la tuberculose pulmonaire. Celle-ci lui paraissait constituer une sorte d'affection parasitaire ; il n'attachait pas toutefois à cette conception la signification précise qui devait résulter par la suite des recherches modernes.

Après lui, l'école allemande, sous l'impulsion de Virchow et de Niemeyer, a créé la **dualité**, en séparant les *granulations tuberculeuses* proprement dites de la *pneumonie caséeuse*, considérée comme un produit d'inflammation banale, indépendante de la tuberculose vraie. De là des discussions célèbres et passionnées dans le détail desquelles nous ne pouvons entrer ici.

Plus tard, les inoculations de Villemin, les recherches anatomiques de Grancher et de Thaon, ont restauré la théorie unitaire de Laënnec, qui d'ailleurs n'avait jamais été abandonnée en France.

Personne ne parle plus, en effet, de l'existence indépendante de pneumonies à tendances caséeuses. Tout le monde reconnaît l'existence de processus pneumoniques dans les poumons tuberculeux, mais on les considère comme des lésions inflammatoires réactionnelles, nées dans le voisinage des granulations et provoquées par elles ; on les désigne pour cette raison sous le nom de *pneumonies péritubercu-leuses*, ou de *pneumonies intercalaires*. On s'accorde même à reconnaître comme constante la présence de granulations tuberculeuses légitimes au sein même des îlots pneumoniques, ou tout au moins dans leur voisinage immédiat.

Quelques auteurs avaient été cependant jusqu'à nier les tendances caséeuses de ces pneumonies périphériques. Charcot notamment déclarait que les alvéoles intercalaires peuvent être encombrés d'éléments variés, qui présentent toutes les phases de la *dégénérescence granulo-graisseuse*, mais rien qui rappelle la dégénérescence vitreuse ou caséeuse qui occupe le centre du tubercule.

Cornil et Ranvier décrivent, à titre de complications du tubercule, à côté de la congestion pulmonaire, une *pneumonie catarrhale à tendances caséeuses*, et une *pneumonie fibrineuse* de même nature.La plupart des auteurs, Hérard, Cornil et Hanot notamment, tout en proclamant que ces pneumonies sont déterminées par les granulations elles-mêmes, leur accordent des caractères anatomiques distincts qui les rapprochent des inflammations banales ; ils affirment néanmoins leur essence tuberculeuse, et ils pensent que la transformation caséeuse dont elles sont le siège reconnaît les mêmes causes que celle des granulations elles-mêmes, c'est-à-dire pour eux, tout à la fois, l'*action de contact des bacilles* et l'*arrêt de la circulation sanguine*, dû à l'oblitération secondaire des vaisseaux.

La découverte du bacille de Koch a rallié, semble-t-il, les derniers opposants, et aujourd'hui l'unité de la tuberculose pulmonaire est une donnée universellement admise.

Les différences anatomiques et cliniques des formes interstitielles granuleuses et des formes lobulaires caséeuses sont réelles et profondes ; on ignore encore les causes efficientes de ces différences si accusées, et la théorie unitaire ne peut en fournir aucune explication.

Dans la dualité ancienne, pour faire la distinction de la tuberculose vraie et de la pneumonie caséeuse, on invoquait quatre caractères différentiels tirés de la **forme**, du **siège**, de l'**origine** et de la **nature** des lésions.

La **tuberculose vraie**, disait-on, donne naissance à des lésions *arrondies*, siégeant dans les espaces *inter-alvéolaires*, développées aux dépens du *tissu conjonctif* et possédant une véritable *spécificité*. Les produits de la **pneumonie caséeuse** étaient au contraire décrits comme *diffus*, siégeant dans l'intérieur même des *alvéoles*, nés de leur revêtement *endothélial*, et constituant des *inflammations banales*.

Ces divers caractères différentiels n'avaient en réalité qu'une importance très inégale.

La forme des lésions est en effet secondaire et inconstante. Si les noyaux de l'hépatisation tuberculeuse intra-alvéolaire et endothéliale sont ordinairement *plus volumineux* que ceux de la tuberculose conjonctive et interstitielle, s'ils sont *plus diffus*, à limites périphériques moins nettes ; il n'en est pas moins vrai que les deux formes donnent naissance, suivant les cas, à des nodules *isolés* ou à des nodules *confluents*, et que dès lors ni l'une ni l'autre n'est caractérisée exclusivement par la forme nodulaire ou par la forme infiltrée.

La différence de nature est certainement inexacte ; des recherches expérimentales multipliées ont établi sans conteste que toutes les formes de la tuberculose sont au même titre des lésions *inoculables en série* et de nature infectieuse. La dualité de Virchow et de Niemeyer a été abandonnée à juste titre ; les diverses formes des lésions caséeuses du poumon sont des processus de même ordre, comme le voulait Laënnec ; ils sont parasitaires au même titre les uns que les autres.

Comme on y constate avec une même constance le bacille de Koch, on en a conclu tout naturellement que les deux processus étaient fonction au même titre du même organisme pathogène. Toutefois on commence à ne plus compter les cas dans lesquels on a pu attribuer certaines tuberculoses d'autres régions à des agents pathogènes autres que le bacille de Koch, et il est permis de se demander aujourd'hui, même au point de vue bactériologique et expérimental, s'il n'y a pas lieu de revenir sur la théorie unitaire de la tuberculose et s'il n'est pas plus sage de se contenter d'admettre la nature infectieuse de toutes ses formes, tout en laissant en suspens la question de l'unicité ou de la pluralité des espèces de ses agents pathogènes.

Les différences de siège topographique, et surtout de localisation cellulaire, des formes granuleuses et des formes lobulaires, nous ont fait admettre depuis longtemps entre elles des différences profondes.

Il est manifeste que dans les *formations granuleuses* les **cellules conjonctives** seules prolifèrent et fermentent, les cellules endothéliales du poumon ne prennent aucune part active à la lésion.

La prolifération conjonctive débute dans les espaces interstitiels et efface directement les alvéoles. Dans quelques cas elle bourgeonne dans leur intérieur et les envahit avant de les effacer, sans que le processus cesse pour cela d'être purement conjonctif. Les alvéoles contigus peuvent bien présenter un certain degré de prolifération réactionnelle irritative de leurs cellules endothéliales, mais celle-ci ne va pas au delà de la production d'une desquamation catarrhale légère, sans caséification ultérieure des endothéliums proliférés.

Dans les *hépatisations tuberculeuses*, au contraire, les **cellules endothéliales** proliférées et desquamées qui encombrent les alvéoles subissent une fermentation caséeuse qui se rapproche de celle qui atteint les cellules conjonctives dans la tuberculose granuleuse, mais qui en diffère cependant par quelques caractères propres.

Il faut reconnaître, il est vrai, que la distinction peut être quelquefois difficile entre les deux processus, parce que la prolifération endothéliale, toujours intra-alvéolaire au début, arrive aussi à détruire les travées de séparation, et à fusionner les alvéoles. De plus, d'une part, il n'est pas toujours facile de faire la part de l'endothélium et des cellules conjonctives dans les tissus caséifiés, et d'autre part, il peut aussi y avoir quelque difficulté à faire la part des *caséifications vraies* et des simples *dégénérescences granulo-graisseuses* secondaires des zones englobées.

Cette différence de localisation cellulaire des deux processus paraît, il est vrai, d'importance très secondaire avec les idées régnantes en anatomie générale sur l'indifférence cellulaire, sur le rôle prépondérant des leucocytes extravasés et sur l'équivalence à peu près absolue des cellules conjonctives et des cellules endothéliales. Après ce que nous avons déjà répété à plusieurs reprises sur la *spécificité cellulaire*, après ce que nous avons dit des *caractères généraux des lésions fermentatives*, il est à peine besoin de dire que la différence de siège cellulaire est au contraire pour nous une différence *essentielle et capitale*. Cette double localisation cellulaire permet de distinguer, au point de vue anatomo-pathologique, une **tuberculose conjonctive** et une **tuberculose endothéliale.** Si l'on doit abandonner la différence de nature qu'admettaient Virchow et Niemeyer entre ces deux caséifications tuberculeuses, si toutes les deux sont au même titre des lésions parasitaires, il n'en résulte pas pour cela qu'elles ne puissent pas relever *d'agents pathogènes différents* et qu'il n'y ait pas lieu de revenir, quoique sous une autre forme que précédemment, à la **pluralité des tuberculoses pulmonaires.**

Nous ne pouvons exposer ici dans tous leurs détails les observations et les recherches, d'ailleurs purement cliniques et anatomo-pathologiques, qui nous paraissent justifier la notion de cette pluralité. Dans la première édition de ce Précis nous séparions déjà nettement les lésions de la tuberculose conjonctive de celles de la tuberculose épithéliale, mais nous devons reconnaître que nous n'avons rencontré sur ce point aucune adhésion. Il est certainement difficile de faire la part exacte de ces deux ordres de tuberculoses, d'une part parce qu'elles *s'associent* fréquemment dans des formes mixtes, liées sans doute elles-mêmes à une **double infection**, *mixte d'emblée* ou plus souvent *successive*; d'autre part, parce qu'il est difficile de faire, au milieu des lésions très complexes d'une tuberculose ulcéreuse, la part des nombreuses fermentations, suppurations et invasions microbiennes, qui se superposent en pareil cas.

Nous sommes convaincu, pour notre part, que la tuberculose conjonctive *uni-septique* est le plus ordinairement une affection bénigne et que le danger provient surtout de ces *infections secondaires*, suppuratives et pneumoniques, auxquelles le poumon est plus exposé que tous les autres organes. Il résulte de là qu'on pourrait retourner le célèbre axiome placé par Niemeyer à l'origine de la théorie dualiste, en déclarant que le plus grand danger qui menace un *tuberculeux conjonctif*, c'est de devenir un *tuberculeux pneumonique*; là est la véritable raison de la gravité de la tuberculose dans les milieux encombrés et surtout dans les milieux nosocomiaux.

3° Formes anatomiques et cliniques.

Les diverses lésions élémentaires que nous venons de passer en revue ne se rencontrent pas juxtaposées sans règles et sans lois; bien au contraire, elles s'associent dans des groupements assez constants pour constituer des *formes anatomiques* distinctes, en rapport elles-mêmes avec des formes cliniques correspondantes.

Pour la plupart des auteurs, le *mode de pénétration du bacille* jouerait le principal rôle dans la détermination des formes anatomiques initiales :

D'après Hérard, Cornil et Hanot, quand le parasite arrive par le **sang**, on a affaire surtout à des *éruptions miliaires*, localisées ou généralisées, suivant le nombre des bacilles et suivant aussi, disent-ils, d'autres circonstances encore mal déterminées.

Quand il arrive par les **lymphatiques**, les foyers sont plus ou moins délimités ; ils répondent aux *tubercules ordinaires* ; dans ces cas le bacille peut arriver peut-être jusqu'au canal thoracique et déterminer alors une poussée hématogène secondaire.

Enfin, quand il pénètre avec l'**air inspiré**, il arrive directement aux infundibula et détermine d'emblée les lésions des *pneumonies tuberculeuses*.

Tous les classiques se contentent de diviser la tuberculose pulmonaire en trois formes : la **granulie**, la **pneumonie tuberculeuse** et la **phtisie chronique** ou forme commune ; la phtisie chronique se subdivise elle-même en **phtisie ulcéreuse** et en **phtisie fibreuse**.

Cette division remonte en réalité jusqu'à Bayle et correspond presque exactement aux formes *granuleuses*, *tuberculeuses*, *ulcéreuses* et *mélanotiques* de cet auteur. Elle correspond certainement à la réalité des faits, mais elle est beaucoup trop restreinte et absolument insuffisante pour la clinique.

Nos observations personnelles, cliniques et anatomo-pathologiques nous ont conduit à établir une classification plus complexe, en rapport avec les aspects cliniques variés et les formes évolutives distinctes des tuberculoses pulmonaires (1). Nous devons nous contenter de la résumer brièvement ici.

Elle repose en premier lieu sur le *siège anatomique* et sur la *distribution topographique* des lésions. En effet, tous les systèmes anatomiques qui entrent dans la constitution du poumon sont susceptibles d'être atteints par la tuberculose ; mais, sous des influences diverses, parmi lesquelles prédominent probablement la porte d'entrée du parasite

(1) L. Bard. *Des formes cliniques de la tuberculose pulmonaire.* Rapport au Congrès de médecine de Montpellier, 1898.

et le mode de dissémination des lésions, il arrive d'ordinaire que la maladie frappe d'une manière sinon exclusive, du moins très prédominante, l'un ou l'autre de ces systèmes. De là une systématisation différente suivant les cas, commandée par la distribution des lobules, celle du tissu interstitiel, celle des bronches ou même celle de la séreuse pleurale. Dans ces quatre grands groupes, l'*évolution* différente des lésions vient elle-même faire apparaître des subdivisions secondaires d'une haute importance.

Dans toutes les formes, l'évolution des lésions tuberculeuses est dominée par deux tendances opposées ; suivant le mot expressif de Grancher, toute tuberculose a une *tendance fibro-caséeuse*, c'est-à-dire qu'elle tend à la fois à former du caséum, destiné à s'ulcérer et à s'éliminer, et du tissu fibreux inflammatoire, ébauche plus ou moins avancée de cicatrisation. Il en est aussi qui sont susceptibles de résolution complète sans cicatrice.

Il importe de ne pas confondre, comme on le fait ordinairement, l'absence de caséification et la cicatrisation vraie ; les deux expressions de *lésions fibreuses* et de *lésions cicatricielles* ne doivent pas être considérées comme réellement synonymes.

La **cicatrisation** est à proprement parler l'arrêt et l'extinction durable ou même définitive du processus inflammatoire ; elle tend à se réaliser avec plus ou moins de succès dans tous les cas ; l'enkystement fibreux des lésions actives, leur morcellement par des travées fibreuses sont des efforts de cicatrisation ; leur transformation fibreuse complète, même tardive, peut en être l'aboutissant.

Les **lésions fibreuses** sont au contraire caractérisées par l'évolution sclérogène d'emblée du processus tuberculeux, qui peut être néanmoins progressif et envahissant ; le processus donne alors naissance à des infiltrations nucléaires et à de la sclérose, en proportions diverses suivant le degré d'activité du processus, mais sans atteindre jamais à la puissance destructive et ulcéreuse des lésions caséeuses.

I. — Formes parenchymateuses. — Ce sont les formes les plus nombreuses et les plus communes. La tuberculose frappe l'unité élémentaire de l'organe, les *lobules pulmonaires* eux-mêmes ; il en résulte que la structure et le mode de distribution de ces lobules dominent le groupement des lésions tuberculeuses. Celles-ci sont constituées par des granulations confluentes, des foyers lobulaires ou pseudo-lobaires, des infiltrations interstitielles en nappe, embryonnaires ou fibreuses ; elles se répartissent en îlots plus ou moins étendus, compacts, pouvant n'intéresser que quelques lobules, ou même qu'un groupe plus ou moins considérable d'alvéoles adjacents, souvent aussi pouvant être assez confluentes pour envahir un lobe entier.

Leur évolution caséeuse ou fibreuse, localisée ou extensive, permet de distinguer un assez grand nombre de *formes secondaires.*

Formes abortives. — Uniquement constituées par les lésions cicatricielles que nous avons décrites sous le même nom, elles résultent de l'arrêt et de la cicatrisation précoce des lésions.

Les **formes progressives** sont plus complexes; elles peuvent être caséeuses, fibro-caséeuses ou fibreuses.

Formes caséeuses. — Elles relèvent surtout des lésions endothéliales; elles sont constituées par des foyers lobulaires ou pseudo-lobaires caséeux, à divers degrés d'évolution, et par des cavernes de formation rapide, de celles que nous avons décrites plus haut sous le nom de cavernes pneumoniques.

On peut distinguer deux formes de lésions caséeuses, suivant qu'il s'est produit une hépatisation lobaire très *étendue d'emblée*, d'aspect presque uniforme, **forme massive** ; ou que les lésions, d'abord plus limitées, ont envahi successivement des zones nouvelles par des poussées successives, **forme extensive.** La première forme correspond aux cas décrits sous le nom de **pneumonie tuberculeuse** proprement dite, la seconde à ceux désignés sous le nom de **phtisie galopante.**

Dans celle-ci, les diverses zones, d'*âge inégal*, présentent alors des aspects différents : les *sommets* atteints les premiers sont en pleine fonte, creusés de cavernes anfractueuses, irrégulières, communicantes, à parois infiltrées et inégales ; les *zones moyennes* sont constituées par des infiltrations caséeuses étendues, parsemées de points ramollis ; les *parties inférieures* ne présentent que des grappes lobulaires caséeuses, irrégulièrement disséminées dans un parenchyme congestionné.

Formes fibro-caséeuses. — Elles sont caractérisées par l'entrée en scène, à côté de la caséification, de la tendance fibreuse ; celle-ci se révèle tout à la fois par la *réaction périphérique* d'enkystement autour des lésions, et par la *survivance* de quelques-unes des cellules conjonctives frappées par la fermentation ; survivance qui se traduit par la production de bandes de sclérose plus ou moins épaisses, séparant les cavernes ou enkystant les zones caséeuses.

Ces formes répondent à la **phtisie ulcéreuse commune** ; elles relèvent surtout des lésions granuleuses et tuberculeuses à point de départ conjonctif et interstitiel ; ce sont celles qu'on rencontre le plus souvent aux autopsies.

L'existence de *foyers multiples et successifs*, d'âges divers et de marche inégale, juxtaposant les cavernes ulcéreuses et les bandes scléreuses, donne à ces formes leur caractéristique générale. Très habituellement les sommets sont creusés de cavernes. Au-dessous de cette zone, ce qui reste du lobe supérieur, à l'exception du bord antérieur respecté, est occupé par des granulations tuberculeuses confluentes alternant avec des cavernules. La partie supérieure du lobe inférieur présente encore des nodules tuberculeux isolés en plus ou moins grand nombre ; la base proprement dite reste généralement indemne.

Les lésions se montrent des deux côtés avec des caractères parallèles ; mais généralement une prédominance unilatérale bien marquée s'accuse par la confluence et l'intensité des lésions du côté le plus atteint. Quelquefois, le poumon atteint le premier présente seul la répartition habituelle des lésions, le second montre des granulations assez confluentes, mais limitées à sa partie moyenne, à la moitié inférieure du lobe supérieur ou au voisinage du hile, et respectant le sommet lui-même.

Les diversités d'aspect, qui résultent de la localisation ou de l'extension des lésions, de la prédominance plus ou moins accusée de l'une ou de l'autre des deux tendances caséeuse et fibreuse, nous ont conduit à établir des subdivisions, caractérisées plutôt par leur évolution clinique que par leur anatomie pathologique, et sur lesquelles nous ne pouvons insister ici. Rappelons seulement que nous avons pu distinguer ainsi cinq formes fibro-caséeuses : *extensive*, *à poussées congestives*, *cavitaire ulcéreuse*, *cavitaire localisée* et *ulcéro-fibreuse cachectisante*.

Formes fibreuses. — Elles sont caractérisées par ce fait que la tendance fibreuse du processus est la seule à se manifester, ou tout au moins que les lésions caséeuses ou ulcéreuses n'occupent qu'une place très effacée et sont dominées de beaucoup par l'évolution fibreuse ; elles forment la base de la **phtisie fibreuse.**

Quelques petits blocs caséeux enkystés, secs, graisseux ou calcaires, voire même quelques petites cavernes sèches, sont les seuls indices de la tendance caséeuse. Au contraire, la tendance à la sclérose se révèle à toutes les étapes du processus : des *bandes fibreuses* étendues, des *blocs ardoisés*, des *oblitérations fibroïdes des alvéoles* en sont l'aboutissant.

Des *infiltrations embryonnaires*, constituées par des noyaux conjonctifs qui gardent leur colorabilité par le carmin, des cellules géantes rares, larges et surchargées d'anthracose, sans cellules épithélioïdes autour d'elles, sans caséification diffuse, trahissent déjà dès l'origine, dès les premiers stades des poussées, la bénignité des lésions et leur caractère fibreux. Le tissu conjonctif fermente comme dans les formes fibro-caséeuses, mais la fermentation est lente, la prolifération modérée, les cellules jeunes assez vivaces pour triompher du virus et reproduire avec excès les substances dérivées du tissu conjonctif auquel elles appartiennent. La vraie caractéristique des formes fibreuses se trouve dans les caractères particuliers du processus tuberculeux lui-même, beaucoup plus que dans la simple réaction de résistance des zones ambiantes saines à l'envahissement du processus inflammatoire.

Nous distinguons trois formes anatomiques de tuberculose fibreuse :

La **pneumonie hyperplasique fibreuse tuberculeuse** est une forme rare, à marche relativement aiguë, caractérisée par une hépatisation lobaire ardoisée, à peine parsemée de points plus clairs. Les coupes montrent l'épaississement des travées interalvéolaires, l'effacement par ce mécanisme de la structure normale du poumon, et la substitution au parenchyme de nappes fibroïdes, dans lesquelles on aurait de la peine à reconnaître l'organe d'origine, s'il ne subsistait par places des alvéoles encore reconnaissables.

Les deux autres formes sont constituées par la sclérose dense et par la sclérose diffuse avec emphysème, que nous avons déjà décrites comme lésions élémentaires (page 582).

La **forme scléreuse dense** se constitue surtout par la production de *poussées granuliques discrètes*, qui laissent après elles des formations fibreuses et dont la succession crée les blocs étendus. Aussi trouve-t-on le plus souvent en pareil cas de nouvelles poussées granuliques du même type, et est-ce là le mode le plus habituel de l'aggravation et de la terminaison de cette forme.

Au contraire, dans la **forme scléreuse diffuse**, *l'emphysème* et la *dilatation du cœur droit* sont les lésions associées les plus habituelles, et l'aboutissant ordinaire de la maladie. Nous avons été le premier à mettre en relief, dans notre thèse inaugurale, les rapports étroits de la tuberculose fibreuse, de l'emphysème étendu et des lésions du cœur droit, mais ce n'est que dans ces dernières années que nous avons été amené à reconnaître l'opposition qui existe à ce point de vue entre les deux formes, dense et diffuse, de la tuberculose fibreuse.

II. — Formes interstitielles. — Les lésions sont disséminées dans les travées inter-lobulaires et inter-alvéolaires sans envahir les alvéoles, sans former de noyaux étendus. Elles ont pour caractéristiques les diverses formes de **granulations aiguës**, *miliaires* et *suppurées*, que nous avons décrites ; leurs subdivisions sont plus évolutives et cliniques qu'anatomiques, nous n'y insisterons pas. Nous rappellerons seulement que nous en admettons quatre variétés, sous les noms de *granulie généralisée, suppurée, migratrice, discrète.*

III. — Formes bronchiques. — Elles résultent, non pas simplement de la participation plus ou moins apparente et plus ou moins marquée des bronches aux lésions ordinaires des formes parenchymateuses, mais bien de la *localisation prédominante*, sinon exclusive, des lésions tuberculeuses sur l'appareil bronchique lui-même. Ces formes ont été jusqu'ici très mal décrites, moins pour n'avoir pas été invoquées que parce qu'on les a mises un peu partout, en employant notamment le terme de broncho-pneumonie tuberculeuse avec une fréquence exagérée qui lui enlève toute signification spéciale.

Pour nous, la **bronchite capillaire tuberculeuse**, véritable granulie bronchique, et la **broncho-pneumonie lobulaire tuberculeuse**, présentent les plus grandes ressemblances cliniques et anatomiques avec les formes de ces affections relevant d'autres virus pathogènes.

Les formes de **bronchite chronique tuberculeuse** sont plus fréquentes et plus importantes à connaître :

Dans l'une, **forme profonde**, les lésions intéressent les *parois* mêmes de la bronche, elles s'accompagnent de *péribronchite* et de *dilatations bronchiques* ; aussi s'associent-elles souvent à la forme fibreuse avec sclérose dense.

Dans l'autre, **forme superficielle**, l'inflammation reste limitée à la *muqueuse* elle-même.

IV. — Formes post-pleurétiques. — L'association d'une pleurésie tuberculeuse aux lésions du parenchyme pulmonaire n'exerce parfois aucune influence saisissable sur la localisation et la distribution des lésions du poumon : tel est le cas dans les *formes post-pleurétiques à lésions parenchymateuses progressives.*

La **pneumonie pleurogène tuberculeuse** est au contraire une forme très spéciale ; elle tire sa caractéristique de ce fait que les lésions se localisent dans les *couches corticales du poumon*, qu'elles *s'étalent* en surface, sans pénétrer profondément, tout en se propageant en quelque mesure le long des travées cloisonnantes de l'organe. Les lésions des couches corticales présentent d'ailleurs une évolution variable suivant les cas ; le plus souvent l'évolution fibreuse domine, et c'est alors que cette forme présente son individualité la plus marquée.

Les formes post-pleurétiques n'ont, au point de vue anatomique, ni la netteté ni l'autonomie des formes parenchymateuses, interstitielles et bronchiques.

SEPTIÈME SECTION

APPAREIL BILIAIRE

CHAPITRE PREMIER

Foie.

I. — LÉSIONS DU DÉVELOPPEMENT

I. — Tumeurs. — Les cancers primitifs du foie sont assez rares ; il importe de les distinguer avec soin des cancers secondaires, qui sont au contraire extrêmement fréquents.

Cancers primitifs. — Ils ont le plus souvent pour point de départ les cellules épithéliales propres des trabécules du foie, quelquefois aussi l'épithélium cylindrique des voies biliaires, beaucoup plus rarement les éléments conjonctifs ou lymphatiques.

On peut en distinguer quatre *formes macroscopiques.*

1. Dans le **cancer massif**, appelé par Hanot et Gilbert *cancer en amande*, le foie est augmenté de volume plus particulièrement dans un de ses *lobes*, ordinairement dans le droit ; mais la forme générale de l'organe et sa coloration habituelle sont conservées. La surface externe est lisse, sans bosselures, et la masse néoplasique n'apparaît que sur les surfaces de section. La tumeur est constituée par une *masse con-*

tinue, assez ferme, ordinairement séparée de la capsule de Glisson par une écorce mince de parenchyme sain. Tantôt le foyer est absolument *unique*, tantôt quelques *nodules aberrants* enlèvent à cette forme une partie de sa netteté.

2. Dans le **cancer nodulaire**, le foie est farci de nodules cancéreux de volumes divers. Ceux-ci sont le plus souvent arrondis ; les plus superficiels forment à la surface une saillie hémisphérique, dont la partie centrale est ordinairement déprimée en cupule. Quelquefois ils ne font aucun relief et apparaissent simplement comme des taches jaunâtres superficielles. Leur centre est habituellement friable et ramolli.

C'est dans cette forme que l'on rencontre les *augmentations de volume* de l'organe les plus considérables.

3. Le **cancer avec cirrhose** est la forme de beaucoup la plus rare ; elle présente habituellement une malignité moindre que les deux précédentes. En pareil cas le foie est augmenté de volume et de poids, mais dans des limites assez restreintes. Les *nodosités néoplasiques* sont parfois inappréciables à l'examen extérieur ; le plus souvent cependant elles font saillie à la surface et alternent plus ou moins irrégulièrement avec les granulations de la cirrhose. Elles sont habituellement hémisphériques, fermes, sans cupule centrale ; blanchâtres ou jaunâtres quand elles sont récentes, ramollies et transformées en une bouillie de coloration jaune d'or quand elles sont anciennes. De volume très inégal, elles oscillent entre les dimensions d'un grain de mil et celles d'une lentille ; elles atteignent parfois celles d'un pois ou même celles d'une noisette.

Sur les surfaces de section, les nodosités profondes présentent les mêmes variétés de volume, de consistance et de coloration que les nodosités superficielles. Elles peuvent être *disséminées* dans le parenchyme hépatique tout entier, ou, réduites à un petit nombre, respecter quelques régions qui ne laissent voir que les seules lésions de la cirrhose. Dans la majorité des cas elles sont *enkystées* par des capsules fibreuses.

Le cancer avec cirrhose ne doit sa caractéristique qu'à l'existence d'une cirrhose atrophique, ayant précédé le développement du cancer, et ayant pu jouer en quelque mesure un rôle de cause occasionnelle.

4. Nous avons observé plusieurs fois une forme spéciale, méritant le nom de **cancer infiltré**; plus fréquente que la forme précédente, mais plus rare que les deux premières, le cancer infiltré présente le plus souvent une marche très rapide, véritablement aiguë.

Le foie est envahi dans sa totalité, transformé presque complètement par une infiltration néoplasique diffuse, ne formant nulle part de noyaux distincts, et ne laissant presque aucune zone de parenchyme indemne.

Cancers secondaires. — Ils sont incomparablement plus fréquents que les cancers primitifs; ils affectent presque toujours la forme *nodulaire*, et le foie atteint généralement un *volume considérable*. Le poids de 3 kilos n'est qu'un chiffre relativement faible en pareil cas; on rencontre assez souvent celui de 6 et 7 kilos.

Presque tous les cancers peuvent se généraliser au foie, mais on y rencontre surtout ceux qui proviennent du domaine de la veine porte. Le cancer primitif peut être éloigné, fort petit, et échapper à une recherche superficielle; d'une manière générale, il faut être très réservé avant d'affirmer la nature primitive d'un cancer du foie, surtout quand il présente la forme nodulaire.

Les caractères des nodules cancéreux sont sous la dépendance étroite de leur nature cellulaire, c'est-à-dire en somme de leur organe d'origine. C'est ainsi que les nodules d'origine pancréatique, ordinairement petits, sans saillie, passant facilement inaperçus, contrastent avec les nodules énormes, mous, très faciles à voir, des cancers d'origine gastrique.

Les *cancers lymphatiques* se développent à merveille dans le foie, qui leur convient presque à l'égal de la rate. Cet organe est aussi un excellent terrain de germination pour les *cancers mélaniques*, et en particulier pour ceux qui émanent de l'épithélium pigmentaire choroïdien. On y rencontre plus rarement les cancers des glandes mammaires ou utérines, plus rarement encore les cancers épidermiques.

Tumeurs bénignes. — Elles se présentent sous la forme de nodules isolés, souvent multiples, saillants sous la capsule de Glisson, à la surface du foie, ou inclus dans sa profondeur. Ces nodules ont peu de tendance à s'accroître, et sont difficiles à distinguer d'un simple vice de conformation. Les plus petits n'ont pas de limites nettes, les gros sont *enkystés*.

Le plus souvent ces tumeurs émanent des *cellules glandulaires* elles-mêmes et reproduisent la structure trabéculaire plus ou moins parfaite du parenchyme hépatique. Quelques-unes tirent leur origine des *canalicules biliaires* et répondent à la description des adénomes tubulés.

La plupart des auteurs réunissent à tort, sous le nom d'**adénomes**, des *tumeurs vraies*, adultes ou même intermédiaires, et les nodules d'*hyperplasie inflammatoire*, que nous décrirons plus loin et qu'on rencontre assez fréquemment au cours des cirrhoses.

Ils considèrent ces dernières comme le *premier stade* d'un processus qui peut aboutir par une filiation ininterrompue aux cancers du foie. Sabourin a poussé à ses dernières limites cette confusion nosologique. Pour lui, toutes les productions hyperplasiques des cellules épithéliales du foie sont de même essence, et il les réunit sous le terme général d'**hépatomes**, quelle que soit leur nature originelle. Les hépatomes s'étendent depuis la simple hyperplasie nodulaire, qualifiée d'*hépatome trabéculaire*, jusqu'au cancer lui-même, qui devient un *hépatome cellu-*

laire, en passant par les *hépatomes cylindriques*, creux ou moniliformes, ampullaires ou kystiques.

Cette manière de voir est d'autant plus facilement acceptée par un certain nombre d'auteurs, qu'on est trop enclin aujourd'hui à méconnaître l'individualité nosologique étroite des tumeurs vraies, et qu'on accepte trop volontiers l'hypothèse qui fait naître les cancers d'une sorte de dégénérescence progressive des éléments proliférés. Les tumeurs malignes proviennent en réalité de la prolifération initiale d'une *cellule naissante*, dont la descendance *ne dépasse pas* les étapes embryonnaires du développement; le même chemin ne peut pas être parcouru en sens inverse; il n'existe aucune relation nosologique entre les **hyperplasies irritatives**, telles que celle qui relève de l'hyperplasie nodulaire, et l'**hyperplasie néoplasique** qui appartient en propre aux tumeurs vraies, tant bénignes que malignes.

La **dégénérescence kystique** du foie est fort rare, elle coexiste le plus souvent avec la dégénérescence analogue des reins, mais elle est ordinairement prédominante dans ces derniers; les kystes sont assez nombreux, mais souvent fort petits ou même microscopiques. Cette lésion se rattache à la *maladie kystique* des organes glandulaires et reconnaît une origine congénitale.

Les **kystes hydatiques** sont fréquents, ils peuvent atteindre un volume considérable, mais nous n'avons rien à ajouter ici à la description générale que nous en avons déjà donnée.

On a signalé des **anévrysmes de la veine porte**, très rares, et de l'**artère hépatique**, plus rares encore.

Les **angiomes caverneux** sont relativement fréquents dans le foie; ils se présentent sous la forme de nodules, noirâtres à la surface, d'aspect spongieux, inclus au milieu du parenchyme dont ils prennent la place sans augmenter le volume de l'organe. Les plus petits se continuent avec le parenchyme par transitions graduelles; les plus gros sont limités par une membrane *enkystante*, née du tissu conjonctif des espaces périportaux. Le parenchyme situé dans les intervalles du réseau capillaire dilaté s'atrophie et disparaît complètement; les lacunes de l'angiome ne sont plus alors séparées que par des travées fibreuses d'épaisseur variable.

L'angiome caverneux est une affection bénigne, sans symptômes cliniques, qui n'est d'ordinaire qu'une trouvaille d'autopsie.

II. — Malformations. — On rencontre parfois une **lobulation anormale**, l'absence d'un lobe ou de la vésicule biliaire, des anomalies de direction du canal cholédoque. On a cité des cas où le foie faisait hernie dans la cavité thoracique à travers une ouverture du diaphragme, ou au dehors, à travers les parois abdominales.

Déformations mécaniques. — La mollesse du parenchyme et des cellules hépatiques explique la facilité avec laquelle le foie change de forme par le fait de *pressions extérieures*. Les tumeurs, les épanchements voisins le déforment. Les colonnes charnues ou les faisceaux contracturés du diaphragme lui imposent leurs empreintes sous forme de *sillons profonds*, lisses, parallèles, quelquefois très apparents aux autopsies, quoique nullement pathologiques.

L'usage habituel du **corset** lui donne un aspect caractéristique et facilement reconnaissable à l'autopsie. Sous cette influence le foie s'abaisse et bascule tout à la fois, de telle sorte que la face supérieure devient verticale ; celle-ci présente à l'union de ses deux tiers supérieurs avec le tiers inférieur un *sillon transversal*, blanchâtre, duquel partent des plis parallèles, et au niveau duquel la capsule de Glisson épaissie recouvre des lobules superficiels atrophiés. Cette atrophie des lobules et cet épaississement de la capsule rendent la déformation définitive. Dans les cas extrêmes, l'amincissement de l'organe, sur la ligne d'étranglement, est tel qu'il peut être facilement replié sur lui-même au niveau de ce sillon.

La déformation de la cage thoracique par les progrès de l'âge détermine parfois des sillons analogues sur le foie des vieillards.

II. — LÉSIONS DE NUTRITION

1° Modifications de la vitalité.

I. — Réparations. — Le foie paraît pouvoir réparer intégralement ses pertes de substance quand elles sont de petite étendue.

Les **déchirures traumatiques** se réparent d'autant mieux et d'autant plus vite que la capsule de Glisson est restée intacte. Sur les animaux, on a pu constater, dès le second jour après le traumatisme, la kariokynèse et la prolifération rapide des cellules des travées hépatiques; celles-ci reconstruisent de véritables lobules au voisinage de la section.

Après les **états pathologiques** qui ont entraîné la *dégénérescence destructive* de nombreuses cellules hépatiques, celles qui ont résisté prolifèrent pour les remplacer. Hoffmann a constaté que, en pareil cas, on trouve sur les coupes jusqu'à cent cinquante noyaux pour cent cellules, alors que sur le foie normal on n'en trouve que cent dix à cent seize.

II. — Hyperplasie. — Des influences irritatives diverses peuvent déterminer la prolifération des cellules hépatiques; leur hyperplasie présente des caractères bien distincts suivant qu'elle est *diffuse* ou qu'elle affecte une distribution *nodulaire*.

Hyperplasie diffuse. — Cette forme ne se rencontre jamais à l'état de processus isolé et autochtone; elle accompagne simplement à titre de *lésion élémentaire accessoire* un processus cirrhotique principal et prépondérant. En pareil cas la prolifération cellulaire reste *modérée*; la disposition générale rayonnée du réseau trabéculaire des lobules hépatiques est ordinairement conservée ou à peine modifiée.

Kelsch et Kiener donnent à ce processus le nom

d'**hépatite parenchymateuse diffuse**, bien qu'ils ne lui accordent d'ailleurs, avec raison, aucune individualité nosologique.

Hyperplasie nodulaire. —Dans une autre série de faits, l'hyperplasie se produit dans des foyers plus ou moins disséminés, qui donnent naissance chacun à un nodule inflammatoire particulier.

Kelsch et Kiener donnent à ce processus le nom d'**hépatite parenchymateuse nodulaire**; pour eux, tantôt il accompagne à titre de *lésion accessoire* une autre affection hépatique, telle qu'une cirrhose; tantôt il est *primitif*, évoluant pour son propre compte et possédant une véritable individualité nosologique.

Cette manière de voir ne saurait être acceptée sans réserves, et si tant est que l'hépatite parenchymateuse nodulaire primitive existe, son histoire clinique est encore à faire.

Caractères macroscopiques. — L'hyperplasie nodulaire s'observe surtout chez les *tuberculeux*, chez les *paludéens* et chez les *syphilitiques*. Quand elle est nettement accusée, elle donne au foie un aspect très particulier.

L'organe est ordinairement augmenté de volume; il présente à sa surface, et surtout sur les surfaces de section, de petits îlots arrondis sous forme de *granulations*, dont la grosseur varie depuis celle d'un grain de millet jusqu'à celle d'une noisette. Leur contenu *jaunâtre* tranche par sa coloration claire sur le parenchyme environnant; parfois il présente une belle teinte jaune d'or.

Les nodules sont *inclus* dans le parenchyme dont ils ne se séparent pas nettement; ils arrivent d'ordinaire à *s'enkyster*, pendant que leur centre se ramollit et dégénère. Ils sont tantôt petits, rares et isolés, tantôt plus volumineux, et plus ou moins confluents; ils peuvent se limiter à une ou plusieurs régions de l'organe, ou bien se montrer dans toutes ses parties.

Caractères histologiques. — La structure de ces

nodules d'hyperplasie est très caractéristique (fig. 98).

Les plus **simples** ont une forme arrondie ; ils occupent une zone restreinte du parenchyme hépatique, qui tantôt empiète sur *deux* ou *trois lobules contigus*, tantôt et le plus souvent ne comprend qu'*un secteur* plus ou moins étendu d'un même lobule hépatique. Dans son ensemble le nodule est constitué par des trabécules hépatiques *hypertrophiées*, plus apparentes que normalement, contournées en divers sens, mais se disposant en *rangées concentriques*. Le réseau capillaire qui les sépare présente des *mailles élargies*, dont la disposition générale affecte le même arrangement concentrique.

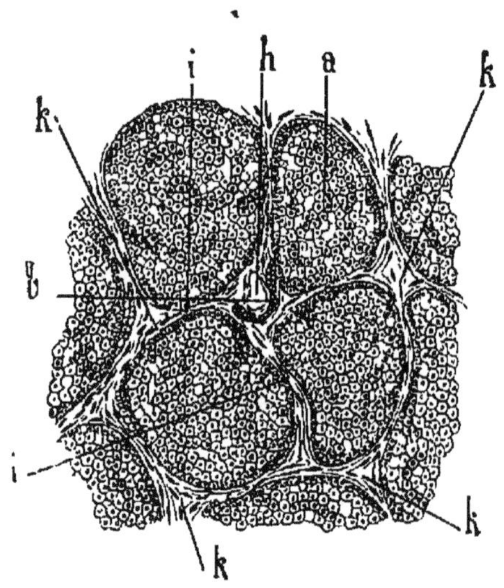

Fig. 98. — Hyperplasie épithéliale nodulaire.

a, nodule hyperplasique ; *h*, veine porte dans un espace de Kiernan ; *b*, canalicule biliaire ; *k*, zones sus-hépatiques ou espaces de Kiernan souvent indistincts ; *s*, travées scléreuses intermédiaires qui isolent les foyers nodulaires.

Dans l'intérieur des nodules les cellules hépatiques sont à la fois *hypertrophiées* et *hyperplasiées* ; elles sont augmentées de volume et un grand nombre d'entre elles possèdent plusieurs noyaux. Suivant les cas c'est l'hyperplasie ou l'hypertrophie qui est le phénomène dominant, sans qu'il y ait là matière à distinguer deux formes distinctes du processus. Celui-ci atteint sa plus grande intensité au centre du nodule, c'est là que les trabécules sont le plus épaisses et les capillaires le plus étroits.

Les trabécules situées en dehors du nodule, et ayant

échappé à l'influence irritative à laquelle il est soumis, sont *comprimées* et refoulées par lui ; leurs cellules s'aplatissent, s'effilent et prennent sur les coupes un aspect fusiforme. Les trabécules périphériques, étalées en couches concentriques, amincies et atrophiées, se distinguent nettement des trabécules hypertrophiées du nodule lui-même. Les *veines portes, les veines sus-hépatiques* elles-mêmes sont aussi refoulées et sont ordinairement contenues dans les zones atrophiques.

En somme « chaque nodule est un foyer de prolifération épithéliale, débutant dans un petit groupe de trabécules, gagnant de proche en proche les trabécules avoisinantes, et refoulant dans son extension centrifuge le parenchyme environnant » (Kelsch et Kiener).

Par le fait même du mode de formation du nodule, la circulation sanguine est entravée ; le nodule lui-même est *ischémique*, tandis qu'il se fait une stase sanguine à sa périphérie. Le cours de la bile est entravé en sens inverse, elle se trouve retenue dans l'intérieur du nodule, et de cette *stase biliaire* résulte la coloration jaune habituelle à ces granulations.

Terminaisons. — Les cellules hépatiques qui constituent le nodule n'ont qu'une existence transitoire, elles ne tardent pas à *dégénérer* ; par là on peut voir que l'hyperplasie nodulaire n'est pas un processus de régénération compensatrice, et qu'elle contribue au contraire à détruire le parenchyme.

Les évolutions ultérieures des nodules varient suivant les cas. Souvent ils s'enkystent, s'entourent d'anneaux scléreux périnodulaires et subissent une **transformation cirrhotique** ; la **transformation adipeuse** est plus fréquente dans les formes hypertrophiques ; le plus souvent, ils succombent par un processus nécrosique particulier, une fonte granulo-graisseuse, qui aboutit à un **ramollissement** destructif. Nous avons déjà indiqué que quelques auteurs voient en eux des adénomes, pouvant être le point de départ de tumeurs vraies.

Variétés. — Outre les nodules bien caractérisés que nous venons de décrire, on en rencontre d'autres de caractères moins nets et moins bien déterminés.

Les uns sont des **granulations** mal définies, qui forment la transition entre l'hyperplasie nodulaire et l'hyperplasie diffuse. A leur niveau, les *trabécules* sont élargies, bosselées ou variqueuses, les *réseaux capillaires* dilatés et encombrés, les *cellules* hypertrophiées; mais les limites de ces granulations sont diffuses et ne présentent aucune netteté; de plus, dans leur intérieur, le parenchyme présente encore la disposition rayonnée habituelle aux trabécules hépatiques normales.

Les autres sont des **nodules plus volumineux**, constitués par l'agglomération d'un nombre plus ou moins considérable de nodules simples, à divers degrés d'évolution.

Sabourin a retrouvé chez les tuberculeux et dans diverses formes de cirrhoses l'hyperplasie nodulaire décrite d'abord par Kelsch et Kiener chez les paludéens. Il a confirmé dans leurs traits essentiels les descriptions de ces auteurs, tout en s'écartant par quelques détails de leur manière de voir. Pour lui, d'une part, l'hyperplasie est commandée par des lésions portant sur les voies d'excrétion de la bile, d'autre part, chaque nodule hyperplasique se développe autour d'un *espace porte* comme centre, tandis que les *veines centrales* se trouvent exclusivement dans les zones d'atrophie trabéculaire. Pour Kelsch et Kiener au contraire, la stase biliaire, loin d'être la cause de l'hyperplasie, en est une conséquence mécanique ; de plus, l'hyperplasie débute en plein parenchyme, et se développe sans être influencée par aucune systématisation vasculaire. Le plus ordinairement, en effet, les divers segments d'un même lobule hépatique sont découpés par les foyers nodulaires, de telle sorte que la veine centrale sus-hépatique et les veines portes périphériques sont comprises, au même titre, dans les *zones atrophiques* qui marquent les lignes de morcellement du parenchyme (fig. 98).

Sabourin s'appuie principalement sur l'hyperplasie nodulaire pour étayer sa conception du lobule biliaire, opposé au lobule hépatique classique.

On sait que les descriptions classiques considèrent le *lobule hépatique élémentaire* comme constitué autour d'une *veine sus-hépatique centrale*, et limité à sa *périphérie par les espaces de Kiernan* contenant les vaisseaux portes et les vaisseaux biliaires.

Pour Sabourin, au contraire, le foie est une *glande tubulée* dont le canal excréteur, le *canalicule biliaire, est au centre* et dont les canaux efférents, les *veines sus-hépatiques*, s'étalent au contraire *à la périphérie*. **Le lobule biliaire** ainsi constitué serait le véritable lobule élémentaire du foie ; chaque lobule biliaire étant constitué d'ailleurs par les segments adjacents des divers *lobules hépatiques* contigus, qui entourent l'espace de Kiernan, centre du lobule biliaire considéré.

A l'état normal la disposition tubulée du parenchyme sécréteur et la distribution autonome des lobules biliaires ne sont pas apparentes, elles n'existent que *virtuellement et en puissance*, mais à l'état pathologique le *tube sécréteur de la bile reprend ses droits*; du même coup la structure tubulée et la distinction des lobules biliaires se mettent en évidence, le foie est **interverti**. C'est ainsi que l'hyperplasie nodulaire a pour effet de reconstituer le lobule biliaire originel; les *zones d'atrophie trabéculaire* marquent alors nettement les *limites lobulaires*, effacées et virtuelles à l'état normal.

Il est encore d'autres processus pathologiques qui, d'après Sabourin, peuvent *intervertir* le foie et reconstituer le lobule biliaire. Le plus souvent le processus pathologique attaque ce lobule de sa périphérie à son centre et le met en évidence en lui traçant des limites pathologiques ; dans d'autres cas plus rares, le lobule est envahi du centre à la périphérie et ses limites sont alors constituées par les bandes de parenchyme resté sain. La *dégénérescence graisseuse*, qui dans la grande majorité des cas se localise sur le système porto-biliaire, réalise ce dernier mécanisme ; par contre, la *surcharge pigmentaire*, l'*ectasie capillaire sanguine* d'origine cardiaque, la *cirrhose hypertrophique graisseuse*, certaines formes de *dégénérescence graisseuse à localisation sus-hépatique*, voire même certaines *cirrhoses porto-biliaires* sur quelques points, répondent au premier mode d'action. Par là tous ces processus méritent également la dénomination d'**évolutions nodulaires** et concourent au même titre à la démonstration de la thèse de l'auteur.

Les processus pathologiques sont en effet le plus souvent dominés dans leur distribution, tantôt par le système des vaisseaux portes ou biliaires, tantôt par celui des veines sus-hépatiques. Avant Sabourin, on avait invoqué la distribution systématique de ces processus à l'appui de la conception du *lobule hépatique*, comme il l'invoque aujourd'hui à l'appui du *lobule biliaire* ; les deux thèses ont été et peuvent être soutenues avec le même succès. En réalité le parenchyme hépatique constitue une vaste **formation glandulaire diffuse** ; le *drainage* des produits de sécrétion est assuré par deux systèmes vasculaires différents, l'*appareil biliaire* et les *veines sus-hépatiques*. Ces dernières ne constituent pas simplement un réseau de départ du sang veineux, elles jouent véritablement le rôle de conduits excréteurs pour certains produits élaborés par les cellules hépatiques, tels que le glycogène par exemple.

Il résulte de là que la division du foie en lobules élémentaires *individualisés* est artificielle ; le lobule biliaire de Sabourin est une unité purement théorique, au même titre d'ailleurs que le lobule hépatique des anatomistes. Les travaux de Sabourin auront eu du moins pour résultat de rappeler le caractère purement schématique de la division lobulaire du foie, et d'attirer l'attention sur les cas dans lesquels la systématisation des processus pathologiques est commandée par le *système sus-hépatique*, comprenant les veines centrales des lobules et leurs *zones d'union*, alors qu'on attachait d'ordinaire une importance presque exclusive aux systématisations commandées par les *zones porto-biliaires*.

III. — Congestion aigue. — La congestion active existe au début des inflammations et des cirrhoses ; elle appartient comme état morbide spécial à la goutte, à l'impaludisme et surtout à la pathologie des pays intertropicaux. La capacité vasculaire du foie est telle que, par le seul fait de la congestion physiologique transitoire de la digestion, cet organe peut augmenter du tiers de son volume normal.

Le réseau capillaire est d'abord simplement *dilaté* sans autre lésion ; mais, quand la congestion est portée à un haut degré, elle peut aller jusqu'à produire des *ecchymoses*. Les cellules hépatiques présentent alors de la tuméfaction trouble, de l'infiltration biliaire, et au degré le plus élevé de la transformation granulo-graisseuse.

IV. — CONGESTION CHRONIQUE. — Elle résulte de l'augmentation de la pression dans les veines sus-hépatiques ; elle atteint son degré le plus élevé dans la stase qui est liée aux affections organiques du cœur ou de l'appareil respiratoire.

Le **foie cardiaque** présente des caractères macroscopiques très nets : l'organe est d'ordinaire hypertrophié; sa surface est lisse, globuleuse, sa coloration livide ; sur la coupe le parenchyme est homogène, un peu luisant, et son aspect rappelle assez bien celui de la *noix muscade*. Il est *marbré* de taches rouges et grises alternées, qui traduisent à l'œil nu les détails du processus que l'examen histologique va mettre en évidence.

Au *centre* du lobule la veine sus-hépatique est entourée par un léger anneau de sclérose ; tout autour d'elle le tissu est congestionné, rempli par du sang noir, qui distend les capillaires et entraîne secondairement l'atrophie des cellules hépatiques qui les séparent ; les trabécules hépatiques disparaissent peu à peu devant la dilatation du réseau capillaire, et, dans les cas intenses, le centre du lobule représente une sorte d'angiome caverneux en miniature (fig. 99). C'est ce centre congestionné qui ressort en rouge brun sur les surfaces de section.

A la *périphérie* du lobule, la dilatation du réseau capillaire fait défaut, mais les cellules hépatiques subissent une *dégénérescence granulo-graisseuse*, qui leur donne un aspect d'un blanc grisâtre. Les zones rouges et grises alternent entre elles et figurent des dessins variés, suivant les directions de la coupe par rapport

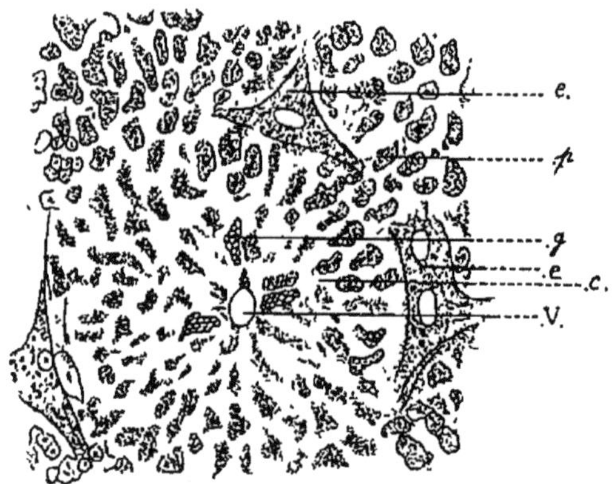

Fig. 99. — Foie cardiaque.

e, espaces de Kiernan ; *n*, veine sus-hépatique centrolobulaire ; *c*, zone centrale du lobule avec ectasie des capillaires et atrophie des trabécules ; *p*, zone périphérique peu modifiée.

aux lobules, et suivant la proportion relative des deux lésions, **foie muscade.**

L'ectasie capillaire s'irradie assez régulièrement dans tous les sens autour de la veine sus-hépatique; elle donne naissance à des foyers arrondis qui occupent une étendue plus ou moins considérable des zones centrales du lobule hépatique. L'existence de bandes transversales d'ectasie réunissant entre elles les diverses veines sus-hépatiques est beaucoup plus exceptionnelle.

On admet généralement que la prolongation de la stase sanguine entraîne l'hypertrophie du tissu conjonctif et une **cirrhose secondaire.** Le tissu fibreux apparaît d'abord sous la forme d'un petit anneau autour de la veine centrale du lobule, par le fait d'un certain degré de *périphlébite sus-hépatique*. Plus tard l'hypertrophie du tissu conjonctif apparaît aussi dans les espaces portes eux-mêmes, et la cirrhose se rapproche dans son évolution ultérieure des cirrhoses d'une autre origine.

Pour les auteurs, le foie muscade ne serait que le premier degré d'un processus qui peut entraîner de véritables **cirrhoses atrophiques**, capables de prendre une marche propre et de devenir prédominantes dans le tableau clinique de la maladie. A un degré plus avancé encore, dans quelques cas rares, la lésion du foie d'origine cardiaque aboutirait aux désordres anatomiques de l'**atrophie jaune aiguë** et au syndrome de l'ictère grave.

Pour nous, les lésions scléreuses sont des inflammations interstitielles indépendantes, parallèles plutôt que subordonnées à la lésion cardiaque.

V. — Infarctus. — Les infarctus de cause circulatoire sont extrêmement rares dans le foie ; la thrombose ou les embolies aseptiques ne déterminent pas de lésions appréciables.

L'arrêt brusque de la **circulation porte** arrête la sécrétion de la bile, mais ne compromet pas la nutrition du parenchyme qui reste assurée par l'artère hépatique. Quand cette oblitération persiste, les vaisseaux artériels se dilatent et arrivent à fournir non plus seulement à la nutrition, mais même à la sécrétion de l'organe. C'est seulement par le fait de l'oblitération des plus fins ramuscules portes intralobulaires, qui résument à ce niveau toute la circulation de l'organe, que le parenchyme peut être compromis, et arriver à la nécrose par insuffisance de la circulation.

L'arrêt du sang dans les branches de l'**artère hépatique**, pour des causes analogues, ne détermine pas de nécrose ; mais, par la suppression de la *vis a tergo*, il peut donner naissance à des infiltrations hémorragiques, ordinairement peu considérables, et qui n'empêchent pas de reconnaître les lobules glandulaires.

2° Surcharges et dégénérescences.

Le foie est très fréquemment le siège de *lésions secondaires*, sous les influences les plus diverses. Il est spécialement intéressé par les diverses substances que le sang dissout et charrie à travers l'économie, non seulement par le fait d'une *vulnérabilité* peut-être plus grande de ses cellules, mais surtout parce qu'il se trouve *sur le passage* des ingesta que la veine porte amène à la circulation générale à travers son réseau capillaire si développé. Ce dernier présente des mailles étroites et multipliées ; de plus, par le fait même de sa situation entre deux appareils veineux, la circulation s'y fait sous l'influence d'une *pression diminuée* et y est notablement plus *lente* que dans les réseaux capillaires des autres organes, d'où le contact à la fois plus intime et plus prolongé des agents vulnérants.

Pour la même raison le foie est de tous les organes viscéraux le plus exposé à des **lésions cadavériques** et à la **putréfaction** ; les altérations qui en résultent peuvent être confondues avec des lésions pathologiques, et il importe de les connaître pour éviter pareille erreur. Ce sont tout d'abord de simples *taches jaunâtres* d'anémie partielle, très superficielles. Plus tard, la *rigidité* du parenchyme, que la solidification du protoplasma des cellules hépatiques a déterminée quelques heures après la mort, fait place à un *ramollissement* excessif. La *diffusion de la bile* imprime aux parties voisines de la vésicule une coloration verdâtre ; les gaz intestinaux donnent naissance après la mort à une *pigmentation* particulière, à un pointillé verdâtre ou noirâtre de sulfure de fer ; enfin la putréfaction donne lieu à la formation dans le parenchyme de *bulles gazeuses* de diverses dimensions.

I. — Surcharges pigmentaires. — Le foie présente normalement une coloration assez foncée, liée à la présence d'un pigment physiologique brun jaunâtre, mal connu d'ailleurs et siégeant dans les cellules hépatiques. Mais de plus les surcharges pigmentaires pathologiques sont fréquentes dans cet organe. Elles s'accusent à l'œil nu par une *coloration* brune ou verdâtre ; au microscope par des *granulations pigmentaires*, anguleuses, riches en fer, qui infiltrent à la fois les cellules hépatiques et le tissu interstitiel.

Les surcharges pigmentaires d'origine **biliaire** s'observent dans tous les ictères par rétention ; il s'agit alors le plus souvent de bilirubine, très rarement de biliverdine. Le pigment est jaunâtre et présente, en présence de l'acide azotique, la réaction de Gmelin.

Le pigment biliaire s'accumule surtout dans les parois des voies biliaires, particulièrement dans le tissu conjonctif et les cellules hépatiques, de préférence dans celles du centre des lobules. Il colore surtout les granulations intracellulaires, plus rarement il se diffuse dans le protoplasma. La coloration s'accuse tout spécialement sur les îlots nécrosés quand il en existe.

Les surcharges d'origine **hématique** se lient à la destruction des globules rouges du sang.

La pigmentation de cette origine peut être d'*origine locale*, en rapport avec la destruction de globules rouges qui accompagne les suffusions sanguines ou les stases prolongées ; le pigment, brunâtre, se rencontre alors dans les cellules centrales des lobules.

Elle atteint son plus haut degré dans l'*impaludisme*, par le fait de la mélanémie due aux destructions en masse des globules rouges.

D'après Quincke, le pigment, brun noirâtre, serait soluble dans les alcalis, ne contiendrait pas de fer. Il siégerait exclusivement dans le réseau capillaire, dans les parois artérielles et exceptionnellement dans les lumières des veinules.

La surcharge pigmentaire sanguine atteint son maximum, d'après Sabourin, dans les territoires veineux *sus-hépatiques*. Elle s'observe sous la forme de travées rayonnantes qui tendent à se réunir à des travées similaires, pour former une sorte de *réseau de configuration capsulaire*, dont toutes les loges contiennent à leur centre un espace de Kiernan.

II. — SURCHARGE AMYLOIDE. — Assez rare, elle s'accompagne d'ailleurs presque toujours de surcharge amyloïde de la *rate* et du *rein*; elle dépend des mêmes causes que ces dernières.

A l'œil nu, le foie amyloïde rappelle l'aspect du foie gras que nous décrirons plus loin, mais il en diffère par quelques caractères : il est plus volumineux; ses bords sont également pâteux et arrondis, mais sa densité est peu abaissée; sa coloration est rougeâtre, il est *translucide* et offre une consistance cireuse. Sur les surfaces de section les zones translucides sont plus évidentes qu'à la surface extérieure.

L'accumulation des blocs amyloïdes commence par les artérioles et les capillaires nés de l'*artère hépatique*; souvent elle reste limitée à leurs parois, à leur endothélium et à leurs muscles. Elle atteint ensuite, mais plus rarement, les *cellules hépatiques*, qui perdent leurs noyaux, se gonflent et se transforment alors en petits blocs vitreux, arrondis, d'aspect mat.

La lésion occupe ainsi dans le lobule la **zone de l'artère hépatique**, c'est-à-dire son *tiers moyen*; en même temps la zone périphérique présente un léger degré de dégénérescence graisseuse, tandis que la zone centrale est relativement indemne ou infiltrée de pigment. Quand le dépôt de matière amyloïde devient plus abondant, il finit par envahir la *zone centrale*, c'est-à-dire les veines sus-hépatiques, et en dernier lieu seulement les rameaux portes et leur territoire.

La lésion est plus ou moins avancée, mais généralement *diffuse*; il arrive cependant parfois que la matière lardacée se dépose par *foyers isolés*.

La *circulation* est ralentie sans être jamais supprimée, les capillaires ne s'oblitèrent pas, mais le foie ne sécrète plus qu'une quantité minime d'une bile très aqueuse.

III. — Tuméfaction trouble. — Presque toutes les maladies infectieuses, aiguës ou chroniques, s'accompagnent d'une modification notable du parenchyme hépatique, sous la double influence de la température fébrile et de l'action toxique des produits de la fermentation. La signification nosologique de ces modifications nutritives est ordinairement méconnue ; on les considère à tort comme une *lésion microbienne directe*, constituant le premier stade de l'hépatite parenchymateuse, dont l'atrophie jaune aiguë serait la plus haute expression.

Caractères macroscopiques. — Le foie est en général hypertrophié, mou, anémique, à surface lisse, à consistance pâteuse spéciale, sans élasticité, sec à la coupe, rappelant un peu l'aspect de la viande fumée ; sa coloration est uniforme, elle varie de la teinte grise à la teinte ocreuse suivant les cas.

Caractères histologiques. — Les cellules sont *tuméfiées*, légèrement agrandies ; souvent irrégulièrement distribuées, comme *dispersées*, au lieu de former des travées régulières comme à l'état normal. Elles présentent un *aspect trouble*, lié à la présence dans leur intérieur de **granulations protéiques**, foncées, que l'on attribue à une coagulation partielle du protoplasma, et que l'acide acétique fait pâlir ou disparaître. A côté de ces granulations albuminoïdes, il existe aussi en nombre très variable des granulations *graisseuses*, qui résistent à l'acide acétique, et qui peuvent devenir prédominantes dans les stades ultérieurs. Quand ces diverses granulations sont abondantes elles arrivent à masquer le *noyau* cellulaire, mais celui-ci ne fait en réalité jamais défaut.

La lésion que nous venons de décrire se présente avec des caractères semblables, sinon identiques, dans toutes les maladies infectieuses ; elle n'entraîne pas de lésions ultérieures de l'organe quand le malade survit à l'affection causale.

IV. — DÉGÉNÉRESCENCE GRAISSEUSE. — Elle est très fréquente et se rencontre sous des influences multiples.

Il ne semble pas toutefois que la dégénérescence graisseuse soit identique à elle-même dans les diverses circonstances où on la rencontre, depuis les *maladies fébriles* prolongées jusqu'aux *intoxications* et aux *cachexies*. Dans quelques cas la production de la graisse rappelle les **surcharges** et ne compromet pas la vitalité des cellules; dans d'autres il s'agit d'une **nécrose** granulo-graisseuse qui entraîne la mortification des éléments.

Caractères macroscopiques. — Quand la dégénérescence est très accusée, l'organe est augmenté de *volume* et de *poids*, mais sa *densité* est notablement diminuée; dans quelques cas de dégénérescence extrême, notamment dans l'empoisonnement par le phosphore, il peut arriver que le foie flotte sur l'eau.

L'organe paraît très *anémique*, presque vide de sang; cette vacuité est liée en partie à l'élasticité de la graisse qui, après la mort, chasse le sang hors des capillaires, quand la tension artérielle n'est plus là pour lutter contre elle.

Les bords sont lisses, arrondis; le parenchyme est mou, sans résistance; il se laisse facilement déchirer et pénétrer par le doigt. La coloration est d'un *jaune clair*, un peu soufré.

Les surfaces de section sont lisses, brillantes, offrant l'aspect de la graisse; des gouttelettes huileuses apparaissent par le raclage; souvent celles-ci sont en quantité telle qu'il suffit de frotter contre la surface de coupe un morceau de papier pour le rendre huileux et transparent.

Enfin il arrive fréquemment que la *bile* contenue dans les canaux biliaires est incolore, par le fait du trouble apporté à sa sécrétion.

Caractères histologiques. — La répartition de la dégénérescence graisseuse est commandée par la distribution du *système porte*. Elle débute par les cellules de la *périphérie* du lobule hépatique (fig. 100); elle reste longtemps confinée dans cette zone et elle n'envahit que plus tard et de proche en proche le milieu et le centre du lobule. Sur les préparations colorées par l'acide osmique, le pointillé noirâtre circonscrit nettement la périphérie des lobules et les fait ressortir admirablement. De là le contraste entre les parties centrales et les parties périphériques du lobule, qui est visible même à l'œil nu, et qui atteint son plus haut degré dans le foie muscade.

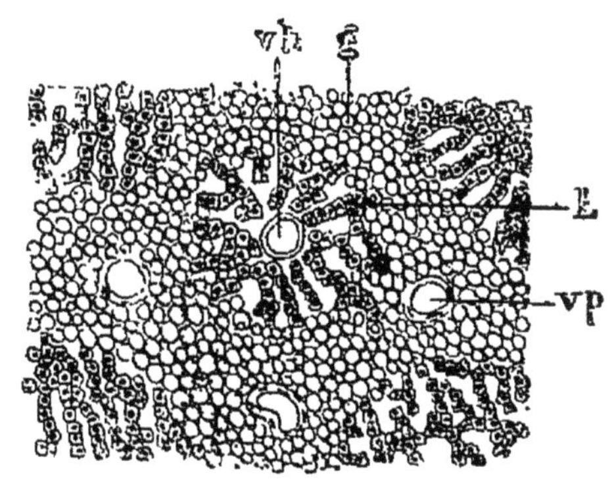

Fig. 100. — Dégénérescence graisseuse du foie.

vh, veine sus-hépatique ; *vp*, veine porte ; *l*, partie centrale du lobule hépatique restée indemne ; *g*, partie périphérique complètement dégénérée.

La graisse apparaît dans les cellules sous la forme de *granulations fines*; d'abord séparées, elles se fusionnent par la suite et arrivent à former des grains clairs, réfringents; ceux-ci finissent par envahir la cellule tout entière, par refouler à la périphérie le noyau et ce qui reste du protoplasma, jusqu'à donner à la cellule l'aspect d'une cellule adipeuse du tissu cellulaire sous-cutané. Dans les cas extrêmes, comme dans l'intoxication par le phosphore, toutes les cellules sont ainsi détruites par la graisse, et la coupe du foie peut à grand'peine être distinguée de celle d'un lipome.

Il ne faut pas confondre la dégénérescence graisseuse vraie avec la simple **surcharge graisseuse** physiologique, qui appartient à la *digestion* et, à un degré plus élevé et plus permanent, à la *grossesse* et à la *lactation.*

Pendant la digestion, la graisse arrive par la *veine porte* et est retenue temporairement par les cellules de la périphérie du lobule. Dans la grossesse le dépôt de la graisse est commandé au contraire par le système veineux *sus-hépatique*; elle s'accumule dans les cellules du centre de l'ilot, le plus près possible en quelque sorte des veines sus-hépatiques par lesquelles elle doit faire retour à la circulation générale. D'après Sabourin, on rencontre aussi cette même localisation sus-hépatique dans la dégénérescence graisseuse liée à l'*alcoolisme.*

III. — CIRRHOSES

On réunit sous le nom général de cirrhoses toutes les affections du foie dans lesquelles l'**hypertrophie du tissu conjonctif** paraît être le phénomène dominant. Bien que ce groupe soit artificiel et relève d'influences pathogéniques d'ordres divers, pour éviter des redites inutiles, nous rapprocherons dans une description commune les différentes cirrhoses.

1° Caractères généraux.

Quatre caractères histologiques généraux sont communs, à des degrés variables, à toutes les formes de cirrhoses ; ce sont : en premier lieu l'*infiltration du tissu interstitiel par de petites cellules embryonnaires* conjonctives ; puis la *néoformation de tissu conjonctif adulte*; ensuite, consécutivement ou parallèlement, l'*atrophie du tissu épithélial* propre de l'organe ; enfin la *néoformation de canalicules biliaires* au sein des nappes conjonctives. Ces quatre éléments essentiels se présentent, suivant les cas, avec des caractères particuliers de localisation, de prédominance ou d'intensité, qui donnent aux divers types leur caractéristique particulière.

I. — Lésions du tissu conjonctif. — Elles débutent dans les *espaces de Kiernan* et prédominent autour des *veines portes*. Les cellules conjonctives prolifèrent, leurs formes embryonnaires infiltrent les espaces interlobulaires. Dans les cirrhoses produites expérimentalement, par l'ingestion d'alcool chez les animaux, l'irritation proliférative du tissu conjonctif s'arrête à ce stade (Straus); chez l'homme les cellules proliférées ne tardent pas à donner naissance à du **tissu conjonctif adulte et fasciculé**. La prédominance de l'un ou de l'autre de ces stades est en rapport avec la *modalité* plus ou moins active du processus inflammatoire dans chaque cas particulier, en rapport aussi avec la présence ou l'absence *d'infections secondaires ultimes*.

Tantôt les travées conjonctives néoformées constituent des *îlots*, à expansions plus ou moins étendues, mais restant isolés et sans se rejoindre les uns avec les autres, **cirrhoses insulaires**; tantôt les travées se rejoignent et s'anastomosent en divers sens, en formant des anneaux continus et juxtaposés, **cirrhoses annulaires**; Kelsch et Kiener admettent de plus une troisième forme, qu'ils appellent **cirrhose périnodulaire**, et qui est caractérisée par ce fait que les anneaux de sclérose entourent les nodules inflammatoires propres à l'hyperplasie nodulaire, que nous avons déjà décrits.

Les travées de la cirrhose annulaire sont généralement arrondies, mais de dimensions très variables; tantôt elles circonscrivent chacune un seul lobule hépatique, *cirrhoses monolobulaires*; tantôt elles sont plus larges et réunissent dans un cercle unique plusieurs lobules contigus, *cirrhoses multilobulaires*; en pareil cas des travées plus délicates et moins régulières partent de l'anneau principal et pénètrent plus ou moins profondément entre les lobules eux-mêmes.

La cirrhose ne reste pas toujours limitée à la périphérie des lobules ; elle pénètre d'ordinaire dans le lobule lui-même, qu'elle fragmente plus ou moins régulièrement; aussi, sur les coupes histologiques, la plupart des îlots de parenchyme restés sains et isolés par la sclérose ne sont que des fragments dissociés du lobule et ne présentent pas de veine centrale.

La prolifération conjonctive s'étend d'ordinaire au foie tout entier, mais son intensité varie suivant les régions ; toutefois les lésions que quelques auteurs désignent sous le nom de **cirrhoses partielles** sont bien différentes des cirrhoses proprement dites. Ce sont tantôt des *lobulations* localisées, tantôt de simples *cicatrices*, profondes et irradiées, dont la plupart se rattachent à la syphilis.

La **capsule de Glisson** et ses prolongements sont particulièrement intéressés par les cirrhoses. A la surface du foie, la capsule *épaissie* pénètre dans tous les sillons superficiels que la cirrhose creuse à la périphérie de l'organe. Elle est très *adhérente* et, quand on l'arrache, elle entraîne avec elle des fragments de substance hépatique.

II. — Lésions des vaisseaux sanguins. — Dans la profondeur du parenchyme, la lésion prédomine nettement autour des ramifications de la *veine porte*, mais elle intéresse souvent secondairement les branches de distribution des *veines sus-hépatiques*.

Dès le stade de la prolifération conjonctive embryonnaire, les **veines portes** sont intéressées et leurs *parois* participent à la lésion : d'une part, leurs fibres musculaires sont détruites par l'inflammation et les veines perdent ainsi leur contractilité ; d'autre part, leur paroi devenue simplement fibreuse et privée de ses fibres élastiques, se continue et se confond avec le tissu fibreux périphérique. La couche de tissu conjonctif lâche péri-vasculaire, qui assurait le libre jeu du vaisseau en permettant sa dilatation et ses contractions alternatives, a disparu ; le vaisseau qui n'a plus en propre que sa couche endothéliale limitante n'est plus guère qu'une *lacune inerte*.

Souvent les vaisseaux ainsi altérés *s'élargissent*; leurs petites branches devenues plus volumineuses donnent à certains espaces de Kiernan l'aspect d'un tissu caverneux; la circulation du sang n'en est pas moins ralentie et entravée par les lésions des parois vasculaires. Quelquefois, surtout dans les cirrhoses atrophiques, la tunique interne s'enflamme et l'**endophlébite** arrive à rétrécir le calibre des vaisseaux d'une manière souvent considérable.

Les **veines sus-hépatiques** elles-mêmes participent à la lésion; elles présentent à leur tour l'*infiltration conjonctive embryonnaire* de leurs parois, et plus souvent encore l'*endophlébite oblitérante*, à un degré plus ou moins accusé.

La sclérose plus délicate, mais réelle, qui se propage le long du **réseau capillaire** du lobule lui-même, le remaniement de sa structure et de sa circulation par ces pointes pénétrantes, contribuent aussi à entraver le passage du sang du système porte au système hépatique.

Les ramifications de l'**artère hépatique** *se dilatent* à leur tour au milieu des nappes de sclérose; leur développement progresse à mesure que le système porte est oblitéré par les productions péri ou endophlébitiques.

III. — LÉSIONS DES VAISSEAUX BILIAIRES. — Les vaisseaux biliaires sont intéressés aussi par le processus cirrhotique, mais d'une tout autre façon. Ils augmentent considérablement de *nombre*; on trouve alors dans le tissu conjonctif, non plus seulement le canalicule unique qui accompagne d'ordinaire le paquet vasculaire porte et artériel, mais plusieurs canaux et souvent un véritable *réseau* de canalicules biliaires, qu'un examen superficiel pourrait parfois laisser prendre pour un réseau capillaire sanguin. Ces canalicules (fig. 101) n'ont d'autre paroi qu'une *membrane hyaline* qui supporte une seule rangée de *cellules cubiques*; celles-ci circonscrivent une *lumière* très petite, presque virtuelle. Quelques canalicules anastomotiques de ces réseaux paraissent même simplement formés par une *rangée unique* de cellules cubiques placées bout à bout.

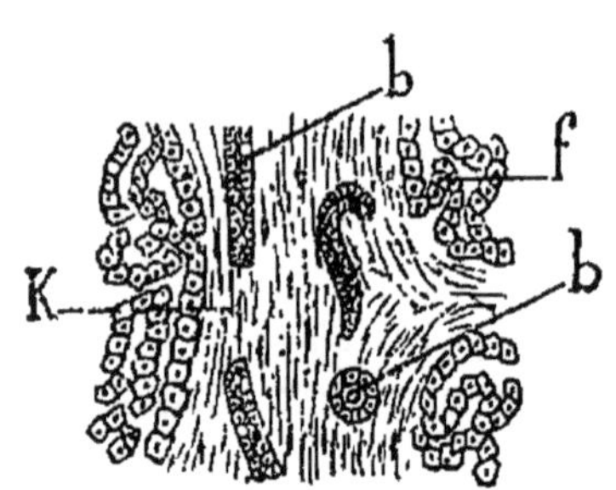

Fig. 101. — Canalicules biliaires néoformés dans la cirrhose.

K, espace de Kiernan ; *f*, parenchyme hépatique ; *b*, canalicules biliaires, les uns coupés en long, les autres en travers.

La continuité de ces capillaires biliaires avec les troncs plus volumineux est assez facile à constater ; il en est souvent de même de leur abouchement bout à bout avec les travées des cellules hépatiques. Il semble que ces canalicules nouveaux aient précisément pour but d'assurer l'écoulement de la bile, malgré le remaniement des lobules qui est le fait de la cirrhose.

Diverses théories ont été émises pour expliquer l'apparition de ces **canalicules néoformés**. Cornil, qui les a décrits le premier, avait cru tout d'abord qu'il s'agissait simplement des *canalicules biliaires intralobulaires* normaux, mis en évidence par la disparition atrophique des cellules hépatiques. Plus tard, quand on eut démontré que les capillaires biliaires intralobulaires ne possédaient pas d'épithélium propre, Cornil, modifiant un peu sa première opinion, pensa que ces capillaires devenaient apparents parce qu'ils étaient envahis par l'*extension de l'épithélium des conduits interlobulaires*.

Pour Friedländer, ce sont des canalicules véritablement néoformés, provenant du *bourgeonnement des conduits biliaires interacineux*. Charcot et Gombault pensent que ces canalicules sont constitués par des *trabécules hépatiques dont l'épithélium sécréteur s'est transformé en épithélium de revêtement.* Eberth croit à cette transformation des cellules hépatiques, mais il admet qu'elles reviennent d'abord *à l'état embryonnaire* pour devenir ensuite cubiques. Kelsch et Kiener acceptent cette manière de voir et insistent sur ce fait qu'il se passe là une véritable *irritation prolifératioe.*

Pour Sabourin, au contraire, il s'agit d'un *processus simplement atrophique*, dans lequel les cellules hépatiques, ayant perdu leur protoplasma granuleux fonctionnel, se rangent en séries parallèles, pour former des colonnettes de plus en plus déliées, anastomosées entre elles, et qui ne sont autre chose que des **pseudo-canalicules biliaires.**

IV. — Lésions des cellules hépatiques. — Les cellules hépatiques sont ordinairement plus ou moins intéressées, mais leurs altérations n'ont rien de typique et sont des plus variables. Tout d'abord, leur *arrangement* est profondément modifié ; les travées qu'elles forment à l'état normal sont refoulées et tiraillées, de telle sorte qu'elles perdent leur disposition radiée, et qu'on ne retrouve plus guère de lobules avec leur aspect habituel. Les cellules *périphériques* des îlots, celles qui confinent aux bandes de sclérose, sont en voie d'aplatissement, puis d'*atrophie* et de résorption. Souvent les cellules hépatiques conservent toute leur intégrité en dehors de cette zone périphérique ; dans certains cas, elles deviennent même le siège de processus hypertrophiques.

Dans les formes qui s'accompagnent de rétention biliaire et d'ictère, **cirrhoses biliaires**, les cellules se chargent de *granulations pigmentaires* jaunes ou verdâtres, d'origine biliaire ; quelquefois ces granulations sont d'origine sanguine, le plus souvent alors elles sont rouges, exceptionnellement franchement noires.

Dans les **cirrhoses alcooliques**, la *dégénérescence graisseuse* est la règle, mais elle est alors limitée d'ordinaire aux cellules de la périphérie des îlots.

Dans les **cirrhoses graisseuses**, la dégénérescence graisseuse est très accusée et l'emporte en importance sur la sclérose elle-même.

On fait jouer d'ordinaire un rôle important à la *rétraction cicatricielle* du tissu conjonctif néoformé, pour expliquer l'atrophie ou la dégénérescence graisseuse des cellules hépatiques, mais il est difficile de préciser la part qui revient à ce mécanisme. Les lésions du parenchyme sont le plus souvent *parallèles* à celles du tissu interstitiel, plutôt qu'elles ne lui sont *subordonnées*.

L'action de l'alcool par exemple agit simultanément, mais d'une manière différente, sur les cellules hépatiques et sur le tissu conjonctif; il peut atrophier les premières tout en provoquant la prolifération irritative du second.

Dans quelques cas l'*influence irritative* provoque par places la **prolifération des cellules hépatiques** elles-mêmes; celle-ci prend suivant les cas les caractères de l'*hyperplasie diffuse* ou de l'*hyperplasie nodulaire*, tels que nous les avons déjà décrits dans un paragraphe précédent; nous avons déjà vu que la plupart des auteurs donnent à tort le nom d'**adénomes** à ces nodules hyperplasiques.

2° Formes spéciales.

1. — Cirrhose atrophique. — Bien décrite par Laënnec, c'est elle qui a servi de type fondamental à toutes les descriptions des cirrhoses.

Le foie est *petit*, dur, rétracté, notablement diminué de volume; son poids varie d'ordinaire entre 700 et 1.000 grammes; sa surface est parsemée de *grains saillants*, d'élévation et de volume variables, lui donnant habituellement un aspect chagriné, parfois assez volumineux pour que l'organe prenne l'aspect lobulé. Toutefois les travées ne sont jamais aussi profondes, aussi dures ni aussi ramifiées que dans les cicatrices des gommes.

Les granulations sont généralement de *volume très inégal*; leur coloration est ordinairement d'un jaune roussâtre; ce sont elles que Laënnec appelait des **cirrhoses**, de κιρρὸς, roux, et qu'il considérait comme un *produit étranger*. Ces granulations sont en réalité constituées par les îlots de parenchyme restés *sains*, étranglés dans les anneaux connectifs et devenus *saillants* par la rétraction de ces derniers.

Il est possible qu'au début, dans certains cas, le foie atteint de cirrhose alcoolique présente une certaine *augmentation de volume*; cette période est latente ou de courte durée, et le foie se présente toujours à l'autopsie plus ou moins atrophié.

Sur les surfaces de section les lobules hépatiques sont moins saillants, mais l'aspect granuleux est tout aussi net; les bandes connectives ressortent en gris pâle presque incolore, et le parenchyme hépatique en jaune plus ou moins clair, suivant le degré variable de dégénérescence graisseuse dont il est le siège.

Le tissu conjonctif néoformé est ordinairement très abondant,. et c'est à sa rétraction qu'on attribue le ratatinement du foie, si accusé dans la cirrhose de Laënnec. Les bandes de sclérose affectent ordinairement une disposition **annulaire** (fig. 102); les cellules hépatiques sont toujours plus ou moins modifiées, ordinairement envahies par la *dégénérescence graisseuse* de la périphérie au centre.

La lésion est ici nettement périportale; c'est pourquoi on désigne souvent la cirrhose de Laënnec sous le nom de **cirrhose porte**. C'est dans cette forme que les *lésions vasculaires*, l'endophlébite et la sclérose des capillaires sont le plus nettes; la dilatation des artères hépatiques s'accuse, elle arrive à suppléer la circulation porte pour la nutrition et le fonctionnement du foie.

Les *canaux biliaires* restent perméables ; cependant la bile est sécrétée en moins grande abondance, elle est moins colorée, quoique riche en sels biliaires.

Par contre, la gêne est extrême dans la circulation porto-sus-hépatique, de là l'ascite précoce et rebelle, de là aussi le développement considérable du système des **veines portes accessoires** : la turgescence et la dilatation des veines œsophagiennes, des veines hémorroïdaires et de toutes les anastomoses des veines cutanées, pouvant créer des communications supplémentaires entre le système porte et la circulation veineuse générale. Parmi toutes les veinules, normalement de petit calibre et alors énormément dilatées, on remarque surtout celle qui parcourt le ligament suspenseur du foie et le cordon des vaisseaux ombilicaux atrophiés ; elle arrive en dernière analyse aux veines crurales, en empruntant le cours des veinules de la paroi abdominale, dont l'énorme dilatation, étendue à tout leur réseau, constitue le lacis connu en clinique sous le nom de tête de Méduse.

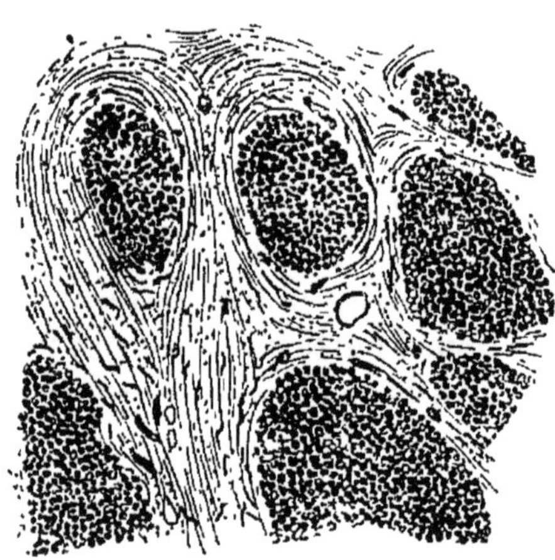

Fig. 102. — Cirrhose alcoolique annulaire (faible grossissement).

Le **péritoine** viscéral est souvent intéressé ; tantôt il ne présente que de très petites *granulations inflammatoires* ou des filaments villeux ; tantôt il se produit des *adhérences*, constituées par des fausses membranes lamellaires, plus ou moins solides, qui unissent le foie avec le diaphragme ou avec les parties voisines. Dans les végétations péritonéales et dans les adhérences des *vaisseaux lacunaires* apparaissent, facilement injectables par la veine porte, de véritables veines portes accessoires néoformées de toutes pièces.

L'ascite persistante, qui est la conséquence de la cirrhose atrophique du foie, entraîne secondairement un certain degré d'inflammation chronique du *péritoine tout entier*. Sous cette influence la séreuse devient opaque ; elle s'épaissit et *se rétracte* ; cette rétraction, portant sur le feuillet viscéral de l'intestin et sur le mésentère, entraîne la *diminution de volume et de longueur de l'intestin* ; les fibres musculaires s'hypertrophient, ou du moins leurs couches deviennent plus épaisses par le fait de cette rétraction ; la sclérose se propage au tissu cellulaire des parois intestinales elles-mêmes.

Gratia, qui a insisté particulièrement sur ces lésions secondaires de l'intestin, les compare à la rétraction du poumon dans la pleurésie, et admet que le raccourcissement de l'intestin peut atteindre près de la moitié de sa longueur initiale. Il attribue à cette lésion secondaire, d'une part une influence néfaste sur l'absorption alimentaire, mais d'autre part un *rôle compensateur*, par la réduction du système porte-abdominal qu'elle entraîne à mesure que diminue elle-même la perméabilité du foie.

II. — Cirrhose hypertrophique biliaire. — Cette cirrhose, dont on doit la description à Hanot, est beaucoup plus rare que la précédente.

Le foie, très augmenté de volume, est *verdâtre* par le fait de la **rétention biliaire** ; il présente d'ordinaire une cirrhose accentuée, mais le tissu conjonctif se dispose en **îlots scléreux** plus ou moins isolés ; les zones de parenchyme qui les limitent présentent des contours déchiquetés (fig. 103). Les bandes de sclérose disposées en anneaux complets sont très rares, la rétraction fait plus ou moins défaut, et il ne se produit pas de granulations nettement saillantes.

La prolifération conjonctive part de l'espace de Kiernan, mais elle prédomine autour des *canaux biliaires*. Ceux-ci sont entourés par un manchon de tissu conjonctif embryonnaire ; leur épithélium épaissi et proliféré remplit leur lumière ; il est atteint par une **inflammation catarrhale**, qui paraît être le point de départ de l'inflammation chronique péricanaliculaire.

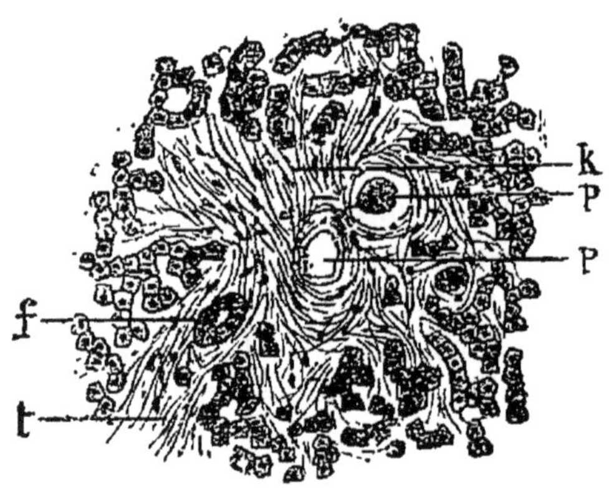

Fig. 103. — Cirrhose insulaire.

k, espace de Kiernan ; *p*, veine porte ; *f*, canalicule biliaire ; *t*, travée conjonctive.

Les néocanalicules biliaires sont très nombreux ; par contre, le réseau capillaire sanguin du lobule, les veines portes et sus-hépatiques, sont respectés. Pas d'endophlébite, dès lors pas d'ascite ni de développement des veines portes accessoires. De plus, **intégrité des cellules hépatiques** presque toujours absolue, un peu de surcharge *ictérique*, mais pas de dégénérescence graisseuse.

III. — Cirrhose hypertrophique graisseuse. — On l'observe sous l'influence de diverses infections ; mais surtout dans la tuberculose à poussées granuliques.

Le foie est *volumineux*, mais *lisse*, à surface plane, non granuleux ; l'*ictère* est la règle. Le tissu conjonctif part des espaces portes, mais il ne forme pas d'anneaux ; il pénètre dans les lobules par **tractus irréguliers**, séparant de petits groupes de cellules ; il entoure les canalicules biliaires de zones fibreuses denses et épaisses ; de plus, le tissu conjonctif em bryonnaire pénètre dans l'intérieur même du lobule et peut arriver à circonscrire toutes les cellules hépatiques. Celles-ci, devenues complètement *adipeuses*, sont remplies et distendues par des gouttelettes huileuses ; leur noyau est refoulé à la périphérie, mais ne disparaît pas.

Les oblitérations des veines portes et même des veines sus-hépatiques sont très rares.

IV. — Cirrhose pigmentaire. — Dans quelques cas de diabète décrits sous le nom de **diabète bronzé**, on rencontre une coloration bistre de la peau, épargnant les muqueuses, et en même temps un foie scléreux et pigmentaire. Cet organe est ordinairement hypertrophié et dur, quelquefois cependant atrophique ; la cirrhose est tantôt porte, tantôt biveineuse. Le pigment siège surtout à la *périphérie des lobules* ; il est finement granuleux et s'accumule dans les cellules autour des noyaux. On rencontre une pigmentation analogue dans de nombreux organes, plus spécialement dans le pancréas, les ganglions lymphatiques abdominaux et le myocarde, mais aussi dans la rate, le corps thyroïde, les glandes salivaires et sudoripares, le péritoine et les parois du tube digestif ; de plus, d'après Letulle, dans les cicatrices cutanées et les adhérences des séreuses.

D'après Quincke, cette sidérose des foies diabétiques serait aussi fréquente dans ceux qui ne sont pas scléreux que dans ceux qui sont cirrhotiques. L'état cachectique et la destruction globulaire qui en est la conséquence paraissent être les facteurs prédominants.

Le pigment est de coloration ocre, ferrugineux, d'origine hémoglobinique ; mais on peut aussi rencontrer en pareil cas, suivant les organes, le pigment jaunâtre habituel aux atrophies granulo-pigmentaires, et le pigment mélanodermique ordinaire.

La production du pigment est attribuée par les uns

au foie lui-même, par les autres à l'action locale des tissus dans lesquels il s'accumule, parmi lesquels prédominent les épithéliums sécréteurs, à l'exception du rein. Les organes pigmentés, et notamment le pancréas, dont la pigmentation ne fait jamais défaut, présentent aussi ordinairement un certain degré de sclérose, moins accusée cependant que celle du foie quelques auteurs regardent cette sclérose comme secondaire à la pigmentation elle-même. Le diabète bronzé est d'ailleurs une affection encore mal connue, dont tous les cas publiés jusqu'ici ont été observés chez des sujets adultes du sexe masculin.

On décrit encore sous le nom de cirrhoses des lésions diverses, dans lesquelles entre un degré plus ou moins marqué d'hypertrophie du tissu conjonctif, et qui ne présentent pas d'ailleurs de caractères assez tranchés ou d'importance suffisante pour mériter ici une description spéciale. Telles sont l'**induration brune**, fréquente dans l'impaludisme; la **cirrhose cardiaque**, que nous avons déjà signalée et interprétée; telle est encore la **cirrhose hypertrophique diabétique**, qui s'observerait surtout, d'après Cornil et Ranvier, chez les diabétiques trop fidèles observateurs du traitement par l'alcool.

La **cirrhose syphilitique** sera décrite plus loin.

IV. — LÉSIONS PARASITAIRES

I. — Atrophie jaune aigue. — Elle constitue la lésion fondamentale de l'ictère grave; elle tire son nom de la particularité la plus saillante de son aspect macroscopique. C'est la seule affection qui paraisse relever d'une fermentation des cellules épithéliales elles-mêmes, la seule qui mérite par suite réellement le nom d'**hépatite parenchymateuse.**

Caractères macroscopiques. — Le foie, un peu hypertrophié au début, *diminue* très rapidement de volume ; en trois ou quatre jours, ou même moins encore, il se réduit à la moitié ou au tiers de son volume primitif. De plus, il est extrêmement *mou*, flasque et presque *fluctuant* ; la capsule, ridée et ratatinée, trop large pour son contenu, se plisse avec la plus grande facilité : il arrive même qu'on peut replier l'organe en divers sens.

Les *canaux biliaires* ne contiennent que peu de bile, les plus gros sont tout à fait vides ou ne renferment qu'un mucus incolore.

Sur les surfaces de section le foie a perdu son aspect lobulaire, sa coloration est uniforme, et l'organe rappelle ordinairement l'aspect du *tissu splénique*.

La majeure partie du parenchyme paraît constituée par une substance **rouge**, dense, assez résistante, s'affaissant au-dessous du niveau de la coupe ; un certain nombre d'îlots disséminés et restés saillants présentent un tout autre aspect ; ils sont formés par une substance **jaune**, ocreuse, très molle, d'aspect spongieux. Les points jaunes correspondent aux premiers stades de la lésion, dont la substance rouge est l'évolution la plus avancée. Dans quelques cas, la couleur jaune est générale et le parenchyme présente dans toute son étendue les caractères précédents ; par contre, il n'arrive jamais que la dégénérescence rouge soit complète et que les îlots jaunes fassent complètement défaut.

Caractères histologiques. — On ne retrouve plus, ou à peu près plus, de cellules hépatiques avec leurs caractères normaux. Leurs lésions commencent par la *tuméfaction trouble* et l'*infiltration biliaire*, que l'on peut même observer encore quelquefois sur des points fort rares ; elles aboutissent rapidement à une sorte de **fragmentation granuleuse** et à un ramollissement destructif très particulier (fig. 104).

Le *tissu conjonctif* périlobulaire et les canalicules biliaires sont fort peu intéressés, ce n'est qu'exceptionnellement qu'ils paraissent enflammés.

Dans les points arrivés à la dégénérescence rouge, on ne reconnaît plus du tout les cellules hépatiques; fragmentées, réduites à l'état de détritus granuleux, elles ont disparu par *résorption* et sont en partie remplacées par l'afflux sanguin, d'où la coloration rouge; la charpente fibro-vasculaire reste seule reconnaissable.

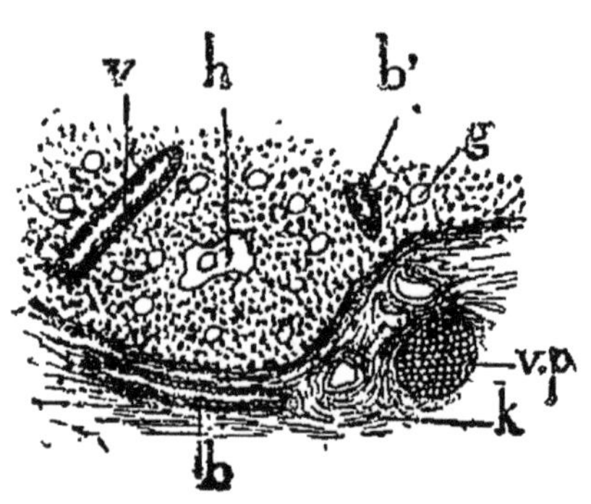

Fig. 104. — Atrophie jaune aiguë du foie.

k, espace de Kiernan; *vp*, veine porte; *b*, canalicule biliaire interlobulaire; *b'*, canalicule intralobulaire; *v*, vaisseau; *h*, veine sus-hépatique; *g*, granulations claires volumineuses au sein du parenchyme profondément dégénéré.

On observe sur divers points des traînées cellulaires, ramifiées ou en culs-de-sac, pénétrant dans le tiers ou même dans la moitié externe des lobules hépatiques. Pour la plupart des auteurs, ces traînées sont constituées par les *canalicules biliaires préexistants* ou par des *travées de cellules hépatiques* modifiées; quelques-uns y voient au contraire l'ébauche d'un *processus de réparation*, parti des voies biliaires et lié à la multiplication de leurs cellules épithéliales.

La dissolution rapide des cellules, qui caractérise l'atrophie jaune aiguë, ne mérite pas le nom de dégénérescence graisseuse que lui donnent quelques auteurs; elle ressortit en réalité à un **processus de fermentation** particulier, portant sur les cellules hépatiques elles-mêmes et donnant naissance à des produits pathologiques spéciaux, tels que la leucine, la tyrosine et la xanthine, qui en pareil cas existent aussi en excès dans le sang des malades.

Le **sang** est profondément intéressé, les globules rouges se détruisent en masse.

Le **rein** présente d'ordinaire parallèlement une *dégénérescence graisseuse* souvent colossale, mais qui ne diffère pas des lésions similaires de cause différente, et notamment qui ne s'accompagne pas du ramollissement destructif si caractéristique qu'on observe dans le parenchyme hépatique.

II. — Hépatite interstitielle aigue. — Dans cette affection d'ailleurs fort rare, le foie est notablement *augmenté de volume*; il est le siège d'une congestion assez vive; la capsule de Glisson présente d'ordinaire des exsudats fibrineux, et parfois des adhérences molles qui l'unissent au diaphragme. La surface de l'organe est lisse, sa teinte nettement *ictérique*, sa consistance est peu augmentée; on ne rencontre d'ordinaire dégénérescence graisseuse ni travées cirrhotiques.

La lésion histologique consiste essentiellement dans l'infiltration diffuse des espaces de Kiernan par de nombreuses *cellules embryonnaires conjonctives* proliférées. Ces dernières se disposent en amas arrondis ou en traînées anastomosées; elles envahissent parfois la périphérie des lobules, les entament et en détachent quelques groupes de cellules hépatiques, dont elles déterminent l'atrophie par compression. Nulle part on n'observe de formations scléreuses notables, la lésion se distingue par là nettement de celle qui accompagne les cirrhoses chroniques et même les cirrhoses à marche rapide.

Les *cellules épithéliales* conservent leur aspect à peu près normal; le plus souvent elles sont hypertrophiées, bien vivantes, pourvues de gros noyaux bien colorés; un assez grand nombre possèdent des noyaux multiples; la présence de granulations pigmentaires biliaires dans leur intérieur est habituelle; la dégénérescence graisseuse est plus rare.

Les *canalicules biliaires* sont souvent comprimés par

les nodules ou les traînées de cellules embryonnaires conjonctives, mais ils ne sont pas directement intéressés et ils ne présentent que rarement un léger degré d'inflammation catarrhale. Les *vaisseaux sanguins* ne sont pas lésés, bien que l'infiltration embryonnaire s'étende au tissu conjonctif qui les entoure.

III. — Suppuration. — Elle est assez fréquente dans le foie et elle s'y présente sous des formes anatomiques et pathogéniques nettement différentes, que l'on peut grouper en trois formes principales. Dans les grands abcès idiopathiques, la suppuration paraît porter sur les *cellules hépatiques* elles-mêmes; dans les deux autres formes, le *tissu conjonctif* des espaces périlobulaires paraît être le point de départ de la prolifération fermentative. Toutefois la plupart des auteurs, ici comme ailleurs, font jouer le rôle principal aux *leucocytes extravasés*.

Grands abcès idiopathiques. — Les diverses formes de suppuration peuvent entraîner, par la confluence de foyers multiples, des abcès de grandes dimensions; cependant les grands abcès sont le plus souvent idiopathiques, et relèvent d'un processus spécial.

Caractères macroscopiques. — Les abcès idiopathiques sont quelquefois *multiples*, mais d'ordinaire peu nombreux; les plus grands sont en général *uniques*, il en est qui contiennent deux litres de pus et même davantage; ils sont généralement sphériques, pour peu qu'ils soient anciens. Le *lobe droit* est leur siège de prédilection; tantôt ils sont inclus dans son épaisseur, tantôt ils font saillie sur la face supérieure de l'organe.

Au début, et tant qu'il progresse assez rapidement, l'abcès présente des **parois** irrégulières, creusées en plein tissu hépatique, auxquelles sont encore appendus des fragments pulpeux du parenchyme en voie de ramollissement. Quand le développement est plus lent ou plus ancien, la paroi est constituée par du tissu conjonctif embryonnaire, plus ou moins vascularisé, qui envoie des prolongements entre les lobules voisins. A la longue l'abcès *s'enkyste* dans une enveloppe fibreuse souvent très solide.

Le **pus** est assez caractéristique, même à l'œil nu; sa couleur est un peu variable, jaune clair, blanc laiteux ou brun chocolat, suivant le degré de la *dégénérescence graisseuse* de ses globules constitutifs, et suivant la quantité de *sang* qu'il contient en suspension. Il se montre ordinairement *stérile* dans les cultures, et par suite doit être regardé comme amicrobien.

Terminaisons. — Les grands abcès, par leur extension continue, arrivent à **s'ouvrir**, en se frayant un passage par diverses voies, souvent du côté de la cavité thoracique. Fréquemment ils se rompent dans les séreuses voisines, le péritoine en particulier et même le péricarde ou la plèvre, à travers le diaphragme; ils deviennent alors le plus souvent rapidement mortels.

Dans quelques cas leur marche plus lente laisse le temps à des **inflammations adhésives** de protéger les séreuses voisines; le pus arrive alors au dehors, tantôt par des *conduits naturels* tels que l'intestin, les gros troncs biliaires, ou plus fréquemment encore une grosse bronche après perforation du diaphragme et du poumon; tantôt par la *paroi cutanée* elle-même, soit au niveau de la région ombilicale, soit même, en contournant les muscles de la paroi abdominale, dans des régions plus éloignées et véritablement insolites.

Les abcès peuvent aussi guérir sur place; le pus s'épaissit, la paroi se rétracte, le résidu se résorbe ou se calcifie, et il ne reste plus à la place de l'abcès qu'une petite **masse caséeuse** ou calcaire, ou même une **cicatrice** étoilée plus ou moins considérable.

Les grands abcès idiopathiques sont relativement rares dans nos climats; ils sont presque toujours liés à l'existence antérieure, plus ou moins ancienne, d'*ulcérations intestinales* de diverses natures. La *dysenterie* en est la cause la plus fréquente, mais d'autres lésions ulcéreuses peuvent aussi servir de portes d'entrée aux agents pyogènes générateurs de ces abcès. Les *oblitérations* par embolie ou par thrombose d'une branche importante de la veine porte, souvent invoquées autrefois, sont plus hypothétiques et en tout cas assez rares.

Abcès métastatiques. — Le foie est volumineux; les foyers, ordinairement *nombreux*, varient depuis les dimensions d'une petite tête d'épingle jusqu'à celles d'une noisette ou d'une noix, rarement ils deviennent plus volumineux. Quelques-uns font saillie à la surface, sous la capsule de Glisson. Les foyers les plus petits sont jaunâtres, ne donnant un peu de liquide puriforme que par le raclage; les plus gros contiennent du pus abondant et se montrent fluctuants; les sinuosités et les festons de leurs bords montrent qu'ils proviennent plus encore de la *fusion* de foyers plus petits que de l'accroissement prédominant de quelques foyers isolés.

On accordait autrefois une influence presque exclusive aux *thromboses veineuses* et aux *embolies* vraies dans le mécanisme de production des abcès métastatiques du foie; on se contente d'invoquer aujourd'hui le simple transport par le courant sanguin des *micro-organismes pathogènes*.

Dans le plus grand nombre des cas, des *connexions vasculaires* plus ou moins directes expliquent la participation habituelle du foie à certaines infections purulentes, à celles par exemple qui résultent des phlébites des radicules d'origine de la veine porte, ou de l'infection de la plaie ombilicale chez l'enfant nouveau-né, avant l'oblitération définitive de la veine ombilicale. D'autre part, on connaît depuis longtemps la fréquence relative des abcès du foie dans les plaies du cuir chevelu, sans qu'on ait encore donné une raison plausible de cette coïncidence.

Le foie est d'ailleurs intéressé dans presque tous les cas d'infection purulente, quel qu'en soit le point de départ.

Le ralentissement du cours du sang, compris ici entre deux réseaux veineux, paraît la cause la plus probable de la fréquence de cette localisation.

Abcès biliaires. — Les inflammations catarrhales des canaux biliaires, surtout celles qui sont la conséquence de la lithiase, entraînent parfois, par le fait d'**infections ascendantes** suppuratives, primitives ou secondaires, la formation d'abcès, en général *petits* et *disséminés*, qui rappellent ici les formations analogues que l'on observe dans les néphrites consécutives aux lésions des voies urinaires inférieures.

Ces abcès, ordinairement petits, contiennent un *muco-pus* verdâtre, formé tout à la fois de bile, de mucus et de pus. Ils se présentent sous deux formes assez distinctes.

Dans les processus **chroniques**, ils sont toujours petits, isolés, allant de la dimension d'un grain de mil à celle d'un petit pois (**abcès miliaires**). La plupart, à peine visibles à l'œil nu, contiennent encore à leur centre les cellules cylindriques des canalicules biliaires dont ils émanent, et les globules de pus n'infiltrent que les parois du canal et le tissu conjonctif périphérique.

Dans les cas *aigus*, quand l'inflammation est intense, les foyers voisins arrivent à confluer, mais ils dépassent rarement le volume d'un haricot : leur paroi est sillonnée de festons, creusée de petites aréoles inégales (**abcès aréolaires**). Ils sont nombreux, souvent disposés en groupes ; parfois communicants, ils arrivent à former des foyers multiloculaires.

A l'**angiocholite** s'est surajoutée une **périangiocholite**, plus ou moins étendue à distance dans le tissu conjonctif ambiant. Dans les parois canaliculaires elles-mêmes, l'inflammation se poursuit suivant la longueur du vaisseau, jusqu'au point où l'épithélium est resté normal et le calibre perméable.

Le parenchyme hépatique ne prend aucune part à la formation de ces abcès ; il n'est intéressé que secondairement et souvent reste toujours intact.

IV. — Pyléphlébites. — On désigne sous ce nom les phlébites de la veine porte.

Les **thromboses simples** sont assez fréquentes; le plus souvent elles naissent de la propagation d'une lésion similaire d'une branche de la mésaraïque, intéressée elle-même par une *ulcération intestinale*. Quand la thrombose n'est pas septique, elle ne peut déterminer que l'anémie du département vasculaire intéressé; le tissu sec et grisâtre se détruit par dégénérescence granulo-graisseuse. Ces *infarctus* sont d'ailleurs fort rares, l'artère hépatique suffisant le plus souvent à suppléer la branche porte oblitérée.

Les lésions sont bien différentes quand on a affaire à une **endophlébite suppurative.** L'inflammation se poursuit dans les branches intra-hépatiques; la suppuration intéresse, puis détruit les *parois* de la veine; celle-ci augmente d'abord considérablement de volume; elle présente des renflements ovoïdes qui compriment le parenchyme voisin. Le tissu conjonctif périphérique hyperplasié et infiltré entoure les veines enflammées d'une sorte de manchon; quand la tunique moyenne a fini par céder, on trouve de véritables **abcès**, situés entre les lobules hépatiques, mais qui n'en ont pas moins conservé leurs rapports intimes avec les veines dont ils proviennent. Ce sont le plus souvent de petits abcès *allongés*, comme *canaliculés*, qui ont la forme et la direction des rameaux de la veine porte.

V. — Tuberculose. — Elle n'est jamais primitive dans cet organe, mais les localisations secondaires n'y sont pas rares, surtout quand il existe des ulcérations intestinales.

Les **granulations miliaires** y sont fréquentes;

elles sont alors petites, disséminées sans ordre apparent dans toute l'étendue du foie, mais souvent d'une manière uniforme. Elles se montrent surtout nombreuses au microscope, car beaucoup échappent à l'œil nu. Le plus souvent elles s'accompagnent d'une **cirrhose insulaire**, avec *dégénérescence* **graisseuse** intense des cellules hépatiques, et elles se perdent au sein de la coloration jaunâtre et anémique de l'organe. Leur structure répond à celle des *follicules tuberculeux élémentaires* du type conjonctif; les cellules géantes ne manquent presque jamais, même dans les granulations les plus petites. Très exceptionnellement la cirrhose tuberculeuse pourrait entraîner, d'après Hanot, des *dépressions cicatricielles* profondes rappelant le foie ficelé syphilitique.

La **périhépatite** tuberculeuse est assez fréquente, créant des adhérences au diaphragme et aux organes voisins ; mais elle résulte beaucoup plus souvent de lésions primitivement péritonéales que de l'extension au péritoine de lésions hépatiques.

Les **cavernes tuberculeuses** sont très rares chez l'adulte ; elles sont tantôt peu nombreuses, *tantôt généralisées* et assez *confluentes*; la forme confluente surtout s'observe presque exclusivement chez les enfants. Elles se montrent sous la forme de cavités, à parois infiltrées de pigments biliaires, contenant une sorte de boue verdâtre et puriforme ; elles s'ouvrent dans les voies biliaires, le long desquelles elles affectent une distribution systématique, qui leur a valu le nom de **tuberculose biliaire**.

Au microscope, on constate que les tubercules siègent dans les *espaces portes*, qu'ils s'accompagnent de lésions phlébitiques étendues à distance, et au contraire de lésions plus limitées des canaux biliaires ; notamment l'épithélium des canalicules persiste assez longtemps au sein même de l'infiltration tuberculeuse.

Quelques auteurs admettent en pareil cas l'existence

d'une affection tuberculeuse ascendante d'origine intestinale ; la plupart en font une lésion d'origine veineuse et primitivement *péricanaliculaire*, ayant envahi secondairement les voies biliaires et comparable à la tuberculose péribronchique envahissant les bronches. Sergent, qui a fait une bonne étude de ces affections, se rallie à cette seconde manière de voir, tout en admettant qu'une *lésion préalable ou concomitante des voies biliaires* est nécessaire pour commander la localisation et la systématisation du virus tuberculeux.

IV. — Syphilis. — La syphilis *secondaire* détermine une hépatite légère mal connue; la syphilis *tertiaire* frappe le foie de deux façons, tantôt et le plus souvent par la production de gommes, quelquefois en déterminant une hépatite interstitielle diffuse.

Gommes. — Les gommes sont la lésion la plus fréquente; elles s'observent chez l'adulte dans la *syphilis acquise*, mais aussi dans les *formes tardives* de la syphilis héréditaire. Le foie est hypertrophié au début de leur apparition et pendant la plus grande partie de leur durée; presque toujours cependant on le trouve diminué de volume à l'autopsie, par le fait de la *périhépatite* et de la *rétraction* cicatricielle atrophique, qui accompagnent toujours les gommes anciennes.

Celles-ci sont très rarement isolées au sein du parenchyme ; elles se montrent d'ordinaire distribuées en foyers, peu nombreux, isolés, mais volumineux. Leur lieu d'élection est la *face supérieure* de l'organe, au niveau du ligament suspenseur. Dans chaque groupe, les gommes juxtaposées sont entourées d'une zone conjonctive *propre*, riche en cellules embryonnaires, ordinairement bien vascularisée, ce qui permet leur résorption; elles sont de plus réunies et enveloppées par une *coque commune* de tissu conjonctif dense, **foie ficelé.** La capsule de Glisson, très épaissie, est souvent adhérente aux parties voisines ; la surface du foie est profondément creusée par une ou plusieurs cicatrices étoilées ; souvent même la cicatrice est énorme, elle peut occuper toute l'épaisseur du foie et le séparer en deux parties distinctes. Les lésions respectent les voies biliaires et n'entraînent pas d'ictère par rétention.

Sur la coupe le tissu est dur, lardacé, les bandes scléreuses sont sèches et dures, ou molles et lactescentes, parcourues par des vaisseaux. Les gommes se distinguent par leur sécheresse, leur coloration jaune particulière et une grande dureté ; elles opposent à l'ongle une résistance élastique et celui-ci les entame difficilement. Leur centre devient le siège d'une caséification particulière, sans ramollissement ; il est souvent résorbé en partie, il est plus rare qu'il disparaisse complètement.

Quand il ne reste plus qu'une cicatrice conjonctive, on peut présumer sa nature syphilitique d'après les caractères macroscopiques précédents.

Hépatite interstitielle diffuse. — Elle est constituée par la dissémination dans le foie d'un grand nombre de petits foyers gommeux, inférieurs en volume à un grain de millet, déterminant une infiltration embryonnaire diffuse des espaces conjonctifs. Cette forme s'observe presque exclusivement chez les *nouveau-nés* atteints de **syphilis héréditaire**, ou chez les fœtus mort-nés sous la même influence. Le foie est dur, élastique, il présente une surface lisse, homogène, parsemée d'une grande quantité de petites taches grisâtres, que d'ordinaire la loupe seule permet de discerner (**foie silex**).

Les lésions histologiques sont plus prononcées que ne le feraient supposer ces altérations macroscopiques légères et difficiles à saisir : le tissu conjonctif qui dissocie les lobules est partout infiltré de *cellules embryonnaires* rondes ; les tractus fibreux font à peu près défaut ; les taches grisâtres sont le fait de petites thromboses qui se produisent dans les fines ramifications artérielles.

CHAPITRE II

Voies biliaires.

Les lésions des voies biliaires sont rares en dehors des divers accidents qui se rattachent à la lithiase biliaire. Nous ne ferons que mentionner les **cancers primitifs de la vésicule**, et les **cancers des canalicules biliaires**, qui constituent des formes du cancer primitif du foie.

I. — Angiocholites. — L'*ictère simple* reconnaît pour cause l'**inflammation catarrhale** et l'oblitération muqueuse consécutive des *gros canaux biliaires*; cette inflammation catarrhale étant bénigne, son anatomie pathologique est encore à faire. D'autres en font, peut-être avec raison, une hépatite épithéliale.

Les lésions inflammatoires, aiguës ou chroniques, des *capillaires biliaires* ressortissent aux lésions du foie lui-même, elles ont été déjà étudiées avec la cirrhose hypertrophique et les abcès biliaires.

Dans des cas fort rares d'ulcérations ou de suppuration des canaux hépatiques ou du canal cholédoque, il peut se produire des **dilatations ampullaires**, ou au contraire des **rétrécissements** et même des **oblitérations** complètes de ces canaux, réduits à l'état de cordons fibreux.

En dehors de la lithiase qui en est la cause la plus fréquente, la fièvre typhoïde est quelquefois le point de départ des ulcérations; la syphilis serait parfois la cause des plaques ou des nodules fibreux et des rétrécissements consécutifs.

II. — Rétention biliaire. — L'oblitération des canaux biliaires, quelle qu'en soit la cause, peut déterminer des lésions consécutives spéciales, dues tantôt à l'action mécanique de l'obstacle lui-même, tantôt aux *invasions microbiennes ascendantes* que provoque la stase de la bile.

Caractères macroscopiques. — Ils diffèrent suivant le siège des canaux atteints.

Quand l'oblitération porte sur un *petit canalicule*, la bile retenue en amont détermine la formation d'un petit **kyste** par rétention, dans lequel la bile perd bientôt ses caractères et sa coloration, et qui ne tarde pas à se présenter sous la forme d'un simple kyste séreux. Quelques auteurs attribuent le liquide contenu dans les kystes de cette nature à la sécrétion des glandules des canaux biliaires.

Quand l'oblitération porte sur le *canal hépatique* ou sur le *canal cholédoque*, la rétention de la bile donne au foie un aspect tout particulier, il prend une teinte uniforme, d'un vert foncé très caractéristique. Sur les surfaces de section les canaux biliaires se montrent dilatés ; leur surface est lisse, mais à la longue leurs parois s'épaississent; ils s'entourent d'une zone de sclérose, qui peut se propager plus ou moins loin et déterminer une **cirrhose secondaire**, partielle et peu accusée.

Tantôt la **dilatation** se limite aux gros canaux, tantôt elle se propage dans tout l'ensemble intrahépatique des voies d'excrétion de la bile. Elle reste le plus souvent très modérée et peut même faire totalement défaut; elle n'arrive jamais en tout cas à atrophier complètement la substance hépatique et à remanier l'organe comme l'obstruction de l'uretère peut le faire pour le rein.

Quand l'obstacle est ancien, la *bile* perd ses caractères et se montre souvent incolore ou à peu près dans les canaux biliaires dilatés.

Caractères histologiques. — La *coloration verdâtre* généralisée, que le foie présente dans la rétention biliaire, résulte de la présence de nombreuses *granulations pigmentaires* de nature biliaire. Celles-ci infiltrent d'abord les cellules hépatiques ; elles vont ensuite se déposer dans le tissu conjonctif interstitiel. L'inflammation péricanaliculaire gagne parfois les veines portes, mais laisse indemnes les branches artérielles. Quand la lésion s'accuse et se prolonge, elle peut entraîner le remaniement des lobules et la destruction atrophique des cellules elles-mêmes.

Nous avons déjà signalé les petits abcès péricanaliculaires que l'on observe dans les *angiocholites ascendantes septiques*; dans ces dernières les parois sont irrégulières, épaissies, ramollies et infiltrées de pus, quelquefois gangreneuses.

III. — Lithiase biliaire. — Les lésions déterminées par la lithiase diffèrent suivant les cas particuliers, notamment suivant le *volume* des concrétions qui encombrent ou obstruent les voies biliaires.

Gravelle biliaire. — Elle est le fait de concrétions anguleuses, petites et dures, d'un brun noirâtre, qui se forment dans les *fins canalicules* biliaires, par le fait de lésions catarrhales locales ou sous des influences pathogéniques analogues à celles qui donnent naissance à la gravelle urinaire. Ce sable biliaire existe aussi quelquefois en quantité considérable dans le contenu de la vésicule biliaire, qu'elle contienne ou non concomitamment de véritables calculs.

Calculs. — On réserve ce nom aux concrétions plus volumineuses, dont quelques-unes peuvent atteindre jusqu'au volume d'un petit œuf de poule.

Les calculs se forment presque exclusivement dans la *vésicule biliaire* et arrivent par migration dans les voies biliaires inférieures. Dans quelques cas cependant ils peuvent se développer dans les *gros troncs biliaires*, quand le cours de la bile est arrêté par une cause quelconque. Dans des cas tout à fait exceptionnels on les rencontre inclus dans le parenchyme hépatique, formés sans doute dans les canalicules biliaires eux-mêmes.

Les calculs **calcaires** et **magnésiens** sont fort rares ; les calculs uniquement **pigmentaires** à peine plus fréquents ; les calculs contenant de la **cholestérine** pure sont ordinairement solitaires, volumineux et ovoïdes, ils peuvent occuper toute la vésicule.

Dans l'immense majorité des cas les calculs sont **mixtes**, formés de *cholestérine* et de *pigment biliaire*, associés en proportions très inégales. La cholestérine forme la partie la plus considérable de ces calculs et leur donne leurs caractères principaux. C'est ainsi qu'ils sont *légers*, blanchâtres, onctueux au toucher, légèrement granuleux. Ils se brisent facilement, les surfaces de section sont brillantes, cristallines ; l'aspect radié de ces dernières résulte de l'existence de *couches parallèles concentriques*, dont le dépôt successif explique la répartition variable, souvent plus ou moins régulièrement alternante, de la cholestérine et du pigment.

Les calculs qui se forment et séjournent dans la vésicule biliaire se montrent *ovoïdes* quand ils sont seuls, *à facettes* diverses quand ils sont plus nombreux.

Les calculs biliaires sont souvent très nombreux dans une même vésicule, parfois de 20 à 30 et même davantage. Les facettes des calculs voisins se correspondent exactement, plates, saillantes ou excavées suivant les cas. Elles résultent sans doute, non pas tant de la pression réciproque de calculs peu compressibles, que de la direction que les contacts impriment aux couches de précipitation par lesquelles se fait l'accroissement du calcul.

Lésions secondaires. — Il arrive fréquemment que les calculs hépatiques ne déterminent aucun accident et que la vésicule biliaire qui les renferme ne présente aucune altération. Leur migration à travers le canal cystique et le canal cholédoque détermine des coliques douloureuses spéciales, mais elle n'entraîne d'accidents sérieux que dans les cas relativement rares où les calculs s'arrêtent, *se fixent*, et arrivent à s'enchatonner dans une sorte de **loge fibreuse**. L'obstruction qui en résulte provoque les lésions secondaires habituelles en pareil cas et que nous avons déjà décrites : érosions, suppurations, ulcérations.

Parfois une **inflammation ulcérative** entraîne la mortification de la paroi autour du calcul, et détermine, suivant les cas, la mort rapide liée à la *péritonite* par perforation, ou la guérison par l'*évacuation* lente du calcul dans l'intestin, quelquefois dans le côlon transverse, le plus souvent dans le duodénum.

Quand les calculs s'arrêtent dans le **canal cystique**, les lésions n'atteignent que la vésicule elle-même. Ils s'arrêtent plus souvent *à l'entrée* du canal cystique que dans son trajet ultérieur ; en pareil cas ils sont logés dans une sorte de poche, réunie à la vésicule par un orifice plus étroit que le calcul lui-même. Il résulte de cette disposition que le reflux de la bile par le canal cystique ne parvient plus à refouler le calcul dans la vésicule ; l'oblitération du canal est alors complète.

V. — Lésions de la vésicule. — Les lésions de la vésicule biliaire sont rares et peu connues en dehors de celles qui sont consécutives à la lithiase biliaire.

Lithiase. — Quand un calcul volumineux est emprisonné dans son intérieur, il arrive souvent que la vésicule reste parfaitement intacte ; elle peut aussi, notamment quand le calcul est unique, se rétracter et se ratatiner sur lui jusqu'à lui adhérer intimement et jusqu'à s'**oblitérer** complètement. En pareil cas les *adhérences* que la vésicule contracte avec les organes voisins peuvent seules entraîner des troubles divers, de peu de gravité le plus souvent.

La fréquence des *inflammations* de la vésicule, dans les cas de *lithiase*, l'épaississement de ses parois qui en résulte, expliquent pourquoi elle résiste ordinairement à la distension dans les cas d'obstruction calculeuse des voies biliaires inférieures, alors qu'elle se dilate au contraire quand cette obstruction est due à un cancer de la tête du pancréas. Cette notion, habituellement attribuée à Terrier et Courvoisier, qui ont insisté sur elle, avait été déjà indiquée dans notre étude sur le cancer du pancréas.

Hydropisie. — Quand une lésion inflammatoire ou ulcéreuse du canal cystique entraîne le *rétrécissement* ou l'oblitération de ce canal, sans que la vésicule elle-même soit altérée, la sécrétion de la muqueuse devient aqueuse, limpide même, mais extrêmement abondante ; la vésicule se distend et, par le fait de cette hydropisie, arrive à faire saillie au-dessous du bord inférieur du foie.

Cette hydropisie peut aussi se produire, mais plus rarement, par le fait de la lithiase, lorsque, un calcul étant engagé dans le canal cystique et l'oblitérant complètement, la vésicule elle-même est restée libre de calculs. Le plus souvent cependant en pareil cas la bile se résorbe et la vésicule s'affaisse et se ratatine au lieu de se dilater.

L'hydropisie de la vésicule biliaire est en général peu grave ; ses parois sont ordinairement épaissies, souvent *indurées* et même *calcifiées*. Dans quelques cas au contraire la distension et l'*amincissement* de ses parois permettent sa rupture ; celle-ci se produit surtout à l'occasion d'un traumatisme, elle entraîne une péritonite rapidement mortelle.

Cholécystites. — La vésicule biliaire peut encore être envahie par la **suppuration**. Tantôt elle contient un *pus louable* qui n'entame pas ses parois épaissies, et cette cystite purulente ne détermine pas d'autre accident. Tantôt au contraire l'inflammation devient *ulcéreuse*; elle ouvre aux calculs des voies de *migrations* pathologiques diverses, dont le danger est naturellement variable. L'intestin est le plus souvent alors l'aboutissant de ce travail ulcératif, notamment le *côlon transverse*; la *paroi abdominale* antérieure, au niveau de la cicatrice ombilicale, donne quelquefois aussi passage à ces calculs migrateurs. Dans les deux cas, la guérison est ordinairement la conséquence de ces directions heureuses.

HUITIÈME SECTION

REINS

I. — LÉSIONS DU DÉVELOPPEMENT

I. — Ectopies. — Les moyens de fixité du rein sont peu solides, et, sous des influences multiples, cet organe a une grande tendance à descendre dans sa loge du côté de l'abdomen. Ses ectopies sont connues depuis longtemps, mais on n'attachait d'importance qu'aux degrés les plus accusés de la lésion ; d'après Glénard les déplacements légers eux-mêmes doivent attirer l'attention. Pour lui il y a **néphroptose** toutes les fois que le rein se trouve séparé de la capsule surrénale correspondante ; celle-ci restant toujours à sa place normale, la distance qui la sépare du rein est le point de repère qui doit servir de mesure au prolapsus de cet organe.

Variétés. — Glénard distingue quatre degrés de néphroptose. Au premier et au deuxième degré, *pointe de néphroptose*, le ligament néphrosurrénal est simplement distendu, sans changement de direction de l'organe. Au troisième degré, *rein mobile*, ce ligament est rompu ; non seulement le rein s'abaisse davantage, mais encore son pôle supérieur complètement mobilisé est repoussé en dehors ; le pôle inférieur restant en place, le grand diamètre du rein se rapproche de l'horizontale. Au quatrième degré, *rein flottant*, l'organe complètement mobilisé se porte en avant ; il descend plus ou moins bas dans la fosse iliaque ; il repousse le feuillet viscéral du péritoine qui perd ses rapports avec la fosse lombaire. D'après Glénard ce feuillet passe toujours en avant du rein et ne va jamais jusqu'à former un *méso-néphron*, contrairement à l'assertion classique qui fait de cette formation la caractéristique du rein flottant.

II. — HYDRONÉPHROSE. — Elle reconnaît pour cause l'existence d'un obstacle permanent au cours de l'urine dans les voies d'excrétion.

Suivant le siège et la nature de l'obstacle, l'hydronéphrose peut être **double** ou **unilatérale**, ce qui est le cas le plus fréquent ; elle peut être **générale** et porter sur le bassinet et tous les calices, ou au contraire rester **partielle**, en n'intéressant qu'une partie des calices.

Caractères macroscopiques. — Quand l'hydronéphrose est générale, la poche qui en résulte peut contenir une quantité considérable de liquide, jusqu'à 10 et 20 litres, dit-on, dans les cas exceptionnels ; mais en général le rein n'est guère que doublé ou triplé de volume. Il se déplace souvent et tend à se porter en bas et en avant.

La dilatation commence d'abord par le *bassinet*, puis elle s'étend aux *calices* ; elle aplatit les *pyramides* ; elle efface et atrophie la substance médullaire, de telle sorte que la paroi du bassinet se rapproche du dôme vasculaire. A ce moment, la poche présente généralement un **aspect multilobé**, dû à la persistance relative des colonnes de Bertin, qui résistent plus efficacement à la distension. Un peu plus tard, la *substance corticale* est atteinte à son tour ; elle s'aplatit également et la lobulation primitive s'atténue de plus en plus sans disparaître complètement.

La surface interne de la *poche* est lisse, unie, brillante, quand la lésion purement mécanique s'est établie aseptiquement en dehors de toute invasion microbienne. Le *liquide* qu'elle contient perd peu à peu ses caractères urinaires, au fur et à mesure que l'atrophie du rein diminue la sécrétion de l'urine ; il reste néanmoins toujours assez riche en urée. Quand l'urine n'est plus excrétée, la poche continue néanmoins à s'accroître par la sécrétion de la muqueuse du bassinet et des calices ; alors apparaissent de l'albumine, parfois du sang, plus tard de la substance colloïde et même de la cholestérine.

Caractères histologiques. — La paroi de la poche est formée par des couches de substance rénale aplatie et atrophiée. De bonne heure, celles-ci prennent un aspect, une consistance, une coloration uniformes, qui rendent très difficile à l'œil nu la distinction de la substance corticale et de la substance médullaire. Néanmoins, quelle que soit la distension du rein, et alors même qu'il est réduit à une simple coque d'apparence fibreuse, le microscope permet encore d'y reconnaître les *couches constituantes normales* de l'organe.

La surface interne de la poche est constituée par la **muqueuse du bassinet**, doublée et triplée d'épaisseur par l'*hypertrophie de ses fibres conjonctives et musculaires.*

Au-dessous d'elle on retrouve la **substance pyramidale**, atrophiée et sclérosée, mais parcourue par des *vaisseaux* et par des *tubes de Bellini;* les premiers enflammés, épaissis, entourés de distance en distance, d'après Jardet, par des fibres musculaires longitudinales ; les seconds aplatis, tassés, tortueux, privés presque complètement d'épithélium.

En dehors la **substance corticale** est encore reconnaissable à ses *tubes contournés* et à ses *glomérules*. Les premiers, dilatés au début jusqu'à donner parfois à cette couche un aspect réticulé, s'aplatissent et s'atrophient par la suite, de sorte qu'ils ne donnent jamais naissance à des kystes; leur épithélium devient cubique et perd sa striation. Les glomérules sont encore très nets, mais ils sont très diminués de volume, transformés en un petit bloc homogène et réfringent de tissu conjonctif dense.

Enfin il arrive souvent que l'atmosphère adipeuse, épaissie et indurée, forme une quatrième couche qui double en dehors la poche de l'hydronéphrose.

Les lésions les plus diverses de siège et de nature peuvent déterminer l'hydronéphrose; c'est d'abord la *lithiase urinaire*; viennent ensuite toutes les *lésions oblitérantes des uretères* : rétrécissements, déformations, valvules, courbures, compressions. Les tumeurs de l'utérus ou de la vessie, l'hypertrophie de la prostate, les rétrécissements de l'urètre et jusqu'aux phimosis trop étroits peuvent devenir à leur tour des causes d'hydronéphrose.

Parmi toutes ces causes la **lithiase urinaire** est la plus fréquente ; le volume des *calculs* du rein varie depuis celui des grains de sable fin, jusqu'à celui des concrétions pouvant atteindre plusieurs centaines de grammes. Ils se fixent soit au goulot de l'uretère, soit dans les calices, soit encore dans la substance même du rein. Dans les deux premiers cas ils peuvent devenir des causes d'hydronéphrose.

L'*oblitération brusque* des voies d'excrétion entraine plutôt l'atrophie du rein que l'hydronéphrose; dans quelques cas de cette nature, l'organe complètement atrophié est comme perdu dans son atmosphère adipeuse. La distension de l'organe résulte plutôt au contraire des *obstacles incomplets*, ou des *alternatives d'écoulement et de rétention* du liquide excrété.

III. — Kystes. — On observe fréquemment des dilatations kystiques des tubes urinifères, dans diverses affections du rein et surtout dans les atrophies rénales d'origine vasculaire. Il y a lieu d'en distinguer trois variétés, que nous désignerons sous les noms de kystes urineux, de kystes colloïdes et de kystes séreux.

Kystes urineux. — Ils sont ordinairement arrondis; le liquide qu'ils contiennent, clair et transparent, se rapproche de l'urine par sa composition chimique. Leur paroi est mince, lisse, très adhérente au parenchyme ambiant. Leur volume, très variable, dépasse rarement les dimensions d'une noix. Ils siègent dans la *substance corticale*; ils sont habituellement *multiples* sans être à proprement parler nombreux. Cependant, dans quelques cas exceptionnels, leur nombre s'accroît de telle sorte que le rein, sans cesser d'être petit et atrophié, reproduit en miniature l'aspect du gros rein polykystique que nous décrirons plus loin.

Mécanisme de production. — Ces kystes reconnaissent pour cause la *rétrodilatation* d'un tube urinifère, ordinairement un tube contourné, en amont d'un rétrécissement plus ou moins accusé, rétrécissement lié lui-même le plus souvent à la sclérose péricanaliculaire. Ils constituent en somme une sorte d'hydronéphrose localisée ; il est probable que là, comme pour l'hydronéphrose elle-même, les obstructions *graduelles* sont plus souvent en cause que les obstructions totales et brusques dont l'action est plutôt atrophiante.

Variétés. — La portion du tube située au-dessous du rétrécissement s'affaisse et s'atrophie ; au-dessus de lui la rétrodilatation peut s'étendre jusqu'au *glomérule*, dont la capsule se distend, et qu'on retrouve parfois refoulé et atrophié en un point de la paroi du kyste. Par contre, il est très rare que la dilatation porte dès l'origine sur le glomérule lui-même.

Dans quelques cas, la dilatation est limitée par deux rétrécissements placés sur le trajet du même tube; dans d'autres cas un tube, atteint successivement sur plusieurs points de son parcours, peut présenter l'aspect *moniliforme* (Cornil et Brault).

Structure. — La paroi de ces kystes est simplement conjonctive, ordinairement mince, très exceptionnellement fibreuse et dure. Leur surface interne est tapissée par un épithélium plat, d'autant plus modifié que la dilatation est plus considérable.

Kystes microscopiques à contenu colloïde. — Ils siègent également dans la *substance corticale*; on les rencontre dans certains cas d'atrophie considérable. Beaucoup plus petits que les précédents, ils se développent comme eux dans l'intérieur des tubes urinifères; leur disposition en *chapelets* est très fréquente.

Leur *contenu* paraît constitué par le dépôt successif de couches concentriques, dont les centrales plus anciennes sont plus foncées que les couches périphériques. On les voit souvent se continuer dans le tube urinifère correspondant, au-dessus ou au-dessous du kyste, sous la forme d'un simple cylindre colloïde.

D'après Cornil et Brault la matière colloïde est due à la *prolifération* et à la *dégénérescence* consécutive des cellules épithéliales; la dilatation du tube résulte de son accumulation.

Kystes séreux. — Plus rares que les variétés précédentes, ils sont ordinairement isolés, mais ils peuvent atteindre un *volume considérable*; non seulement ils diffèrent par leurs dimensions des kystes urineux, mais ils reconnaissent un autre mécanisme de production et se rattachent probablement à la dégénérescence kystique, dont ils constituent une forme localisée. Dans quelques cas leur contenu devient *hématique*, probablement par le fait de ruptures ou d'ulcérations des vaisseaux de leurs parois.

Citons pour mémoire les **kystes hydatiques** que l'on rencontre quelquefois dans le rein, ils y sont infiniment plus rares que les formes précédentes.

IV. — Maladie kystique. — On décrit généralement cette lésion sous les noms de *gros rein polykystique*, de *kystes conglomérés*, ou encore de *dégénérescence kystique*. On la rencontre tantôt chez l'adulte, tantôt au moment de la naissance ; nous décrirons successivement ces deux variétés.

Gros rein polykystique de l'adulte. — Sans être fréquente, cette affection n'est pas très rare.

Caractères macroscopiques. — La lésion est presque toujours *double*, quelquefois cependant *unilatérale*. Le rein, tout en conservant sa forme générale, est considérablement augmenté de volume, jusqu'à peser parfois plusieurs kilogrammes. Il est ordinairement abaissé; il fait saillie dans l'abdomen, en refoulant l'intestin grêle et la branche correspondante du côlon qui passe en avant de lui.

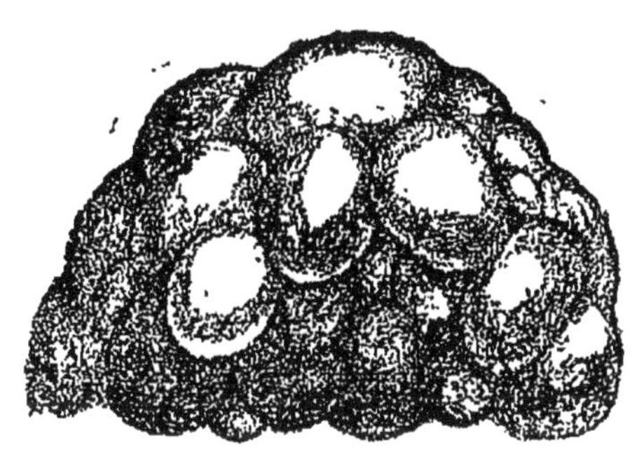

Fig. 105. — Gros rein polykystique (aspect macroscopique d'une extrémité).

Son aspect extérieur est tout à fait caractéristique, il est absolument transformé en une grappe kystique (fig. 105), si irrégulièrement bosselée et lobulée qu'on dirait « le rein ficelé avec des cordes croisées dans tous les sens, de façon à produire des sillons à leur niveau et des boursouflures dans leurs intervalles » (Hogg).

Les poches sont ordinairement minces et transparentes, leur volume est très inégal; les plus petites sont situées vers le hile. Les vésicules sont ordinairement sphériques, quelquefois incomplètement cloisonnées ou pourvues de diverticules. Elles sont si *confluentes* qu'on ne retrouve plus à l'œil nu de parenchyme glandulaire, dans les cas où chez l'adulte la mort a été la conséquence de l'affection elle-même.

Les *calices*, le *bassinet* sont le siège d'une dilatation parallèle, liée sans doute à l'expansion générale de l'organe. La muqueuse des calices, des bassinets et des uretères présente parfois une quantité considérable de kystes analogues, miliaires ou plus volumineux.

Fréquemment on observe une dégénérescence kystique simultanée du *foie*, mais il arrive souvent alors que celle-ci est peu accusée. Il semble que la lésion débute plus tard dans le foie et y marche d'un pas plus lent. Cette coïncidence est peut-être plus fréquente encore qu'on ne le croit ; il nous est arrivé en pareil cas de trouver dans le foie, à l'examen microscopique, des kystes multiples mais très petits, alors qu'il ne paraissait point y en avoir à l'œil nu.

Dans quelques cas plus rares le processus kystique se produit simultanément dans plusieurs organes glandulaires.

Caractères histologiques. — Les parois des vésicules sont simplement constituées par des *lames connectives*, tapissées par des *cellules plates* de revêtement. Le parenchyme intercalaire est *atrophié* et *scléreux* ; mais la sclérose fait défaut autour des kystes très petits ou isolés ; elle ne débute guère, d'après Hommey, qu'autour des kystes de 3 à 4 millimètres de diamètre, et elle est toujours en rapport avec le volume et l'accroissement des kystes eux-mêmes.

Gros rein polykystique congénital. — Signalé par Osiander dès 1821, il a été surtout bien décrit par Virchow.

L'*aspect extérieur* de l'organe est tout à fait semblable à celui du gros rein polykystique de l'adulte ; toutefois les kystes sont en général *moins confluents*, ils laissent entre eux des intervalles plus ou moins étendus de parenchyme conservé; celui-ci contient encore des tubes et des glomérules peu altérés.

Le volume de l'organe malade est ordinairement considérable ; la *bilatéralité* est de règle, sans être absolument constante. En somme, aucune différence essentielle ne sépare cette forme de la lésion similaire de l'adulte ; et celle-ci reconnaît la même origine congénitale que la seconde.

Théories pathogéniques. — Le développement des kystes est certainement très lent et la période latente de la lésion est très prolongée. Deux théories classiques sont en présence pour expliquer la genèse du gros rein polykystique :

Dans la **théorie de la rétention**, on invoque la *rétro-dilatation* des tubes en arrière d'un obstacle, gravier et calcul rénal, ou sclérose interstitielle.

Dans la **théorie néoplasique,** on admet l'existence d'un processus épithélial actif ; on déclare que la sclérose du parenchyme est un phénomène secondaire à la formation des kystes. Cette théorie est surtout basée sur les recherches de Malassez, qui ont porté principalement sur les tumeurs kystiques du testicule. Lejars, qui accepte la théorie néoplasique, voit une analogie étroite entre les tumeurs kystiques de l'ovaire et celles des organes glandulaires ; il les rapporte toutes au même titre à l'épithélioma mucoïde.

Il est incontestable qu'il existe dans les organes glandulaires des formations polykystiques qui sont des tumeurs vraies, tantôt bénignes, tantôt de malignité moyenne ; mais à côté de ces productions néoplasiques, il y a place pour une affection particulière, qui peut se rencontrer dans les organes glandulaires les plus divers, qui paraît constituer en quelque mesure une affection spéciale à cette variété d'organes, et qui est désignée depuis longtemps par les cliniciens sous les noms de **dégénérescence** ou de **maladie kystique**. C'est à ce groupe qu'appartient incontestablement le gros rein polykystique de l'adulte.

Les deux théories classiques sont également insuffisantes et en contradiction avec les données de l'observation. La dilatation des canalicules glandulaires ne s'accompagne au début d'aucun phénomène de rétention ; celle-ci ne survient que plus tard, quand s'établit la sclérose périphérique. On ne constate pas non plus de prolifération cellulaire saisissable ni de multiplication réelle des voies canaliculées. Il semble que cette dilatation des canaux s'opère graduellement, sans cause apparente, sous la seule influence de la *pression normale* du liquide qui circule dans leur intérieur.

Ce processus est comparable de tous points à celui qui commande la dilatation d'un réseau capillaire sanguin ou lymphatique en un angiome caverneux ou en un lymphangiome. La dégénérescence kystique des glandes est l'**angiome des capillaires sécrétoires**; elle n'est pas plus une tumeur que ses congénères du système circulatoire, et elle reconnaît pour cause une *lésion de structure des parois* mêmes des canalicules, lésion congénitale, portant probablement plutôt sur la composition et la qualité des substances hyalines de soutènement que sur la morphologie des éléments. Pas plus que pour les angiomes, il ne doit être question ici à proprement parler ni de rétention ni de prolifération néoplasique.

Le gros rein polykystique congénital est regardé par quelques auteurs comme un **vice de développement**; ils l'attribuent au *défaut de rencontre* des deux systèmes tubulaires isolés qui, d'après Henle, se fusionneraient près de la base des papilles pour former le rein. Virchow en attribuait au contraire la formation à une **néphrite fœtale**, ayant déterminé l'*atrésie des papilles* par sclérose diffuse à leur niveau. En réalité la forme congénitale ne diffère pas de la forme de l'adulte; elle obéit aux mêmes lois; elle est justiciable de la même théorie pathogénique.

II. — LÉSIONS DE NUTRITION

1° Troubles circulatoires.

I. — Congestion aiguë. — On l'observe pendant le stade initial de la plupart des *maladies infectieuses*, de même que dans les *intoxications aiguës* par des poisons irritants du rein.

Caractères macroscopiques. — Les reins sont augmentés de volume, leur poids peut être doublé; la surface est *lisse*, la capsule distendue se détache facilement; la coloration générale est d'un *rouge sombre*, que marbrent encore les arborisations des étoiles de Verheyen dilatées. La coloration rouge est d'autant plus accusée que les phénomènes congestifs sont plus prédominants ; elle se dégrade ou se marbre de gris, dans les cas où des lésions dégénératives des épithéliums se mêlent en proportions diverses à la congestion elle-même.

Sur la coupe de l'organe la teinte est uniformément rouge; la substance pyramidale elle-même, ordinairement pâle à l'état normal, participe à cette coloration. Sur le fond rouge se détachent des stries plus foncées et des points rouges presque saillants, qui correspondent les unes aux vaisseaux et les autres aux glomérules distendus. La dilatation des vaisseaux est parfois telle que le sang s'écoule sur les surfaces de section.

Caractères histologiques. — L'aspect histologique varie suivant les degrés et l'intensité du processus; celui-ci revêt habituellement le *masque inflammatoire.*

Phénomènes vasculaires. — Ils consistent tout d'abord dans la *dilatation des vaisseaux*, et surtout des anses glomérulaires, qui apparaissent comme injectés par les globules rouges tassés qu'ils contiennent.

Dans les cas intenses, la congestion peut entraîner la *rupture des capillaires* distendus et provoquer de véritables hématuries ; il en est ainsi notamment dans la variole hémorragique. Rien ne prouve, comme le veut Renaut, que ces hémorragies ne se produisent qu'au niveau des tubes droits; elles semblent au contraire se faire surtout dans la cavité glomérulaire ; le sang épanché affecte la disposition d'un croissant ou d'une couronne complète autour du bouquet vasculaire qui peut disparaître en partie dans son intérieur (Cornil et Brault). Ce n'est que lorsque l'épanchement est très abondant qu'il pénètre dans la partie adjacente du tube contourné.

La *diapédèse* consécutive à la dilatation vasculaire est considérée comme constante. Celle qui a pour point de départ les *réseaux capillaires* donnerait naissance à des infiltrations leucocytiques plus ou moins marquées des espaces interstitiels; celle qui a lieu dans les *glo-*

mérules, et qui serait la plus importante, est plus difficile à constater, dit-on, parce que les globules blancs sont balayés et entraînés par l'urine au fur et à mesure de leur sortie des vaisseaux (Cornil et Brault).

La congestion donne naissance à une *exsudation* séreuse subinflammatoire; celle-ci se produit tout à la fois dans les espaces interstitiels qu'elle distend, sans donner naissance à un réticulum fibrineux, et dans les cavités glomérulaires ou tubulaires, où elle se concrète en moules hyalins ou albumineux.

Dans la période d'invasion de la *scarlatine* l'exsudation est souvent prédominante, sans qu'il y ait lieu d'y voir le stade initial des néphrites vraies et d'en faire comme Renaut une espèce particulière sous le nom d'œdème aigu congestif.

Dans les *accès pernicieux*, par le fait de l'altération préalable du sang et de la destruction en masse des globules rouges, les exsudats peuvent être chargés d'hémoglobine; de là l'hémoglobinurie et la pigmentation spéciale des cylindres ou des espaces connectifs (*néphrite hémoglobinurique* de Kelsch et Kiener).

Lésions cellulaires. — Elles restent au second plan et sont peu importantes. Les cellules *conjonctives* des espaces interstitiels peuvent être le siège d'un certain degré de prolifération réactionnelle. Les cellules *épithéliales* sont toujours plus ou moins troublées dans leur nutrition, sans présenter de lésions bien accusées ; dans quelques cas cependant elles présentent les divers modes dégénératifs que nous avons déjà étudiés.

Tous ces phénomènes sont d'ordinaire transitoires, mais ils peuvent provoquer des accidents très graves pendant leur existence. Une congestion violente peut aller jusqu'à déterminer une anurie complète, quand l'exsudation en est le phénomène dominant ; par contre, ces accidents ont peu de tendance à devenir le point de départ de lésions durables.

La congestion est d'autant plus accusée que la maladie causale est elle-même plus apte à produire sur divers points des rapts congestifs intenses; la scarlatine et les accès pernicieux palustres méritent à ce point de vue une mention spéciale. Malgré l'apparente diversité de ses causes, la congestion rénale aiguë relève en somme d'un mécanisme unique, l'irritation du rein par des substances *toxiques* ou *phlogogènes*. Alors même qu'elle se produit à l'état d'épiphénomène dans les maladies infectieuses, elle ne ressortit pas directement à l'action des parasites eux-mêmes; aussi elle ne présente pas une spécificité étroite et ses caractères généraux restent les mêmes quelle que soit la maladie initiale. Celle-ci commande presque uniquement le degré d'intensité du processus et quelques particularités secondaires de son évolution, suivant son génie particulier, ou pour mieux dire suivant le mode d'action plus ou moins spécial des divers agents toxiques qu'elle produit.

II. — Congestion chronique. Rein cardiaque. — On peut l'observer dans tous les cas où il existe une gêne permanente de la circulation veineuse; mais elle se rencontre surtout dans les cas d'asystolie liée aux cardiopathies primitives.

Caractères macroscopiques. — Les reins présentent un aspect qui se rapproche de celui de la congestion aiguë par l'augmentation de volume et la réplétion vasculaire; il en diffère par une *coloration* plus livide et presque noire, qui lui a fait donner le nom de rein **cyanotique**. Sur les surfaces de section les deux substances se couvrent de sang veineux qui regorge; la coloration des pyramides est plus foncée encore que celle de la substance corticale.

Pendant une période plus ou moins longue, les reins conservent une surface lisse et une capsule facile à détacher; par la suite, alors surtout qu'il s'agit de maladies susceptibles de provoquer des inflammations interstitielles viscérales multiples, la lésion change d'aspect; le rein diminue de volume, la capsule devient adhérente, le parenchyme s'indure; la surface perd son aspect lisse et devient à la longue bosselée ou granuleuse.

Caractères histologiques. — Au début la dilatation énorme et la réplétion sanguine des *capillaires* glomérulaires et intercanaliculaires constituent les seules lésions ; par places, on trouve le sang épanché dans les glomérules ou dans les tubes urinifères. Les capillaires interlobulaires sont gorgés et dilatés, surtout dans les pyramides.

Les *tubes* ne sont pas dilatés, les cylindres qu'ils contiennent sont hyalins ou sombres, d'ailleurs peu nombreux. Les *cellules épithéliales* sont en général intactes ; quelques-unes sont infiltrées de granulations pigmentées d'origine sanguine ; d'autres présentent une dégénérescence graisseuse légère. Les *cloisons intertubulaires* sont très légèrement épaissies.

La seconde phase se rattache à la production lente d'une véritable **sclérose**. L'épaississement du tissu fibreux perd de sa régularité en devenant plus intense ; il se localise par plaques assez denses, mais distribuées sans uniformité ; sa production est en quelque sorte insulaire. La sclérose s'accuse surtout dans la substance pyramidale ; dans la substance corticale elle intéresse de préférence les parties superficielles, formant des îlots embryonnaires ou des plaques sous-capsulaires fibreuses, surtout au voisinage des étoiles de Verheyen.

D'une manière générale les *glomérules* sont congestionnés et dilatés, les vaisseaux restent sains ; cependant, au sein des plaques de sclérose, quelques glomérules peuvent devenir fibreux, quelques artérioles peuvent présenter un épaississement de leur tunique adventice. Elles ne deviennent le siège de lésions plus marquées que s'il y a coexistence d'athérome ou production d'embolies et d'infarctus rénaux.

Les cellules épithéliales sont troublées dans leur nutrition ; elles ne succombent pas néanmoins, leurs noyaux restent bien colorables ; elles se pigmentent, mais il est rare que leur segment extérieur contienne des granulations graisseuses en bien grand nombre.

La sclérose de cette origine peut être poussée assez loin et devenir identique à celle qui se produit sous la même influence dans le foie ou dans les bases pulmonaires.

III. — Infarctus. — Les oblitérations des rameaux artériels de petit ou de moyen volume, quand elles sont la conséquence d'embolies aseptiques, déterminent dans le territoire vasculaire correspondant les phénomènes ordinaires de la *nécrobiose simple*. Celle-ci n'aboutit à la suppuration ou à la gangrène que dans les cas exceptionnels où l'embole apportait avec lui des agents pathogènes.

L'arrêt de la circulation détermine d'emblée l'*anémie* des tissus; il est exceptionnel que l'infarctus du rein devienne le siège d'une *invasion hémorragique*; ses bords seuls sont souvent marqués par une zone de *congestion périphérique*. A l'anémie du début succèdent peu à peu le collapsus, l'atrophie et la résorption du territoire intéressé.

Caractères macroscopiques. — Les **infarctus récents** (fig. 106, *i*) apparaissent sur la surface du rein, sous la forme d'une *tache* blanche ou légèrement grisâtre, ordinairement arrondie, lisse et de niveau avec les parties voisines. Sur les surfaces de section la tache de l'infarctus prend une forme générale *triangulaire*, à base périphérique et à sommet pénétrant plus ou moins profondément dans la substance médullaire ou même jusque dans les pyramides. Les bords tranchent nettement sur les parties voisines. La striation tubulaire normale, quoique moins apparente, est encore reconnaissable.

Les **infarctus anciens** (fig. 106, *a*) se traduisent à la surface par une *dépression cicatricielle* étoilée ou frangée, au niveau de laquelle la capsule adhérente et épaissie peut dépasser parfois un demi-centimètre de hauteur. Dans quelques cas la cicatrice peut se calcifier. Les infarctus anciens peuvent être assez nombreux pour donner à la surface de l'organe un *aspect vermoulu* très caractéristique.

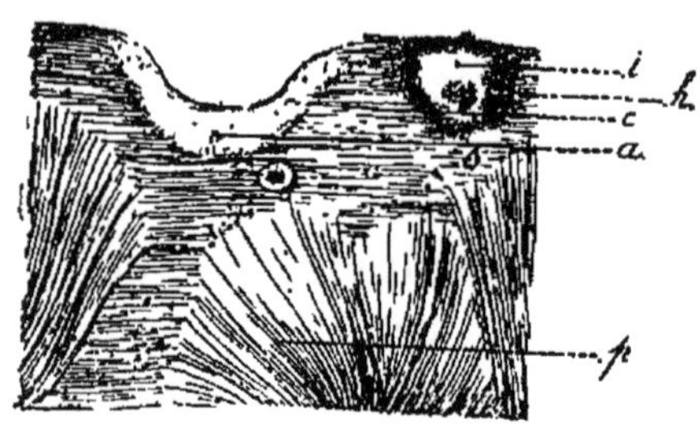

Fig. 106. — Infarctus du rein (faible grossissement).

c, substance corticale ; *p*, pyramides ; *i*, infarctus blanc récent ; *h*, zone périphérique de l'infarctus, congestionnée et hémorragique ; *a*, infarctus ancien, atrophié et scléreux.

Caractères histologiques. — Au microscope on constate tout d'abord la coagulation du sang contenu dans les capillaires, et la destruction nécrobiotique des cellules des divers tissus. Le processus aboutit à la production d'une *masse granuleuse*, constituée par des granulations protéiques, graisseuses ou pigmentaires, au milieu desquelles on reconnaît encore la distribution générale des divers tissus.

Par la suite, les divers produits de désintégration disparaissent peu à peu, très lentement *résorbés* par la circulation sanguine et lymphatique, ou en partie *éliminés* par les tubes urinifères. A ce stade on rencontre, dit-on, des cellules migratrices chargées de débris granuleux dont elles assurent l'enlèvement. Le processus de destruction progresse de la périphérie au centre, et ce dernier met plus longtemps à s'éliminer que les parties superficielles.

En même temps des *vaisseaux néoformés* pénètrent dans l'infarctus, émanant de la capsule ou de la zone limitante de la lésion. Autour d'eux s'édifie du tissu fibreux, qui envahit et transforme progressivement l'infarctus tout entier. Le processus aboutit enfin à la formation d'un îlot cicatriciel, rétractile, au sein duquel on reconnaît à peine les *tubes* affaissés, atrophiés, vides de cellules, et les *glomérules* réduits à une petite perle de tissu conjonctif dense.

2° Modifications de la vitalité.

I. — Atrophie. — La *diminution du volume* de l'organe en est le caractère dominant quand l'atrophie intéresse des régions étendues; cette diminution prédomine dans la *couche corticale*, qui peut être réduite à 1 ou 2 millimètres d'épaisseur.

L'atrophie générale ou partielle de la **couche corticale** est le fait de lésions multiples et diverses, mais surtout de l'atrophie ischémique et des néphrites épithéliales chroniques que nous décrirons plus loin.

L'atrophie qui résulte de la *suppression fonctionnelle* de l'organe, liée aux obstacles situés sur les voies excrétoires, porte au même degré sur les pyramides et sur la substance corticale elle-même.

Atrophie des cellules des tubes contournés. — Tantôt elle est la conséquence de *processus inflammatoires éteints*, tantôt elle résulte de la compression exercée sur les cellules de *dehors en dedans* par un tissu scléreux, ou de *dedans en dehors* par la stase de l'urine ou par des cylindres divers.

Dans les tubes en *collapsus* par pression extérieure, les cellules atrophiées sont diminuées de volume, elles rappellent par leur aspect les cellules embryonnaires conjonctives, mais elles restent distinctes les unes des autres, tassées et ne laissant entre elles aucune lumière tubulaire.

Dans les *tubes dilatés* de dedans en dehors par la pression de leur contenu, tantôt elles sont cubiques, à noyau très coloré et à protoplasma clair; tantôt elles sont aplaties, à peine plus apparentes que les cellules d'un endothélium vasculaire.

II. — Hypertrophie. — L'*hypertrophie* **du rein** s'observe par *suppléance*, du côté sain, dans les lésions unilatérales du rein, surtout chez les jeunes sujets. Il est manifeste qu'elle s'accompagne en pareil cas de *néoformation* complète d'éléments lobulaires normaux.

L'*hypertrophie des* **cellules épithéliales** elles-mêmes s'observe sur les deux reins à la fois, notamment chez les diabétiques polyuriques.

Les cellules conservent leur forme habituelle, mais elles présentent une très grande régularité et une grande netteté de contours. Les granulations protéiques, très nombreuses et très fines, donnent au protoplasma une coloration brun foncé et lui font perdre sa striation habituelle. Cette hypertrophie paraît être liée à la *suractivité de la fonction sécrétoire* des *tubuli contorti*, en rapport avec l'élimination exagérée des urates, des phosphates et surtout du sucre.

Hypertrophie partielle. — Dans les lésions inflammatoires à marche lente, la destruction et l'atrophie de certains éléments peuvent entraîner l'*hypertrophie compensatrice* des éléments restés sains ; mais il est difficile de faire la part de ce processus dans l'ensemble assez complexe des lésions en pareil cas. Chauffard attribue à cette hypertrophie compensatrice une grande importance ; elle porterait d'après lui à la fois sur les *glomérules* et sur les *cellules des tubes contournés* ; il lui attribue la saillie tubéreuse des îlots restés sains dans les néphrites à granulations, et il considère comme hypertrophiées par ce mécanisme les cellules des tubes dilatés de ces granulations.

III. — Hyperplasie. — L'hyperplasie des cellules des tubes contournés n'est pas admise par tous les auteurs. Cornil et Brault notamment font des réserves sur cette lésion dont ils ne connaissent pas, disent-ils, de faits suffisamment démonstratifs; ils reconnaissent cependant que les cellules épithéliales peuvent se multiplier, proliférer et remplir complètement la lumière des tubes contournés, mais seulement après qu'elles ont été ramenées à l'état d'épithélium banal de revêtement.

En réalité l'hyperplasie des cellules épithéliales du labyrinthe se produit dans des circonstances multiples, et notamment elle est le premier stade des fermentations, qui forment la lésion fondamentale des néphrites épithéliales que nous décrirons plus loin.

Souvent en pareil cas l'hyperplasie s'accompagne d'une **fusion des cellules**, qui résulte de la disparition des parois cellulaires et de la réunion des cellules en une masse unique, au sein de laquelle les noyaux sont dispersés sans ordre. Beaucoup de cellules sont déjà confondues par leur base alors que leur sommet est encore indiqué par un bord légèrement festonné. Pour Cornil et Brault cette lésion résulte d'une sécrétion, avec chute, de la partie de la cellule qui confine à la lumière du tube, tandis que la partie du protoplasma qui contient les noyaux reste vivante et adhérente à la membrane hyaline. A mesure que la lésion évolue, la bande protoplasmique diminue de hauteur, elle peut se réduire parfois à une membrane d'une minceur extrême.

En pareil cas l'hyperplasie des cellules se révèle nettement, tout à la fois par la *grande extension du diamètre du tube*, et par le *grand nombre de noyaux* assez régulièrement répartis dans la couche protoplasmique qui le tapisse.

Adénomes. — Dans quelques cas plus rares, l'hyperplasie donne naissance à de petits *nodules encapsulés*, qui ont été surtout décrits par Sabourin, analogues aux nodules hyperplasiques du foie et considérés par lui comme des adénomes glandulaires. Ces nodules sont constitués par des cellules volumi neuses, disposées en tubes enroulés, mais ils ne contiennent pas de glomérules. Les cellules subissent d'ordinaire par la suite des *transformations régressives*, caséo-graisseuses. Les adénomes s'observeraient surtout dans les scléroses à marche lente ; quelquefois ils sont le siège de suffusions hémorragiques et ils pourraient exceptionnellement devenir le point de départ de cancers envahissants.

3° Surcharges.

I. — Surcharges minérales. — Elles peuvent déterminer suivant les cas des oblitérations des canalicules, de l'hypertrophie réactionnelle du tissu conjonctif, de la sclérose, plus rarement des lésions dégénératives des épithéliums ou des phénomènes inflammatoires.

Des **substances minérales** étrangères à l'organisme, en circulation dans le sang, peuvent se déposer dans les tissus du rein ; telle est par exemple la surcharge que l'on observe après l'usage thérapeutique prolongé des préparations d'argent. En pareil cas les granulations métalliques se déposent principalement dans les glomérules et dans le tissu conjonctif des pyramides, il résulte de leur présence une pigmentation spéciale d'un gris noirâtre.

Des **sels calcaires** peuvent se déposer dans les tissus du rein, surtout chez les vieillards. La surcharge calcaire est fréquente dans certaines intoxications, notamment dans l'intoxication par le sublimé ; on rencontre principalement les dépôts calcaires sur les capsules glomérulaires, dans l'intérieur des canalicules, surtout dans les tubes collecteurs et dans les pyramides.

Les précipités de *carbonate* et de *phosphate de chaux* sont ordinairement granuleux et amorphes. Ceux d'*oxalate de chaux*, plus rares, cristallisent sous la forme octaédrique ; de plus, à l'inverse des précédents, ils ne se colorent pas par l'hématoxyline. Ceux de *phosphate ammoniaco-magnésien* affectent surtout la forme de sarcophages, c'est-à-dire de solides rectangulaires, dont les angles et les bords auraient été abattus.

L'acide urique, les sels qui en dérivent, et principalement l'urate de soude, se déposent tantôt dans les canalicules qu'ils peuvent obstruer, tantôt dans le tissu conjonctif lui-même; ils prennent suivant les cas l'aspect de granulations amorphes ou de cristaux en aiguilles.

Infarctus uriques des nouveau-nés. — Chez les nouveau-nés on rencontre une forme spéciale de surcharge urique, décrite par Virchow, qui donne lieu à la formation de véritables infarctus uratiques dans les *canalicules.* Ces infarctus sont constitués par des urates de soude et d'ammoniaque ; ils sont tantôt jaunâtres et tantôt colorés en rouge par la bilirubine ; ils siègent surtout dans les *pyramides*, et apparaissent à l'œil nu sous la forme de stries d'un jaune rougeâtre. Il arrive aussi que la pression fait sourdre de la pointe des papilles une matière vermiforme.

On les rencontre fréquemment chez les enfants qui succombent de deux à quatorze jours après la naissance. On explique leur formation en supposant que l'augmentation rapide des échanges nutritifs, qui se produit bientôt après la naissance, donne lieu à une grande abondance de sels uratiques que l'urine ne peut suffire à maintenir en dissolution,

Calculs du rein. — Les dépôts minéraux qui apparaissent dans les canalicules urinifères sous la forme de concrétions fines, peuvent s'accroître exceptionnellement sur place jusqu'à donner naissance à de petits calculs *arborescents* comme du corail, ou même à de véritables *pierres* ; le plus souvent c'est seulement dans les calices ou dans le bassinet que l'on trouve les concrétions volumineuses.

Les **calculs uratiques,** qui sont les plus fréquents, sont *durs*, lisses ou légèrement anguleux, plus ou moins rougeâtres, à cassure cristalline ou amorphe suivant les cas.

Les **calculs calcaires** sont beaucoup plus rares ; ceux de *phosphate de chaux* sont blancs, de consistance variable, lisses ou munis de facettes ; ceux de *carbonate de chaux* blancs et durs.

Les **calculs oxaliques**, composés d'oxalate de chaux, sont brunâtres, épineux ou mamelonnés. Ils sont très rares comme calculs purs, mais des couches d'oxalate de chaux se déposent parfois sur les calculs uratiques.

Les **calculs de phosphate ammoniaco-magnésien** sont blanchâtres, mous et faciles à écraser.

Dans des cas plus rares encore, on rencontre des **calculs de cystine** ; cette substance cristallise en tables hexagonales ; les calculs qu'elle forme sont arrondis, d'un jaune cireux, mous, à cassure cristalline et rayonnée.

Les **calculs de xanthine** sont encore plus exceptionnels, ils sont brunâtres et très semblables aux calculs uratiques.

II. — Surcharges pigmentaires. — Les substances pigmentaires se déposent sous la forme de *granulations* fines, irrégulières, dans les cellules épithéliales elles-mêmes, surtout dans celles des tubes contournés, parfois aussi dans le tissu conjonctif péricanaliculaire. Elles peuvent même donner naissance à des *infarctus pigmentaires* des canalicules, ou à des *cylindres spéciaux*.

Elles proviennent tantôt du pigment sanguin, tantôt du pigment biliaire.

La **pigmentation sanguine** succède le plus souvent à des épanchements hémorragiques, quelquefois à l'hémoglobinurie. En pareil cas on peut rencontrer des granulations rouges, des cristaux, et jusqu'à des infarctus ou des *cylindres d'hémoglobine* dans les canalicules.

Le **pigment biliaire** donne surtout naissance à des granulations qui se déposent dans les cellules épithéliales, quelquefois à des *cristaux de bilirubine*, surtout dans l'ictère des nouveau-nés. La *coloration* qui en résulte est tantôt d'un brun sombre, tantôt jaune et franchement ictérique ; tantôt elle est générale, tantôt elle se produit sous la forme de taches et de stries. Chez les adultes, celles-ci se montrent surtout dans la substance corticale ; chez les nouveau-nés, au contraire, on les trouve de préférence dans les pyramides, au voisinage des papilles.

III. — Surcharge glycogénique. — Elle a été signalée dans le diabète; elle porte sur les cellules épithéliales des tubes de Henle, qui se tuméfient, deviennent hyalines et donnent en présence de l'iode les réactions habituelles au glycogène.

IV. — Surcharge amyloide. — Il est rare qu'elle soit localisée dans le rein, le plus souvent elle commence par la rate et n'atteint les reins que secondairement. Elle présente alors dans ces derniers les mêmes caractères et obéit aux mêmes lois générales que dans les autres viscères. Elle constitue par elle-même, ici comme ailleurs, un processus essentiellement torpide et dégénératif; elle ne s'accompagne d'aucune prolifération cellulaire ni d'aucun phénomène inflammatoire.

Dans une seconde série de cas elle survient, comme épiphénomène et comme lésion accessoire, au cours des néphrites épithéliales chroniques.

D'une manière générale, l'organe est augmenté de volume, lisse, décoloré, anémique. La substance amyloïde, translucide et brillante, se présente à l'œil nu sous la forme de *traînées* ou sous la forme de *points*, suivant qu'elle occupe les artères ou les glomérules. L'aspect macroscopique du rein varie suivant les cas, suivant l'intensité et les localisations de la surcharge, suivant aussi les lésions concomitantes.

Forme corticale. — Dans la grande majorité des cas la surcharge amyloïde occupe les *glomérules* ; elle les envahit peu à peu, par taches d'abord isolées, puis devenant confluentes jusqu'à englober la totalité du bouquet vasculaire. Souvent elle intéresse aussi les *parois des artérioles afférentes*, surtout au voisinage du glomérule ; on rencontre encore par places quelques *artérioles éloignées* qui sont également atteintes sur une partie de leur trajet.

Les *parois des tubes* urinifères, contournés, droits ou collecteurs, peuvent être envahies elles-mêmes par la surcharge, mais celle-ci est absolument exceptionnelle sur les cellules épithéliales des tubes contournés.

Assez souvent la lésion n'occupe qu'une partie restreinte du rein ; quand elle est diffuse, elle est très irrégulièrement disséminée ; il est de règle qu'un petit nombre de glomérules soient seuls devenus imperméables, d'autres sont partiellement intéressés, beaucoup restent indemnes.

Lésions secondaires. — Dans la généralité des cas les lésions glomérulaires, que nous venons de décrire, s'accompagnent uniquement d'une *dégénérescence graisseuse* plus ou moins étendue des cellules épithéliales, ou même ne déterminent aucune modification notable des autres éléments du rein.

Dans quelques cas exceptionnels, la surcharge amyloïde atteint profondément la plupart des glomérules ; par le fait de cette généralisation et de cette intensité de la lésion, le rétrécissement progressif de la circulation devient énorme et entraîne l'atrophie et la désintégration ischémique des épithéliums ; de là le *collapsus des tubes* et une légère *sclérose réactionnelle*, qui pourraient en imposer au premier abord pour une lésion chronique d'une autre origine.

Forme pyramidale. — Straus a montré que dans quelques cas la surcharge amyloïde pouvait siéger exclusivement sur les *pyramides* et sur les *artères droites*. Sur les préparations appropriées, colorées au violet de Paris, le sommet de la pyramide apparaît alors comme un cône rougeâtre se détachant sur un fond bleu ; les glomérules restent presque tous sains. Cette forme serait absolument latente en clinique.

4° Dégénérescences.

La distinction fondamentale que nous avons établie entre les dégénérescences et les fermentations présente une importance toute spéciale pour l'étude des lésions rénales ; nulle part elle n'est aussi indispensable à connaître. Les fermentations des cellules du tissu conjonctif interstitiel, celles surtout des cellules épithéliales des tubes contournés, constituent des *processus spécifiques distincts*; les dégénérescences de ces épithéliums se rencontrent au contraire dans les *affections les plus diverses*, aussi bien au cours des intoxications de cause externe, que par le fait des intoxications en rapport avec les substances toxiques diffusibles produites par des fermentations de siège éloigné. C'est précisément au cours des maladies infectieuses qu'il importe le plus de préciser le véritable caractère des lésions observées du côté de l'épithélium rénal, puisqu'il est de nature à leur donner leur véritable signification.

En pareil cas les lésions purement dégénératives ressortissent directement à l'affection première, tandis que les fermentations épithéliales quand elles apparaissent, sont au contraire le fait de véritables *additions morbides*, de complications surajoutées relevant d'infections mixtes ou secondaires, quand elles ne constituent pas elles-mêmes l'affection première et principale.

I. — Tuméfaction trouble. — On la rencontre surtout chez les sujets qui succombent à des maladies infectieuses de sièges divers. Elle est liée à l'action exercée sur les cellules rénales par les *produits toxiques*, venus du dehors ou nés de fermentations locales plus ou moins éloignées. Des lésions analogues se produisent simultanément dans d'autres organes et en particulier dans le foie ; elles présentent partout en pareil cas les caractères propres aux lésions dégénératives ; bien qu'observées au cours de maladies virulentes, elles reconnaissent une pathogénie toxique et ne ressortissent pas aux fermentations.

Caractères macroscopiques. — Les reins atteints de tuméfaction trouble sont un peu augmentés de volume, lisses ; tantôt un peu décolorés et grisâtres, tantôt rouges et congestionnés. Leur consistance est molle ; la capsule se détache facilement. Sur la coupe la substance rénale apparaît tantôt homogène, brillante et comme pâteuse ; tantôt granuleuse et terne.

Caractères histologiques. — Les lésions siègent principalement sur les cellules épithéliales des *tubes contournés* ; elles varient suivant les cas, ou pour parler plus exactement suivant les affections causales, c'est-à-dire suivant les propriétés spéciales des agents toxiques en cause.

Dans une première série de faits, les cellules sont *volumineuses*, tuméfiées, elles remplissent exactement le calibre du tube dont la lumière est complètement effacée. La lésion consiste essentiellement dans une sorte d'infiltration albuminoïde du protoplasma. Le noyau mal colorable est vésiculeux, perdu au sein du protoplasma granuleux ; celui-ci paraît imbibé de sucs, *hydropique*. Le protoplasma a perdu sa striation normale, due à des granulations fines et parallèles ; celles-ci s'accumulent d'abord dans la partie basale de la cellule, mais finissent par envahir l'élément tout entier. Les granulations sont surtout protéiques ou vésiculeuses et l'acide acétique les fait disparaître en les dissolvant ; quelques-unes peuvent être graisseuses. Les limites des diverses cellules sont effacées et indistinctes, mais il n'y a nulle trace de prolifération cellulaire.

Dans un second groupe de faits, les cellules sont *ratatinées*, comme desséchées ; séparées les unes des autres par de véritables sillons, circonscrivant une lumière irrégulière, elles semblent être mobiles dans le calibre du tube. Plus opaques et plus sombres que dans la forme précédente, elles se transforment en blocs plus homogènes et leurs noyaux sont encore moins distincts ; de plus elles n'ont aucune tendance à se fusionner, elles paraissent néanmoins plus gravement atteintes que dans la variété précédente. Ici encore il n'y a aucune trace de prolifération cellulaire.

Les glomérules et le tissu conjonctif péritubulaire sont en général intacts ; la lésion dans son ensemble est nettement dégénérative. Dans quelques cas, surtout quand on est en présence des lésions du premier type, on peut rencontrer simultanément des phénomènes d'origine phlogogène et d'*aspect inflammatoire*. Les glomérules sont alors congestionnés, leurs anses capillaires dilatées ; la cavité capsulaire peut contenir un exsudat albumineux, parfois même hémorragique et riche en globules blancs. Secondairement les cellules endothéliales de la capsule peuvent se tuméfier, se détacher et tomber dans la cavité glomérulaire.

Les globules blancs, sortis par diapédèse au niveau des glomérules, peuvent arriver jusque dans les tubes contournés et se trouver emprisonnés, comprimés, en forme de coin ou d'étoile, entre les cellules épithéliales tuméfiées et devenues elles-mêmes polyédriques par pression réciproque. Il en serait ainsi notamment, d'après Cornil et Brault, dans les lésions toxiques qui succèdent à l'empoisonnement expérimental aigu par la cantharidine.

Le tissu conjonctif ambiant est influencé à son tour par la congestion concomitante ; il peut être le siège d'un exsudat séreux avec ou sans globules blancs. La lésion n'en conserve pas moins son caractère essentiel de processus d'ordre toxique et ne ressortit pas davantage aux fermentations, que les cas dans lesquels la lésion dégénérative épithéliale est isolée de tout processus de cause phlogogène.

II. — Dégénérescence graisseuse. — On la rencontre à l'**état aigu** en quelque sorte dans l'empoisonnement par le *phosphore* et dans certaines maladies infectieuses, notamment dans l'*ictère grave* et dans la *fièvre jaune.* A l'**état chronique** elle est fréquente dans un certain nombre d'*états cachectiques.*

La dégénérescence graisseuse du rein se rencontre sous les mêmes influences que celle du foie, mais elle est incomparablement plus rare et en général moins bien caractérisée.

Caractères macroscopiques. — Les reins sont volumineux, mais *décolorés*, blancs ou blanc grisâtre ; ils sont lisses, humides sur la coupe. Le *labyrinthe*, qui est le plus atteint, paraît tout à fait blanc alors que les *rayons médullaires* sont encore grisâtres, et que les *glomérules* apparaissent comme des points rouges.

Caractères histologiques. — La lésion évolue sans aucun phénomène inflammatoire ; elle consiste uniquement dans la transformation graisseuse du protoplasma des *cellules épithéliales des tubes contournés.*

Le plus souvent les granulations graisseuses sont de petites dimensions et réparties dans toute l'étendue du protoplasma ; dans d'autres cas elles deviennent plus apparentes, plus volumineuses, et en même temps se cantonnent dans la *partie basale* de la cellule, et refoulent le noyau dans sa partie centrale. Sur les sections transversales des tubes, les granulations graisseuses forment un cercle périphérique clair, tandis que la partie centrale est occupée par les noyaux, réunis en amas mûriformes (fig. 107). En même temps les cellules augmentées de volume remplissent le calibre du tube dont la lumière a disparu ; les limites cellulaires restent néanmoins assez distinctes et on ne constate aucune prolifération ni aucun exsudat intratubulaire. Quand la lésion est récente elle est inégalement répartie, et les tubes paraissent s'altérer les uns après les autres, en conservant en quelque sorte leur autonomie et leur indépendance (Cornil et Brault).

Dans les *cellules cubiques* des anses descendantes de Henle et des tubes collecteurs, la dégénérescence graisseuse est moins avancée, elle débute autour du noyau et celui-ci reste central.

Les *endothéliums* des anses glomérulaires et ceux de la capsule de Bowmann peuvent être atteints à leur tour par la dégénérescence graisseuse; celle-ci peut même envahir les *parois des artérioles* et provoquer des suffusions hémorragiques secondaires.

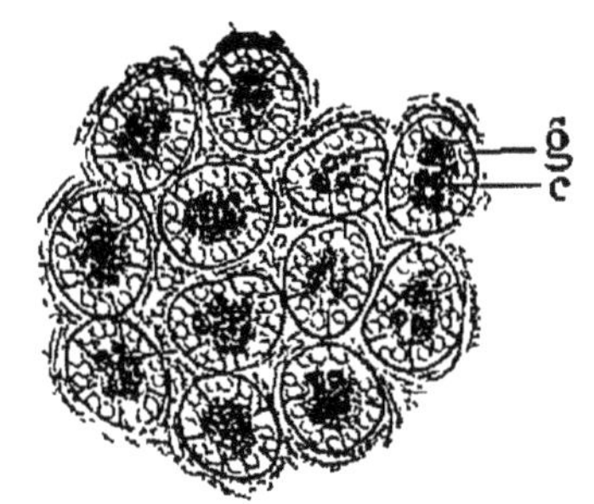

Fig. 107. — Dégénérescence graisseuse aiguë du rein.

c, partie centrale des cellules contenant les noyaux refoulés ; *g*, partie basale infiltrée de granulations graisseuses.

Souvent la lésion se réduit à l'apparition de quelques granulations graisseuses, peu apparentes, disséminées dans les cellules épithéliales, sans atteindre au degré décrit plus haut. Dans d'autres cas, l'affaissement et le collapsus des tubes altérés peuvent déterminer un épaississement compensateur du tissu conjonctif ambiant. Par contre, la dégénérescence graisseuse se rencontre aussi, à titre d'épiphénomène et de lésion accessoire, dans certains cas de néphrites chroniques. Il résulte de là qu'il peut être difficile, dans quelques cas, de savoir si l'on a affaire à une véritable néphrite compliquée de dégénérescence graisseuse, ou si cette dernière constitue elle-même le processus initial. C'est sans doute par le fait de confusions de cette nature qu'on a pu admettre l'existence de productions kystiques dans la dégénérescence graisseuse des reins.

III. — Dégénérescence granulo-graisseuse. — Les granulations graisseuses peuvent être rares et perdues au milieu de granulations albuminoïdes ; on donne alors à la lésion le nom de dégénérescence granulo-graisseuse, qui indique l'association de la dégénérescence graisseuse et de l'altération granuleuse.

IV. — État vacuolaire. — On désigne aussi cette lésion sous le nom d'**altération vésiculeuse.** Elle consiste essentiellement dans l'apparition, au milieu du protoplasma cellulaire, de cavités arrondies faisant saillie dans l'intérieur du tube, dont elles ne sont plus séparées que par une membrane cellulaire très mince. Ces cavités sont remplies par une masse grenue, qui s'en échappe à un moment donné, et qui tombe dans la lumière du tube sous forme de petites *boules* plus ou moins claires ou teintées.

Cornil et Brault attribuent la formation de ces vacuoles à une *sécrétion pathologique* ; d'autres auteurs en font une *nécrose cellulaire* ; Renaut et Hortolès y voient un simple *phénomène cadavérique*, lié à la rétraction du protoplasma cellulaire qui expulse des boules sarcodiques ; cette rétraction serait provoquée surtout par l'emploi de certains réactifs et en particulier de l'acide osmique. Cette manière de voir est en contradiction avec ce fait que l'état vacuolaire n'est nullement un phénomène banal et qu'il n'appartient qu'à certains états pathologiques.

III. — LÉSIONS PARASITAIRES

Classifications des néphrites. — Depuis le moment où Bright a attiré l'attention sur les lésions anatomiques des reins, et mis en lumière le complexus symptomatique qui les accompagne (1827), ces lésions ont été l'objet de travaux nombreux et de controverses qui persistent encore aujourd'hui.

Dès l'origine de cette étude, la discussion a spécialement porté sur le point de savoir si les divers états pathologiques du rein appartiennent tous à un *processus fondamental unique*, dont les divers aspects de l'organe traduiraient simplement les différents stades ou les différents degrés, ou bien au contraire, s'il s'agit en réalité d'*affections distinctes* et de processus anatomiques indépendants.

D'assez bonne heure on a séparé des néphrites proprement dites le rein cardiaque, la dégénérescence amyloïde et la dégénérescence graisseuse aiguë de certaines intoxications, telles que l'empoisonnement par le phosphore. Par contre la dégénérescence graisseuse à l'état chronique, la tuméfaction trouble à l'état aigu, sont encore confondues par le plus grand nombre des auteurs avec les néphrites vraies.

Les classifications des néphrites elles-mêmes sont très multiples suivant les auteurs ; nous ne pouvons reproduire ici l'historique touffu des controverses auxquelles elles ont donné lieu. Les classifications proposées peuvent d'ailleurs se ramener à deux groupes.

1. — Pour les UNICISTES, toutes les lésions histologiques se ramènent en dernière analyse à une **inflammation chronique diffuse**, se présentant à des étapes diverses de son évolution. Suivant la description de Reinhardt, de même que tout processus inflammatoire l'inflammation rénale présente différentes périodes, celle de *congestion hyperémique*, celle d'*exsudation avec dégénérescence graisseuse* des épithéliums, celle de *prolifération conjonctive avec rétraction secondaire* du tissu néoformé.

Renaut et Hortolès (1881) admettent, comme Reinhardt, que toutes les néphrites chroniques dépendent d'un *processus général unique*, qui se poursuit dans le tissu complexe du rein jusqu'à l'entier effacement de la structure de cet organe, jusqu'à la formation de la cicatrice rénale. Ils déclarent qu'on rencontre toujours côte à côte l'évolution productive du tissu fibreux et les modifications nutritives des épithéliums.

Ils distinguent dans ce processus quatre stades successifs, qu'il faut étudier, disent-ils, dans les cas où la lésion anatomique se trouve arrêtée et fixée à un stade déterminé. Le premier stade, qu'ils appellent *œdème aigu congestif*, serait réalisé par la néphrite scarlatineuse ; ils ont rencontré le second stade, qu'ils appellent *néphrite mixte catarrhale*, dans le rein de typhoïdiques ayant succombé avec des phénomènes de néphrite aiguë ; ce stade paraît correspondre exactement à la néphrite aiguë glomérulaire des autres auteurs. Le troisième stade est réalisé par le *rein cardiaque œdémateux* ; enfin le terme ultérieur de la série est fourni par le *rein fibreux atrophique* de la sclérose rénale vulgaire.

Cette conception unitaire, purement schématique, est plus absolue que celle des autres auteurs unicistes, puisqu'elle rapproche des néphrites le rein cardiaque lui-même ; elle a d'ailleurs le grave défaut de disposer en série successive ascendante des processus d'une signification clinique radicalement différente.

Lécorché et Talamon poussent encore plus loin s'il est possible la théorie unitaire ; pour eux, la **glomérulo-néphrite** est le phénomène initial qui existe à l'origine de tous les cas ; elle peut être *aiguë généralisée*, *aigue disséminée* ou *chronique partielle*, et, par un processus toujours identique à lui-même, aboutir néanmoins à donner naissance à des formes macroscopiquement différentes.

2. — Au contraire, les DUALISTES, depuis Johnson, considèrent comme deux maladies absolument distinctes les cas dans lesquels les lésions portent sur les épithéliums, qui prennent le nom de néphrite desquamative, — on dira plus tard **néphrite parenchymateuse**, — et les cas dans lesquels les lésions portant sur le tissu intertubulaire, qui constituent la **néphrite interstitielle**. La première affection est décrite aussi sous le nom de *gros rein blanc*, la seconde sous celui de *petit rein contracté*.

3. — Pour nous, il y a lieu de faire des distinctions plus nombreuses et plus profondes et d'admettre nettement la **pluralité des espèces de néphrites**. Cornil et Brault sont les seuls auteurs qui soient entrés franchement dans cette voie ; la division qu'ils ont adoptée s'écarte par là nettement des descriptions classiques, sur lesquelles elle nous paraît réaliser un progrès incontestable.

Notre manière de voir ne présente d'ailleurs rien de commun avec les tentatives faites par quelques auteurs pour multiplier le nombre des variétés anatomiques de néphrites, en se basant sur la variabilité de leur aspect macroscopique. Les différences qu'on doit invoquer sont plus complexes et plus hautes ; elles doivent aboutir à distinguer non pas de simples variétés, mais des *espèces nosologiquement distinctes*.

L'unité du processus anatomique des néphrites est une conception inexacte ; mais le dualisme classique est insuffisant à rendre compte des faits observés. De même que tous les autres organes, le rein présente des lésions inflammatoires ou irritatives *multiples*, souvent confondues les unes avec les autres, mais réellement distinctes au double point de vue clinique et anatomo-pathologique.

Les similitudes macroscopiques ne peuvent fournir aucune base certaine de classification naturelle; il en est de même d'une systématisation histologique absolue qui ne se retrouve pas dans la réalité des choses. D'une part, un même processus anatomo-pathologique peut se présenter sous des formes macroscopiques différentes, suivant son ancienneté et suivant ses phases; d'autre part, toutes les lésions d'un organe parenchymateux sont *mixtes*, en ce sens qu'elles intéressent à un moment donné tous les tissus qui entrent dans sa composition, parce que les lésions primitives d'un tissu déterminent secondairement des altérations réactionnelles de ses voisins.

La systématisation des lésions n'en apparaît pas moins, quand on apprend à distinguer ce qui est banal et de *production secondaire*, de ce qui est essentiel et *primitif*. Ici comme partout, il faut faire entrer en ligne de compte l'*évolution* tout entière du processus qu'on étudie, et ne pas se hâter de le confondre avec un processus différent, par cela seul qu'il présente avec lui, à l'une de ses étapes, des similitudes plus ou moins accusées.

Pour pouvoir reconnaître la valeur réelle et la place nosologique des diverses lésions du rein, il faut faire appel aux données d'anatomie pathologique générale que nous avons cherché à établir; il faut apprendre à distinguer les processus anatomo-pathologiques suivant leur mécanisme pathogénique, apprendre à reconnaître notamment les divers types des lésions fermentatives et ne pas les confondre dans un même groupe avec les simples congestions ou avec les lésions purement dégénératives; c'est seulement ainsi qu'on peut arriver à préciser tout à la fois les caractères et la nature clinique de leurs espèces naturelles. La classification que nous suivrons dans notre description des lésions du rein est absolument conforme à celle que nous avons adoptée pour tous les autres organes; elle est basée avant toutes choses sur la nature originelle et sur la physiologie pathologique des lésions.

1° Néphrite parenchymateuse. Fermentation épithéliale.

I. — Forme aigue. — On la rencontre tantôt comme *affection primitive*, tantôt comme *complication secondaire* au déclin des maladies aiguës.

Les auteurs qui ont eu l'occasion de rencontrer des cas de néphrite épithéliale ordinaire dans la convalescence ou dans le cours d'une maladie aiguë, n'ont guère manqué de la décrire comme une variété particulière à l'affection causale. Klebs l'a prise comme le type de la *néphrite scarlatineuse*, Kelsch et Kiener comme celui de la *néphrite paludéenne*, Renaut comme celui de la *néphrite typhoïdique*, etc. En réalité, à des degrés divers de fréquence, elle peut se rencontrer au cours des affections les plus diverses et n'appartient en propre à aucune d'elles.

Dans ces cas secondaires, il importe de distinguer soigneusement la néphrite parenchymateuse vraie des lésions simplement dégénératives ; ces dernières peuvent être la conséquence directe de la maladie primitive concomitante, tandis que la néphrite épithéliale proprement dite relève directement d'un **agent pathogène spécial.**

Que la néphrite épithéliale aiguë soit isolée, ou qu'elle survienne à titre de complication secondaire par le fait d'une *infection additionnelle*, ses caractères généraux n'en restent pas moins les mêmes.

Caractères macroscopiques. — Les reins sont augmentés de volume, lisses, tuméfiés, rarement rouges et congestionnés, quelquefois tachetés, ordinairement plus ou moins décolorés, souvent tout à fait blanchâtres ; la capsule est tendue, mais se détache facilement. Dans quelques cas plus rares, l'organe paraît à peine modifié à l'œil nu.

Caractères histologiques. — Les lésions histologiques portent tout à la fois sur les éléments épithéliaux et sur les glomérules.

Lésions des cellules épithéliales. — Les tubes

contournés sont dilatés et élargis; leur épithélium, trouble et continu, est diminué de hauteur et comme abrasé; les cellules sont peu distinctes les unes des autres, leurs noyaux sont confus et à peine colorables.

La lumière des tubes est encombrée par des *détritus granuleux*, enserrés dans un réticulum fin, d'aspect variable, mais dans lesquels on reconnaît encore sur bien des points des cellules proliférées, en voie de destruction fermentative. Par places, la *prolifération* de l'épithélium est très évidente, ailleurs la *destruction granuleuse* des cellules proliférées est le phénomène dominant et leurs débris sont déjà méconnaissables. Dès les premiers stades de la fermentation les cellules épithéliales perdent leur aspect spécial et leur colorabilité ; bientôt elles cessent complètement de s'imprégner par les colorants, et les détritus fermentatifs qui encombrent les tubes conservent sur les coupes une coloration claire ou à peine grise.

Ces lésions portent *uniquement* sur l'épithélium de Heidenhain, c'est-à-dire sur les tubes contournés et sur les canaux intermédiaires; au milieu d'eux les anses de Henle et les tubes collecteurs apparaissent à peu près intacts ; parfois la lumière de ces derniers est dilatée par des débris venant des parties supérieures, mais leur épithélium peu modifié conserve son aspect normal et sa colorabilité.

Les auteurs attribuent la localisation de la lésion sur l'épithélium strié à ce que cet élément, hautement différencié et par là, dit-on, très vulnérable, ne peut pas supporter sans succomber l'inflammation adjacente, à laquelle il ne saurait d'ailleurs prendre une part directe. Pour nous ces cellules ne succombent pas par un processus banal, elles *fermentent* sous l'action d'un virus particulier. Leur vulnérabilité propre sous cette influence résulte ici, comme toujours en pareil cas, de leurs *propriétés biologiques spécifiques*.

La lésion des tubes contournés est en général diffuse, étendue à toutes les régions de l'organe, mais assez irrégulièrement répartie. Sur une même préparation, suivant les points considérés, on peut souvent constater les diverses étapes de la fermentation.

Le plus souvent les tubes profondément altérés sont très nombreux et même confluents; quelquefois ils doivent être cherchés avec quelque soin. Pour étudier ces lésions il ne suffit pas toujours, comme on le fait trop souvent, de prendre en quelque sorte au hasard le fragment qui devra servir à l'examen histologique; des zones plus ou moins étendues peuvent être respectées ou à peine intéressées par le processus; il importe de choisir avec soin les régions du rein qui paraissent les plus atteintes à l'œil nu.

Le *tissu conjonctif péritubulaire* est légèrement œdémateux ou peu influencé; dans les cas de plus longue durée, il s'épaissit peu à peu et commence à esquisser de légers anneaux autour des tubes malades.

Lésions des glomérules. — Elles sont toujours très accusées; bien qu'elles ne possèdent pas une égale signification, elles sont souvent plus apparentes que les lésions épithéliales elles-mêmes; c'est pour cette raison que cette affection a été souvent désignée sous le nom de **glomérulo-néphrite**; c'est elle qui a servi de base à la description que Cornil et Brault donnent de la *néphrite diffuse subaiguë avec prédominance des lésions des glomérules.*

La lésion est très *généralisée* et intéresse souvent à des degrés divers tous les glomérules d'une même préparation histologique.

A un faible grossissement, l'aspect des glomérules est très caractéristique; ils sont *tuméfiés*, un peu augmentés de volume; leur pointillé normal fait défaut; ils prennent une coloration rose, diffuse et uniforme, et un *aspect homogène* tout particulier. La périphérie des glomérules est elle-même plus colorée et un peu enflammée.

Le plus souvent le bouquet vasculaire est étroitement appliqué contre la capsule ; quelquefois il en est séparé par un exsudat qui se continue à faible distance dans le tube contourné. Cet *exsudat* est ordinairement *albumineux*, parfois *fibrineux*, ou même très exceptionnellement *hémorragique*.

A un grossissement plus fort on reconnaît assez difficilement, dans le bloc homogène du glomérule, les cellules endothéliales diverses qui entrent dans sa composition ; elles sont tuméfiées, parfois granuleuses et desquamées, généralement proliférées. Ces lésions portent sur *tous les endothéliums* du glomérule, aussi bien sur ceux de la surface des anses capillaires que sur ceux de la capsule elle-même ; d'après Ziegler, dans les cas intenses, les endothéliums des capillaires eux-mêmes arrivent à se tuméfier et à proliférer.

Quelles que soient l'intensité et la gravité apparente de pareilles lésions, elles sont susceptibles de guérir dans certains cas, d'une manière complète. C'est là la terminaison la plus habituelle quand la mort ne survient pas pendant la période d'acuité. L'épithélium rénal ainsi altéré se régénère intégralement, à la façon de l'endothélium des alvéoles pulmonaires après la résolution de la pneumonie fibrineuse.

Dans quelques cas la néphrite épithéliale aiguë peut passer à l'état chronique et devenir le point de départ de la forme qui nous reste à décrire.

Lésions cicatricielles. — Dans quelques cas plus rares, l'albumine persiste dans les urines alors que tous les autres troubles morbides ont disparu. Ces faits sont considérés par les auteurs comme le résultat d'une **néphrite partielle**, compatible avec le maintien de la santé par sa limitation même. En réalité le processus inflammatoire épithélial est complètement *éteint* en pareil cas, comme le montre l'absence dans les urines des cylindres et des autres éléments figurés d'origine rénale, caractéristiques des modalités progressives de ce processus. Pour nous, la persistance de l'albuminurie est liée à la régénération imparfaite des épithéliums fermentés, à la production d'une **cicatrice épithéliale,** au lieu d'une *restitutio ad integrum.* Sans doute la lésion est partielle, mais il en est toujours ainsi, même des lésions actives et progressives ; ici, comme toujours, c'est la *modalité des lésions* qui importe plus que leur extension.

Cette régénération imparfaite est comparable à celle des couches épidermiques, aux cicatrices cutanées. Les épithéliums nouveaux des tubes contournés régénérés à l'état de cicatrice possèdent des cellules plus claires qu'à l'état normal, pauvres en granulations et en bâtonnets, ne remplissant qu'imparfaitement dès lors leurs fonctions glandulaires spéciales.

Ce caractère des épithéliums n'appartient d'ailleurs pas en propre aux **albuminuries cicatricielles** ; on le rencontre fréquemment au cours des néphrites progressives elles-mêmes, sur des *zones restreintes*, entremêlées avec les zones où la fermentation épithéliale progresse et avec celles où le collapsus et la destruction des tubes ont créé des cicatrices conjonctives destructives, qu'il ne faut pas confondre avec les *cicatrices épithéliales de régénération* (1).

II. — FORME CHRONIQUE. — Elle peut succéder à la forme précédente, mais le plus habituellement elle s'établit d'emblée avec une allure chronique, interrompue cependant, surtout au début, par des poussées subaiguës. Elle correspond à la *néphrite diffuse chronique avec prédominance des lésions épithéliales* de Cornil et Brault.

Caractères macroscopiques. — L'aspect varie suivant la durée de la maladie et le stade des lésions.

Dans les cas à marche subaiguë, qui traduisent la période d'état de la maladie, les reins sont *volumineux,*

(1) L. Bard. De la persistance de l'albumine dans les urines après la guérison des néphrites épithéliales aiguës. Lyon médical, 1894, II, p. 355. — Discussion ouverte sur le Pronostic des albuminuries, au Congrès de médecine de Nancy, 1896.

tuméfiés, *lisses* et blanchâtres, de consistance pâteuse; mais leur aspect varie un peu suivant les cas, suivant le degré et l'ancienneté de la lésion. La coloration est franchement *blanche* quand les lésions épithéliales prédominent; elle reste bariolée ou *tachetée*, quand il persiste au milieu d'elles des zones congestives. La coloration blanche domine sur la substance corticale, tandis que les pyramides peuvent être rouges et violacées.

Un peu plus tard la surface perd sa régularité ; la capsule devient adhérente par places et on peut constater des *granulations* plus ou moins fines, qui s'accusent et se caractérisent aux *stades ultérieurs*, en même temps que les reins diminuent de volume.

Non seulement nous n'admettons pas, malgré l'opinion générale, la confusion en un seul groupe, sous le nom de **néphrite atrophique**, de toutes les néphrites chroniques granuleuses, quelle qu'en soit l'origine; mais encore nous pensons que dans les **atrophies secondaires** aux néphrites épithéliales, il y a lieu de distinguer deux séries de cas d'une signification nettement différente.

L'atrophie secondaire simple résulte de la marche propre à la néphrite épithéliale pure; elle est la conséquence du collapsus et de la destruction simple de zones plus ou moins étendues du parenchyme rénal.

La **sclérose secondaire** est le fait de l'association à la première lésion d'une inflammation interstitielle productive et sclérosante, qui fait de la maladie rénale un *processus mixte*, non seulement au sens anatomique propre du mot, mais encore à son sens pathogénique. Il résulte en effet de nos observations personnelles que dans les cas où cette sclérose s'observe, on rencontre un processus analogue du côté de un ou de plusieurs autres organes; cette association révèle le caractère de complication additionnelle et secondaire de la sclérose du rein elle-même.

Caractères histologiques. — De même que dans la forme aiguë, les lésions portent essentiellement sur les **cellules des tubes contournés** ; elles présentent à la période d'état un aspect très semblable dans les deux cas.

Lésions des cellules épithéliales. — Les tubes sont dilatés, bourrés de débris granuleux et de boules claires (fig. 108). Les cellules épithéliales sont tuméfiées, mal colorables, granuleuses, desquamées et plus ou moins détruites. De plus on voit apparaître dans leur intérieur des vacuoles ou des gouttelettes graisseuses, claires, tantôt petites et rares, tantôt plus nombreuses et plus volumineuses.

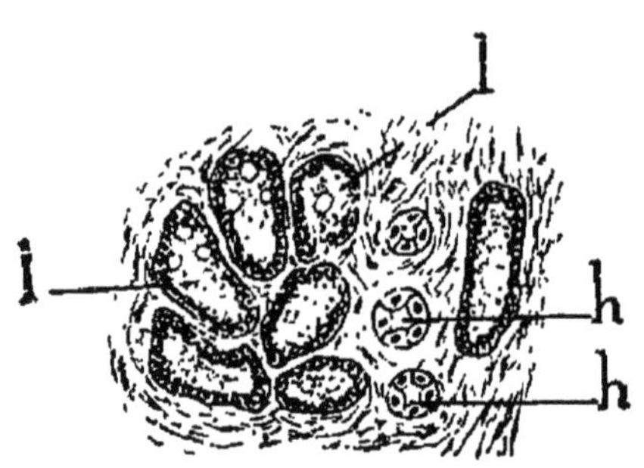

Fig. 108. — Néphrite épithéliale chronique.

l, tubes contournés du labyrinthe, dilatés et oblitérés par les débris des cellules épithéliales fermentées; *h*, anses de Henle, dont l'épithélium est resté normal.

L'aspect graisseux des cellules épithéliales a valu parfois à cette néphrite le nom de *dégénérescence graisseuse inflammatoire*; il a servi de thème à des discussions prolongées sur la nature inflammatoire ou dégénérative de la lésion. La prolifération des cellules est moins évidente que dans la forme aiguë, mais encore reconnaissable; elle seule permet d'ailleurs d'expliquer la persistance constante d'un revêtement épithélial, malgré la desquamation abondante et indéfinie dont les tubes contournés sont alors le siège.

L'épithélium des anses de Henle et des tubes collecteurs est généralement sain, il peut présenter cependant un état simplement catarrhal plus ou moins accusé.

La fermentation des cellules épithéliales des tubes contournés entraîne leur *dilatation progressive*, par le fait de l'accumulation dans leur lumière des produits de cette fermentation elle-même; elle peut se prolonger indéfiniment sans entraîner la chute complète de l'épithélium, dont la prolifération entretient la permanence. Dans les tubes très élargis, la lumière reste béante et le revêtement épithélial est constitué par des cellules fusionnées, plus nombreuses qu'à l'état normal, mais opaques, peu élevées et comme abrasées (fig. 109, *t*).

Quand la fermentation cesse dans les tubes, l'épithélium peut *se régénérer* à l'état imparfait et cicatriciel; le revêtement est alors constitué par des cellules jeunes, claires, vivement colorables par les réactifs; la lumière diminue tout en restant plus marquée qu'à l'état normal.

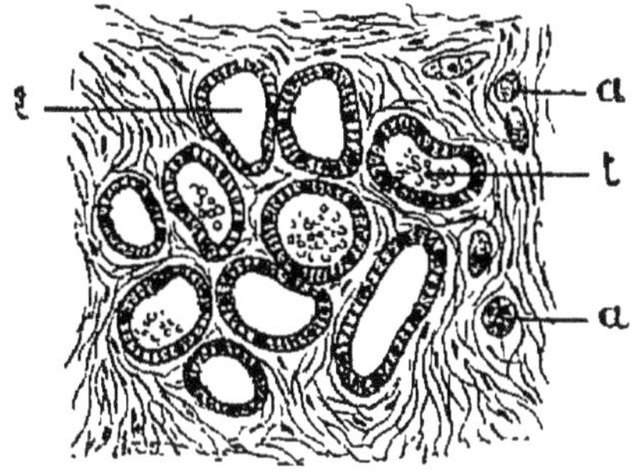

Fig. 109. — Sclérose secondaire du rein.

t, tubes dilatés à épithélium aplati; *a*, tubes atrophiés à épithélium en collapsus.

Le plus souvent les tubes dans lesquels cesse la fermentation, s'affaissent et s'atrophient par *collapsus*; ils ne sont plus représentés sur les coupes que par un petit îlot de trois ou quatre cellules agglomérées, réduites à leur noyau et qui sont difficiles à distinguer de simples îlots embryonnaires conjonctifs (fig. 109, *a*).

Enfin, dans d'autres tubes, on constate, en même temps qu'une dilatation progressive, l'*aplatissement de l'épithélium*, qui s'affaisse jusqu'à prendre un aspect endothélial, en cessant d'ailleurs de présenter les caractères fermentatifs. Cette dilatation est alors le fait d'un *obstacle à l'excrétion* dans le trajet ultérieur de l'urine; la lumière est souvent obstruée par une matière amorphe colloïde; on ne rencontre cette lésion élémentaire que dans les cas où existent d'autre part des lésions interstitielles bien marquées.

La proportion des diverses espèces de lésions tubulaires : tubes fermentés, en collapsus, régénérés ou dilatés par obstruction, est très variable suivant les cas, et surtout suivant les stades. Les tubes en collapsus, rares dans les gros reins à la période d'état, sont nombreux dans les stades atrophiques. La répartition des tubes fermentés et des tubes en collapsus se fait d'ordinaire par zones alternantes ; et cette alternance engendre *l'état granuleux* de la surface. Les granulations sont constituées par des tubes dilatés et fermentés ; les zones déprimées qui les entourent et les mettent en relief doivent leur aspect aux tubes en collapsus.

Les tubes et les glomérules restés normaux peuvent aussi présenter un certain degré d'*hypertrophie compensatrice*, comme l'a montré Chauffard ; mais nous ne pensons pas qu'il faille considérer avec lui comme atteints de cette lésion réactionnelle les tubes dilatés des zones tubéreuses saillantes.

Lésions des glomérules. — Elles sont beaucoup plus rares et beaucoup moins accusées que dans la forme précédente. Les glomérules sont généralement volumineux, quelquefois doublés de volume. La capsule glomérulaire contient souvent un *exsudat albuminoïde* granuleux, quelquefois un exsudat franchement *hémorragique*. Le plus souvent les épithéliums glomérulaires sont intacts ; cependant les cellules endothéliales du glomérule, ainsi que celles de la capsule de Bowmann, peuvent subir sur place la dégénérescence graisseuse, ou bien se tuméfier, devenir saillantes, desquamer, tomber dans la cavité glomérulaire, se désagréger dans l'exsudat qu'elle contient, ou s'engager de là dans les canalicules urinifères.

Dans les stades avancés, les glomérules s'atrophient et disparaissent, comme les tubes eux-mêmes, dans les zones de collapsus des *atrophies secondaires*; ils présentent de l'épaississement hypertrophique de leur capsule et se transforment en blocs fibreux à couches concentriques, dans les cas où intervient la *sclérose secondaire*.

Lésions interstitielles. — Le tissu conjonctif, influencé secondairement par les lésions épithéliales, s'épaissit autour des tubes malades ; le processus peut aller jusqu'à donner naissance à une légère *sclérose péritubulaire* systématique.

Dans les gros reins de la période d'état on constate uniquement un peu d'élargissement des espaces intertubulaires, par œdème plus que par hypertrophie conjonctive. Dans les zones de collapsus, le tissu conjonctif comble les intervalles des tubes atrophiés, mais il est peu dense, pauvre en cellules, et sa légère *hypertrophie de remplacement* n'empêche pas la dépression et la diminution de volume.

Dans les cas de sclérose secondaire, il devient abondant, *exubérant*, souvent parsemé *d'îlots embryonnaires* plus ou moins discrets.

Terminaisons. — La néphrite épithéliale chronique ne paraît pas susceptible de guérison, et sa terminaison est considérée comme toujours fatale, bien que la lésion soit susceptible de se réparer par places, comme le montre la présence des zones en voie de régénération que nous avons décrites. Rien ne prouve cependant que cette régénération puisse se produire sur tous les points et permettre la guérison de la maladie, pour créer des albuminuries cicatricielles analogues à celles qui peuvent succéder aux formes aiguës.

Cylindres urinaires. — Les tubes urinifères contiennent souvent à l'état pathologique des coagulations diverses, qui se moulent sur leurs contours et qui prennent par là la forme cylindrique. Ces coagulations peuvent s'observer *en place* sur les coupes microscopiques, ou bien *en suspension dans l'urine* avec laquelle elles sont entraînées. Sur les coupes on ne peut guère observer que des sections transversales des cylindres urinaires ; ils sont plus faciles à étudier entiers, en suspension dans l'urine elle-même.

Mode de formation. — Sur les coupes, ces coagulations occupent toute la lumière du tube qu'elles distendent ; le plus souvent elles sont limitées à la périphérie par une *bordure épithéliale* plus ou moins modifiée. Il est rare qu'elles se montrent déjà constituées dans la lumière des tubes contournés ; le plus souvent on ne rencontre là que les éléments destinés à leur formation, sous forme de boules ou de blocs divers. Ces éléments se condensent au fur et à mesure qu'ils progressent dans les voies urinaires ; c'est ordinairement au niveau des branches montantes des anses de Henle que les cylindres sont complètement formés.

Il semble que les substances qui constituent les cylindres soient encore liquides et malléables dans le labyrinthe, tandis qu'elles se dessèchent, se solidifient et se fixent dans leur forme dans les anses de Henle et les tubes collecteurs. Dans quelques cas on saisit en quelque sorte sur le fait ce mode de production des cylindres. En arrivant dans la partie large des anses de Henle, le cylindre s'affaisse et se tasse en replis sinueux pour remplir toute la lumière du tube (*c*, fig. 110) ; ce n'est que peu à peu que ces replis se fusionnent en une masse homogène. On rencontre des cylindres dont la partie inférieure est large et homogène, tandis que la partie moyenne présente encore cette disposition sinueuse, et que la partie supérieure est mince, effilée et rectiligne.

Dans quelques cas les coagulations intratubulaires restent immobilisées dans une anse de Henle, retenues par les rétrécissements fibreux des tubes excréteurs. En pareil cas le cylindre paraît s'accroître par sa périphérie, en quelque sorte couche par couche ; il devient très réfringent et très compact ; l'épithélium refoulé se tasse et s'aplatit autour de lui, et peut même finir par disparaître.

Origine. — Tous les cylindres ne reconnaissent pas le même mécanisme de formation. Quelques-uns sont constitués par l'*exsudation de la fibrine du sang* sortie des vaisseaux; d'autres par la *transsudation du plasma sanguin*, provoquée par des troubles circulatoires et en premier lieu par la stase veineuse. Le plus grand nombre reconnaissent une *origine cellulaire*, soit qu'ils se constituent directement par la desquamation des cellules des tubuli, ou par le fusionnement progressif des débris de cellules proliférées, soit qu'ils proviennent de substances coagulables sécrétées ou élaborées par les cellules.

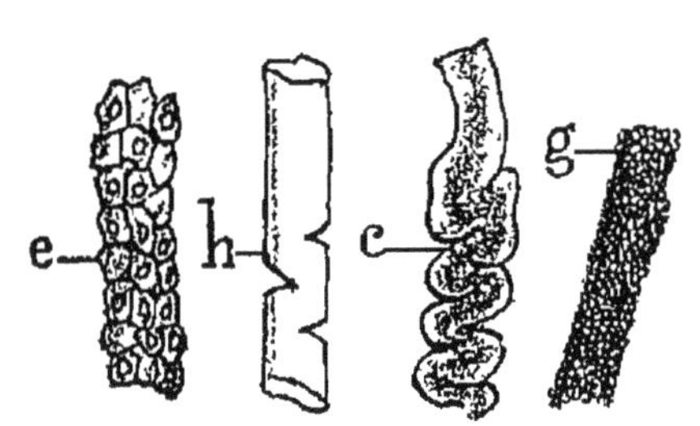

Fig. 110.— Cylindres urinaires (d'après Cornil et Ranvier).

e, cylindre épithélial; *h*, cylindre hyalin; *c*, cylindre colloïde; *g*, cylindre granulo-graisseux.

Quelques auteurs admettent exclusivement l'un ou l'autre de ces mécanismes, la plupart sont éclectiques et pensent que le mécanisme varie suivant la nature des cylindres et suivant les cas particuliers.

Variétés. — La composition des cylindres urinaires varie suivant les cas, et permet d'en distinguer plusieurs espèces; les uns sont constitués par des substances homogènes, d'autres par des substances granuleuses, quelques-uns par des éléments figurés; chacun de ces groupes se subdivise encore en plusieurs variétés.

Cylindres constitués par des substances homogènes. — Quelques-uns, **cylindres fibrineux**, sont simplement formés par de la fibrine exsudée hors des vaisseaux, dans les cas de congestion intense ou d'hémorragie intratubulaire. Ils sont en réalité assez rares. Ils contiennent souvent dans leur intérieur des globules rouges ou des leucocytes; ils se reconnaissent à leur *aspect fibrillaire* et à leur propriété de se gonfler par l'acide acétique.

Un second groupe est formé par les **cylindres hyalins**, constitués par une substance albuminoïde particulière, protéinique, dont la composition est encore mal connue. Cette substance est claire et transparente, assez instable, soluble à chaud, facilement altérable par l'acide nitrique et même par l'acide acétique qui la gonfle et la déforme. Les cylindres de cette catégorie sont difficiles à apercevoir dans l'urine, par le fait même de leur transparence et de leur ténuité.

Quelques-uns, déjà un peu plus denses, ont des bords plus nets, souvent comme taillés à l'emporte-pièce, présentant parfois des incisures ; la largeur des cylindres hyalins varie entre 10 et 50 μ, leur longueur entre 50 et 100 μ, mais elle pourrait atteindre exceptionnellement 1 et même près de 2 millimètres.

Les cylindres décrits par Thoma sous le nom de **cylindroïdes**, par Cornil et Ranvier sous celui de *cylindres muqueux*, constituent une variété toute spéciale, bien distincte de la précédente, d'une signification d'ailleurs mal connue ; on ignore même encore s'ils proviennent réellement des reins ou simplement des voies urinaires inférieures. Quoi qu'il en soit, les cylindroïdes ne contiennent aucune trace de mucine ; ils se gonflent fortement par l'acide acétique. Ils sont incolores, pâles, très longs, souvent courbés, parfois divisés en fourche, striés en long et rubanés, fréquemment repliés sur eux-mêmes, par places, à la façon des renversés des bandages roulés.

Un quatrième groupe de cylindres homogènes est constitué par les **cylindres cireux** ou **colloïdes**. La substance qui les compose est jaunâtre, opaque, très réfringente, insensible à l'acide acétique, se colorant énergiquement par les divers réactifs et paraissant constituée par une albumine acide. Les cylindres de cette nature sont faciles à trouver dans l'urine par le fait de leur réfringence toute spéciale ; ils sont plus volumineux que les précédents : ils sont plus cohérents et conservent plus longtemps leurs formes primitives ; ce sont eux surtout qui présentent les sinuosités que nous avons déjà décrites et qui trahissent le mode de formation originel des cylindres.

On rencontre aussi, quoique plus rarement, des cylindres qui présentent les réactions de la substance **amyloïde**.

Cylindres constitués par des granulations. — Ils sont formés de *détritus cellulaires* agglutinés et plus ou moins méconnaissables ; ils sont dits granuleux ou graisseux, suivant que les granulations qui les constituent sont de nature protéique et albumineuse ou de nature graisseuse.

Les cylindres **granuleux** sont jaunâtres, souvent teintés

par le sang ; leurs granulations sont petites, tantôt très serrées, tantôt rares et clairsemées dans une substance hyaline.

Les cylindres **graisseux** purs sont fort rares.

Les **cylindres granulo-graisseux** contiennent les deux sortes de granulations ; ils sont d'ordinaire fragmentés en petits tronçons courts et irréguliers.

Cylindres constitués par des cellules. — Ce sont les plus rares de tous. Ils sont formés de cellules épithéliales agglutinées et ayant conservé leurs formes et leur individualité : **cylindres épithéliaux**. Ils proviennent le plus souvent des *tubes de Henle* et des *tubes collecteurs.*

On rencontre aussi quelquefois des cylindres uniquement constitués par des **globules rouges** agglomérés.

Cylindres mixtes. — On désigne sous le nom de **cylindres composés** ceux qui résultent de la combinaison ou de l'association des cylindres précédents. Tous peuvent présenter accidentellement, adhérents à leur surface ou inclus dans leur masse, des *granulations pigmentaires* ou des *cristaux* divers.

Les plus fréquents et les plus importants à connaître sont les cylindres composés **granulo-épithéliaux**, constitués pour la plus grande partie par une *substance hyaline*, englobant des *débris granuleux* et tenant emprisonnées des *cellules isolées*, en voie de fonte granuleuse, plus ou moins reconnaissables ; chacun de ces trois éléments composants pouvant d'ailleurs prédominer suivant les cas et, dans une même urine, suivant les cylindres considérés.

Enfin certains cylindres présentent un **aspect réticulé**, qui résulte du mélange de substances diverses incomplètement fusionnées. Pour Kelsch et Kiener tous les exsudats réticulés sont formés par la coagulation d'un réticulum albuminoïde, emprisonnant des gouttes incolores d'urine. Cornil et Brault, tout en admettant cette manière de voir pour quelques cas, pensent que la substance hyaline sécrétée au niveau des tubes contournés n'est pas facilement miscible à la substance albuminoïde, plus dense, transsudée au niveau des vaisseaux, et que dès lors de leur mélange résulte un aspect réticulé, identique à celui que peut donner la présence de gouttelettes d'urine dans une substance visqueuse.

Cylindres d'origine prostatique. — Les voies génito-urinaires inférieures, et en particulier les utricules prostatiques, émettent des cylindres particuliers, souvent juxtaposés en faisceaux parallèles, d'aspect hyalin, emprisonnant de petits noyaux granuleux, d'ailleurs plus longs et plus grêles que les cylindres rénaux.

Pseudo-cylindres. — Il importe de ne pas confondre les cylindres précédents avec les amas cylindriques divers qui se rencontrent dans les dépôts urinaires, constitués suivant les cas par des *amas pigmentaires*, des *granulations salines*, phosphatiques ou uriques, et même des *bactéries*.

Les formations cylindriques de cet ordre ont une signification différente de celle des cylindres proprement dits; toutefois il est possible que l'arrangement cylindrique de ces divers dépôts soit souvent lui-même le fait de la présence dans l'urine de cylindres muqueux ou hyalins, très clairs, qui servent de base et de moule à la précipitation ou à l'agglutination de ces substances.

Signification des cylindres urinaires. — Pour nous, les cylindres ont une importance toute spéciale; leur recherche est indispensable pour le diagnostic et surtout pour le pronostic de certaines affections rénales.

Les cylindres créés par les fermentations des cellules épithéliales des tubes contournés, appartenant aux diverses variétés de cylindres granuleux et granulo-épithéliaux, permettent de suivre assez exactement, pendant la vie, la *marche* de ces fermentations, et d'apprécier l'état des tubes qui en sont atteints. Leurs dimensions, surtout les dimensions transversales, leur nombre, leurs caractères, fournissent à ce point de vue des renseignements très précieux dans les cas de néphrites épithéliales, aiguës et chroniques (1). Pour leur attribuer toute leur importance et pour reconnaître leur véritable signification, il importe d'apprendre à distinguer les diverses variétés pathogéniques de ces cylindres, en rapport avec les divers phénomènes de *transsudation*, de *desquamation* et de *fermentation* dont les tubes contournés peuvent être le siège.

(1) L. Bard. De la valeur des cylindres urinaires pour le pronostic de l'albuminurie. *Congrès de médecine de Nancy*, 1896, et *Lyon médical*, 1896, III, p. 181. — Péhu. De la valeur des cylindres urinaires dans le diagnostic et le pronostic des maladies rénales. *Revue de médecine*, 1899.

2° Néphrites interstitielles.

L'inflammation du tissu conjonctif, la sclérose qui en est la suite ordinaire, constituent dans le rein, comme dans les autres organes, la caractéristique des processus interstitiels. En mettant à part les localisations rénales des fermentations suppuratives ou caséeuses, il reste un nombre considérable de cas qui ressortissent aux inflammations interstitielles conduisant à la sclérose.

Tandis que dans les autres organes viscéraux on admet la *pluralité des lésions sclérosantes* et on en décrit des formes multiples, tous les auteurs ou à peu près admettent l'*unité de la néphrite interstitielle*, quand ils ne la confondent pas dans la grande unité des néphrites diffuses! Les divergences portent uniquement sur l'interprétation des lésions, sur leur origine univoque interstitielle, glandulaire, ou artérielle; cette dernière paraissant d'ailleurs rallier aujourd'hui la grande majorité des suffrages.

Nous pensons au contraire que les descriptions divergentes, invoquées en faveur de l'une ou de l'autre de ces théories pathogéniques, répondent en réalité à des processus différents, et doivent servir à établir des *formes distinctes*. Le nombre de ces formes, leurs caractères différentiels restent encore à préciser ; leur discussion approfondie nous entraînerait trop loin, exigerait des développements cliniques et sortirait de notre cadre ; nous nous contenterons d'indiquer sommairement les traits essentiels des principales formes, telles que nous croyons nécessaire de les dégager de la synthèse confuse de la néphrite interstitielle classique.

1. — Néphrite plastique aigue. — Bien que cette forme soit la plus rare et qu'elle n'ait pas été décrite, nous la plaçons en tête des néphrites interstitielles non suppuratives, parce qu'elle en constitue la forme la plus aiguë. On l'observe presque exclusivement au cours des *rhumatismes polyarticulaires aigus à complications viscérales*, et elle s'accompagne d'ordinaire de lésions analogues généralisées dans un grand nombre d'or-

ganes. On peut la rencontrer aussi dans le cours de la scarlatine, mais plus rarement que la forme épithéliale aiguë.

Caractères macroscopiques. — Les reins sont *tuméfiés*, volumineux, rouges ou livides, fermes, à surface lisse; l'aspect est assez semblable à celui des stases cardiaques, et les deux lésions sont confondues par les auteurs.

Caractères histologiques. — Les espaces connectifs péritubulaires sont élargis, distendus par de l'œdème; les fibres conjonctives sont plus larges, mais en même temps plus pâles, constituées par de la *fibrine conjonctive jeune*, peu colorable et peu dense. On rencontre quelques cellules migratrices rondes, mais pas de prolifération apparente des cellules fixes, pas d'infiltration nucléaire. Les cellules épithéliales ne présentent que de la tuméfaction trouble; les glomérules sont congestionnés et tuméfiés; ils peuvent présenter des exsudats albumineux ou même légèrement hémorragiques, mais pas d'épaississement ni de sclérose.

Cette inflammation plus plastique que productive ne paraît pas susceptible de passer à l'état chronique.

II. — Néphrite interstitielle subaigue ou chronique. — Elle se rattache comme la précédente à un processus plus ou moins généralisé ; elle constitue une localisation des inflammations interstitielles polyviscérales que nous avons décrites.

Caractères macroscopiques. — Le volume des reins est peu modifié, ordinairement un peu *diminué*; la coloration est rougeâtre; la surface, lisse avec la capsule, apparaît *granuleuse* après l'ablation de cette dernière, qui entraîne avec elle quelques parcelles de substance corticale. Les granulations sont fines, inégalement réparties, ou plutôt assez régulières par places, mais variant de volume et de nombre suivant les zones considérées. On ne rencontre généralement pas de kystes par rétention; la substance corticale n'est pas atrophiée, l'aspect macroscopique des surfaces de section est peu modifié.

Caractères histologiques. — La lésion consiste dans l'**épaississement scléreux** des espaces conjonctifs, assez régulièrement distribué autour des tubes eux-mêmes, sans former de zones ou de plaques atrophiques étendues. Cette *sclérose péritubulaire* modifie peu les tubes, dont la dilatation ou même le collapsus sont exceptionnels. Les **glomérules** résistent pour la plupart; quelques-uns sont scléreux, répartis d'ailleurs sans ordre et sans systématisation; d'autres présentent des dilatations des anses glomérulaires en rapport avec la stase concomitante.

On rencontre par places, et surtout au-dessous de la capsule ou autour des glomérules, des *îlots embryonnaires* conjonctifs, d'autant plus nombreux que la lésion a présenté une marche plus subaiguë.

Les **vaisseaux** ne sont pas plus apparents que normalement : ils ne sont ni hypertrophiés ni rétrécis, ou du moins ces lésions sont rares et peu marquées.

L'intensité de cette forme de néphrite est des plus variables, suivant l'importance très inégale que la localisation rénale de l'inflammation conjonctive a prise dans l'ensemble des localisations de cette dernière sur les autres viscères.

III. — Cirrhose. — Nous réservons ce nom aux altérations du rein provoquées par l'action des **substances irritantes** ou **toxiques**, qui exercent leur action sur le tissu conjonctif de l'organe pour en déterminer l'épaississement et l'hypertrophie. Cette forme eût dû trouver place plutôt dans les lésions *dégénératives* que dans les lésions parasitaires, mais il nous a paru préférable de ne pas la séparer des lésions similaires, avec lesquelles elle est d'ailleurs confondue par les auteurs.

De même que l'alcool détermine des cirrhoses du

foie, de même certains agents vulnérants déterminent des cirrhoses du rein; soit qu'ils possèdent une action élective sur le tissu conjonctif de cet organe, soit qu'ils s'accumulent là en plus grande abondance par le fait de leur élimination par l'urine. La cirrhose du rein est chronique comme celle du foie, elle obéit aux mêmes lois générales.

La cirrhose reconnaît un mécanisme pathogénique unique, mais des influences étiologiques diverses. Les types les plus nets s'observent dans la *goutte* et dans le *saturnisme*. Dans la goutte, la cirrhose résulte de l'action irritative exercée sur le tissu conjonctif de l'organe par l'acide urique contenu en excès dans le sang, et souvent infiltré et cristallisé dans les espaces interstitiels du rein. Il y a tout lieu de croire que l'uricémie peut entraîner les mêmes lésions chroniques du tissu conjonctif du rein, sans qu'il ait existé de goutte articulaire.

Caractères macroscopiques. — Le rein cirrhotique peut être augmenté de volume pendant les premières périodes de la maladie, mais il ne tarde pas à diminuer et à présenter un degré plus ou moins marqué d'atrophie. Toutes choses égales d'ailleurs, il rappelle les caractères du foie cirrhotique de Laënnec; la *capsule* est épaissie et adhérente, la *surface* est granuleuse et irrégulière.

Les **granulations** présentent des caractères très variables suivant les cas ; tantôt elles sont régulières et également réparties sur toute la surface de l'organe, d'ailleurs fines ou volumineuses suivant que la cirrhose est mono ou multi-lobulaire; tantôt elles sont inégales et irrégulières. Plus rarement la cirrhose perd sa distribution systématique ; quand elle est tout à fait diffuse, il arrive assez souvent que le rein prend un aspect bosselé sans véritables granulations.

Dans tous les cas la *consistance* de l'organe est augmentée, le tissu induré résiste au couteau. Les **kystes** sont relativement rares; quand ils sont nombreux, leur contenu est souvent colloïde, presque solide.

La *coloration* est très variable, elle peut être rouge ou blanche, suivant le degré et la nature des lésions épithéliales dégénératives qu'on rencontre à titre accessoire en pareil cas. Sur les surfaces de section la limite entre les deux substances, corticale et médullaire, est souvent difficile à préciser, la continuité se fait entre elles par une zone diffuse.

Caractères histologiques. — L'hypertrophie du tissu conjonctif est la lésion fondamentale; elle donne naissance à un tissu scléreux *dense*, relativement pauvre en éléments cellulaires.

Cette sclérose prédomine dans la substance corticale, mais son *mode de distribution* reste commandé par la disposition normale du tissu conjonctif; elle est manifestement prédominante autour des tubes excréteurs et dans l'atmosphère connective périvasculaire. Les **îlots de sclérose** apparaissent dans la substance corticale au *centre des irradiations médullaires*; ces îlots s'étendent en hauteur jusqu'à réunir par des traînées parallèles entre elles la capsule et le dôme vasculaire. Ils tendent rapidement aussi à se réunir par des expansions anastomotiques transversales.

A ce stade, quand la distribution de la sclérose est bien régulière, elle met en évidence la disposition lobulaire du rein. Sur les **coupes parallèles à la surface** de l'organe, on constate des *îlots labyrinthiques* arrondis, circonscrits par des travées de *sclérose annulaire*; sur les **coupes perpendiculaires**, ces îlots forment des *cylindres parallèles*, séparés par des *bandes cirrhotiques*. Ce sont ces îlots de parenchyme resté sain qui forment les granulations saillantes à la surface, tandis que les sillons déprimés qui les circonscrivent correspondent aux travées rétractiles.

Cet aspect ne tarde pas d'ailleurs à se perdre dans

les stades ultérieurs ; les zones labyrinthiques sont peu à peu envahies et dissociées par des travées scléreuses émanées des îlots annulaires ; les lobules rénaux ainsi isolés d'abord, plus tard enserrés et comprimés, finissent par être envahis et dissociés par leur atmosphère connective envahissante.

Les *tubes excréteurs* englobés les premiers par la cirrhose s'affaissent et s'atrophient ; leur membrane basale s'épaissit et se confond bientôt avec le tissu conjonctif ambiant.

Les **vaisseaux** sont peu altérés ; leur tunique interne est intacte, leur tunique adventice suit le sort des membranes basales des tubes et se perd dans la sclérose.

Les **glomérules** résistent assez longtemps ; leur capsule s'épaissit la première, elle devient lamellaire, à couches concentriques multiples, avant que le bouquet capillaire soit intéressé ; quelques-uns finissent par se scléroser ; il en est même qui disparaissent complètement ; c'est ainsi que, dans les cirrhoses profondes et très diffuses, on trouve parfois des espaces étendus de parenchyme rénal devenu fibreux, dans lesquels il est impossible de préciser la place des glomérules disparus.

Les **tubes contournés** présentent des modifications variables suivant les cas, mais toujours placées sous la dépendance de la sclérose initiale. Dans une première série de faits, alors surtout que la cirrhose régulièrement distribuée circonscrit des zones labyrinthiques unilobulaires, les tubes compris dans les bandes de sclérose sont affaissés et oblitérés, tandis que ceux des granulations paraissent uniformément élargis et dilatés (fig. 109). Les premiers présentent une lumière vide, un épithélium bas, comme comprimé ; il semble qu'on soit en présence d'une dilatation mécanique, liée sans doute à la compression des tubes excréteurs par le tissu de sclérose. L'épithélium peut aller jusqu'à disparaître par ce mécanisme dans quelques tubes; ceux-ci apparaissent alors comme de simples lacunes creusées dans le tissu conjonctif.

Dans une seconde série de faits, la dilatation fait défaut; l'épithélium n'en présente pas moins un trouble profond de sa nutrition, il devient le siège de *lésions dégénératives*, parmi lesquelles domine la dégénérescence graisseuse. Le processus est de tous points comparable en pareil cas à celui qui détermine l'atrophie et la dégénérescence graisseuse des cellules hépatiques dans la cirrhose de Laënnec.

Dans d'autres cas, c'est la *dégénérescence colloïde* des cellules épithéliales, l'apparition de cylindres jaunes ou cireux dans un grand nombre de tubes qu'ils oblitèrent, qui constituent les lésions dégénératives dominantes.

Enfin, dans les cas où la cirrhose est très intense et tout à fait diffuse, on ne trouve plus que des fragments de tubes qui soient encore reconnaissables, au sein de nappes fibreuses compactes et à peine fibrillaires.

Charcot et Gombault, en se basant sur des lésions expérimentales, Cornil et Brault par l'étude d'un rein humain, attribuent à la néphrite saturnine un mécanisme de production qui ne ressort pas sans conteste de leur propre description. Ils pensent que la lésion des épithéliums est le phénomène dominant, que les systèmes urinifères s'atrophient systématiquement un à un, depuis le labyrinthe jusqu'à la papille, et que ce sont les tubes atrophiés qui servent eux-mêmes à diriger le développement du tissu conjonctif. C'est pour cette raison qu'ils voient dans ce processus un exemple des formes décrites par Charcot sous le nom de **cirrhose épithéliale** ou de **cirrhose glandulaire**, et qu'ils en font une variété spéciale et indépendante de néphrite chronique.

IV. — Néphrite glomérulaire artéritique. — Cette forme relève des lésions inflammatoires *actives et progressives* du système vasculaire, prédominant sur l'endartère, mais envahissant la tunique externe à travers les interstices de la tunique moyenne, et pouvant même se propager au tissu interstitiel des espaces périvasculaires.

Caractères macroscopiques. — Les reins sont *volumineux*, très rouges et très durs; la surface est *lisse* avec sa capsule, le plus souvent même après l'ablation de cette dernière, qui est très adhérente et entraîne des parcelles corticales. On ne rencontre pas de kystes. Sur les surfaces de section la coloration est également rouge, ordinairement uniforme. La substance corticale n'est pas atrophiée; il n'y a généralement ni granulations marquées, ni dépressions cicatricielles d'infarctus anciens.

Caractères histologiques. — La lésion de beaucoup prédominante est la **transformation scléreuse des glomérules**, très diffuse en même temps que très généralisée, sans localisation systématique; les glomérules moins altérés présentent le plus souvent un certain degré de péricapsulite et d'épaississement de la capsule elle-même, rétrécissant leur diamètre et refoulant les anses capillaires. Les glomérules complètement sclérosés sont occupés par du tissu conjonctif dense et ne présentent que rarement une diminution de volume atrophique.

Les **vaisseaux** du dôme vasculaire et des pyramides de Ferrein sont volumineux, à parois épaissies, à lumière rétrécie par l'*endartérite oblitérante*.

Le *tissu conjonctif interstitiel* est épaissi, mais la sclérose est diffuse, péritubulaire plutôt que systématisée, les tubes sont beaucoup moins intéressés que dans la cirrhose; les dilatations des tubes par rétention y sont tout à fait exceptionnelles, ce qui est en rapport avec le début de la lésion par les glomérules eux-mêmes.

V. — Atrophie ischémique. — Les lésions chroniques

de l'endartère, lentes et torpides, qui déterminent le rétrécissement progressif de la lumière des vaisseaux et peuvent aller jusqu'à leur oblitération complète, ont pour conséquence l'atrophie graduelle des tissus dont la nutrition est ainsi compromise. Dans son ensemble le processus est essentiellement *lent*, *d'emblée atrophique*, ne présentant à aucun moment les atributs des lésions inflammatoires.

La lésion chronique des reins qui en résulte est décrite sous les noms les plus divers, au milieu desquels il semble qu'on n'ait que l'embarras du choix; nous avons préféré néanmoins lui appliquer la désignation d'atrophie ischémique, qui caractérise tout à la fois la cause et la nature du processus.

Le terme de **cirrhose vasculaire**, adopté par Cornil et Brault, accorde trop d'importance à l'hypertrophie conjonctive qui n'est, en pareil cas, qu'un phénomène compensateur banal; de plus, et surtout, il ne sépare pas assez cette lésion des néphrites actives. L'expression de **néphrite par artério-sclérose** a le tort de confondre sous une même dénomination les lésions dégénératives dystrophiques et les lésions inflammatoires artéritiques. La dénomination d'**atrophie primitive des reins** s'applique assez justement à l'essence du processus, mais elle laisse de côté son mécanisme de production.

Les autres dénominations employées sont franchement mauvaises. Le terme d'**atrophie granuleuse** des reins est à rejeter, non seulement parce qu'il n'indique pas la nature de la lésion, mais encore et surtout parce qu'il est trop compréhensif et s'applique au même titre à des affections diverses. Le terme de **néphrite interstitielle proprement dite** est le plus mauvais de tous, parce que, appliqué à la lésion qui nous occupe, il consacre une erreur capitale et une confusion trop souvent commise entre les diverses formes des maladies chroniques des reins.

Il importe en effet d'affirmer que l'atrophie ischémique possède une véritable individualité anatomique. Par contre, son importance clinique a été beaucoup exagérée : d'une part, on lui attribue des accidents qui appartiennent en réalité à des lésions rénales différentes qu'on confond trop souvent avec elle; d'autre part, on catalogue sous son nom un grand nombre de cas dans lesquels elle existait en effet à l'autopsie, mais à titre de lésion accessoire et banale. Elle est d'ailleurs d'une fréquence telle, qu'il est peu de sujets, ayant dépassé l'âge moyen de la vie, qui ne présentent pas dans leurs reins quelques foyers atrophiques d'origine vasculaire. A un degré modéré, l'atrophie ischémique est une lésion banale, comparable aux plaques athéromateuses du tronc aortique, dont on connaît la fréquence anatomique et la latence clinique.

De même que la cirrhose, l'atrophie ischémique eût pu être rattachée aux lésions de nutrition mieux encore qu'aux lésions parasitaires. Pour les mêmes motifs nous n'avons pas voulu séparer son étude de celle des autres lésions interstitielles. D'ailleurs les lésions chroniques de l'endartère dont elle relève ressortissent tantôt à des lésions de nutrition, tantôt à des processus parasitaires très chroniques et très torpides; leur pathogénie est en somme complexe et souvent impossible à préciser.

Caractères macroscopiques. — Le rein est diminué de volume, de coloration rougeâtre. La diminution de volume existe dès le début, mais elle s'accuse d'autant plus que la lésion est plus profonde et plus généralisée. On trouve parfois quelques *kystes* inclus dans la substance corticale, faisant saillie à l'extérieur, de volume et de nombre très variables.

La *surface* de l'organe présente de petites dépressions cicatricielles irrégulières, ou bien elle est finement granulée dans toute son étendue. Assez souvent cet aspect ne devient apparent qu'après l'ablation de la *capsule*. Celle-ci est épaisse et plus ou moins adhérente; elle entraîne avec elle quelques lambeaux de substance corticale, parfois à peine visibles à l'œil nu.

Sur les surfaces de section, l'**atrophie générale** de l'organe est le phénomème dominant, mais elle porte inégalement sur les diverses zones.

La *substance corticale* est la plus atteinte et l'aspect qu'elle prend donne à la lésion sa caractéristique la plus saillante à l'œil nu. Sa hauteur est diminuée, d'une manière d'ailleurs très inégale; dans quelques cas elle se réduit à une bordure de un à deux millimètres d'épaisseur; elle n'en reste pas moins assez nettement délimitée du côté des pyramides. La *substance intermédiaire*, au niveau du dôme vasculaire, est également atrophiée; elle prend par place un aspect caverneux, par le fait de la dilatation des vaisseaux et de l'induration des parois artérielles.

La *substance médullaire*, bien qu'elle paraisse moins altérée au premier abord, est elle-même atrophiée, mais la diminution de volume porte plus sur les dimensions transversales que sur la hauteur des pyramides.

Caractères histologiques. — Au microscope ce sont encore des phénomènes atrophiques qui constituent la caractéristique dominante des lésions.

En premier lieu il faut placer **l'endartérite** des artères principales, s'étendant sur leurs ramifications les plus fines. Sur les grosses artères, les couches profondes de l'endartère épaissie présentent souvent les dépôts graisseux de l'athérome; sur les artères plus petites, la lésion de l'endartère est simplement scléreuse, mais elle peut aboutir à l'oblitération complète sur les fines artérioles, et notamment sur les artères afférentes des glomérules. Par contre, et c'est là un fait sur lequel Cornil et Brault insistent avec raison, la *tunique externe* est longtemps indemne, la périartérite ne se produit que secondairement, sur les artères qui traversent des plaques de sclérose.

Un certain nombre de *glomérules* sont atrophiés, diminués de volume, transformés en un petit bloc de tissu fibreux, sur lequel la capsule de Bowmann, plus ou moins épaissie, s'applique exactement sans aucun espace lacunaire, sans multiplication de ses cellules ni de la couche périglomérulaire.

Les glomérules atrophiés sont ceux dont les *artères afférentes* sont atteintes par l'endartérite oblitérante.

Celle-ci étant parfois disséminée et irrégulière, la répartition des glomérules fibrosés peut être elle-même variable, mais le plus souvent l'endartérite oblitérante porte sur une artériole glomérulaire principale, et tous les glomérules qui en dépendent sont sclérosés. De là un aspect caractéristique sur les coupes perpendiculaires à la surface du rein; une bande étroite et rectiligne de sclérose, diminuant graduellement

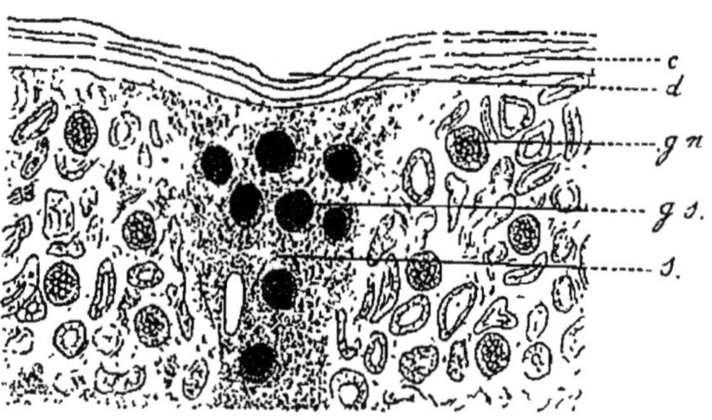

Fig. 111. — Atrophie ischémique du rein.

s, cône de sclérose atrophique contenant les glomérules sclérosés, *gs*; *gn*, glomérules normaux; *c*, capsule du rein; *d*, dépression de la surface au niveau du cône d'atrophie.

de largeur en pénétrant dans la profondeur de l'organe, à peu près continue, parsemée de glomérules fibreux, sépare l'une de l'autre deux pyramides de Ferein (fig. 111). De là la sclérose peut pénétrer dans l'intérieur de la pyramide elle-même, mais elle s'atténue ou se perd à mesure qu'on s'éloigne de la colonne vasculaire.

Les pyramides du rein, relativement intactes, sont enserrées par les travées fibreuses qui les séparent, mais il est plus rare que ces bandes soient assez nombreuses et assez régulières pour faire apparaître des *granulations arrondies* à la surface, ou de petites *taches opaques* dans la profondeur; quand il en existe, les lignes déprimées qui les limitent correspondent aux traînées fibreuses rétractiles décrites ci-dessus.

L'ischémie, qui résulte des lésions artérielles, détermine par elle-même une déchéance nutritive assez accusée pour que les éléments des divers tissus présentent les caractères d'un amoindrissement marqué de leur vitalité ; cependant les lésions atrophiques ne sont évidentes et profondes que sur ceux des tubes contournés qui dépendent eux-mêmes de glomérules atrophiés. Comme il arrive toujours dans les processus dystrophiques, tandis que les éléments glandulaires succombent et tombent en collapsus, le tissu conjonctif s'hypertrophie pour remplir les pertes de substance ; il n'arrive pas cependant à atteindre une exubérance suffisante pour que le volume primitif de l'organe soit conservé; de même le processus est rarement assez actif pour donner naissance à cette infiltration nucléaire qui révèle la présence de nombreuses cellules embryonnaires.

L'**atrophie tubulaire** et la **sclérose de remplacement** constituent en somme deux phénomènes parallèles et subordonnés l'un à l'autre; il en résulte que les tubes altérés se montrent précisément inclus au sein des plaques de sclérose, et que la répartition de ces dernières se trouve ainsi commandée par la distribution même des lésions vasculaires.

La membrane basale des tubes atrophiés s'épaissit et se fusionne avec la sclérose ambiante. La lumière du tube disparaît, l'épithélium se ratatine et n'est plus représenté que par un petit amas de cellules cubiques en collapsus. Sur d'autres points au contraire les tubes sont dilatés et contiennent dans leur intérieur des cylindres colloïdes ; l'épithélium aplati et méconnaissable est alors réduit à une mince bordure dans laquelle les noyaux se colorent encore assez bien.

Dans les portions du parenchyme restées relativement indemnes, on rencontre ordinairement des tubes un peu élargis, dont l'épithélium reste intact ou peut subir un degré plus ou moins élevé de dégénérescence graisseuse.

Dans quelques cas les tubes de certaines régions sont très dilatés, leur épithélium un peu aplati, d'aspect cubique, ne présente cependant aucune trace de prolifération ; on est en présence d'une sorte de dilatation atrophique compensatrice. En pareil cas, les modifications de l'épithélium relèvent de la dystrophie ischémique ; la dilatation résulte tout à la fois de la gêne apportée par la sclérose au cours de l'urine et de la rétraction des zones cicatricielles intercalaires. Le processus est comparable dans son ensemble à l'emphysème pulmonaire localisé, qui reconnaît le même mécanisme de production, dans certaines pneumonies interstitielles. Ces zones de tubes dilatés, de même que les **kystes**, sont d'ailleurs plus rares et moins importantes dans l'atrophie ischémique que dans les autres formes de scléroses.

Les **lésions séniles du rein** sont au même titre des lésions dystrophiques, de tous points comparables à celles que nous venons de décrire.

Ballet, dans ses études sur le rein sénile, admet que l'atrophie des reins se fait *tube par tube*, par un mécanisme semblable à celui que Charcot et Gombault ont admis pour l'intoxication saturnine. Le plus souvent le processus relève simplement de lésions artérielles athéromateuses et ressortit à l'atrophie ischémique ; Cornil et Brault admettent aussi que la sénilité peut, en l'absence de toute lésion artérielle et à titre de lésion primitive, entraîner une véritable atrophie ou plutôt un collapsus des tubes urinifères, précédé de la déchéance des épithéliums, et suivi du tassement du tissu conjonctif à la périphérie des tubes disparus.

3° Suppurations.

I. — Pyélites. — La muqueuse du bassinet et des calices est assez fréquemment le siège de lésions inflammatoires diverses, parmi lesquelles on compte surtout des invasions microbiennes. Ces dernières surviennent très rarement sur un système urinaire intact, elles sont ordinairement préparées par des *lésions préalables*, telles que la présence de calculs ou l'existence de lésions similaires des voies urinaires inférieures.

Le bassinet peut exceptionnellement être le siège primitif des lésions microbiennes, mais c'est presque toujours par l'uretère que les parasites parviennent à l'atteindre, et la pyélite est alors dite **ascendante.**

Suivant les cas, et probablement surtout suivant la nature des agents pathogènes, les pyélites restent **catarrhales** ou deviennent franchement **purulentes**; quelquefois l'exsudat est surtout fibrineux, et la pyélite est dite **pseudo-membraneuse.** Elles peuvent être *unilatérales* ou *bilatérales*, le plus souvent elles sont bilatérales, mais très prédominantes d'un côté.

Ces diverses lésions présentent d'ailleurs les mêmes caractères anatomo-pathologiques que sur les autres muqueuses et ne nous arrêteront pas.

II. — Pyélonéphrite. — Dans la pyélite purulente, le processus se propage souvent au rein et l'affection prend alors le nom de pyélonéphrite.

Caractères macroscopiques. — Les reins sont ordinairement congestionnés et rouges, moins fermes qu'à l'état normal, un peu tuméfiés par le fait de l'œdème inflammatoire concomitant; ils peuvent aussi conserver à l'extérieur un aspect à peu près normal. Sur les coupes on peut apercevoir à l'œil nu de petites taches, *arrondies* ou sous forme de *stries*, d'un blanc jaunâtre, qui ne sont autre chose que de petits **abcès miliaires**; exceptionnellement on peut voir se former des *abcès plus étendus*. Suivant les cas, la lésion peut être limitée à une infiltration qui n'est bien reconnaissable qu'au microscope, ou aboutir aux abcès miliaires ou volumineux que nous venons de signaler.

Caractères histologiques. — A l'examen histologique on constate que la lésion essentielle est constituée par l'élargissement et l'infiltration embryonnaire des espaces connectifs (fig. 112).

Cette infiltration nucléaire résulte de la *prolifération fermentative des cellules conjonctives*, bien que les auteurs soient plutôt enclins aujourd'hui à l'attribuer à l'*invasion des leucocytes migrateurs*, comme Cornil et Brault, qui décrivent cette forme sous le nom de *néphrite aiguë avec prédominance des phénomènes de diapédèse*.

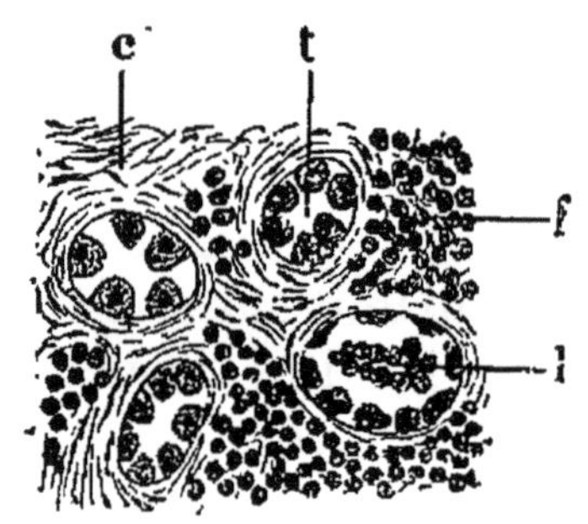

Fig. 112. — Néphrite interstitielle suppurative.

c, tissu conjonctif intercanaliculaire; *t*, tube urinifère; *f*, cellules conjonctives embryonnaires fermentées; *l*, tube urinifère dilaté et envahi par les cellules embryonnaires conjonctives.

Les cellules conjonctives proliférées se présentent aux diverses étapes de la fermentation purulente qu'il est inutile de rappeler ici. Leur mode de distribution et l'aspect de la coupe diffèrent suivant les points; la lésion est ordinairement *diffuse*, mais à *foyers nodulaires*; le même rein permet d'observer suivant les régions tous les degrés du processus.

Au début, les cellules infiltrent simplement en traînées ou en îlots peu denses les espaces intertubulaires, périvasculaires ou périglomérulaires. Elles forment souvent autour des capsules des glomérules une couronne plus ou moins épaisse.

A mesure que la lésion progresse, l'infiltration des *espaces interstitiels* par les cellules proliférées s'accuse de plus en plus (fig. 112). Les *tubes urinifères*, disséqués en quelque sorte, sont privés de leurs moyens de soutènement et de nutrition. Ils ne tardent pas à subir des lésions dégénératives profondes; leurs cellules épithéliales s'atrophient, elles deviennent opaques, nécrosées et comme rétractées; mais elles restent bien distinctes les unes des autres, elles ne prolifèrent ni ne fermentent. La lumière des tubes est d'abord oblitérée par affaissement; un peu plus tard, les cellules conjonctives rompent les parois et font irruption dans la cavité; elles apparaissent en amas au centre du tube, entre les cellules épithéliales qu'elles écartent. Celles-ci ne tardent pas à disparaître peu à peu, et, par la suite, c'est à peine si l'on en retrouve quelques vestiges méconnaissables au sein des nappes embryonnaires conjonctives en voie de suppuration.

Forme aiguë. — Dans les cas à marche aiguë et envahissante, les pyramides sont entamées, ulcérées et parfois plus ou moins détruites. Dans quelques cas des *abcès* se forment à distance dans le parenchyme rénal et s'ouvrent un passage jusqu'aux calices. Le rein peut être plus ou moins complètement détruit et amené à l'état de poche purulente ; on est alors en présence d'une **pyonéphrose**, par opposition à l'*hydronéphrose*, dont nous avons déjà décrit la formation aseptique et purement mécanique.

Forme chronique. — Dans les cas à marche chronique, parfois décrits par les cliniciens sous le nom de **rein chirurgical**, l'organisation du tissu fibreux l'emporte sur l'évolution purulente, l'aspect extérieur du rein se rapproche alors plus ou moins de celui des scléroses d'une autre origine; la *rétraction* se fait suivant le même mode.

Au microscope les lésions affectent une répartition topographique analogue, toutefois elles se développent par *foyers* plus ou moins circonscrits, plutôt que par nappes diffuses. Il en résulte que la sclérose est plus irrégulièrement distribuée et moins systématique; elle prédomine nettement dans la *substance médullaire*. De plus, on rencontre sur certains points des îlots ou des traînées de cellules embryonnaires conjonctives, nombreuses, tassées, comme il arrive dans tous les processus similaires. Tantôt il s'agit de véritables petits abcès miliaires, tantôt et le plus ordinairement la fermentation s'arrête à ses premières étapes; les cellules proliférées guérissent, elles poursuivent leur évolution normale et édifient un tissu de cicatrice, rétractile et atrophiant, comme il arrive dans toutes les inflammations similaires.

III. — Abcès métastatiques. — Des abcès se produisent au sein du parenchyme rénal au cours des *pyohémies*, quelle que soit leur origine, mais surtout au cours de celles qui sont d'origine *puerpérale*, ou qui ont elles-mêmes pour point de départ des *suppurations génito-urinaires*.

La lésion est ordinairement bilatérale. Le plus souvent les reins sont tuméfiés, *volumineux*, *blancs* et lisses; l'infiltration embryonnaire purulente est généralisée, mais *diffuse*; bien visible au microscope, mais ne formant pas à l'œil nu d'abcès collecté. Ces cas constituent une forme particulière de **néphrite interstitielle aiguë**, très proliférative, bien distincte dans les cas ordinaires à marche très *aiguë*; mais dont les cas relativement *torpides* présentent quelques similitudes avec les néphrites subaiguës décrites plus haut. Dans d'autres cas, les reins sont volumineux, turgescents, violacés, parsemés d'abcès dont le volume varie le plus souvent d'un grain de mil à celui d'un pois, mais qui, exceptionnellement, peuvent devenir communicants et assez nombreux pour donner par places à l'organe un *aspect aréolaire*.

IV. — Périnéphrite. — L'extension des lésions au *tissu cellulaire périrénal* est très fréquente dans toutes les lésions suppuratives, et même dans la lithiase chronique, quand elle s'accompagne d'infections ascendantes.

Les lésions inflammatoires périphériques se présentent sous deux formes distinctes, suivant l'intensité et surtout suivant le degré de virulence de l'affection causale.

Tantôt il s'agit simplement d'une **périnéphrite adhésive**, caractérisée par la sclérose et l'épaississement de l'atmosphère adipeuse; tantôt l'inflammation suppurative provoque, par voisinage ou par continuité directe, la formation d'**abcès périnéphrétiques**; dans quelques cas le pus s'ouvre un passage dans les organes voisins ou fuse à distance, par des migrations *ascendantes* ou *descendantes*, dans les espaces conjonctifs sous-péritonéaux et du côté des organes voisins.

4° Tuberculose.

I. — Forme secondaire. — On la rencontre surtout dans les cas de *granulie*; la lésion est alors constituée par un nombre plus ou moins considérable de **granulations miliaires**, disséminées dans le parenchyme rénal. Les deux reins sont le plus souvent intéressés simultanément.

Le rein peut aussi être envahi dans les autres formes de tuberculose pulmonaire ou viscérale ; il contient alors des **tubercules caséeux** ou ramollis, plus ou moins volumineux, inclus au sein du parenchyme rénal, situés le plus souvent dans la substance corticale, d'ailleurs rares et peu volumineux dans le plus grand nombre des cas.

La tuberculose rénale accompagne fréquemment les lésions similaires des organes génitaux et des voies inférieures.

II. — Forme primitive. — Elle est moins fréquente que les formes précédentes sans être absolument rare. Elle est assez souvent *unilatérale*; quand elle est bilatérale, elle prédomine sur l'un des côtés.

Quelques auteurs n'admettent pas l'existence de cette forme primitive et pensent qu'il existe toujours en pareil cas de petits foyers tuberculeux sur d'autres points, fussent-ils stationnaires ou guéris. Quoi qu'il en soit de cette manière de voir au point de vue théorique, il est certain qu'on rencontre des cas cliniques dans lesquels la tuberculose rénale paraît être primitive, et en tout cas est nettement très prédominante.

Il est d'autant plus nécessaire d'insister sur ce point que les lésions présentent en pareil cas un aspect macroscopique particulier et *caractéristique*. Les choses se passent comme si la tuberculose avait débuté par les calices, envahi les pyramides et entamé peu à peu la substance corticale, en procédant par foyers distincts, égaux en nombre aux pyramides elles-mêmes.

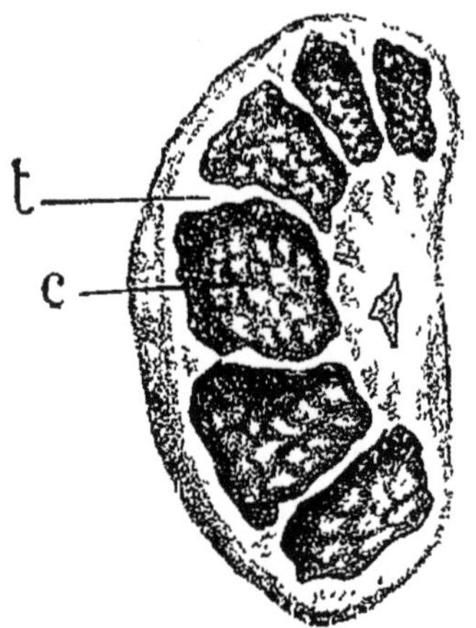

Fig. 113. — Tuberculose primitive du rein (aspect macroscopique).

c, cavernes caséeuses ; *t*, travées conjonctives qui les séparent.

Quel qu'ait été d'ailleurs en réalité le mode d'extension de la lésion, au moment de l'autopsie le **rein caséeux** est augmenté de volume ; sa capsule est épaissie, adhérente à son atmosphère adipeuse ; sa surface présente des bosselures irrégulières ; sa consistance est molle et fluctuante.

Sur la coupe (fig. 113) on voit que l'organe n'est plus constitué que par une série de *poches accolées*, ouvertes dans les calices, séparées les unes des autres par des *cloisons connectives* indurées. Chaque poche tient la place d'une pyramide de Malpighi et de la calotte correspondante de substance corticale ; les cloisons correspondent aux colonnes de Bertin.

Les parois des poches sont épaisses et villeuses ; elles contiennent du pus caséeux, liquide ou en grumeaux, parfois de la consistance du mastic ; assez souvent on y trouve des calculs phosphatiques de production secondaire.

Les *calices* et le *bassinet* sont ordinairement dilatés; leur muqueuse épaissie, enflammée, est couverte d'ulcérations ou de tubercules; l'*uretère* est ordinairement élargi et souvent tuberculeux.

Les lésions consistent en somme en un mélange de **caséification** et de **suppuration éliminatrice**; elles arrivent à détruire le parenchyme tout entier.

Les cloisons qui séparent les poches sont fibreuses, résistantes, couvertes d'une couche caséeuse superficielle; la capsule présente le même aspect à l'œil nu.

Au microscope on retrouve à peine sur la face interne de la capsule quelques glomérules reconnaissables, derniers vestiges des couches corticales les plus périphériques.

Dans quelques cas plus rares, les poches caséeuses ne sont pas entrées en communication avec les calices ou ont été séparées des voies urinaires inférieures par l'atrésie de l'uretère. En pareil cas leur contenu peut s'épaissir, prendre un aspect de pus épais, et le rein dans son ensemble est ainsi transformé en une sorte de vaste **abcès froid**, cloisonné en lobes distincts.

Assez fréquemment, quand la lésion est unilatérale, les cavernes tuberculeuses rénales arrivent à s'affaisser après l'évacuation de leur contenu, et la tuberculose rénale est susceptible de guérir par *atrophie cicatricielle*.

APPENDICE

TECHNIQUE DES AUTOPSIES

1° Indications générales.

L'anatomie pathologique est une science essentiellement pratique. L'élève qui en aborde l'étude doit commencer par apprendre à faire des autopsies, par les pratiquer lui-même. Il apprendra tout d'abord à observer et à étudier à l'œil nu les lésions pathologiques; l'emploi du microscope est nécessaire pour pénétrer plus avant dans cette étude, mais il ne faut pas oublier que l'histologie pathologique n'est que le complément de l'anatomie pathologique macroscopique.

Comme toutes choses, une autopsie n'est profitable et utile qu'à la condition d'être faite *avec méthode*, et suivant certaines règles. Il ne suffit pas, comme cela se pratique trop communément, d'ouvrir un cadavre sans précaution, et comme au hasard, pour trouver les lésions qui peuvent exister, et pour se mettre dans des conditions suffisantes de bonne observation.

Les autopsies ne sont pas susceptibles cependant d'être réglées par des prescriptions générales absolument rigoureuses et toujours applicables; chaque cas particulier peut exiger de la part d'un anatomiste exercé des précautions ou des méthodes spéciales.

Nous n'entrerons pas dans le détail des méthodes,

parfois un peu différentes, adoptées par les divers auteurs; nous nous contenterons de décrire les procédés qui nous paraissent les plus recommandables. Les règles que nous allons exposer peuvent s'appliquer à la généralité des cas, mais il ne faut voir dans celles que nous adoptons, que des indications générales qui ne doivent pas créer d'obligation trop stricte.

Instruments. — Peu d'instruments sont réellement indispensables pour pratiquer une autopsie : quelques scalpels à lame forte, de diverses dimensions; des ciseaux forts, les uns droits, les autres courbés sur le plat; des stylets ou des sondes cannelées; un couteau à lame longue et un peu mince pour le cerveau et les grands viscères; un costotome, qui peut être remplacé par un sécateur ordinaire de jardinier; un marteau à crochet, le rachitome d'Amussat, un mètre et une balance : voilà à peu près tout ce qui est utilisé dans la plupart des autopsies. Quelques instruments plus spéciaux, tels que entérotome, scies à main, compas d'épaisseur ou insufflateur à robinet, peuvent aussi rendre des services, mais le plus souvent on peut s'en passer.

Sections. — Il ne faut pas appliquer aux autopsies les règles et les habitudes des dissections; ce serait perdre son temps que de procéder en pareil cas avec un instrument délicat, tenu comme une plume à écrire, et conduit avec précaution au milieu des tissus dont il cherche à respecter tous les détails de structure. Dans une autopsie, on tient le couteau à pleine main; le poignet restant immobile, c'est par des mouvements du bras tout entier qu'on coupe les tissus, de façon à obtenir des sections longues, franches et nettes. C'est encore à grands traits que l'on détache les organes, en s'aidant de tractions modérées, et sans s'astreindre à poursuivre les incisions jusqu'à la section complète des tissus.

Toutefois, quand on veut suivre le trajet d'un nerfs,

d'un vaisseau ou d'un canal excréteur, quand il faut connaître les rapports exacts de certaines lésions, comme par exemple d'une tumeur ou d'un anévrysme, il faut procéder autrement et pratiquer de véritables dissections; mais ce sont là des cas particuliers, et les exceptions se comprennent alors d'elles-mêmes.

Avant de commencer l'autopsie proprement dite, il est nécessaire, par un examen rapide de la surface du corps et des diverses régions, de noter tout ce qui dans l'habitus extérieur du cadavre, dans l'état de la peau, de la charpente osseuse, pourrait exiger une attention particulière.

Mensurations. — Il est utile, quand on est muni pour cela des appareils nécessaires, de peser et de mesurer le cadavre. Cette précaution préalable, très généralement négligée, il faut bien en convenir, donne une importance plus grande au poids des organes; on peut ainsi apprécier leur *poids relatif*, souvent plus significatif que leur *poids absolu*.

Il ne faut jamais négliger de peser les organes, surtout ceux qui sont atteints de lésions pathologiques; le **poids** fournit souvent en effet des renseignements précieux sur le degré et sur l'importance des lésions; on n'oubliera pas cependant qu'il existe sur ce point des variations individuelles considérables, et on n'accordera aux variations de poids une valeur réelle que lorsqu'on constatera des différences très accusées avec les moyennes normales. Le poids total du sujet, la taille, l'âge, le sexe sont tout autant de conditions qui font varier le poids des organes eux-mêmes.

Les traités d'anatomie normale contiennent tous les renseignements désirables à ce point de vue; nous nous contenterons de rappeler ici, à titre de point de repère, les poids moyens des organes principaux de l'homme adulte :

Poumons, un peu moins de 500 grammes, le droit un

peu plus lourd que le gauche de 50 grammes environ ; *cœur*, au voisinage de 300 grammes ; *foie*, 1.500 gr. ; *pancréas*, 70 grammes ; *reins*, 150 grammes chacun ; *capsule surrénale*, 7 grammes ; *rate*, 150 grammes ; *encéphale*, 1.500 grammes (dont *cerveau*, 1.150, *cervelet*, 140, *isthme*, 210).

Les **dimensions** des organes sont plus variables que leurs poids, plus difficiles à prendre d'une manière précise. Ici encore, les traités d'anatomie normale contiennent toutes les indications nécessaires ; nous nous contenterons de rappeler la valeur moyenne normale, en millimètres, de la circonférence des *orifices du cœur* (d'après Bizot) :

	Hommes.	Femmes.
Orifice auriculo-ventriculaire gauche.	102	92
— — droit...	123	107
— aortique....................	70	64
— pulmonaire................	73	66

2° Ouverture du cadavre.

On commence généralement l'autopsie par l'ouverture des cavités thoracique et abdominale ; cependant, quand on veut enlever la moelle, on fait bien de commencer par elle, parce que cette ablation est beaucoup plus facile à pratiquer sur un cadavre encore entier, que sur un cadavre qui a déjà subi l'ouverture antérieure.

Pour l'ouverture des cavités abdominale et thoracique, l'opérateur doit se placer à droite du cadavre, s'il est droitier, ou inversement dans le cas contraire.

Incision médiane. — On fait d'abord, avec le couteau tenu de la manière indiquée plus haut, une longue incision médiane, qui va en ligne droite de la fourchette du sternum jusqu'au pubis.

Il faut avoir la précaution de passer un peu *à gauche de l'ombilic*, pour respecter le bord libre et l'extrémité antérieure du ligament suspenseur du foie. *Sur le thorax*, le couteau ne risque aucune échappée, aussi faut-il appuyer avec force, et d'un seul coup aller jusqu'à l'os. *Plus bas*, l'incision ne doit pas pénétrer d'emblée dans le péritoine ; pour cela, elle doit être faite avec prudence, et s'arrêter dans l'épaisseur de la paroi. On reprend ensuite l'incision à l'épigastre, on ouvre le péritoine sur une petite étendue; on introduit l'index et le médius gauches dans cette boutonnière, et on continue entre eux la section jusqu'au pubis, sur la paroi ainsi soulevée, sans courir le danger de léser les viscères abdominaux.

Dans les cas exceptionnels, où l'on veut constater la présence de **gaz** libres dans la cavité péritonéale, il est bon de se servir d'un artifice, que l'on peut employer également pour la cavité pleurale, et qui consiste à ne faire la ponction de la paroi qu'à travers une petite couche d'eau, maintenue dans le fond de la première incision à la faveur d'un pli des téguments. Le dégagement des bulles gazeuses à travers l'eau est alors d'une constatation plus facile, et surtout plus certaine, que si l'on se contentait d'en observer la sortie à l'air libre.

S'il y a des **liquides** péritonéaux dont on veuille mesurer la quantité, il faut les recueillir dans des vases gradués, soit directement, soit à l'aide d'éponges que l'on exprime ensuite. Quand les liquides sont abondants, et que l'autopsie est pratiquée sur une table inclinée à rigoles, munie d'un réservoir spécial et mobile, on obtient une approximation suffisante en laissant les liquides s'écouler dans le réservoir, où ils peuvent être mesurés ultérieurement.

Incisions transversales. — On peut, à la rigueur, se contenter de cette incision médiane, mais il est préférable de se donner plus de jour, en la complétant par deux incisions transversales. On fera partir ces dernières de la ligne médiane, immédiatement *au-dessous de l'ombilic*, pour les diriger en bas et en arrière vers l'épine iliaque antérieure et supérieure. En renversant le lambeau inférieur sur le haut des cuisses, on découvre parfaitement les *fosses iliaques*, et cela sans entamer la région inguinale, qu'il est parfois utile de respecter.

L'abdomen étant ainsi complètement dégagé, on peut se rendre un compte exact de la **situation** et des **rapports** des organes qui y sont contenus. Il est utile de le faire dès le début : on ne négligera pas d'explorer les fosses iliaques, le cæcum et l'appendice, le petit bassin, l'hiatus de Winslow, l'arrière-cavité des épiploons. D'abord, en écartant l'intestin, puis en l'attirant au dehors avec précaution, on constate les adhérences, les volvulus ou les invaginations qui pourraient exister.

On devra s'arrêter pour le moment à cet examen général et à l'étude des rapports ; sauf de très rares exceptions, il vaut mieux ne procéder à aucune ablation d'organe avant d'avoir ouvert la cavité thoracique.

Ouverture du thorax. — On revient alors au thorax, on met ses parois osseuses à découvert, en en détachant la peau et les masses musculaires sous-cutanées. Pour cela, on saisit la peau au niveau de l'incision médiane, on la maintient tendue, et en s'aidant de tractions, on détache en un seul lambeau la peau et les couches musculaires sous-jacentes, avec le couteau tenu incliné, qui rase à grands coups la cage thoracique.

Quand on s'approche du bord inférieur du thorax, on rabat en haut le lambeau supérieur de la paroi abdominale ; on le raccorde ensuite avec le lambeau thoracique, en coupant sur le bord même des fausses côtes toute l'épaisseur des parties molles.

On poursuit cette dissection rapide et grossière des parties molles, de chaque côté assez loin en dehors, et jusqu'au voisinage de la ligne axillaire antérieure.

Durant toute cette partie de l'opération, on se tient prêt à reconnaître et à ménager, s'il y a lieu, les lésions superficielles qui pourraient obliger à une modification de la manœuvre ordinaire.

Avant d'ouvrir le thorax, si l'on veut vérifier l'existence d'un *pneumothorax*, il faut procéder comme il a été dit plus haut pour la cavité abdominale, c'est-à-dire ne procéder à l'ouverture de la paroi, dans un espace intercostal, que dans le fond d'une sorte de godet rempli d'eau. Le plus souvent, on néglige cette précaution, et on passe directement à l'ouverture du thorax.

Si l'on tient à ménager les formes du cadavre et sa restauration après l'autopsie, on sectionne, avec le couteau tenu un peu obliquement, tous les *cartilages costaux*, à quelques millimètres de leur union avec les côtes. On rabat en haut l'opercule ainsi mobilisé, sans même désarticuler les clavicules ; en le faisant soutenir par un aide, on dispose ainsi d'une ouverture suffisante pour procéder à l'examen et à l'enlèvement des viscères thoraciques, comme il sera dit plus loin.

Le plus ordinairement, on préfère, et avec raison, pratiquer une plus large ouverture ; on sectionne alors les *côtes* avec le costotome, en commençant par les plus inférieures. On dirige cette section suivant une ligne, légèrement concave en avant, qui commence en bas au niveau de la courbure latérale des côtes, et vient aboutir en haut sur le premier cartilage costal sans le comprendre.

Il faut ensuite mobiliser complètement la paroi antérieure ainsi circonscrite en *désarticulant les clavicules*. Pour cela, on coupe, avec la pointe du couteau, le faisceau sternal du cléido-mastoïdien ; on pénètre dans l'articulation dont on suit la surface, c'est-à-dire en décrivant une courbe à concavité externe ; mais on se contente de dégager la partie antérieure de l'interligne articulaire, sans achever la désarticulation de la tête osseuse. On reprend ensuite le costotome; on sectionne seulement alors la première côte, suivant une ligne oblique en haut et en dedans, qui raccorde du même coup l'interligne sterno-claviculaire avec la ligne de section latérale de la cage thoracique.

Cette manière de faire nous paraît préférable à celle que l'on emploie d'ordinaire, dans laquelle, après avoir sectionné la première côte avec les autres, on désarticule complètement avec le couteau l'extrémité interne de la clavicule, en la séparant de la première côte sous-jacente. Dans cette manœuvre, en effet, le couteau rencontre des parties osseuses saillantes, et si les tissus sont résistants, il faut une grande attention pour éviter les échappées, et ne pas léser les vaisseaux sous-jacents.

La paroi antérieure une fois mobilisée, on saisit le sternum par sa partie inférieure, et, avec le couteau tenu horizontalement, on détache de la paroi le diaphragme au niveau de ses insertions; il faut avoir soin de *raser de près* la surface interne de la paroi thoracique, pour éviter l'ouverture du péricarde.

Il est alors facile de compléter l'ablation de la paroi, en s'aidant du couteau pour sectionner au fur et à mesure les muscles intercostaux, que le sécateur a le plus ordinairement incomplètement coupés.

Tous les organes thoraciques sont alors à découvert; mais avant toute ablation, une inspection de l'aspect général et des rapports des différents organes, notamment du cœur, est indispensable. L'arrachement de la paroi produit un *emphysème artificiel* du tissu cellulaire lâche du médiastin, qu'il ne faut pas confondre avec l'emphysème interstitiel pathologique; ce dernier, quand il se produit, s'étend d'ordinaire aux parties supérieures du thorax et à la base du cou.

Quand on désire enlever avec les organes thoraciques le **larynx** ou tout autre organe du cou, on prolonge l'incision médiane jusqu'au menton et on dissèque latéralement les parties molles. Le plus souvent on se contente de la première incision qui s'arrête un peu au-dessus de la fourchette sternale.

Le thorax ouvert, on s'assure tout d'abord de l'état et du contenu des **cavités pleurales**. Pour mesurer, s'il y a lieu, la quantité d'un épanchement, il faut, avant toute ouverture, prendre les mesures nécessaires pour le recueillir, de la même façon que pour l'abdomen. Le plus souvent, il est vrai, on se contente d'une évaluation approximative, et, tout défectueux qu'il soit, ce procédé suffit pour les exigences cliniques ordinaires.

Avant toute manœuvre nouvelle, il faut s'assurer de la mobilité des poumons, qui ne doivent adhérer aux parois que par le hile. S'il y a des **adhérences** peu abondantes et molles, on se contente de les détruire par traction. Si elles sont trop résistantes, il faut s'abstenir de tractions capables de compromettre l'intégrité du parenchyme pulmonaire; on a soin alors d'aller chercher la plèvre pariétale au niveau de la section des côtes ; il est toujours assez facile en pareil cas de décoller avec les doigts le *feuillet pariétal* de la séreuse et de le séparer des côtes et des muscles intercostaux. Le poumon, enveloppé dans sa coque pleurale, peut alors être enlevé presque aussi facilement que quand il n'est pas retenu par des adhérences.

Pour toutes ces manœuvres, et pour celles qui vont suivre, il est prudent de *rabattre la paroi cutanée* sur l'extrémité saillante des côtes sectionnées, elle sert ainsi de moyen de protection pour les mains de l'opérateur.

Avant d'aller plus loin, il est bon d'examiner le *contenu du péricarde*, ce dernier étant exposé à des déchirures par les manœuvres ultérieures.

Il faut ensuite, suivant les cas, soit enlever séparément les organes thoraciques d'abord, les organes abdominaux ensuite ; soit enlever en un seul bloc toute la masse viscérale.

3° Ablation de la masse viscérale.

Pour enlever les organes *en bloc*, on procède de la manière suivante : on relève tour à tour chaque poumon qu'on rabat du côté opposé, puis avec la pointe du couteau on conduit une *incision longitudinale* sur le bord antérieur de la colonne vertébrale, en arrière de l'œsophage et des vaisseaux, depuis le cou jusqu'aux piliers du diaphragme. Cette incision, peu profonde, a pour but unique de couper la plèvre à ce niveau et de permettre l'ablation facile des viscères sans les exposer aux dangers d'un arrachement violent.

S'il y a des adhérences pleurales solides, on procède d'abord comme il a été dit plus haut, c'est-à-dire qu'on détache la plèvre pariétale de la paroi costale, sans chercher à séparer l'un de l'autre les deux feuillets de la séreuse.

Cette opération préalable pratiquée successivement de chaque côté, on saisit le paquet trachéo-œsophagien entre les doigts de la main gauche et on fait au niveau du cou une *incision transversale* profonde, coupant tous les tissus jusqu'à la colonne vertébrale, un peu au-dessus de la naissance du cou ; on arrache ensuite en un bloc unique toute la masse viscérale thoracique sans rencontrer d'obstacle jusqu'au diaphragme.

On peut alors couper l'aorte et l'œsophage au-dessus du diaphragme et limiter là l'ablation, mais il est préférable, si l'on adopte cette méthode, de couper le *diaphragme* au niveau de ses insertions postérieures, de détacher plus bas le *mésentère* de la colonne vertébrale, et, finalement, d'enlever en un bloc unique tout le contenu des deux cavités, qui se trouve ainsi décortiqué dans sa totalité.

Cette méthode a pour principal avantage de laisser l'œsophage en continuité avec l'estomac, et d'enlever l'aorte à peu près tout entière, avec sa crosse intacte en continuité avec le cœur.

Le plus souvent, cependant, on enlève les organes séparément, en procédant comme nous allons l'indiquer successivement pour chacun d'eux.

4° Cœur.

On peut commencer l'ablation des organes, pratiquée isolément, par les poumons ou par le cœur, à peu près indifféremment ; mais, alors même qu'on commence par les poumons, il est indispensable d'examiner au préalable le péricarde et son contenu. Pour cela, on ouvre le péricarde sur sa *face antérieure*, en le fendant avec des ciseaux, suivant une ligne légèrement courbe à concavité supérieure et gauche, s'étendant de la pointe de l'organe jusqu'à la réflexion du péricarde pariétal sur les gros vaisseaux.

Coupes in situ. — Quelques auteurs conseillent de faire des coupes sur le cœur encore en place. La plupart recommandent l'ouverture au couteau des quatre cavités cardiaques, suivant une direction longitudinale le long de chacun des *bords* droit et gauche de l'organe.

Ces coupes se font sur le cœur tenu dans le creux de la main gauche et légèrement tordu de manière à présenter successivement au couteau chacun de ces bords. On recommande de ménager les orifices auriculo-ventriculaires, en arrêtant l'incision de chaque oreillette à 1 centimètre au-dessus de la cloison inter-auriculo-ventriculaire et en reprenant l'incision du ventricule correspondant à 1 centimètre au-dessous de cette même cloison. De telle sorte que les incisions des deux cavités correspondantes sont situées sur le prolongement d'une même ligne, qui occupe toute la hauteur du cœur, sauf une interruption de 2 centimètres environ au niveau de la base des ventricules. Les deux incisions de chaque côté doivent d'ailleurs se trouver dans le même plan que celles du côté opposé.

Quelques auteurs pratiquent les incisions longitudinales précédentes dans toute la hauteur de l'organe, et divisent ainsi d'emblée les orifices tricuspide et mitral ; d'autres pratiquent les coupes *in situ* le long du sillon interventriculaire ; il en est aussi qui recommandent la section transversale de la pointe.

Ces coupes *in situ* ne présentent, en somme, aucun avantage important, et, dans la grande majorité des cas, il nous paraît bien préférable de ne pas y avoir recours et de ménager l'intégrité des parois cardiaques jusqu'après l'ablation de l'organe.

Ablation. — Pour enlever le cœur isolément, on le saisit à pleine main, et, en exerçant sur son pédicule de légères tractions, on met successivement en saillie les divers vaisseaux au niveau de leur sortie du péricarde ; on les coupe au fur et à mesure qu'ils se présentent sous les ciseaux, au ras du péricarde pariétal.

Épreuve de l'eau sur les valvules sigmoïdes. — Il faut ensuite, avant toute section portant sur l'organe lui-même, examiner les valvules par l'épreuve de l'eau. On commence par explorer à ce point de vue les *orifices artériels* ; à cet effet, on tient le cœur suspendu verticalement par les vaisseaux de la base, on fait arriver de l'eau successivement dans l'aorte et dans l'artère pulmonaire ; les valvules sigmoïdes s'abaissent et ferment complètement l'orifice si elles sont normales, le *niveau de l'eau* dans le vaisseau reste alors invariable. S'il existe au contraire une **insuf-**

fisance valvulaire, l'eau s'écoule plus ou moins rapidement dans le ventricule.

Pour cette épreuve, l'aorte doit avoir été ouverte jusqu'à environ 3 centimètres de son orifice; pour l'artère pulmonaire il faut se rapprocher davantage de l'orifice et l'incision préalable doit aller jusqu'*au-dessous de la bifurcation* de cette artère.

L'épreuve de l'eau, pour être probante, doit être conduite avec un certain soin; l'eau est versée directement dans les vaisseaux, le cœur est tenu d'une manière régulière, pour que l'orifice ne subisse aucune déformation capable de produire une insuffisance artificielle en créant un obstacle au jeu mécanique des valvules. Il faut aussi placer l'organe de telle façon que le plan de l'orifice soit maintenu horizontal. Quand on constate que l'eau s'écoule, il est nécessaire d'examiner les valvules par en haut, à travers la couche d'eau qui les recouvre; on se rend ainsi un meilleur compte du mécanisme, de la forme et du degré de l'insuffisance.

En introduisant ensuite le doigt dans l'orifice, on juge de la *consistance* des parties, du *calibre* de l'orifice, et par suite s'il y a lieu du degré du **rétrécissement.**

Après l'examen des orifices artériels, il faut procéder à celui des *orifices auriculo-ventriculaires*, mais cet examen ne peut plus être fait sur le cœur intact, et il faut pour cela commencer les coupes des parois cardiaques.

Ouverture des oreillettes. — Les coupes du cœur ont pour but d'observer ses orifices, ses valvules, et d'explorer ses cavités et ses parois. Tous les auteurs signalent pour cela diverses méthodes; nous ne décrirons que celle de R. Tripier, qui nous paraît de beaucoup supérieure à toutes les autres. Non seulement elle permet, et dans les conditions les meilleures, la constatation immédiate des lésions, mais encore elle assure la conservation relative des formes et des rapports des diverses parties du cœur, conservation nécessaire pour permettre un examen plus prolongé et des démonstrations ultérieures.

La **première incision** se fait avec des ciseaux sur la *face postérieure* du cœur ; elle porte horizontalement sur la partie inférieure des *oreillettes*, immédiatement au-dessus de la base des ventricules, sur le bord supé-

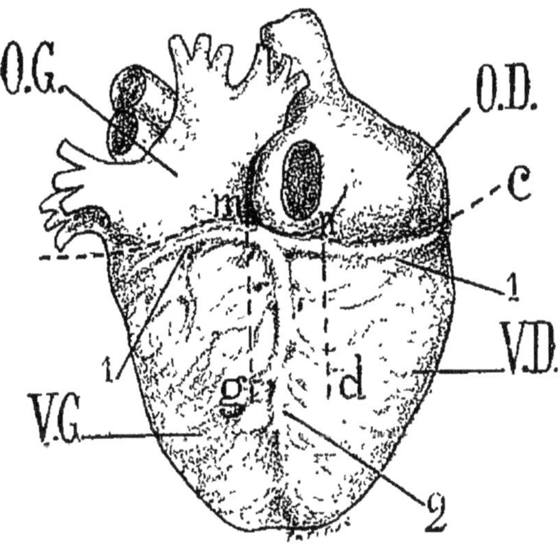

Fig. 114. — Incisions de la face postérieure du cœur.

O.G, oreillette gauche ; O.D, oreillette droite ; V. G, ventricule gauche ; V.D, ventricule droit ; 1, sillon interauriculo-ventriculaire ; 2, septum interventriculaire ; *mnc*, incision portant sur la base des oreillettes ; *mg*, incision du ventricule gauche ; *nd*, incision du ventricule droit.

rieur du sillon auriculo-ventriculaire. On commence cette incision en dehors, de chaque côté, sur le bord latéral du cœur ; on intéresse à peine la paroi antérieure des oreillettes, assez pour dégager complètement la base des ventricules, mais sans atteindre les troncs vasculaires situés en avant. Ces deux incisions intéressent au contraire toute l'étendue de la face postérieure des oreillettes et se réunissent sur la cloison interauriculaire, qu'elles entament un peu à sa base (ligne *mnc*, fig. 114).

Les orifices auriculo-ventriculaires s'offrent ainsi directement à l'observation; avant toute coupe ultérieure on apprécie s'il y a lieu leur degré de rétrécissement ou de dilatation et l'état de leurs valvules.

Épreuve de l'eau sur les valvules auriculo-ventriculaires. — Avant d'aller plus loin, et si l'on veut constater une insuffisance de l'un de ces orifices, on doit se servir encore de l'épreuve de l'eau, bien qu'elle ne présente pas ici le même caractère de précision que pour les valvules artérielles.

Pour la pratiquer, il faut faire arriver de l'eau *sous pression* dans le ventricule; cette eau soulève la valvule qui se relève en dôme, et à l'état normal ne laisse échapper que quelques suintements légers ; on constate, au contraire, des jets plus ou moins considérables en cas d'insuffisance. Il faut se rappeler d'ailleurs que, même à l'état normal, la valvule tricuspide laisse se produire le jet de l'insuffisance, mais il est alors relativement faible.

Pour que cette épreuve soit probante, il faut, tout à la fois, amener l'eau sous pression dans le ventricule et laisser au cœur la liberté de suivre l'expansion que cette eau va lui imprimer, liberté sans laquelle le jeu des valvules serait mécaniquement faussé.

Le procédé le meilleur consiste à amener l'eau dans le cœur par un tube de caoutchouc aboutissant à un trocart métallique qui pénètre dans la cavité ventriculaire par sa face antéro-externe, de telle sorte que le jet donne à l'eau un courant ascendant vers l'oreillette comme celui du sang normal. On empêche le reflux de l'eau par l'aorte en la pinçant fortement; on peut ainsi, en faisant varier le degré de l'occlusion de l'aorte, graduer à volonté la pression de l'eau intracardiaque. R. Tripier a fait construire pour cela un petit appareil très simple, qui permet une observation précise.

En l'absence de cet appareil, on obtient une approximation suffisante en faisant arriver l'eau par l'aorte elle-même. Pour cela on fait pénétrer dans celle-ci, jusqu'au-dessous des valvules sigmoïdes, mais sans les déchirer, soit l'extrémité d'un robinet de lavabo ordinaire suffisamment allongé, soit un tube de verre un peu volumineux. On serre l'aorte avec la main sur ce tube rigide, de cette façon tout à la fois on empêche la sortie de l'eau en retour et on suspend le cœur, qu'on laisse s'étaler librement sous la double influence de la pesanteur et de la pression de l'eau.

Il est facile de comprendre que l'épreuve de l'eau ne puisse pas donner pour les valvules auriculo-ventriculaires le même degré de précision que pour les valvules sigmoïdes : ces dernières ont un fonctionnement purement mécanique, tandis que les valvules auriculo-ventriculaires sont pourvues de cordages musculaires, qui jouent un rôle dans leur fermeture, et dont l'intervention fait défaut sur le cadavre.

Sections des orifices. — Les divers orifices ainsi explorés par l'eau, il reste à les ouvrir largement pour en permettre l'examen complet. Pour cela, il faut pratiquer sur chacun d'eux une coupe perpendiculaire à son plan ; mais chacune de ces coupes doit être indépendante des autres et n'altérer que dans la limite inévitable l'état de l'orifice.

On y arrive de la manière suivante : on ouvre d'abord les orifices auriculo-ventriculaires par des **sections verticales**, portant sur la *face postérieure* du cœur, au voisinage de la cloison interventriculaire, et allant de la base de chaque ventricule jusqu'au voisinage de sa pointe (lignes *mg* et *nd*, fig. 114).

La section des orifices artériels est un peu plus délicate. Il faut la pratiquer sur la *face antérieure* du cœur. Là, l'entrecroisement des deux vaisseaux rendrait impossible la coupe de l'orifice aortique sans entamer l'orifice pulmonaire, si l'on n'avait soin de les séparer par une dissection rapide. On dégage d'abord l'artère pulmonaire de l'aorte qui l'embrasse dans sa concavité; on rabat ensuite l'artère pulmonaire et son infundibulum sur le bord droit du cœur, de façon à dégager la concavité du tronc aortique et l'extrémité antérieure de l'anneau sigmoïdien. Cette dissection doit être poussée jusqu'à ce que l'on rencontre les fibres musculaires de l'oreillette.

Il ne reste plus ensuite qu'à faire sur chaque vais-

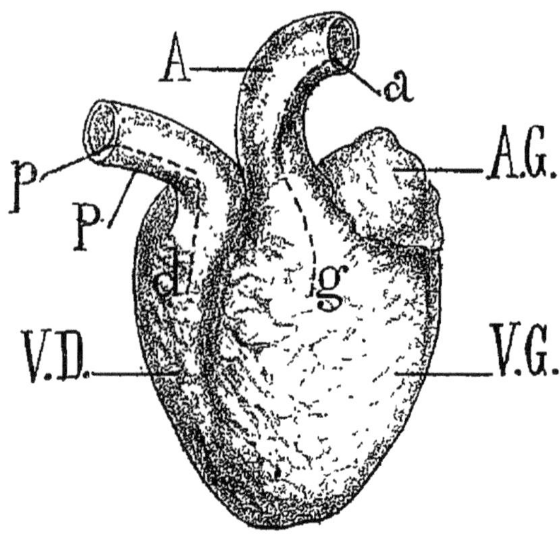

Fig. 115. — Incisions de la face antérieure du cœur.

V. G, ventricule gauche; V. D, ventricule droit; A. G, auricule gauche A, aorte; P, artère pulmonaire, séparée de l'aorte par la dissection et rabattue en arrière et à droite; *ag*, incision de l'aorte; *pd*, incision de l'artère pulmonaire.

seau une **incision verticale**, conduite de façon à tomber sur l'orifice dans un *angle* de séparation des valvules sigmoïdes; on arrive ainsi à conserver à chaque orifice et à toutes les valvules leurs formes et leurs rapports respectifs.

Pour l'artère pulmonaire, on suit à peu près la ligne médiane de la face antérieure du vaisseau (ligne *pd*, fig 115); pour l'aorte, on dirige l'incision dans la *concavité* de sa courbure, de façon à passer dans l'angle qui sépare la valvule antérieure de la valvule postérieure, au voisinage de la cloison interventriculaire (ligne *ag*, fig. 115); on s'aide pour cela de la vue avant de donner le dernier coup de ciseau. Chacune de ces incisions doit être prolongée de quelques centimètres sur la face antérieure du ventricule, sans arriver cependant jusqu'à la pointe, déjà complètement explorée par les sections postérieures.

Pour compléter l'examen du cœur après son ouverture, il ne faut pas négliger d'explorer les **auricules**, en les ouvrant et en les retournant ensuite dans toute leur étendue. Elles sont souvent le siège de caillots *ante mortem*, et par eux le point de départ des embolies d'origine cardiaque.

5° Poumons.

On s'assure d'abord de leur mobilité, et, en cas d'adhérences, on les sépare au préalable de la paroi costale, comme il a été dit plus haut.

Cela fait, on enlève séparément les deux poumons; pour cela on soulève successivement en masse chacun de ces organes et on le rabat en dedans, en avant de son congénère. En suivant de près son bord postérieur, avec la pointe du couteau, on le libère du repli pleural et du tissu cellulaire qui le retient; quand l'organe n'est plus fixé que par son pédicule, on coupe nettement ce dernier en travers, par une section franche.

Le poumon une fois enlevé, et examiné au point de vue de ses caractères extérieurs, il faut en commencer par le hile l'exploration méthodique.

Rarement on en pratique l'*insufflation*, soit pour apprécier la *perméabilité des bronches* et mettre en évidence les zones en collapsus, soit surtout pour découvrir la *fistule broncho-pulmonaire* d'un pneumothorax.

S'il y a lieu on ouvre les bronches et les vaisseaux en suivant leur trajet avec une sonde cannelée. Toutes ces explorations ne peuvent être utilement pratiquées que tant que l'intégrité du parenchyme a été respectée et avant toute coupe extérieure. On continue ensuite l'examen par une grande *coupe longitudinale* sur le bord postérieur de l'organe, allant de la base au sommet; après cela, on fait suivant les cas autant de *coupes secondaires* qu'il est nécessaire, dans les directions les plus diverses.

Dans quelques cas particuliers, on a à rechercher si le parenchyme plonge au fond de l'eau au lieu de flotter à sa surface comme à l'état normal. Cet examen se fait rarement sur l'organe pris en masse, il porte le plus souvent sur des fragments de parenchyme, découpés avec des ciseaux au sein des lésions qu'on examine.

L'examen des **organes du cou** est souvent négligé; quand il y a lieu le **larynx** doit toujours être ouvert sur sa ligne médiane et par sa face postérieure. On l'examine ensuite en écartant ses deux moitiés latérales. Pendant cette exploration, il arrive souvent que le cartilage thyroïde joue le rôle de ressort, et sa fermeture brusque peut projeter à la face de l'explorateur des parcelles du contenu de l'organe; cette manœuvre devient ainsi dangereuse dans les cas de *laryngite diphtéritique*; il convient en pareil cas, pour éviter tout danger, de ne faire aucune tentative d'écartement forcé et de compléter l'ouverture du larynx par une incision antérieure similaire.

Dans les cas où l'on veut examiner le **pharynx** ou l'arrière-cavité des **fosses nasales**, on fait la préparation décrite dans les anatomies normales sous le nom de *coupe du pharynx*; dans une autopsie, on ne doit procéder à cette coupe qu'après l'ablation du cerveau.

6° Foie.

Nous avons vu que, dès le début de l'autopsie, aussitôt après l'ouverture du cadavre, avant de toucher aux organes thoraciques, il fallait, sans pratiquer de section ni d'arrachement, explorer méthodiquement par l'inspection et par la palpation les organes abdominaux mis à nu par la première incision médiane, mais qu'il était préférable de ne procéder à leur ablation qu'après avoir terminé celle des organes thoraciques, si l'on n'avait pas recours au procédé d'ablation totale indiqué ci-dessus.

On procède à l'ablation isolée des organes abdominaux par traction et par arrachements, pratiqués avec précaution, plus encore que par sections. On se servira du couteau et plus souvent encore des ciseaux, mais seulement quand leur intervention sera nécessaire et en particulier pour détacher le pédicule vasculaire des divers organes.

On commence l'ablation du foie par la section du *ligament suspenseur* ; après cela on introduit l'index dans l'hiatus de Vinslow, on explore le *paquet vasculaire* hépatique, contenu dans la lèvre antérieure de cet hiatus; si l'on n'a aucune raison de le ménager, on le coupe d'un coup de ciseaux. On saisit ensuite le lobe gauche du foie, qu'on attire en haut et à droite ; on continue cette incision sur les deux feuillets du *ligament coronaire* jusqu'au voisinage de la ligne médiane de la colonne vertébrale, c'est-à-dire jusqu'à la veine cave inférieure.

On laisse ensuite retomber le lobe gauche, on saisit le lobe droit, et en le renversant en haut et à gauche on procède de la même façon que du côté opposé, avec un peu plus de difficultés par le fait de l'écartement plus considérable des deux feuillets du ligament coronaire. On termine seulement alors la séparation de l'organe en arrière par l'incision de la veine cave inférieure, au-dessus et au-dessous de son canal de passage sur le bord postérieur du foie. Il est préférable de laisser ce temps pour la fin de l'opération, afin d'éviter d'être gêné par le sang qui s'échappe toujours après la section de la veine.

Le foie enlevé, on suit avec des ciseaux, s'il y a lieu, le *canal cholédoque* ou la *veine porte*, dans leurs diverses ramifications; on ouvre la *vésicule biliaire* sur sa face inférieure, soit en place, soit après l'avoir séparée du foie par simple traction.

On complète l'examen de l'organe par des coupes multiples, ordinairement parallèles et successives, suivant toutes une direction perpendiculaire au grand axe de l'organe.

Dans quelques cas, il peut être utile de pratiquer le cathétérisme des *voies biliaires extra-hépatiques*, en les abordant par le duodénum et l'ampoule de Vater avant l'ablation du foie.

Il est souvent nécessaire de conserver, même après cette ablation, les connexions du canal cholédoque, d'une part avec le hile du foie, d'autre part avec le duodénum. Dans ce cas, au lieu de sectionner le paquet vasculo-hépatique pour permettre l'ablation isolée du foie d'une part, de l'estomac et du duodénum d'autre part, on pratique sur la première et sur la troisième portion du duodénum une double ligature, on sépare ensuite ce fragment de l'intestin des segments qui le précèdent et qui le suivent ; on le dissèque et on l'enlève en le laissant appendu au hile du foie. On doit toujours procéder ainsi dans les cas d'obstruction du canal cholédoque au voisinage de son embouchure, par des calculs, des brides inflammatoires, ou, ce qui est relativement plus fréquent, par un cancer de la tête du pancréas.

Rate. — L'ablation de la rate est des plus faciles, elle s'opère simplement en saisissant l'organe à pleine main ; il n'y a d'autre section à pratiquer que celle des vaisseaux, en avant du hile, quand ils se présentent aux ciseaux. Une ou plusieurs sections permettent d'apprécier l'état du parenchyme.

7° Reins.

Pour enlever les reins il faut relever et rejeter du côté opposé au rein qu'on veut enlever tous les organes abdominaux, et en particulier la masse intestinale, en y comprenant la branche correspondante du côlon. Il ne faut jamais, comme on le voit faire trop souvent, aller à la recherche du rein avec la main, profondément et à l'aveuglette. En agissant ainsi on laisse presque toujours la capsule surrénale en arrière et il devient ensuite difficile de la retrouver dans l'atmosphère graisseuse. De plus, on ne peut pas constater de cette façon les déplacements si fréquents du rein, on se prive de l'exploration du bassinet et de l'uretère, souvent bien compromise après l'arrachement brusque de ce dernier.

Après l'écartement de l'intestin le rein apparaît en relief au-dessous du péritoine pariétal, sauf dans les cas, assez rares d'ailleurs, où il est comme perdu dans une atmosphère graisseuse très abondante.

L'**uretère** s'aperçoit le plus souvent par transparence ; on le dégage rapidement par deux ou trois incisions avec le couteau, parallèles à sa direction. On le suit ainsi jusqu'au bassin, et, quand on le trouve dilaté, avant de rien enlever, on explore sa partie inférieure jusqu'à la vessie.

L'uretère une fois examiné, on cherche la **capsule surrénale** à la partie supérieure du rein, en n'oubliant pas, le cas échéant, que cette capsule n'accompagne pas d'ordinaire le rein dans ses déplacements pathologiques. Une incision courbe, faite en haut et en dehors du rein et comprenant la capsule dans sa concavité, permet d'enlever cet organe avec le rein ; cette incision est inutile quand on ne veut que le rein seul. On dégage ensuite ce dernier, en le séparant avec la main de sa couche celluleuse ; quand le rein tenu à pleine main ne tient plus que par le hile et l'uretère, on coupe, avec des ciseaux, les vaisseaux rénaux à une petite distance du hile, et l'uretère à une distance un peu plus grande.

Le rein une fois enlevé, on le débarrasse s'il y a lieu de son atmosphère graisseuse, dont quelques parties sont fréquemment entraînées avec lui. Quelques auteurs pratiquent sur le rein des coupes transversales, mais la plupart préfèrent une **coupe longitudinale** ; pour cela on place l'organe dans la main gauche, le hile regardant en bas ; la main repliée sur les faces latérales maintient le rein et lui fait présenter à l'observateur son *bord externe* en saillie. Avec un long couteau tenu de la main droite on fait alors une coupe profonde, passant par le plan moyen du rein, allant jusqu'au bassinet qu'elle ouvre par son milieu, mais sans achever cependant la séparation des deux moitiés latérales de l'organe ; celles-ci restent adhérentes par les extrémités des deux pôles, dont le bord interne dépasse le niveau du bassinet.

Pour réussir cette coupe médiane il faut que le rein soit tenu solidement dans la main, assez symétriquement pour que le couteau reste bien dans le plan médian ; pour y arriver plus facilement, il est nécessaire de prendre le rein dans la main revêtue d'une compresse qui s'oppose à tout glissement.

Il faut ensuite décortiquer l'organe pour s'assurer de l'état de sa *capsule*, et, s'il y a lieu, des adhérences qu'elle présente avec la substance corticale ; pour cela on saisit avec l'ongle la capsule sur le bord même de la surface de section longitudinale ; on la détache facilement alors par une traction modérée, quand elle ne présente ni épaississement ni adhérences pathologiques.

Des coupes, de direction variable suivant les cas particuliers, complètent ensuite l'exploration de l'organe.

Quand on veut suivre avec des ciseaux fins la distribution des vaisseaux rénaux, on fera bien de s'y prendre en partant du hile et avant toute section de l'organe. Pour l'uretère, au contraire, quand il y a lieu de suivre son trajet, il vaut mieux faire d'abord l'incision du rein et l'aborder par son extrémité supérieure à partir du bassinet.

8° Tube digestif.

L'ablation du tube digestif peut se faire soit avant, soit après l'ablation du foie ; si le foie est encore en place, il est nécessaire de dégager le cardia, et pour cela de commencer l'ablation du foie comme il a été dit plus haut, sans la terminer. Il est en effet préférable de s'arrêter après la section de la moitié gauche du ligament coronaire et de laisser l'ablation du foie momentanément inachevée, pour éviter le sang qui s'écoule inévitablement par l'ouverture de la veine cave inférieure ; sang qui salit la région et rend les incisions ultérieures moins sûres, surtout au niveau de la seconde portion du duodénum, qu'il importe d'enlever sans déchirure.

Avant de procéder à l'ablation du tube digestif il faut explorer le **pancréas**. On le découvre en maintenant relevés le foie et l'estomac, puis on le mobilise par une dissection rapide, tout en laissant sa tête adhérente au duodénum ; on n'achèvera son ablation que plus tard, avec ou après celle de l'estomac.

En rejetant à droite le pancréas ainsi mobilisé on arrive sur le ganglion et le plexus solaire, et c'est le moment de les examiner et de les recueillir s'il y a lieu.

Les diverses parties du tube digestif contiennent d'ordinaire des matières alimentaires ou stercorales plus ou moins abondantes; pour éviter leur issue, il faut toujours comprendre entre deux ligatures la partie qu'on doit inciser. Ces ligatures sont une cause de retard et de lenteur qu'on peut éviter en remplaçant les fils par des **pinces à pression** d'une forme spéciale (fig. 116) (1).

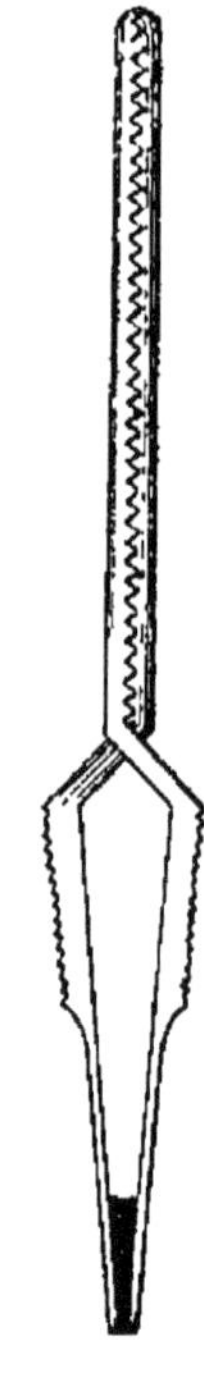

Fig. 116. — Pince à pression destinée à remplacer les ligatures de l'intestin dans les autopsies.

On commence l'ablation de l'estomac et de l'intestin en plaçant sur le bout inférieur de l'œsophage une pince ou une ligature, au-dessus de laquelle on sectionne ce conduit.

Si ce n'est déjà fait, on coupe d'un coup de ciseaux, à sa partie moyenne, le faisceau vasculaire du foie contenu dans le bord antérieur de l'hiatus de Winslow; on déchire avec la main l'épiploon gastro-hépatique; on enlève l'estomac et le duodénum avec le pancréas mobilisé, en s'aidant du couteau pour détacher au fur et à mesure les adhérences molles qui retiennent le duodénum aux parties sous-jacentes.

On peut ensuite couper l'intestin grêle entre deux pinces placées immédiatement après la troisième portion du duodénum, ou enlever simultanément toute

(1) Ces pinces que nous avons fait construire ne diffèrent des pinces à pression employées en chirurgie que par la longueur de leurs mors; leur forme suffit à faire comprendre sans autre explication la manière de s'en servir.

la masse intestinale. Pour cela il faut sectionner le mésentère avec des ciseaux sur son bord d'insertion à la colonne vertébrale, puis détacher le cæcum avec la main, et enfin sectionner le mésocôlon avec des ciseaux jusqu'à la partie supérieure du rectum.

Le plus ordinairement, on fait une double ligature sur le rectum ou sur la partie inférieure de l'S iliaque, et on sectionne l'organe entre les deux ligatures. Dans quelques cas il peut être utile d'enlever la totalité du rectum jusqu'à l'anus; on procède alors comme il sera dit plus loin pour l'examen des organes du petit bassin.

Estomac. — L'estomac une fois enlevé, la meilleure méthode à suivre pour son ouverture est de l'inciser sur sa *face antérieure*, suivant une *ligne courbe* qui, partant du cardia, en avant et à gauche, aboutit au pylore sur la partie médiane de sa face antérieure.

Cette ligne doit être conduite parallèlement à la grande courbure, mais en se maintenant un peu au-dessus de cette dernière, au voisinage de la réunion du tiers inférieur avec le tiers moyen de la face antérieure de l'estomac. En arrivant au pylore la ligne de section se relève un peu et se place sur le milieu de la face correspondante du pylore et du duodénum.

Cette même coupe peut également être faite *in situ*, quand on désire, par exemple, examiner les rapports d'une tumeur avant toute ablation. Elle met en évidence l'ampoule de Water sans l'intéresser; en partant de cette dernière, on peut ensuite suivre s'il y a lieu les canaux cholédoque et pancréatique.

Pancréas. — Le pancréas est examiné par une *coupe longitudinale*, suivant la direction du canal de Wirsung; mais cette coupe laisse en dehors d'elle la plus grande partie de la tête de l'organe, et il faut toujours la compléter par une *coupe supplémentaire*, oblique par rapport à la précédente, et passant par la tête elle-même en suivant la direction du canal accessoire.

Intestin. — Pour pratiquer l'ouverture de l'intestin dans de bonnes conditions, il est nécessaire de lui permettre d'abord de s'étendre en liberté, en le dégageant des replis mésentériques qui en multiplient les courbures. Pour cela, on se sert de ciseaux courbes sur le plat, dont on tourne la convexité du côté de l'intestin ; puis, en commençant par l'extrémité duodénale, on sectionne minutieusement le bord intestinal du mésentère jusqu'au cæcum.

Souvent, avant d'ouvrir l'intestin on le lave en le faisant parcourir par un courant d'eau. Pour cela on attache l'extrémité duodénale à un robinet d'amenée d'eau. Au début, la pression de l'eau doit être modérée ; il faut surveiller la progression du courant, en suivre la marche, pour dérouler l'intestin au fur et à mesure qu'il se remplit ; cette manœuvre est nécessaire pour débrouiller les entortillements que le courant d'eau produit, et qui, en lui opposant un obstacle plus ou moins insurmontable, provoquent des déchirures.

Quand le courant s'est établi dans toute l'étendue du tube digestif, on ouvre le robinet avec plus d'ampleur et on nettoie l'intestin jusqu'à ce que l'eau soit propre à sa sortie.

Ce procédé, qui a l'avantage de donner aux lésions de la muqueuse la netteté qui résulte d'un bon lavage et de la propreté, a l'inconvénient d'entraîner les corps étrangers, de détruire leurs rapports, de produire des déchirures ou des perforations artificielles, d'entraîner aussi les exsudats ou les parties trop altérées. Dans bien des cas, surtout quand il existe des lésions ulcéreuses, il est prudent d'y renoncer et de procéder d'emblée à l'ouverture de l'intestin.

Pour cela on le dispose sur une table en longues lignes parallèles, à raccordements arrondis ; puis avec l'entérotome (fig. 117), en partant de l'extrémité duodénale, on l'ouvre sur toute sa longueur, en ayant soin de suivre exactement la ligne de l'*insertion mésentérique.*

On franchit avec précaution la *valvulve iléo-cæcale* et on continue de la même façon l'incision sur les diverses parties du côlon. Chemin faisant, il ne faut pas négliger l'ouverture de l'**appendice iléo-cæcal.**

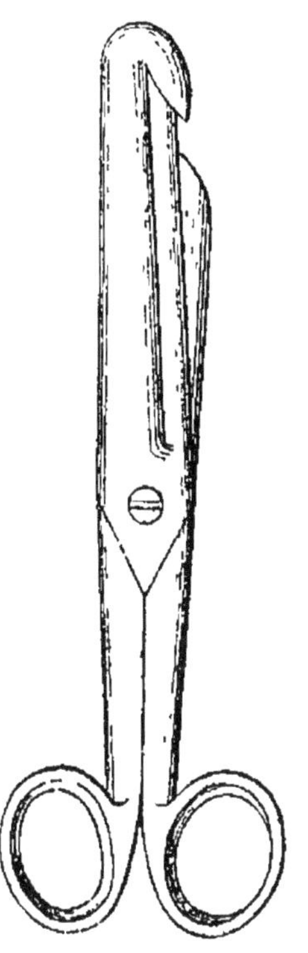

Fig. 117. — Entérotome.

On étale l'intestin sur la table au fur et à mesure de son ouverture; on peut alors examiner à loisir sa surface muqueuse. On la déterge en faisant couler sur elle, avec précaution, un filet d'eau avec un récipient tenu à la main, ou mieux encore, quand la chose est possible, avec un tube de caoutchouc adapté à un robinet d'eau sous pression.

On a recommandé aussi une autre méthode d'examen de l'intestin, plus élégante qu'utile, qui consiste à se passer de section longitudinale et à produire le *renversement de la muqueuse* sur toute la longueur de l'organe, de telle sorte que la muqueuse devienne externe et que ce soit la séreuse qui forme la paroi interne du tube retourné.

Pour atteindre à ce résultat, on retourne simplement avec les doigts l'extrémité duodénale de l'intestin, comme un doigt de gant; on produit ainsi un sillon, formé par les deux surfaces séreuses adossées; cela fait, on dirige en haut l'ouverture de ce sillon, son angle fermé maintenu en bas; on fait alors arriver dans ce *sillon circulaire* un filet d'eau, qui par sa pression ou par son poids abaisse indéfiniment le fond du sillon lui-même, en attirant en dedans et en bas la partie libre de l'intestin qu'on aide à suivre cette impulsion. Par ce mécanisme simple, l'intestin tout entier est entraîné peu à peu dans le canal séreux qu'on lui a ménagé ; le renversement de la muqueuse s'étend assez rapidement, par cette involution progressive, sur toute la longueur de l'intestin.

9° Organes du petit bassin.

Les organes du bassin peuvent être enlevés en bloc assez facilement quand on a, au préalable, détaché circulairement le rectum et la vessie des parois du bassin ; on se sert pour cela d'un couteau tenu presque perpendiculairement, ou de ciseaux courbes sur le plat dont la convexité est appliquée sur la concavité des os correspondants. On pratique d'autre part, tout autour du périnée, une incision profonde, de forme *elliptique*, qui suit le périmètre osseux du détroit inférieur, en passant en avant de l'urètre et en arrière de l'anus. Ces deux dissections sont poursuivies jusqu'à ce qu'elles se rejoignent ; il ne reste plus alors qu'à enlever le cylindre viscéral ainsi mobilisé. Il est quelquefois utile à cet effet de sectionner et d'écarter la *symphyse pubienne*.

Quand le petit bassin est rempli par une tumeur volumineuse et très adhérente à ses parois, l'opération est plus difficile ; il devient souvent alors nécessaire de mobiliser la paroi antérieure du bassin par deux traits de scie latéraux. On les fait passer par le diamètre vertical du trou obturateur, en sectionnant les arcs osseux qui forment ses parois supérieure et inférieure.

Les organes ainsi détachés en bloc, on les ouvre en respectant leurs cloisons de séparation ; pour cela on aborde le rectum par sa *partie postérieure*, le vagin ou l'urètre profond par leur *face antérieure*.

L'examen de la vessie et des vésicules séminales, de l'urètre et de la prostate, ne présente plus alors aucune difficulté.

Quand on se propose uniquement d'enlever l'**utérus** et les **ovaires**, on peut y arriver très rapidement par un procédé beaucoup plus simple et qui suffit dans la plupart des cas.

On saisit l'utérus par en haut avec la main, et en l'inclinant successivement de chaque côté, on sectionne les *ligaments larges*, en dehors des ovaires, à leur insertion pelvienne, jusqu'au fond du bassin. On attire ensuite l'utérus fortement en haut, et on achève de le détacher avec des ciseaux courbes, en pratiquant sur le vagin une *section transversale* dirigée d'avant en arrière; on choisit pour cette incision un point placé aussi bas que possible, on arrive facilement à la faire passer à 2 ou 3 centimètres au-dessous de la saillie du col utérin.

L'utérus ainsi détaché reste pourvu de ses trompes, des ligaments larges et des ovaires. Une incision médiane sur la face antérieure du segment du *vagin* resté adhérent, poussée jusqu'au cul-de-sac antérieur, dégage le *col* et en permet l'examen complet.

Avec des ciseaux droits on pratique ensuite sur le *corps de l'utérus* une incision médiane, qui continuant la précédente pénètre jusqu'au fond de l'organe et permet à son tour l'inspection de la cavité utérine. On complète ensuite, s'il en est besoin, cette incision médiane, par deux *incisions latérales*, perpendiculaires à la première et dirigées dans l'axe des cornes latérales.

L'examen des **gros vaisseaux**, de l'aorte, des veines caves ou des gros troncs lymphatiques, de même que l'examen des **membres**, exige, quand il y a lieu de les pratiquer, des dissections plus minutieuses, absolument identiques à celles dont on se sert pour étudier leur anatomie normale, et sur lesquelles il n'y a pas lieu d'insister ici.

10° Moelle épinière.

Pour l'examen du système nerveux central, à moins d'indications très particulières, on enlève séparément la moelle et l'encéphale. Dans la plupart des autopsies on se contente même d'examiner l'encéphale, sans procéder à l'ablation de la moelle.

L'enlèvement de la moelle est souvent considéré à tort comme une opération difficile et laborieuse ; bien conduite elle n'exige guère plus de quinze minutes, même à un anatomiste peu expérimenté. On peut néanmoins s'en dispenser dans les cas ordinaires, quand aucune indication clinique ne provoque cette exploration.

Quand on doit enlever la moelle, c'est toujours par elle qu'il faut commencer l'autopsie avant toute autre opération. On est, en effet, obligé pour cela de placer le cadavre sur sa face antérieure, et il manquerait de la stabilité nécessaire, si on avait déjà pratiqué l'ablation des organes thoraciques et abdominaux. On a conseillé il est vrai quelquefois, surtout chez les sujets qui doivent être ménagés, de procéder à l'ablation de la moelle par la *partie antérieure* après ablation des corps vertébraux; cette manière de faire, beaucoup plus laborieuse, n'est presque jamais employée.

Le sujet est couché sur la face antérieure du corps, la colonne vertébrale maintenue en saillie arrondie en arrière par des billots placés sous l'abdomen et sous le cou, la tête dépassant un peu le rebord de la table.

On commence par une longue *incision médiane*, suivant la ligne formée par la saillie des apophyses épineuses, et prolongée de la protubérance occipitale externe jusqu'aux dernières vertèbres lombaires.

Cette incision est faite d'emblée assez profondément; elle commence à entamer, un peu en dehors de la ligne médiane, les aponévroses qui viennent s'attacher aux apophyses épineuses. La tension même de la peau suffit à écarter assez notablement les lèvres de l'incision; on fait ensuite, de chaque côté des apophyses épineuses, en rasant leur face externe, une *incision profonde*, qui détache aussi bas que possible toutes leurs insertions musculaires.

Avec un couteau à lame forte, dont on se sert comme d'une rugine, on détache les muscles des gouttières de leurs insertions profondes. On racle en quelque sorte les arcs vertébraux de dedans en dehors, successivement de chaque côté, et sur toute la longueur de la colonne vertébrale.

On détache ainsi les muscles jusqu'à 1 centimètre en dehors environ, en atteignant dans la région thoracique l'angle de réflexion des côtes. C'est sur les arcs vertébraux ainsi dénudés que vont porter maintenant, de chaque côté des apophyses épineuses, les sections nécessaires pour mobiliser et enlever les arcs vertébraux postérieurs.

C'est ici le temps délicat de l'opération; la ligne de section doit porter, en effet, sur un point assez précis; elle doit atteindre le canal vertébral très près de sa limite externe, pour donner une ouverture assez large qui permette l'ablation facile de la moelle. Quand cette ligne de section a été mal placée au début, on est obligé ultérieurement de la rectifier de proche en proche avec la gouge et le maillet; l'opération se fait alors assez mal et devient extrêmement longue; elle est rapide et facile dans le cas contraire. On voit l'importance qu'il y a à ne pas se tromper même de quelques millimètres.

La section doit être faite à 1 centimètre environ de la ligne médiane, vers le milieu de la lame vertébrale transversale. Par surcroît de précaution, nous recommandons surtout aux commençants, d'enlever d'abord les deux vertèbres situées au point culminant de la saillie dorsale du sujet, et de ne continuer la section que lorsqu'on s'est assuré ainsi de la bonne situation de la ligne suivie. Cette précaution ne retarde que de très peu la marche de l'opération, elle lui enlève un peu de sa virtuosité, mais elle épargne

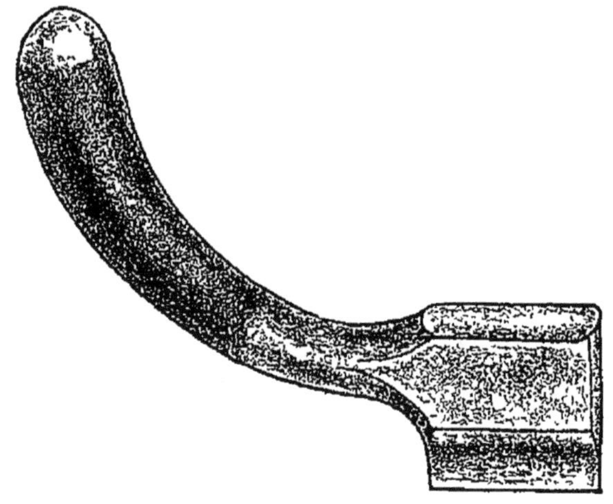

Fig. 118. — Rachitome d'Amussat.

les difficultés qui sont la conséquence d'une section mal placée.

La section des arcs vertébraux peut se faire simultanément de chaque côté, au moyen de la *scie rachitome* double qui se trouve dans toutes les boîtes d'autopsie, mais il est difficile de bien choisir l'écartement de ses lames, qui doit varier suivant les différences individuelles des sujets, et de plus la manœuvre en est longue et laborieuse ; aussi on se sert le plus habituellement du *rachitome d'Amussat* (fig. 118), qui est une sorte de ciseau à lame coupante longitudinale, dont le manche de forme spéciale doit être tenu à pleine main. On se sert d'ordinaire, avec ce rachitome, du marteau métallique des boîtes d'autopsie, mais on va plus vite et avec plus de sûreté quand on dispose d'un *maillet de bois* un peu gros. Ces maillets, outre qu'ils sont moins dangereux en cas de maladresse, évitent les sursauts que provoquent les marteaux métalliques et qui font à chaque instant sortir la lame du rachitome de la ligne de section. On doit maintenir le rachitome très solidement avec la main gauche, en l'inclinant à 45° environ, et en coupant les arcs vertébraux avec l'extrémité de sa lame.

Après avoir sectionné les lames latérales des vertèbres dorsales moyennes par lesquelles on commence, on coupe avec le couteau les connexions qui unissent leurs apophyses épineuses à leurs voisines, et, avec une forte pince ou avec le crochet du marteau d'autopsie, on arrache les arcs vertébraux mobilisés.

Quand on s'est assuré de la bonne direction des lignes de section, on prolonge ces dernières d'une seule venue jusqu'aux limites fixées plus haut, d'abord sur la moitié inférieure, puis sur la moité supérieure de la colonne. En haut, il ne faut pas oublier de sectionner l'axis, qui n'a pas d'apophyse épineuse et qui, par sa situation profonde, échappe facilement quand on n'est pas prévenu.

Après l'arrachement des arcs vertébraux ainsi détachés, une pince de Liston est parfois nécessaire pour régulariser les arêtes tranchantes du canal ouvert; mais, quand la section a été bien faite et en bonne place, cette précaution est d'ordinaire superflue.

Quand la moelle est découverte, on l'enlève d'ordinaire avec la dure-mère, laissée intacte pour ménager la fragilité de cet organe quand il n'est plus soutenu que par la pie-mère.

Pour les sections qui restent à faire, des ciseaux droits de moyen volume, coupant bien, rendent plus de services que les couteaux.

On sectionne d'abord transversalement la *queue de*

cheval; on saisit ensuite délicatement l'extrémité inférieure de la moelle avec la main gauche. On soutient la moelle avec la plus faible traction possible, en évitant surtout les torsions ou les flexions angulaires; on sectionne les racines nerveuses de bas en haut, au fur et à mesure qu'elles se présentent.

En haut, une section transversale franche, avec un couteau, termine l'ablation. Mais ici il faut prendre quelques précautions; la section doit porter au-dessous du bulbe, mais assez près de lui pour que, lorsqu'on procédera un instant après à l'ablation du cerveau, tout le fragment médullaire laissé en place puisse être enlevé sans difficultés avec l'encéphale. Une section placée trop bas laisserait deux ou trois centimètres de moelle engagés dans le trou occipital; le fait arrive assez facilement s'y l'on n'y prend garde, parce que le poids de l'encéphale attire la moelle en haut dans la position où se trouve le sujet pour l'enlèvement de cette dernière. Pour éviter cet inconvénient, il faut, avant de faire la section supérieure, relever et fléchir en arrière la tête du sujet, exercer une légère traction de la moelle, puis couper au ras même du trou occipital.

La moelle une fois enlevée, il ne reste plus qu'à ouvrir la *dure-mère* par une incision longitudinale, médiane, sur une de ses faces; on fait ensuite, pour en compléter l'examen, un certain nombre de coupes transversales avec un couteau bien tranchant.

Il est parfois utile dans quelques cas de laisser la dure-mère en place, adhérente aux vertèbres, notamment quand il existe un épanchement dans sa cavité, ou quand on veut apprécier les rapports d'une tumeur.

Quand il y a lieu d'agir ainsi, on fait une incision longitudinale sur la dure-mère aussitôt après l'ouverture du canal médullaire; on continue ensuite comme précédemment l'enlèvement de la moelle elle-même, mais en prenant les plus grandes précautions pour ménager son intégrité.

11° Encéphale.

L'ablation de l'encéphale se fait d'une manière indépendante. On recommande généralement de la pratiquer avant l'ouverture de la cavité thoracique, pour éviter la section des vaisseaux du cou et avec elle la déplétion des vaisseaux cérébraux qu'elle entraîne. C'est là une précaution à ne pas oublier dans quelques cas particuliers ; mais on la néglige le plus souvent et elle est en réalité un peu secondaire.

La tête est soulevée par un billot placé sous le cou. L'incision des parties molles se fait suivant une ligne qui, partant un peu en arrière et au-dessous de l'angle supérieur de l'oreille, passe par le vertex et atteint le point correspondant de l'oreille opposée ; l'incision doit être profonde et comprendre toute l'épaisseur des parties molles ainsi que l'aponévrose épicranienne. On saisit ensuite le lambeau antérieur, que l'on détache facilement par traction des os sous-jacents et que l'on rabat sur la face de façon à découvrir le rebord orbitaire. En arrière, le lambeau doit être ramené au delà de la protubérance occipitale externe.

L'ouverture du crâne se fait suivant une *ligne circulaire*, qui passe, en avant, à un centimètre au-dessus du bord libre de l'arcade orbitaire, et en arrière immédiatement au-dessus de la protubérance occipitale externe. Avec la pointe d'un bistouri, on trace les parties de cette ligne sur le trajet des fosses temporales ; à ce niveau, on incise la partie supérieure du muscle temporal et on écarte un peu les surfaces musculaires sectionnées, en pratiquant un léger raclage de côté et d'autre avec la lame du couteau.

Quand on n'a aucune raison de ménager les formes

du cadavre, on peut inciser la peau et les parties molles suivant cette même ligne circulaire et se dispenser ainsi du décollement du cuir chevelu.

On sectionne la calotte cranienne, tantôt avec la scie, tantôt simplement par fracture en frappant avec le côté coupant du marteau à autopsie. Les scies à main ordinaires des boîtes à autopsie sont assez mal commodes pour cet objet ; on fait mieux et plus vite quand on peut disposer d'une scie ordinaire supportée par une monture métallique un peu lourde, dont le

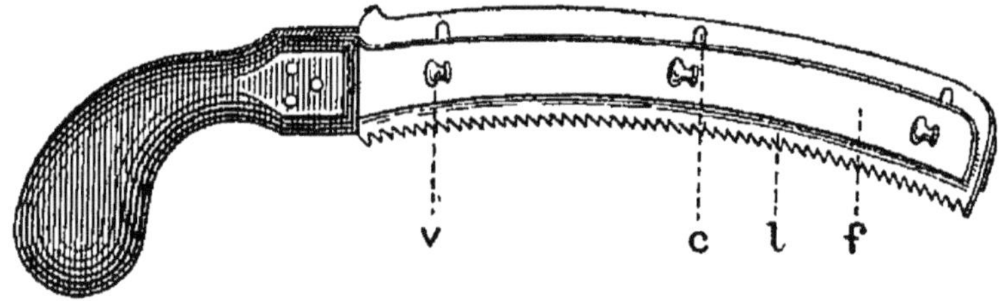

Fig. 119. — Craniotome de Testut.

l, lame de scie ; *f*, armature qui la supporte ; *v*, vis de pression *c*, ouverture qui permet de faire varier la saillie de la lame.

poids même permet à la scie de mordre les tissus et de tracer une ligne nette. Il est mieux encore d'utiliser la scie spéciale de Testut (fig. 119). On peut avec cet instrument limiter à volonté la saillie de la lame de scie ; de plus, il s'adapte mieux par sa courbure à la forme de la surface osseuse ; son emploi donne beaucoup de sûreté à l'opération.

La *section à la scie* évite les esquilles et les fractures, mais elle est beaucoup plus minutieuse et plus longue que la *section au marteau* ; elle expose davantage à léser les méninges et le cerveau ; somme toute, elle n'a guère d'autre supériorité que de conserver plus intacte la calotte cranienne. Il faut toujours y avoir recours quand on veut conserver le squelette ; mais pour la pratique courante la section au marteau est habituellement préférée parce qu'elle est notablement plus rapide.

Quand on veut altérer le moins possible l'aspect du visage, un trait de scie sur la région antérieure est nécessaire, mais il y a avantage à fracturer les deux tiers postérieurs de la ligne de section, parce que les irrégularités mêmes de la ligne de rupture permettent l'adhésion de la calotte sur la base cranienne.

Que la section soit faite avec la scie ou avec le marteau, il faut avoir soin qu'elle soit complète ; si l'on n'y prend garde, on peut facilement laisser subsister intact en arrière un pont osseux, qui oppose une résistance d'autant plus grande aux manœuvres ultérieures que les parois sont à ce niveau très résistantes.

La calotte, une fois mobilisée par la section circulaire voulue, est facilement détachée par l'emploi du crochet qui termine, dans ce but, le manche du marteau des boîtes à autopsie. On introduit ce crochet entre les deux surfaces de la section frontale, le manche dirigé en arrière ; on s'assure d'abord par l'ouverture que donne une traction modérée, que la dure-mère n'a pas été entamée, et qu'il n'y a pas d'adhérences entre elle et les parois craniennes ; cela fait, un coup sec détache facilement la calotte.

Quand au contraire on a pu constater que la dure-mère est adhérente aux os du crâne, ce qui est normal chez l'enfant, assez fréquent chez le vieillard, et se trouve quelquefois chez l'adulte à l'état pathologique, on incise la dure-mère circulairement au niveau même du trait de scie ; on sectionne en avant les attaches de la faux du cerveau à l'ethmoïde, et on poursuit avec prudence l'ablation de la calotte osseuse avec la méninge elle-même.

Après avoir exploré le sinus longitudinal supérieur, que l'on ouvre s'il y a lieu, on fait sur la **dure-mère**, avec des ciseaux, une *double incision antéro-postérieure*, située à un demi-centimètre environ de la ligne médiane de chaque côté. On a soin de conduire à plat la branche des ciseaux pour ménager la surface des circonvolutions. Après avoir terminé les incisions longitudinales, on fait de chaque côté une *incision transversale*, qu'on conduit du milieu de l'incision longitudinale correspondante jusqu'au niveau de la section circulaire du crâne.

Cela fait, on saisit avec des pinces la **faux du cerveau**, on la détache d'un coup de ciseau de ses insertions ethmoïdiennes, et on la rabat d'avant en arrière, par une traction douce, pour dégager complètement la surface convexe des hémisphères.

On détache ensuite les hémisphères simultanément, d'avant en arrière, méthodiquement et graduellement, en introduisant les doigts de la main gauche au dessous des lobes frontaux, et en sectionnant successivement les *artères* et les *nerfs* avec des ciseaux, au fur et à mesure qu'on les rencontre. La section des nerfs doit porter sur eux aussi près que possible de leur entrée dans les parois osseuses.

On rencontre d'abord les artères cérébrales antérieures et le *groupe antérieur* des nerfs craniens, comprenant le nerf olfactif, le nerf optique et le chiasma, le trijumeau, le moteur oculaire commun ; on sectionne en même temps la tige pituitaire.

Avant d'aller plus loin il faut détacher la **tente du cervelet** de ses insertions ; pour cela on rabat en arrière l'encéphale, tout en le soutenant avec la main gauche pour éviter la déchirure des pédoncules cérébraux. On coupe ensuite la tente du cervelet le long du *bord supérieur du rocher*, soit avec la pointe du scalpel, soit de préférence avec de grands ciseaux courbes sur le plat, en tournant en dehors leur convexité. On incise ainsi alternativement de chaque côté, aussi loin qu'on peut atteindre en arrière.

Cela fait, on rencontre le *groupe postérieur* des nerfs craniens à partir de la septième paire, on les sectionne un à un et on introduit ensuite un scalpel à lame longue dans le canal vertébral. Avec lui on sectionne d'abord les racines nerveuses médullaires et les vaisseaux, par deux incisions longitudinales; puis avec la lame du scalpel, couchée à plat le long de la face antérieure du canal vertébral, et inclinée un peu en arrière, on va couper *transversalement* la moelle le plus loin possible.

Toute la masse cérébrale est alors mobilisée; on en termine l'ablation avec la main droite, en introduisant l'index dans le canal vertébral, les doigts latéraux sous chaque lobe cérébelleux, tout en soutenant dans le creux de la main gauche la masse totale.

Après cette ablation la dure-mère de la base reste tout entière adhérente aux os du crâne; les sinus sont intacts. On examine les os de la base, et, s'il y a lieu, on ouvre les sinus.

L'encéphale une fois enlevé, on le fait reposer ordinairement sur une compresse roulée en couronne, et on explore minutieusement sa surface externe.

Dans la région de la *base*, les artères sylviennes doivent notamment être examinées avec soin.

Sur la *convexité*, il ne suffit pas de voir les caractères des lésions qui peuvent s'y trouver, il est nécessaire d'en fixer la topographie exacte. Pour cela, la connaissance des circonvolutions cérébrales est indispensable, mais nous ne pouvons y insister ici, cette étude nous retiendrait trop longtemps et ressortit d'ailleurs à l'anatomie normale.

Après avoir exploré la surface de l'encéphale, on sépare du cerveau le cervelet et la protubérance, par une section franche, portant sur les *pédoncules cérébraux* de chaque côté, et permettant dès lors d'examiner séparément chacun de ces départements de la masse encéphalique.

Il faut ensuite explorer par des coupes méthodiques les *parties profondes* des centres nerveux; la protubérance et le bulbe seront examinés à l'aide de *coupes transversales*, parallèles, successives, incomplètes en arrière pour maintenir la solidarité des divers fragments.

Pour le cervelet on préfère d'ordinaire les *coupes antéro-postérieures*, après une coupe d'ensemble horizontale.

L'attention se porte surtout sur les hémisphères. On a préconisé diverses méthodes, qui toutes peuvent avoir leurs indications spéciales dans des cas particuliers. Elles conviennent plus particulièrement pour l'étude des masses centrales et surtout pour celle de la capsule interne.

Coupes horizontales. — La coupe de Flechsig se pratique sur le cerveau en place, au moyen d'un couteau introduit entre les bords du trait de scie de la calotte cranienne, en sectionnant l'organe en masse d'un côté à l'autre.

Brissaud conseille de pratiquer la coupe, après l'ablation du cerveau et la séparation des hémisphères, de dedans en dehors, sur chaque hémisphère isolément. De plus, au lieu de suivre une direction horizontale, il incline un peu le couteau en bas et en arrière, pour le faire passer par le milieu de la tête du noyau caudé et par l'union du tiers supérieur avec les deux tiers inférieurs de la couche optique.

Déjerine incline la coupe en bas et en arrière, comme dans le procédé précédent, mais de plus il incline légèrement la lame du couteau en bas et en dehors, en prenant comme points de repère le tubercule antérieur de la couche optique et l'extrémité antérieure du pli cunéo-limbique. La capsule interne est ainsi sectionnée dans sa plus grande étendue, le genou est extrêmement accusé et la coupe intéresse les trois segments du noyau lenticulaire.

Coupes verticales. — Ce sont celles qu'on pratique le plus souvent, et qui conviennent plus particulièrement pour la localisation topographique précise des lésions corticales.

Le mieux est de suivre en pareil cas les règles formulées par Pitres. On sépare d'abord les deux hémisphères par une *section antéro-postérieure* franche, faite avec le couteau à cerveau et portant sur la partie médiane du corps calleux.

Avant de pratiquer les coupes ultérieures, tour à tour sur chaque hémisphère, il faut détacher la *pie-mère* pour mettre à nu les circonvolutions. On y arrive en saisissant cette membrane au niveau d'un sillon, d'abord avec une pince, puis avec les doigts, et en la détachant par des tractions modérées et progressives; on aide à ces tractions en repoussant doucement avec l'autre main la surface des circonvolutions déjà dépouillées. Souvent la méninge se rompt et on est obligé de recommencer l'opération sur un autre point. Pour la réussir vite et bien, on recommande un petit coup de main particulier, qui consiste à séparer les méninges du cerveau avec le pouce et à les enrouler avec les autres doigts.

On couche ensuite l'hémisphère sur sa face interne et on recherche le *sillon de Rolando*, qui va servir de ligne directrice à toutes les coupes. Rappelons seulement que ce sillon part du bord supérieur de l'hémisphère, où il commence par une encoche qui se termine sur la face interne en cul-de-sac court dans le lobule paracentral (fig. 120); de là le sillon descend obliquement sur la surface externe de l'hémisphère jusqu'à la scissure de Sylvius, qu'il n'atteint pas tout à fait (fig. 121).

Les coupes, au nombre de six, sont régulières, toutes parallèles entre elles et exactement parallèles au sillon de Rolando. Leur direction est indiquée par les lignes marquées en chiffres romains sur la fig. 121. Elles doivent être faites successivement d'avant en arrière et dans l'ordre où elles sont situées.

La première, appelée **coupe préfrontale**, doit porter à cinq centimètres en avant du sillon de Rolando (ligne I-I'). Viennent ensuite les coupes: **pédiculo-frontale**, au niveau des pieds des circonvolutions frontales (ligne II-II'); **frontale**, au niveau de la circonvolution frontale ascendante (ligne III-III'); **pariétale**, au niveau de la circonvolution pariétale ascen-

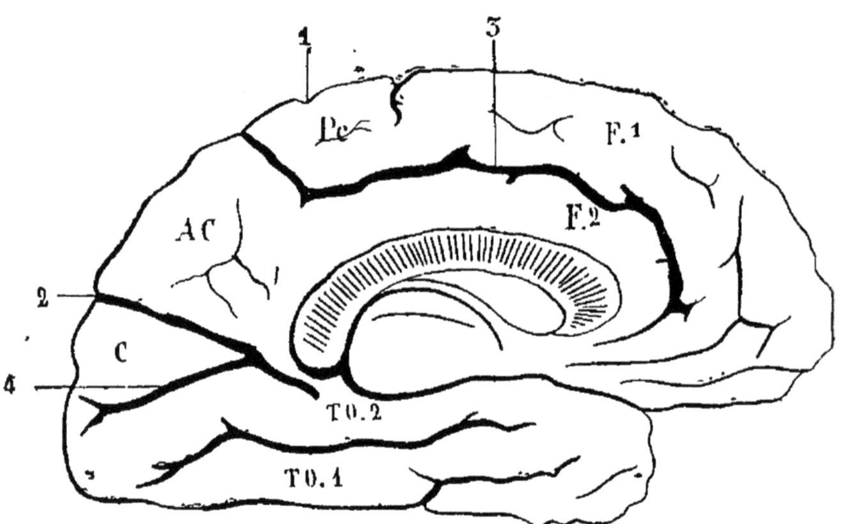

Fig. 120. — Face interne de l'hémisphère cérébral gauche.

1, sillon de Rolando; 2, scissure perpendiculaire interne; 3, scissure calloso-marginale; 4, scissure calcarine;

F. 1, F. 2, circonvolutions frontales internes; TO. 1, TO. 2, circonvolutions temporo-occipitales; Pc, lobule paracentral; AC, lobule quadrilatère ou avant-coin; C, lobule occipital interne ou coin.

dante (ligne IV-IV'); **pédiculo pariétale**, sur le pied des lobules pariétaux (ligne V-V'); **occipitale**, à un centimètre en avant de la scissure perpendiculaire interne (VI-VI')

Il est souvent nécessaire, pour préciser plus rigoureusement les limites d'une lésion, de faire des coupes plus rapprochées; il suffit alors de pratiquer entre les coupes fixes habituelles des *coupes intermédiaires*, plus ou moins nombreuses suivant les circonstances.

Dans quelques cas on ne termine pas l'étude détaillée du siège d'une lésion délicate sur un cerveau

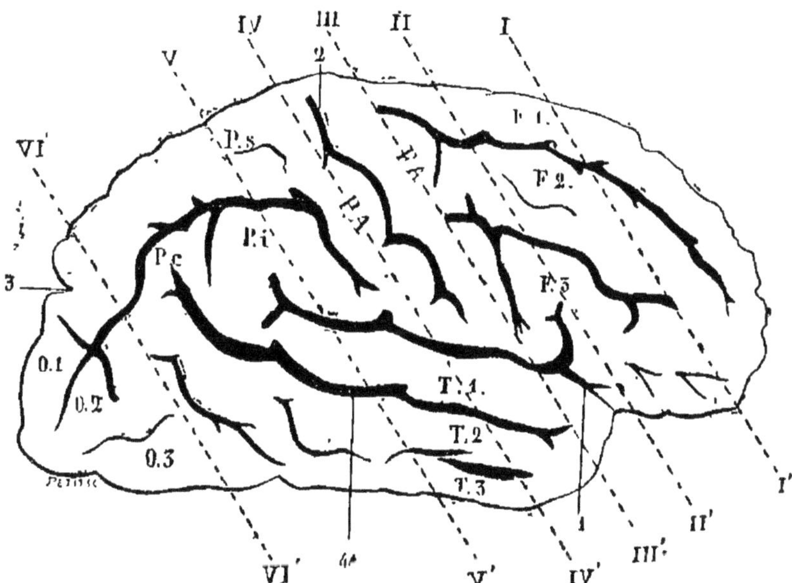

Fig. 121. — Face externe de l'hémisphère cérébral droit.

1, scissure de Sylvius; 2, sillon de Rolando; 3, scissure perpendiculaire externe; 4, scissure parallèle.

F1, F2, F3, circonvolutions frontales; FA, circonvolution frontale ascendante; PA, circonvolution pariétale ascendante; *Ps*, lobule pariétal supérieur; P*i*, lobule pariétal inférieur; Pc, circonvolution du pli courbe; O.1, O.2, O. 3, circonvolutions occipitales; T1, T2, T3, circonvolutions temporales. — I, I', coupe préfrontale; II, II', coupe pédiculo-frontale; III, III', coupe frontale; IV, IV', coupe pariétale; V, V', coupe pédiculo-pariétale; VI, VI', coupe occipitale.

frais et friable; on la réserve pour plus tard après macération dans un liquide durcissant.

Coupes de Pitres. — Il est nécessaire, pour les pratiquer avec facilité, de connaître exactement les régions mises en évidence par chacune d'elles. Nous ne saurions mieux faire que d'emprunter les figures et la description de l'auteur lui-même :

« Les deux coupes préfrontale et occipitale diviseront l'hémisphère en trois régions, l'une antérieure ou *préfrontale*, l'autre moyenne ou *fronto-pariétale*, et la troisième postérieure ou *occipitale.* » La région préfrontale correspond à la portion inexcitable antérieure du cerveau, et les lésions du centre ovale limitées à cette région ne doivent donner lieu à aucun phénomène moteur.

« La région fronto-pariétale, au contraire, comprend toute la zone motrice corticale, le corps opto-strié, toute la partie motrice de la capsule interne et le carrefour des fibres sensitives dont la lésion détermine l'hémianesthésie. C'est dans son intérieur ou à sa surface que doivent siéger toutes les altérations qui se traduisent pendant la vie par des phénomènes paralytiques ou convulsifs; aussi cette région mérite-t-elle une description détaillée. Pour mettre à découvert les différents faisceaux du centre ovale qui entrent dans sa composition, je propose de lui faire subir les quatre coupes successives parallèles au sillon de Rolando indiquées plus haut. Sur les surfaces de section des coupes préfrontale et occipitale, le centre ovale est entouré de tous côtés par le liséré continu que forme à sa périphérie la substance grise des circonvolutions, et comme il n'y a, pour le moment du moins, aucune raison de supposer que les différents faisceaux blancs qui entrent dans la composition de ces régions jouissent de fonctions différentes, on peut les appeler en masse : **faisceaux préfrontaux** et **faisceaux occipitaux**

« La figure 122 représente la surface de la coupe passant à deux centimètres en avant du sillon de Rolando, et divisant les pieds des circonvolutions frontales antéro-postérieures au voisinage de leur insertion sur la circonvolution frontale ascendante. Elle doit intéresser en particulier la troisième circonvolution frontale au niveau du sommet de la première courbe à convexité supérieure que forme cette circonvolution en se séparant de la frontale ascendante. Au point de vue anatomo-pathologique, on peut dire que c'est dans son aire que doivent siéger les lésions qui donnent lieu à l'aphasie. Sur cette coupe on aperçoit le plan de section des trois *circonvolutions frontales* (1, 2 et 3), de l'extrémité antérieure du *lobule de l'insula* (I), et de l'extrémité postérieure des *circonvolutions orbitaires* (4).

« Le *corps strié* est divisé à son extrémité antérieure, et ses deux noyaux (*nc* et *nl*), ayant à ce niveau à peu près le même volume, sont séparés par la capsule interne (ci).

« Le *centre blanc* de cette région doit être divisé en trois triangles, par deux lignes fictives représentées sur la figure partant du fond des scissures frontales, supérieure et inférieure, et se dirigeant vers la capsule interne.

« Ces triangles, adossés l'un à l'autre, ont leur base en rapport avec les circonvolutions et leur sommet en rapport avec la capsule interne dont ils prolongent les irradiations. Chacun d'eux renferme le faisceau des fibres rayonnantes qui unit le pied de la circonvolution frontale correspondante aux régions centrales du cerveau et à la moelle.

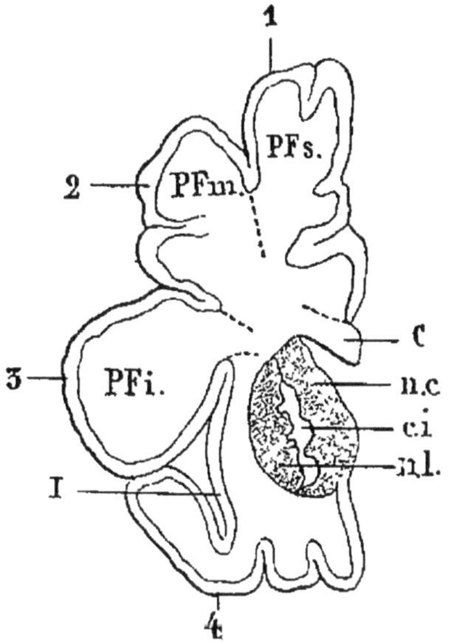

Fig. 122. — Coupe pédiculo-frontale.

1, 2, 3, première, deuxième et troisième circonvolution frontale; PF*s*, PF*m*, PF*i*, faisceau pédiculo-frontal supérieur, moyen et inférieur; I, lobule de l'insula; 4, circonvolutions orbitaires ; *c*, corps calleux ; *nc*, noyau caudé du corps strié ; *nl*, noyau lenticulaire du corps strié ; *ci*, capsule interne.

« Et comme il est utile pour la commodité des descriptions de donner un nom spécial à chaque partie anatomiquement distincte, il convient de nommer **faisceau pédiculo-frontal supérieur** (PF*s*) le faisceau de fibres qui, de la capsule interne, se porte vers le pied de la première circonvolution frontale ; **faisceau pédiculo-frontal moyen** (PF*m*] celui qui se rend au pied de la deuxième circonvolution frontale, et **faisceau pédiculo-frontal inférieur**(PF*i*) celui qui se met en rapport avec le pied de la troisième circonvolution frontale.

« La fig. 123 représente l'image que donne la coupe frontale, c'est-à-dire la coupe verticale et parallèle au sillon de

Rolando qui passe au niveau de la circonvolution frontale ascendante. Sur cette figure on voit le plan de section de la *circonvolution frontale ascendante* dans toute son étendue (F*a*), du *lobule de l'insula* (I), et plus bas celui des *circonvolutions du lobe sphénoïdal* (S). Le noyau caudé est beaucoup moins volumineux que dans la coupe précédente, le noyau lenticulaire (*nl*) a atteint au contraire son plus grand développement et montre distinctement ses trois noyaux superposés ; enfin la couche optique(*co*) et l'avant-mur (*am*) apparaissent.

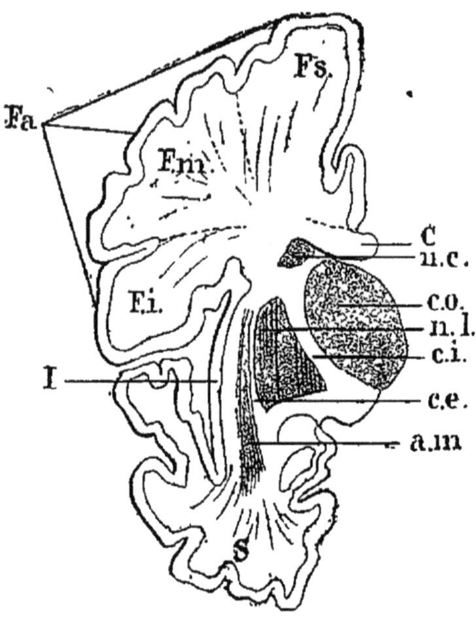

Fig. 123. — Coupe frontale.

F*a*, circonvolution frontale ascendante ; S, circonvolutions sphénoïdales ; F*s*, F*m*, F*i*, faisceau frontal supérieur, moyen et inférieur ; *co*, couche optique ; *ce*, capsule externe ; *am*, avant-mur (les autres lettres comme dans la figure précédente).

« La portion blanche sous-jacente à la circonvolution frontale ascendante doit être divisée en trois segments, correspondant au tiers supérieur, moyen et inférieur de cette circonvolution, et on peut donner aux trois faisceaux ainsi limités les noms de **faisceau frontal supérieur, moyen** et **inférieur** (F*s*, F*m*, F*i*). Au-dessous du corps opto-strié se trouve le **faisceau sphénoïdal**, qui occupe le centre du lobe du même nom.

« La coupe pariétale, c'est-à-dire la coupe verticale et parallèle au sillon de Rolando, coupant selon son grand axe la circonvolution pariétale ascendante, est représentée dans la figure 124. Par son aspect général, elle ressemble beaucoup à la coupe frontale, mais le noyau lenticulaire et l'avant-mur y sont moins développés. Le centre ovale y sera divisé d'après les mêmes principes que sur le plan de section formé par la coupe frontale, en **faisceau pariétal supérieur** (P*s*), **faisceau pariétal moyen** (P*m*), **faisceau pariétal inférieur** (P*i*) et **faisceau sphénoïdal** (S).

« La coupe pédiculo-pariétale (fig. 125), pratiquée à trois centimètres en arrière du sillon de Rolando, au niveau du

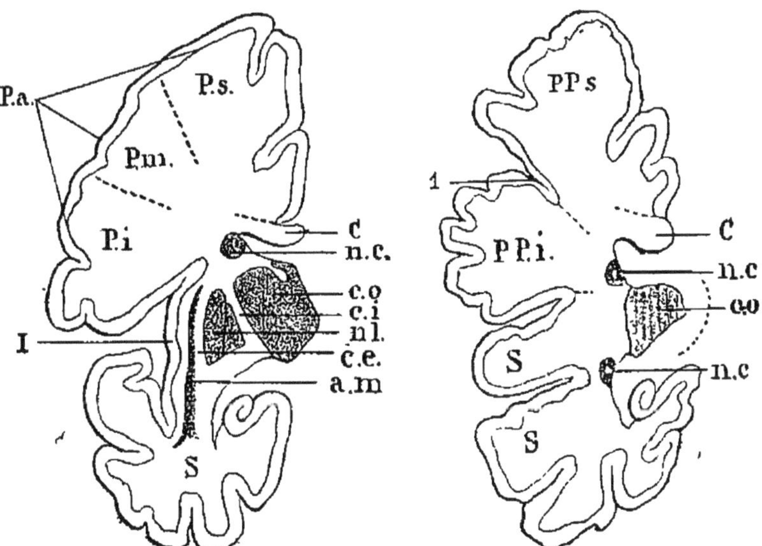

Fig. 124. — Coupe pariétale.

P*a*, circonvolution pariétale ascendante; P*s*, P*m*, P*i*, faisceau pariétal supérieur, moyen et inférieur (les autres lettres comme dans les figures précédentes).

Fig. 125. — Coupe pédiculo-pariétale.

1, scissure interpariétale; PP*s*, faisceau pédiculo-pariétal supérieur; PP*i*, faisceau pédiculo-pariétal inférieur (les autres lettres comme dans les figures précédentes).

pied des lobules pariétaux, atteint la *couche optique* à son extrémité postérieure. Le noyau lenticulaire et l'avant-mur n'y sont plus représentés. Elle divise la couche rayonnante dans la région dont les lésions destructives déterminent l'hémianesthésie. A la périphérie de cette coupe, on voit le plan de section des pieds des *lobules pariétaux* séparés par la scissure inter-pariétale (1).

« En prolongeant la direction de cette scissure, on divise le centre ovale, au-dessus des noyaux centraux, en deux faisceaux que l'on peut, d'après leurs connexions avec les lobules pariétaux, appeler **faisceau pédiculo-pariétal supérieur** (PP*s*) et **pédiculo-pariétal inférieur** (PP*i*). Dans la région inférieure on aperçoit toujours les circonvolutions du lobe sphénoïdal et le **faisceau sphénoïdal.**

« Les difficultés que présente l'étude de cette méthode ne sont qu'apparentes ; les dénominations qu'elle consacre sont tirées des rapports anatomiques des segments médullaires avec les parties correspondantes de l'écorce et sont très faciles à retenir. Il n'est pas plus difficile de pratiquer méthodiquement des coupes parallèles au sillon de Rolando que de faire au hasard des sections horizontales ou transversales des hémisphères cérébraux. »

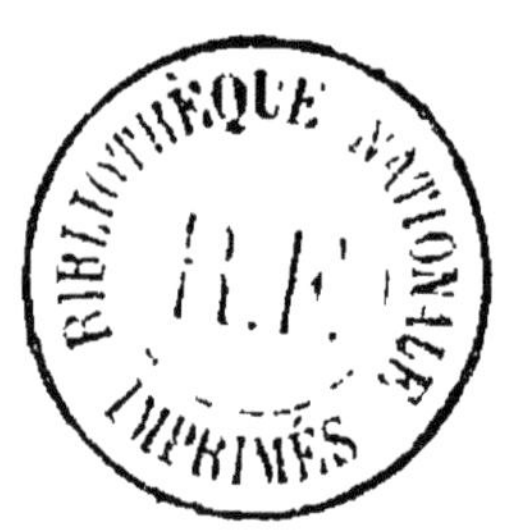

FIN

INDEX ALPHABÉTIQUE

A

D

E

L

M

R

S

V

X

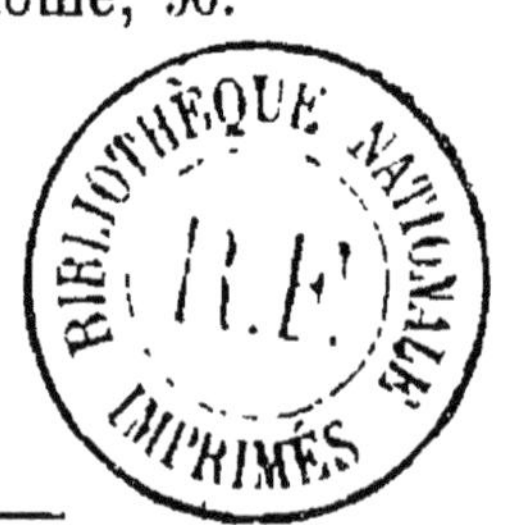

TABLE DES MATIÈRES

DEUXIÈME PARTIE

ANATOMIE PATHOLOGIQUE SPÉCIALE

APPENDICE

TECHNIQUE DES AUTOPSIES

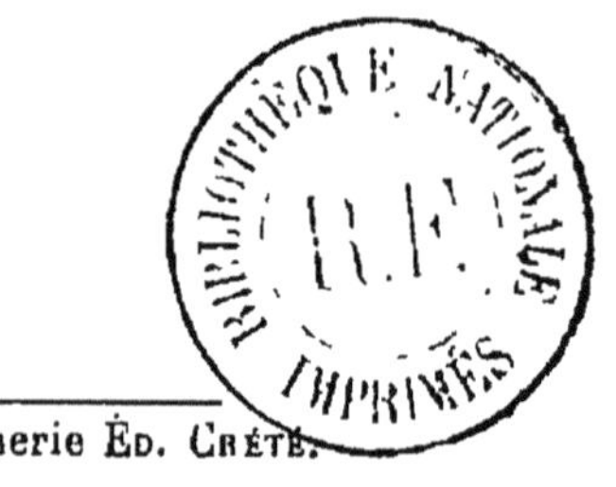

3909-98. — Corbeil. Imprimerie Éd. Crété.

MASSON et Cie, Éditeurs, 120, boul. St-Germain, Paris.

Pr. n°

Extrait du Catalogue Médical

(DÉCEMBRE 1898)

Traité d'Anatomie Humaine

PUBLIÉ SOUS LA DIRECTION DE

P. POIRIER
Professeur agrégé
à la Faculté de Médecine de Paris,
Chirurgien des Hopitaux.

A. CHARPY
Professeur d'anatomie
à la Faculté de Médecine
de Toulouse.

PAR MM.

A. CHARPY
Professeur d'anatomie
à la Faculté de Toulouse

A. NICOLAS
Professeur d'anatomie
à la Faculté de Nancy.

A. PRENANT
Professeur d'histologie
à la Faculté de Nancy.

P. POIRIER
Professeur agrégé à la
Faculté de Médecine
de Paris.
Chirurgien des Hopitaux.

P. JACQUES
Professeur agrégé
à la Faculté de Nancy.
Chef des travaux
anatomiques.

RIEFFEL
Chef des travaux anatomiques à la Faculté
de médecine de Paris.
Chirurgien des Hôpitaux

4 vol. gr. in-8°, illustrés de nombreuses figures, la plupart tirées en plusieurs couleurs. — En souscription. . . . . . . **125 fr.**

TOME PREMIER : **Embryologie; Ostéologie; Arthrologie.** *Deuxième édition.* — Un volume grand in-8 avec 807 figures. . . . . **20 fr.**

TOME DEUXIÈME : 1er Fascicule : **Myologie.** 1 volume avec 312 figures. . . . . **12 fr.**

— 2e Fascicule : **Angéiologie.** (Cœur et artères) 1 volume avec 145 figures. **8 fr.**

— 3e fascicule. **Angéiologie** (capillaires, veines) 1 volume avec 75 figures. **6 fr.**

TOME TROISIÈME : 1er et 2e Fascicules : **Système nerveux.** 2 volumes grand in-8, avec 407 figures . . . . **22 fr.**

TOME QUATRIÈME : 1er Fascicule : **Tube digestif.** 1 volume avec 158 figures. . . . . **12 fr.**

— 2e fascicule : **Appareil respiratoire.** 1 volume avec 121 figures. . . . . . **6 fr.**

Il reste à publier :

Un fascicule du Tome II (Lymphatiques) — Un fascicule du Tome III (Nerfs périphériques. Organes des sens). — Un fascicule du Tome IV (Organes génito-urinaires).

Manuel de Pathologie interne

Par **G. DIEULAFOY**

Professeur de clinique médicale de la Faculté de Médecine de Paris, Médecin de l'Hotel-Dieu, Membre de l'Académie de Médecine.

ONZIÈME ÉDITION REVUE ET AUGMENTÉE

4 volumes in-16 diamant, avec figures en noir et en couleurs cartonnés à l'anglaise, tranches rouges, **28** *fr.*

Par des additions et des refontes partielles, ce *Manuel*, publié d'abord en deux volumes, puis en trois, forme aujourd'hui quatre volumes. M. Dieulafoy a développé principalement, dans cette *onzième édition*, les chapitres consacrés à l'**Appendicite**, à la **Diphtérie** et à la **Fièvre typhoïde**. Pour la première fois on trouvera quelques planches et figures en noir et en couleurs se rapportant aux sujets les plus nouveaux.

Précis d'Histologie

Par **MATHIAS DUVAL**

Professeur d'histologie à la Faculté de médecine de Paris, Membre de l'Académie de medecine de Paris.

OUVRAGE ACCOMPAGNÉ DE 408 FIGURES DANS LE TEXTE

1 *volume in-8° de* XXXII-956 *pages*. . . . . **18** fr.

On retrouve dans ce volume les qualités qui ont fait le succès de l'enseignement du savant professeur : clarte et précision dans l'exposé des faits; haute portée philosophique dans les vues générales; soin extrême de suivre les progrès de la science, mais en n'acceptant les faits nouveaux qu'à la lumière d'une sévère critique. Les nombreuses figures qui illustrent ce volume sont pour la plupart des dessins schématiques reproduisant les dessins que M. Mathias Duval a composés pour son enseignement. L'auteur les a dessinés lui-même, et cela ne sera pas un des moindres mérites de cette œuvre magistrale.

Précis de Manuel opératoire

Par **L.-H. FARABEUF**

Professeur à la Faculté de Médecine de Paris

QUATRIEME ÉDITION

I. Ligature des Artères.—II. Amputations.—III. Résections.—Appendice

1 *volume petit in-8° avec* 799 *figures*. . . . . . **16** fr.

Cette édition a 150 pages et 142 figures de plus que la précédente. Parmi les additions, on trouvera la technique des interventions sanglantes dans les *luxations irréductibles* des *doigts* et du *pouce*, du *coude*, de l'*épaule*, etc.

Traité de Chirurgie

PUBLIÉ SOUS LA DIRECTION DE MM.

Simon DUPLAY	**Paul RECLUS**
Professeur de clinique chirurgicale la Faculté de médecine de Paris Chirurgien de l'Hôtel-Dieu Membre de l'Académie de médecine	Professeur agrégé à la Faculté de médecine Secrétaire général de la Société de Chirurgie Chirurgien des hôpitaux Membre de l'Académie de médecine

PAR MM.

BERGER, BROCA, DELBET, DELENS, DEMOULIN, J.-L. FAURE FORGUE, GÉRARD-MARCHANT, HARTMANN, HEYDENREICH JALAGUIER, KIRMISSON, LAGRANGE, LEJARS MICHAUX, NELATON, PEYROT, PONCET, QUÉNU, RICARD RIEFFEL, SEGOND, TUFFIER, WALTHER

Deuxième Édition, entièrement refondue

8 vol. grand in-8° avec nombreuses figures dans le texte
En souscription. . . **150** *fr.*

TOME Ier

1 *vol. grand in-8° de* 912 *pages, avec* 218 *figures dans le texte.* **18** *fr.*

RECLUS. — Inflammations, traumatismes, maladies virulentes.

BROCA. — Peau et tissu cellulaire sous-cutané.

QUÉNU. — Des tumeurs.

LEJARS. — Lymphatiques, muscles, synoviales tendineuses et bourses séreuses.

TOME II

1 *vol. grand in-8° de* 996 *pages, avec* 361 *figures dans le texte.* **18** *fr.*

LEJARS. — Nerfs.

MICHAUX. — Artères.

QUÉNU. — Maladies des veines.

RICARD et DEMOULIN. — Lésions traumatiques des os.

PONCET. — Affections non traumatiques des os.

TOME III

1 *vol. grand in-8° de* 940 *pages avec* 285 *figures dans le texte.* **18** *fr.*

NÉLATON. — Traumatismes, entorses, luxations, plaies articulaires.

QUÉNU. — Arthropathies, arthrites sèches, corps étrangers articulaires.

LAGRANGE. — Arthrites infectieuses et inflammatoires.

GÉRARD - MARCHANT. — Crâne

KIRMISSON. — Rachis.

S. DUPLAY. — Oreilles et annexes.

TOME IV

1 *vol. grand in-8° avec* 354 *figures dans le texte.*

GÉRARD - MARCHANT. — Nez, fosses nasales, pharynx nasal et sinus.

HEYDENREICH. — Mâchoires.

DELENS. — Œil et annexes.

TOME V

1 *fort volume grand in-8° avec 187 figures* . . . . . . 20 fr.

BROCA. — Vices de développement de la face et du cou. Face, lèvres, cavité buccale, gencives, langue, palais et pharynx.
HARTMANN. — Plancher buccal, glandes salivaires, œsophage et larynx.
BROCA. — Corps thyroïde.
WALTHER. — Maladies du cou.
PEYROT. — Poitrine.
DELBET. — Mamelle.

TOME VI

1 *fort volume grand in-8° avec 218 figures* . . . . . . 20 fr.

MICHAUX. — Parois de l'abdomen.
BERGER. — Hernies.
JALAGUIER. — Contusions et plaies de l'abdomen. Lésions traumatiques et corps étrangers de l'estomac, de l'intestin.
HARTMANN. — Estomac.
JALAGUIER. — Occlusion intestinale. Péritonites. Appendicite.
FAURE et RIEFFEL. — Rectum et anus.
QUENU. — Mésentère. Rate. Pancréas.
SEGOND. — Foie.

TOME VII

1 *fort volume avec figures dans le texte* (Sous presse).

WALTHER. — Bassin.
TUFFIER. — Rein. Vessie. Uretères. Capsules surrénales.
FORGUE. — Urèthre et prostate.
RECLUS. — Organes génitaux de l'homme.

TOME VIII

1 *fort volume avec figures dans le texte* (Sous presse).

MICHAUX. — Vulve et vagin.
P. DELBET. — Maladies de l'utérus.
SEGOND. — Annexes de l'utérus, ovaires, trompes, ligaments larges, péritoine pelvien.
KIRMISSON. — Maladies des membres.

Traité de Pathologie générale

Publié par CH. BOUCHARD
Membre de l'Institut
Professeur de pathologie générale à la Faculté de Médecine de Paris

SECRÉTAIRE DE LA RÉDACTION : **G.-H. ROGER**
Professeur agrégé à la Faculté de médecine de Paris, Médecin des hôpitaux

CONDITIONS DE LA PUBLICATION :

Le **Traité de Pathologie générale** *est publié en 6 volumes grand in-8°. Chaque volume comprend environ 900 pages, avec nombreuses figures dans le texte. Les tomes I, II, IV sont en vente; le tome III le sera très prochainement. Les autres volumes seront publiés successivement et à des intervalles rapprochés.*

Prix de la Souscription, au 1er janvier 1898. . **102** fr.

Traité des Maladies de l'Enfance

PUBLIÉ SOUS LA DIRECTION DE MM.

J. GRANCHER
Professeur à la Faculté de médecine de Paris,
Membre de l'Académie de médecine, médecin de l'hôpital des Enfants-Malades

J. COMBY
Médecin
de l'hôpital des Enfants-Malades

A.-B. MARFAN
Agrégé,
Médecin des hôpitaux

5 volumes grand in-8° avec figures dans le texte. **90** *fr.*

TOME I. — **Physiologie et hygiène de l'enfance. — Considérations thérapeutiques de l'enfance. — Maladies infectieuses.** 1 vol, in-8° de XVI-816 pages avec figures. **18** fr.

TOME II. — **Maladies générales de la nutrition. — Maladies du tube digestif,** 1 vol. in-8° de 818 pages avec figures dans le texte . . . . **18** fr.

TOME III. — **Abdomen et annexes. — Appareil circulatoire. — Nez, larynx et annexes.** 1 vol. in-8° de 950 pages avec figures dans le texte. . . . . **20** fr.

TOME IV. — **Maladies des bronches, du poumon, des plèvres, du mediastin. — Maladies du système nerveux.** 1 vol. in-8° de 880 pages, avec figures. . . . . **18** fr.

TOME V. — **Organes des sens. — Maladies de la peau. — Maladies du fœtus et du nouveau-né. — Maladies chirurgicales des os, articulations,** etc. — Tables des 5 volumes. 1 vol. in-8° de 890 pages, avec figures. . . . . **18** fr.

TRAIT DES RESECTIONS

et des Opérations conservatrices que l'on peut pratiquer sur le système osseux

Par le Dr OLLIER
Chirurgien en chef de l'Hôtel-Dieu de Lyon,
Professeur de clinique chirurgicale à la Faculté de Médecine de Lyon.

3 *volumes grand in-8° avec nombreuses figures.* 50 *fr.*

DIVISIONS DE L'OUVRAGE

TOME I. — Introduction. — Résections en général. 1 volume in-8°, avec 127 figures. . . . . 16 fr.

TOME II. — Resections en particulier. — Membre supérieur. 1 volume in-8°, avec 156 figures . . . . 16 fr.

TOME III. — Resections du membre inférieur, tête et tronc. 1 volume in-8°, avec 224 figures . . . . 22 fr.

Traité de Thérapeutique Chirurgicale

PAR

Émile FORGUE
Professeur de Clinique chirurgicale à la Faculté de Médecine de Montpellier.

Paul RECLUS
Professeur agrégé à la Faculté de Paris, Membre de l'Académie de Médecine.

Deuxième édition entièrement refondue

2 forts volumes grand in-8°, avec 472 figures . . **34** fr.

C'est un livre nouveau plutôt qu'une nouvelle édition. Nombreux sont, en effet, les chapitres inédits de cet ouvrage et il n'est pas pour ainsi dire de page où quelque addition n'ait été apportée. Les auteurs ont comblé une lacune en faisant un livre qui soit à la fois une œuvre de medecine opératoire clinique et en même temps un traité des indications.

DUPLAY (Simon), professeur de clinique chirurgicale à la Faculté de Médecine de Paris, membre de l'Académie de Médecine, chirurgien de l'Hôtel-Dieu.

Cliniques chirurgicales de l'Hôtel-Dieu recueillies par les Drs M. Cazin, chef de clinique chirurgicale, et S. Clado, chef des travaux gynécologiques.

Première série. 1897. 1 vol. in-8° avec figures. **7** fr.

Deuxième série. 1898. 1 vol. in-8° avec figures. **8** fr.

LEJARS (F.), professeur agrégé à la Faculté de Médecine, chirurgien des hôpitaux.

Leçons de Chirurgie (La Pitié, 1893-1894). 1 vol. grand in-8° avec 128 figures. . . . . **16** fr.

RECLUS (Paul), professeur agrégé à la Faculté, chirurgien des hôpitaux, membre de l'Académie de Médecine.

Clinique et critique chirurgicales. 1 volume in-8°. . . . . **10** fr.

Cliniques chirurgicales de l'Hôtel-Dieu. 1 volume in-8° . . . . **10** fr.

Cliniques chirurgicales de la Pitié. 1 vol. in-8° avec figures dans le texte. . . . . **10** fr.

Cours de Chimie

Par Armand GAUTIER

Membre de l'Institut
Professeur de Chimie à la Faculté de Médecine de Paris
Membre de l'Académie de Médecine

MINÉRALE, ORGANIQUE

DEUXIÈME ÉDITION

Revue et mise au courant des travaux les plus récents.

TOME Ier. — **Chimie minérale.** 1 volume grand in-8° avec 244 figures. **16 fr.**

TOME II. — **Chimie organique.** 1 volume grand in-8° avec 72 figures. **16 fr.**

Leçons de Chimie biologique normale et pathologique. *Deuxième édition*, revue et mise au courant des travaux les plus récents, avec 110 figures dans le texte. Publiée avec la collaboration de Maurice ARTHUS, professeur de physiologie et de chimie physiologique à l'université de Fribourg. 1 volume grand in-8° de 826 pages. . . . . **18 fr.**

Traité de Chimie minérale et organique, comprenant la chimie pure et ses applications, par Ed. WILLM, professeur à la Faculté des sciences de Lille, et HANRIOT, professeur agrégé à la Faculté de médecine de Paris. 4 volumes grand in-8° avec figures dans le texte.. . . . . **50 fr.**

Traité de Thérapeutique et de Pharmacologie, par H. SOULIER, professeur à la Faculté de médecine de Lyon. 2e édit. 2 volumes grand in-8° **25 fr.**

Traité de Pharmacie théorique et pratique, de E. SOUBEIRAN, 9e édition publiée par M. REGNAULT, professeur à la Faculté de médecine de Paris. 2 forts volumes in-8° avec figures dans le texte. . **24 fr.**

Les Médicaments chimiques, par M. PRUNIER, membre de l'Académie de médecine, professeur à l'École supérieure de pharmacie. I. *Composés minéraux.* 1 vol. gr. in-8° avec 137 fig. dans le texte. **15 fr.**

II. *Composés organiques.* 1 vol. gr. in-8°, avec figures (*sous presse*).

Dr THOINOT (L.-H.), professeur agrégé à la Faculté de médecine de Paris, médecin des Hôpitaux, et **MASSELIN** (E.-J.), médecin-vetérinaire.

Précis de Microbie. — *Technique et microbes pathogenes.* Ouvrage couronné par la Faculté de médecine (Prix Jeunesse). *Troisième édition* revue et augmentée. 1 volume in-16 diamant avec 93 figures dont 22 en couleurs, cartonné à l'anglaise, tranches rouges . . . . **7 fr.**

SPILLMANN, professeur de clinique médicale à la Faculté de Nancy, et **P. Hausalter**, professeur agrégé.

Manuel de Diagnostic médical et d'exploration clinique. *Troisieme edition*, entièrement refondue. 1 volume in-16 diamant, avec 89 figures, cartonné à l'anglaise, tranches rouges . . . . **6 fr.**

LAUNOIS et **MORAU**, préparateurs adjoints d'histologie à la Faculte de médecine de Paris.

Manuel d'anatomie microscopique et histologique, avec une preface de M. MATHIAS DUVAL. 1 vol. in-16 diamant, cartonné . . . . **6 fr.**

WURTZ (R.), professeur agrégé à la Faculté de médecine de Paris, médecin des hôpitaux.

Précis de Bactériologie clinique. Ouvrage couronne par la Faculte de medecine. *Deuxième édition* avec tableaux synoptiques et figures dans le texte. 1 volume in-16 diamant, cartonné à l'anglaise, tranches rouges. . . . . **6 fr.**

BARD (L.), professeur agrégé à la Faculté de médecine de Lyon.

Précis d'Anatomie pathologique. *Deuxième édition*, entierement refondue. 1 volume in-16 diamant, avec nombreuses figures dans le texte. Cartonné à l'anglaise, tranches rouges. . . . . **7 fr. 50**

DIEULAFOY (G.), professeur de clinique médicale de la Faculté de médecine de Paris, médecin de l'Hôtel-Dieu, membre de l'Académie de médecine.

Clinique médicale de l'Hôtel-Dieu (1896-1897). 1 volume grand in-8° avec figures dans le texte et 1 planche hors texte. . . . . **10** fr.

Clinique médicale de l'Hôtel-Dieu (1897-1898). 1 vol. grand in-8° avec figures dans le texte. **10** fr.

CHARRIN (A.), professeur remplaçant au Collège de France, médecin des hôpitaux, directeur du laboratoire de médecine expérimentale (Hautes Etudes).

Leçons de Pathogénie appliquée. Clinique médicale. Hôtel-Dieu (1895-1896). 1 vol. in-8° . . **6** fr.

Les défenses naturelles de l'organisme. Leçons professées au Collège de France. 1 vol. in-8°. **6** fr.

BRISSAUD (E.), professeur agrégé à la Faculté de Médecine de Paris, médecin des hôpitaux de Paris.

Leçons sur les maladies nerveuses (Salpêtrière, 1893-1894), recueillies et publiées par le Dr Henry Meige. 1 vol. grand in-8° avec 240 figures. **18** fr.

DUFLOCQ, chirurgien des hôpitaux.

Leçons sur les Bactéries pathogènes, faites à l'Hôtel-Dieu-Annexe. 1 vol. in-8°. . . . . . **10** fr.

GRASSET (J.), professeur de clinique médicale à l'Université de Montpellier, correspondant de l'Académie de médecine.

Consultations médicales sur quelques maladies fréquentes. Quatrième édition, revue et considérablement augmentée. 1 volume in-16, reliure souple, peau pleine . . . . **4** fr. **50**

SOLLIER (Paul), chef de clinique adjoint des maladies mentales à la Faculté.

Guide pratique des maladies mentales (séméiologie, diagnostic, indications). 1 volume in-16, cartonné toile, tranches rouges. . . . . **5** fr.

L'ŒUVRE MÉDICO-CHIRURGICAL

Dr CRITZMAN, Directeur

SUITE DE

Monographies Cliniques

SUR LES QUESTIONS NOUVELLES

En Médecine, en Chirurgie et en Biologie

La science médicale réalise journellement des progrès incessants ; les questions et decouvertes vieillissent pour ainsi dire au moment même de leur éclosion. Les traites de medecine et de chirurgie, quelle qu'en soit l'étendue, quelque rapides que soient leurs différentes éditions, auront toujours grand'peine à se tenir au courant. C'est pour obvier a ce grave inconvénient que nous fondons, avec le concours des savants et des praticiens les plus autorisés, un recueil de Monographies dont le titre général, *l'Œuvre médico-chirurgical*, indique bien le but et la portée.

Nous publierons aussi souvent qu'il sera nécessaire des fascicules de 30 à 40 pages dont chacun résumera et mettra au point une question médicale à l'ordre du jour, et cela de telle sorte qu'aucune ne puisse être omise au moment opportun.

Chaque monographie est vendue séparément **1 fr. 25**

Il est accepté des Abonnements pour une serie de 10 *Monographies au prix à forfait et payable d'avance de* **10** *francs pour la France et* **12** *francs pour l'étranger (port compris).*

MONOGRAPHIES PUBLIÉES (Décembre 1898)

N° 1. **L'Appendicite**, par le Dr Félix Legueu, chirurgien des hôpitaux de Paris.

N° 2. **Le Traitement du mal de Pott**, par le Dr A. Chipault, de Paris.

N° 3. **Le Lavage du sang**, par le Dr Lejars, agrégé, chirurgien des hôpitaux, membre de la Société de chirurgie.

N° 4. **L'Hérédité normale et pathologique**, par le Dr Ch. Debierre, professeur d'anatomie à l'Université de Lille.

N° 5. **L'Alcoolisme**, par le Dr Jaquet, privat-docent à l'Université de Bâle.

N° 6. **Physiologie et pathologie des sécrétions gastriques**, par le Dr A. Verhaegen, assistant à la Clinique médicale de Louvain.

N° 7. **L'Eczéma**, *maladie parasitaire*, par le Dr Leredde, chef de laboratoire, assistant de consultation à l'hôpital Saint-Louis.

N° 8. **La Fièvre jaune**, par le Dr J. Sanarelli, directeur de l'Institut d'hygiène expérimentale à Montevideo.

N° 9. **La Tuberculose du rein**, par le Dr Tuffier, professeur agrégé à la Faculte de médecine de Paris.

N° 10. **L'Opothérapie.** *Traitement de certaines maladies par des extraits d'organes animaux*, par A. Gilbert, professeur agrége à la Faculté de médecine de Paris, médecin des hôpitaux, et P. Carnot, docteur ès sciences, ancien interne des hôpitaux de Paris.

N° 11. **Les Paralysies générales progressives**, par le Dr Klippel, médecin des hôpitaux de Paris.

N° 12. **Le Myxœdème**, par le Dr Thibierge, médecin de l'hôpital de la Pitié.

Bibliothèque d'Hygiène Thérapeutique

DIRIGÉE PAR

Le Professeur PROUST

Membre de l'Académie de médecine, Médecin de l'Hôtel-Dieu
Inspecteur général des Services sanitaires

Chaque ouvrage forme un volume in-16, cartonné toile, tranches rouges, et est vendu séparément : 4 fr.

L'Hygiène du Goutteux, par A. Proust et A. Mathieu, médecins des hôpitaux de Paris.

L'Hygiène de l'Obèse, par A. Proust et A. Mathieu, médecins des hôpitaux.

L'Hygiène des Asthmatiques, par E. Brissaud, professeur agrégé, médecin de l'hôpital Saint-Antoine.

L'Hygiène du Syphilitique, par H Bourges, préparateur au laboratoire d'hygiene de la Faculté de médecine.

Hygiène et thérapeutique thermales, par G. Delfau, ancien interne des hôpitaux de Paris.

L'Hygiène du Neurasthénique, par A. Proust, et G. Ballet, médecins des hôpitaux.

Les Cures thermales, par G. Delfau, ancien interne des hôpitaux de Paris.

L'Hygiène des Tuberculeux, par A. Chuquet, ancien interne des hôpitaux de Paris, médecin consultant à Cannes, avec une introduction par G. Daremberg, correspondant de l'Académie de medecine.

L'Hygiène des Albuminuriques, par le Dr Maurice Springer, ancien interne des hôpitaux de Paris, chef de laboratoire de la Faculté de médecine à la clinique médicale de l'hôpital de la Charité.

Hygiène et thérapeutique des maladies de la bouche, par le Dr Cruet, dentiste des hôpitaux de Paris, avec une préface de M. le professeur Lannelongue, membre de l'Institut.

Hygiène et thérapeutique des maladies du cœur, par le Dr Vaquez (*sous presse*).

Hygiène des Diabétiques, par A. Proust et A. Mathieu (*sous presse*).

Hygiène et thérapeutique des maladies de la peau, par le Dr Thibierge, medecin de l'hôpital de la Pitié. (*En préparation.*)

38821. — Imp. Lahure, 9, rue de Fleurus, Paris.

www.ingramcontent.com/pod-product-compliance
Ingram Content Group UK Ltd.
Pitfield, Milton Keynes, MK11 3LW, UK
UKHW020146250726
13967UKWH00002B/899